Henning Lenhartz, Daniel Wenning

Praktische Kindergastroenterologie

Henning Lenhartz, Daniel Wenning

Praktische Kindergastroenterologie

—

DE GRUYTER

Autoren

Dr. med. Henning Lenhartz
Abteilung Allgemeinpädiatrie
Katholisches Kinderkrankenhaus
Wilhelmstift Liliencronstraße 130
22149 Hamburg
E-Mail: h.lenhartz@kkh-wilhelmstift.de

Dr. med. Daniel Wenning
Praxis für Kinder- und Jugendmedizin
Dr. Wenning und Dr. Veits
Schloßstraße 14
69168 Wiesloch
E-Mail: Kinderaerzte-wiesloch@gmx.de

ISBN: 978-3-11-040914-7
e-ISBN (PDF): 978-3-11-041188-1
e-ISBN (EPUB): 978-3-11-041197-3

Library of Congress Control Number: 2021947432

Bibliografische Information der Deutschen Nationalbibliothek
Die Deutsche Nationalbibliothek verzeichnet diese Publikation in der Deutschen Nationalbibliographie; detaillierte bibliografische Daten sind im Internet über http://dnb.d-nb.de abrufbar.

© 2022 Walter de Gruyter GmbH, Berlin/Boston
Einbandabbildung: Daniel Wenning
Satz/Datenkonvertierung: L42 AG, Berlin
Druck und Bindung: CPI books GmbH, Leck

www.degruyter.com

Vorwort

Als vor mittlerweile sieben Jahren das ursprüngliche Konzept für dieses Buch entstand, war der Gedanke, all die Erklärungsversuche bei Fragen von Kollegen oder in der Ausbildung von Jüngeren strukturiert zu Papier zu bringen, dies wie der Name des Buches sagt im Sinne eines praktischen Leitfadens in leicht lesbarem Stil, nicht jedoch als Lehrbuch im eigentlichen Sinne. Passend hierzu sollte der Untertitel „Dixit Nü?" lauten, als Erinnerung an unser beider klinischen Lehrer Walter Nützenadel an der Universitätskinderklinik in Heidelberg, dessen Einschätzung einer klinischen Situation mit einem „Nü dixit" versehen in der Akte notiert wurde (und damit regelhaft klar war, „wie es weitergeht") und dem wir wie auch unserem vorherigen klinischen Lehrer, Michael Leichsenring, menschlich und fachlich bei der Ausbildung zum Arzt sehr viel zu verdanken haben.

Bald wurde jedoch klar, dass ein „eminence based" für den ersten Teil („Vom Symptom/Labor zur Diagnose") noch weit reichte, spätestens im dritten Teil, der die häufigen Krankheitsbilder der Kindergastroenterologie, -hepatologie und -pankreatologie vertiefen sollte, folgte dem Gedanken, was man dem Lernenden mitgibt, das Spiegeln an Leitlinien und aktuellen Fortbildungsveranstaltungen. Als Abschluss wurde für alle Kapitel ein Pate oder eine Patin gewonnen (meist aus unserer Fachgesellschaft der Gesellschaft für Pädiatrische Gastroenterologie und Ernährung – GPGE), um gegenzulesen. Dessen bzw. deren Gegenvorschläge wurden nun eingearbeitet.

Für den Ernährungsteil sorgte Karin Wimmer, Diätassistentin aus Hannover, im letzten Abschnitt, dem Medikamententeil, Stefanie Stüwe aus Hamburg und Heike Rau aus Ulm für weiteren fachlichen Input.

Sieben Jahre sind eine lange Zeit und es gab nicht nur durch unsere Lehrer (oder die Erfahrenen der GPGE wie z. B. im Bereich der Gastroenterologie häufig Martin Claßen aus Bremen), sondern oft auch durch die Schüler, aber auch durch Fortbildungsveranstaltungen (wie z. B. „Kinderernährung im Fokus – Wissenstand und Herausforderungen" [Lübeck 2019] und die GPGE Akademie CED-Kurs (jährliche Veranstaltung) Impulse bzgl. des Flows oder der Schwerpunkte einzelner Kapitel.

Letztlich ist die Hoffnung, dass das vorliegende Buch Kolleginnen und Kollegen aus der allgemeinen Kinderheilkunde oder der Allgemeinmedizin, aber auch dem/ der Kindergastroenterologen/-in in Ausbildung hilft, bei bestimmten Fragen rasch eine Struktur zu gewinnen, Gefahren zu kennen und diagnostisch bzw. therapeutisch „klar zu sein". Hoffentlich macht Ihnen die Lektüre Freude.

Und zu allerletzt noch eine kurze Bemerkung zum Thema „Gendern", das vor wenigen Jahren als wir dieses Projekt angestoßen haben noch kaum Beachtung gefunden hat: Da die Kindergastroenterologie ebenso wie die Medizin insgesamt ein überwiegend weibliches Fach ist wäre es vermutlich angemessen alle Berufsbezeichnungen bzw. Personen in der weiblichen Form zu führen. Allerdings haben wir uns letztlich im Sinne der einfacheren (weil gewohnten) Lesbarkeit für die männliche

https://doi.org/10.1515/9783110411881-201

Form entschieden. Wir möchten uns damit weder gegen Veränderung stemmen und auch sicher niemanden ausgrenzen, sondern explizit immer alle Geschlechter einbeziehen.

Daniel Wenning, Heidelberg, und Henning Lenhartz, Hamburg, im Juli 2021

Danksagung

Zunächst möchten wir den zahlreichen Kolleginnen und Kollegen danken, die direkt an der Entstehung und Umsetzung dieses Projektes mitgewirkt haben. Dies sind zunächst all diejenigen, die eine „Patenschaft" für einzelne oder mehrere Kapitel übernommen haben und uns toll beraten haben. Darüber hinaus haben eine Handvoll besonders verdiente Helferinnen und Helfer ganz Grundsätzliches zur Entwicklung einzelner Kapitel oder zu Teilen des Buches beigetragen. Um Ihren Verdienst ausreichend zu würdigen, findet sich auf den folgenden Seiten eine ausführliche Aufstellung. Ihr habt mit Eurem Überblick und Wissen unsere Arbeit ganz erheblich bereichert und auf ein neues Niveau gehoben. Jeder aufmunternde Zuspruch und jede konstruktive Kritik waren uns sehr wertvoll!

Wie in der Einleitung angedeutet, gilt unser Dank auch all denjenigen, die als Lehrer, Mentoren und gute Kollegen unseren beruflichen Weg begleitet und gestaltet haben. Da unsere Wege durch die Pädiatrie schon recht lange währen, ist es nicht möglich, alle aufzuzählen – aber um es grob zu skizzieren, reicht die Listen von denen, die uns bereits im ersten *bedside teaching* in der Kinderklinik die Begeisterung für das Fach nahegebracht haben, über diejenigen, die uns in der Ausbildung (angefangen in den ersten Tagen des AiPs) neben Wissen und Erfahrung auch Vertrauen und Sicherheit vermittelt haben, bis zu denen, die uns bis heute begleiten und nun teilweise auch als Schüler fordern und kritisch hinterfragen.

Viel konkreter wiederum war die Unterstützung und Hilfe von Jessika Kischke, die uns von Seiten des Verlags immer wieder mit Nachsicht (insbesondere was Termine anbelangte) und stets mit konstruktiver Tatkraft und sehr viel positiver Energie unterstützt hat. Ganz herzlichen Dank – wir schätzen Sie und Ihren Beitrag sehr!

Ebenso konkret war die Unterstützung von Johannes Knierer, der uns mit der Kombination aus medizinischem Sachverstand und Zeichenkünsten geholfen hat, wichtige Abbildungen anschaulich zu machen (und das mit sehr, sehr kurzem zeitlichen Vorlauf). Vor allem die Leser werden davon ganz praktisch profitieren. Herzlichen Dank!

Dieses Buch ist an vielen Orten Deutschlands und Europas (unsere Fachgesellschaft, die GPGE, umfasst ja auch die Kindergastroenterologie der Schweiz, Österreichs und Deutschlands) entstanden, sodass wir vielen Gastgebern (vom Häuschen im Schwarzwald [Gerda] über das Friesenhaus auf Föhr [Friederike und Michael] bis zum Hausboot in Hamburg [Arne]) dankbar sind. Weit über die Hälfte der Arbeitstreffen aber, insbesondere als Corona immer engere Kreise um uns alle zog, fanden in einem kleinen abgeschiedenen Haus im Flörsbachtal (Spessart) statt und hier gilt unser Dank unser umsorgenden Gastgeberin Erika und Ihrem leider verstorbenen Mann Norbert Herzberger.

Ja, und eigentlich zuallererst und allen anderen voran (lediglich aus Gründen der Dramaturgie ans Ende gestellt) möchten wir aus vollem Herzen unseren beiden lieben Frauen Beatrice und Swee danken und ihnen gleichzeitig dieses Buch wid-

https://doi.org/10.1515/9783110411881-202

men, denn ohne sie wären wir nicht, wer wir sind. Der Versuch, unsere Dankbarkeit in Worte zu fassen, kann nur scheitern, aber wir versprechen hiermit, unsere Dankbarkeit auf ganz praktische Weise zu zeigen und damit zumindest einen Teil der Wochenenden, die wir in Klausur verbracht haben, wieder wettzumachen. Vielen Dank! Ihr seid super!

Die Autoren

Inhalt

Mitwirkende und „Paten"

Die folgenden Kolleginnen und Kollegen haben grundlegend an der Entstehung einzelner oder mehrerer Kapitel mitgewirkt:

PD Dr. med. Rüdiger Adam
Klinik für Kinder- und Jugendmedizin,
Universitätsmedizin Mannheim
Theodor-Kutzer-Ufer 1
68167 Mannheim
E-Mail: ruediger.adam@umm.de
Kapitel Gastritis, Ulkuskrankheit und
Helicobacter pylori

Prof. Dr. med. Thomas Lang
Klinik für Kinder und Jugendliche
Oßwaldstr. 1
82319 Starnberg
E-Mail: thomas.lang@klinikum-starnberg.de
Kapitel Gallensteine und Kapitel Cholezystitis

Dr. med. Eberhard Lurz
LMU Klinikum
Kinderklinik und Kinderpoliklinik im
Dr. von Haunerschen Kinderspital
Abteilung für pädiatrische Gastroenterologie
Campus Innenstadt
Lindwurmstr. 4
80337 München
E-Mail: Eberhard.Lurz@med.uni-muenchen.de
Kapitel Symptomatische Therapie bei
Lebererkrankungen

Heike Rau
Apotheke der Kliniken Landkreis Heidenheim
Schloßhaustraße 100, 89522 Heidenheim
Heike.Rau@kliniken-heidenheim.de
Kapitel Medikamente in der Kindergastro-
enterologie

Priv.-Doz. Dr. med. Anjona Schmidt-Choudhury
Klinik für Kinder- und Jugendmedizin
Katholisches Klinikum Bochum
Standort St. Josef-Hospital
Alexandrinenstraße 5
44791 Bochum
E-Mail: anjona.schmidt-choudhury@klinikum-
bochum.de
Kapitel Ernährung – Allgemeine Überlegungen
und Besonderheiten bei bestimmten
Erkrankungsgruppen

Stefanie Stüwe
Brücken Apotheke Buxtehude
Zwischen den Brücken 7
21614 Buxtehude
Kapitel Medikamente in der Kindergastro-
enterologie

Karin Wimmer
Diätassistentin
Medizinische Hochschule Hannover (MHH)
Kinderklinik, Pädiatrische Diätetik
Carl-Neuberg-Str. 1
30625 Hannover
E-Mail: Wimmer.Karin@mh-hannover.de
Sämtliche Kapitel zur Ernährung (45–50)

Darüber hinaus haben uns die folgenden Kolleginnen und Kollegen unterstützt, indem sie jeweils eine oder mehrere „Patenschaften" (in Klammern jeweils die redigierten Kapitel) für Teile unseres Projektes übernommen haben oder uns anderweitig wie beispielsweise bei der Auswahl radiologischer Abbildungen unterstützt haben. Es waren dies:

Dr. Abdulsattar Alrajab, Prof. Dr. Ulrich Baumann (40), PD Dr. Andreas Block (28), PD Dr. Andrea Briem-Richter (35), PD Dr. Florian Brinkert (14), Dr. Stephan Buderus (25), Prof. Dr. Philip Bufler (36, 52), Oezlem Pinar Bulut MD (11), Dr. Gunter Burmester (4, 7), Dr. Martin Claßen (1, 2, 18), Dr. Söhnke Dammann (9, 15, 16, 17, 33), Prof. Dr. Guido Engelmann (5), Dr. Axel Enninger (20), Prof. Patrick Gerner (38), Dr. Christiane Goerlitz-Burmeister (27), PD Dr. Enke Grabhorn, Dr. Thomas Heigele (17), Enno Iven (8, 24), Dr. Martin Jankofsky (13), Dr. Simone Kathemann (39), Dr. Rüdiger Kardorff (43), Dr. Martina Kohl-Sobiana (30, 49, 50), Ekaterini Kougioumtzi (48), Dr. Martin Laaß (31, 32), Dr. Andreas Leenen, PD Dr. Martin Lindner (12, 48), Dr. Daniela Nolkemper (3, 21), Angeliki Pappa (10, 18), Prof. Dr. Carsten Posovszky (23, 51), Prof. Dr. Michael Radke (26), Prof. Dr. Jens-Peter Schenk, PD Dr. Olaf Sommerburg (44), Dr. Ulrike Teufel-Schäfer (37), PD Dr. Anjona Schmidt-Choudhury (45, 46, 47, 49), PD Dr. Alexander Volk (28), Prof. Dr. Karl-Heinz Weiß (37), Dr. Rüdiger Werbeck (27) und Dr. Yuki Werner (29).

Teil I **Vom Symptom/Labor zur Diagnose**

1 Akute Bauchschmerzen, akutes Abdomen

1.1 Einleitung

Bauchschmerzen gehören zu den häufigsten Gründen für eine Vorstellung in der kinderärztlichen Praxis. Akute Bauchschmerzen haben im Vergleich zu chronischen Beschwerden deutlich häufiger einen spezifischen Auslöser. Allerdings gibt es auch den Jugendlichen, der eigentlich nur keine Mathearbeit mitschreiben möchte und eine Entschuldigung braucht. In den allermeisten Fällen wird sich der Patient also in der allgemeinärztlichen oder allgemeinpädiatrischen Praxis vorstellen. Die Aufgabe des Arztes [1] liegt dann darin

- Krankheiten zu erkennen, die einer stationären Therapie bzw. der Behandlung durch einen Chirurgen bedürfen, und diese rasch einzuleiten (ca. 1 % der mit akuten Bauchschmerzen vorgestellten Patienten müssen letztlich operiert werden [2]),
- in allen anderen Fällen die Ursache weiter abzuklären und zu behandeln beziehungsweise
- abhängig vom klinischen Eindruck und den Befunden ggf. eine symptomatische Behandlung einzuleiten und den Verlauf zu beobachten.

Die Differentialdiagnose ist dabei sehr weit und – wie so oft – umso schwieriger, je kleiner das Kind ist.

1.2 Definition

Plötzlicher Beginn der Bauchschmerzen und kurze Krankheitsdauer. Im Gegensatz zum chronischen Bauchschmerz findet sich viel häufiger ein organisches Korrelat.

Eine (besonders gravierende) Unterform ist das **Akute Abdomen** mit der Symptomentrias aus starken, akuten Bauchschmerzen, Abwehrspannung der Bauchdeckenmuskulatur und einer Kreislaufdekompensation.

1.3 Anamnese

Die Anamnese beim akuten Bauchschmerz umfasst regelhaft die Fragen nach:
- Erbrechen und Stuhlauffälligkeiten – vorhanden? Wie sieht das Erbrochene aus? – Gallig, hämatinartig, schon mit Magensaft in Kontakt gekommen?
- Wie sieht der Stuhlgang aus? – Durchfall (häufigste Differentialdiagnose – akute Gastroenteritis) mit oder ohne Blut oder Schleim? Oder als anderes Extrem die Verstopfung. Isoliertes Erbrechen ohne lebhafte Darmgeräusche (wie bei einer Enteritis) erfordert dabei besondere Aufmerksamkeit. Cave: Volvulus, Invagination, Appendizitis.

https://doi.org/10.1515/9783110411881-001

- Urin. Schmerzen beim Wasserlassen, häufige kleine Portionen (Harnwegsinfekt), auffallend viel (Diabetes mellitus) oder wenig (Dehydratation, HUS)?
- Lokalisation des Schmerzes? – Epigastrisch (Gastritis), linker oder rechter Oberbauch (Pankreatitis, gerne gürtelförmig ausstrahlend; Cholecystitis/Cholecystolithiasis; Hepatitis), rechter Unterbauch (Appendizitis) oder linker Unterbauch (Obstipation, Kolitis).
- Husten? – Gelegentlich ist der Bauchschmerz bei einer basalen Pneumonie das führende Symptom.
- Erste Episode dieser Art oder schon häufiger so aufgetreten? Womöglich Familiarität (abdominelle Migräne, familiäres Mittelmeerfieber [FMF], Sichelzellkrise).
- Fieber, Hautveränderungen? – Oft Ausdruck einer Infektion, aber auch z. B. bei FMF.
- Auslandsanamnese (wenn mit Fieber, dann auch an Malaria denken, verschiedene Darminfektionen). Umgebungserkrankungen?
- Wurde der Patient bereits voroperiert? Cave: Briden.

1.4 Befund

Beim akuten Bauchschmerz hat man meist bereits während der Anamnese, spätestens aber beim Abtasten des Abdomens einen Eindruck, ob es sich um ein Kind handelt, das einer chirurgischen Mitbeurteilung bedarf. Grundsätzlich ist die Wahrscheinlichkeit, eine organische Ursache zu finden, größer, wenn der Schmerz sich nicht periumbilikal projiziert. **Alarmzeichen**, die auf eine schwerwiegende Erkrankung hinweisen können, sind

- starke Schmerzen
- Schockzeichen – in der ersten Phase (hyperdyname Phase) nicht immer einfach zu erkennen!
- Erbrechen – insbesondere galliges oder blutiges Erbrechen
- blutige Stühle oder auch ausbleibende Stuhlentleerung
- Appendizitiszeichen bzw. Hinweise auf eine Peritonitis: Abwehrspannung – harter Bauch, Erschütterungsschmerz, kontralateraler Loslassschmerz, Psoasschmerz, Klopfschmerz (bei leichtem Beklopfen), Druckschmerz im rechten Unterbauch (Lanz-Punkt, McBurney-Punkt), Douglasschmerz bei digital-rektaler Untersuchung
- Schwellung, palpabler Tumor/Resistenzen
- Hinweise auf einen Ileus – wie klingende Darmgeräusche
- abdominelle Operationen in der Vorgeschichte
- Hämaturie – Urolithiasis

Je kleiner das Kind ist, desto unspezifischer können die Lokalisation der Schmerzen und die Symptome sein. So ist es durchaus möglich, dass beim Kleinkind eine Tonsillitis hinter den Beschwerden steht oder Bauchschmerzen nur als Unruhe, Wimmern und Schreien sichtbar werden.

Es bietet sich an, die Untersuchung mit der Auskultation des Abdomens zu beginnen, bevor die zunächst vorsichtige und dann (sofern möglich) auch tiefe Palpation folgt. Dabei wird auf einen umschriebenen Druckschmerz (Invagination re. Mittel-/Unterbauch; Ovarialzyste/-torsion re. oder li. Unterbauch, Skybala Unterbauch mittig oder links, Cholecystitis, Cholecystolithiasis re. Oberbauch, Pankreatitis li. und mittlerer Oberbauch), Resistenzen, Leber- oder Milzvergrößerung und Peritonitiszeichen geachtet. Im Rahmen der weiteren Untersuchung wird gegebenenfalls auch auf einen Nierenlagerklopfschmerz geprüft. Ferner muss das Atemmuster (anstoßend z. B. bei pleuritischem Schmerz/vertieft bei metabolischer Azidose) beachtet werden und eine Auskultation insbesondere der basalen Lungenabschnitte erfolgen.

Auch die Leistenregion und beim Jungen die Hoden müssen beurteilt werden (Differentialdiagnose Hodentorsion, Hernie mit eingeklemmtem Ovar – beides Notfälle) und es soll eine rektal-digitale Untersuchung stattfinden. Die Haut sollte insbesondere im Bereich der unteren Extremitäten und des Gesäßes im Hinblick auf vaskulitische Veränderungen einer Purpura Schoenlein-Henoch inspiziert werden. Abhängig vom Alter des Patienten kommen die notfallmäßig zu versorgenden, spezifischen Erkrankungen gehäuft vor (siehe Tab. 1.1).

Tab. 1.1: Akuter Bauchschmerz – Notfälle nach Alter.

junger Säugling	NEC, Volvulus, Invagination
älterer Säugling, Kleinkind	Invagination, Appendizitis, Hodentorsion, eingeklemmtes Ovar
Schulkind	Appendizitis, Hodentorsion, eingeklemmtes Ovar, Ovarialtorsion, Bridenileus, Pankreatitis

1.5 Diagnostik

In vielen Fällen ergeben sich in Anamnese und klinischem Befund klare Hinweise auf eine spezifische Ursache, die ggf. direkt behandelt werden kann. Die häufigste Ursache ist vermutlich eine Obstipation oder eine (beginnende) Gastroenteritis. Ebenfalls häufig sind die berichteten Schmerzen gering ausgeprägt und vage, sodass möglicherweise nach Aufklärung eine beobachtende und zuwartende Haltung unter symptomatischer Therapie sinnvoll sein kann.

Andernfalls ist die Diagnostik immer symptomorientiert und muss ggf. schnell erfolgen. Eine Übersicht zeigt Tab. 1.2.

Tab. 1.2: Akuter Bauchschmerz – Basisdiagnostik/-vorgehen.

Urin	Status, ggf. Kultur
Blut	Blutbild und Differenzierung, Transaminasen, Lipase, Kreatinin, CRP sowie zum Abschätzen einer etwaigen Dehydratation eine Blutgasanalyse mit Elektrolyten und einem Blutzucker
weitere	Ultraschall Abdomen, ggf. Stuhl-Erreger-Diagnostik (Rota, Noro, pathogene Keime etc.), probatorischer Einlauf bei Verdacht auf eine Obstipation (kontraindiziert bei Peritonitits)

Bei akut schwer krankem Kind sollte die Diagnostik eine notwendige chirurgische Behandlung nicht verzögern.

Die *First-Line*-Laboruntersuchungen sind in der vorstehenden Tabelle aufgeführt.

Eine Sonographie ist als nicht invasive Diagnostik hilfreich bei Appendizitis, Obstipation, Invagination, Volvulus, Urolithiasis, Pyelonephritis, basaler Pneumonie, Peritonitis oder palpablem Tumor, allerdings schließt ein nicht wegweisender Ultraschall eine organische Ursache nicht aus (und so kann in Kliniken mit eigener Kinderradiologie manchmal die Aussage, dass keine Appendizitis gesehen wurde, bedeuten, dass der Appendix nicht dargestellt wurde – oder entzündungsfrei ist).

Wenn eine „chirurgische Ursache" nicht ausgeschlossen werden kann, wird in der Praxis bei fehlenden Peritonitiszeichen durch einen Einlauf versucht, die Differentialdiagnose Obstipation praktisch auszuschließen, ehe man z. B. eine etwaige Appendizitis der Therapie zuführt.

Dramatischer ist die Situation, wenn Aspekte eines akuten Abdomens hinzutreten, wie
– bei einer Invagination (Kind oft zwischen 6 und 36 Monaten) (meist sonographisch erkennbar) – die, wenn sie ileokolisch ist, (meist hydrostatisch) reponiert werden muss (wohingegen eine ileoileale Invagination oft nur transient besteht) – und noch mehr
– beim Volvulus (Kind oft in den ersten Lebensmonaten) oder der
– NEC (oft Frühgeborene, seltener auch Neugeborene),

bei denen umgehend mit den chirurgischen Kollegen das Vorgehen festgelegt werden muss. Hierzu zählen auch Zustände mit Mesenterialinfarkten, Perforation aus anderen Gründen und ggf. auch schwere intestinale Blutungen, ferner auch beim voroperierten Bauch Verwachsungen. Notwendig ist hierbei eine Röntgen-Abdomen-Übersicht, ggf. auch eine Schnittbildgebung. Einen diagnostischen Work-up bietet Abb. 1.1.

akute Bauchschmerzen ausladendes Abdomen, fokale Abwehrspannung, Peritonitiszeichen			
deutlich reduzierter Allgemeinzustand akuter Beginn, starkes Krankheitsgefühl, starker Dauerschmerz, instabile Vitalzeichen	**V. a. intestinale Obstruktion** galliges Erbrechen, Miserere	**V. a. akute Appendizitis** Schmerzen anfangs periumbilikal oder im Oberbauch, später im rechten Unterbauch. Übelkeit, Fieber.	**V. a. Erkrankung der Gallenwege** Schmerzen im rechten Oberbauch, Ikterus, Hepato-megalie, Übelkeit, Erbrechen
Röntgen Abdomen Übersicht rasches Chirurgen-konsil Ultraschall Abdomen (oder CT) Parazentese Notfallaparatomie	Chirurgen hinzuziehen, ggf. umgehende Laparotomie vs. Diagnostik: Abdomen-Übersicht, Sonographie, ...	Chirurgen hinzuziehen, Blutentnahme, Sonographie, ggf. weitere Bildgebung	Labordiagnostik, Sonographie, ggf. weitere Diagnostik (ERCP, MRT)
Perforation intraabdominelle Blutung NEC Volvulus Mesenterialinfarkt	**Neonaten: Volvulus** 2 Monate–2 Jahre – **Invagination M. Hirschsprung Inkarzerierte Hernie** > 2 Jahre **Briden**		**akute Pankreatitis akute Cholezystitis Cholangitis Choledocholithiasis**

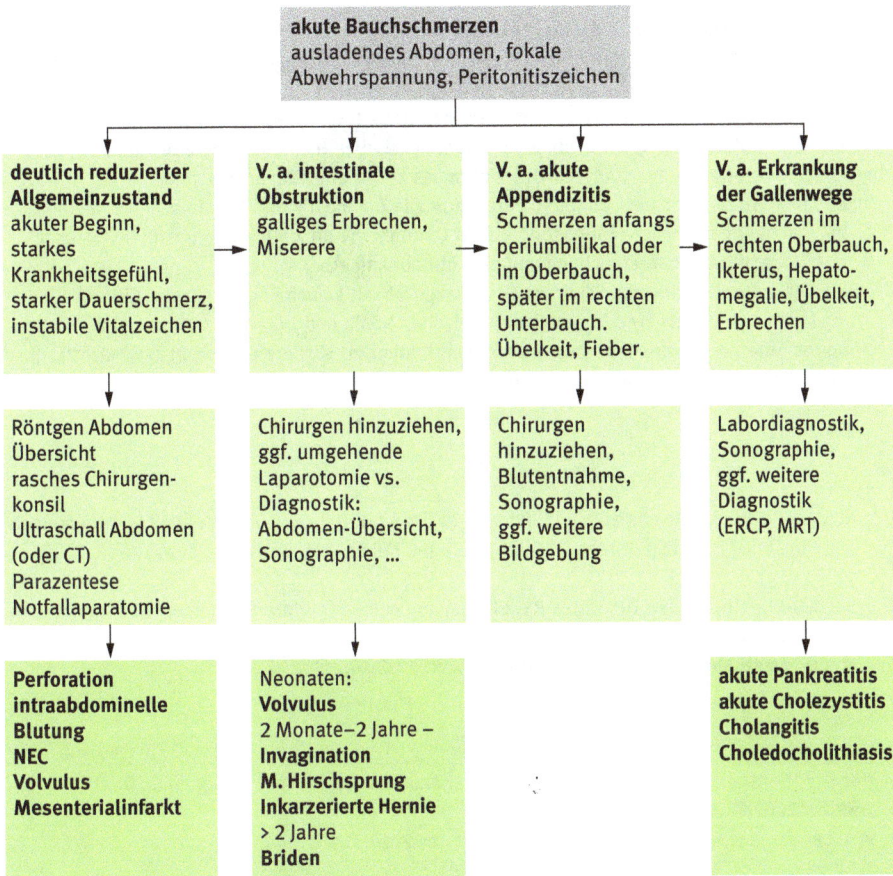

Abb. 1.1: Work-up bei akutem Abdomen, schwerem akutem Bauchschmerz [3].

Aufgrund der weiteren Differentialdiagnose kann die Liste der Untersuchungen allerdings auch aus „internistischen Gründen" erheblich viel länger werden, u. a.:

- Hämolysezeichen (Sichelzellkrise, HUS)
- Röntgen-Thorax (basale Pleuro-Pneumonie, oft mit sehr hohem CRP)
- Erregerdiagnostik im Stuhl (Rota, Noro, pathogene Keime etc.)
- ggf. weiterführende Bildgebung im Sinne einer MRT- oder CT-Untersuchung ...

Take-Home-Message und „aus der täglichen Praxis"

Akute Bauchschmerzen bedürfen einer raschen Zuordnung zu chirurgisch behandelbaren oder internistischen Ursachen.

Bei Hinweisen auf einen chirurgisch behandelbaren Notfall wie Invagination, Hodentorsion, Leistenhernie, Volvulus, NEC, Appendizitis oder Bridenileus, aber auch die sehr seltenen Mesenterialinfarkte, Perforationen aus anderen Gründen muss rasch oder sogar unverzüglich ein Chirurg eingebunden werden, um eine unnötige Verzögerung in Diagnostik und Therapie zu vermeiden.

– Bei den häufigen leichten Fällen tendiert der Unerfahrene oft zu Überdiagnostik (es braucht nicht jeder eine Urinuntersuchung und eine Blutabnahme).

– Bei den seltenen schweren Fällen ist es wichtig, frühzeitig auch Radiologie und Chirurg einzubinden und bei etwaigen Divergenzen zwischen Klinik und Diagnostik diese durch wiederholtes Miteinander-ans-Bett-treten und Reevaluation zu sortieren (auch in der Nacht!), um nicht den richtigen Augenblick zu verpassen.

Literatur

[1] Nützenadel W. Bauchschmerzen. In: Rodeck B, Zimmer K-P (Hrsg.). Pädiatrische Gastroenterologie, Hepatologie und Ernährung. 1. Auflage. Berlin, Heidelberg: Springer-Verlag; 2008. S. 157–158.

[2] Scholer SJ, Pituch K, Orr DP, Dittus RS. Clinical outcomes of children with acute abdominal pain. Pediatrics. 1996;98:680–685.

[3] Kim JS. Acute Abdominal Pain in Children. PGHN. 2013;16:219–224.

Weiterführende Literatur

Marincek B. Nontraumatic abdominal emergencies: Acute abdominal pain: Diagnostic Strategies. Eur Radiol 2002;12:2136–2150.

Ross A, LeLeiko NS. Acute abdominal pain. Pediatr Rev 2010;31:135–144.

2 Chronische Bauchschmerzen

2.1 Einleitung

Wenn zwei von drei Patienten, die das Untersuchungszimmer betreten, als Hauptbeschwerde Bauchschmerzen angeben, ist man sicherlich Kindergastroenterologe ...

Während in der Primärversorgung die akuten Bauchschmerzen den größeren Teil ausmachen, sind es beim Kindergastroenterologen häufiger Kinder und Jugendliche mit chronischen Bauchschmerzen, die sich oft mit langer Vorgeschichte zur weiteren Abklärung vorstellen. Mindestens jedes vierte Kind erlebt im Schulalter wiederkehrende Bauchschmerzen, wobei Mädchen noch etwas häufiger betroffen sind als Jungen [1]. Ein weiterer Risikofaktor ist das Übergewicht [2]. Die Liste der Differentialdiagnosen ist dabei lang, in der Mehrzahl der Fälle wird aber in der somatischen Abklärung kein auffälliger Befund zu finden sein und die Diagnose am Ende „funktionelle Bauchschmerzen" lauten. Auch wenn diese Diagnose bisweilen als harmlos belächelt wird, ist es für die Betroffenen hilfreich und wichtig, sie so zu benennen, um damit die oft große Sorge vor einer schwerwiegenden Erkrankung oder einer Unverträglichkeit zu nehmen und die Tür zu einer angemessenen Behandlung zu öffnen. Zuletzt gibt es auch nicht ganz selten die eindeutig psychogenen oder psychosomatischen Bauchschmerzen. Allerdings kann der Weg zu der Diagnose bisweilen schwierig sein. Ich erinnere mich an ein Mädchen, deren Bauchschmerzen durch einen Container auf dem Schulhof ausgelöst worden waren, von dessen Inhalt man ihr gruselige Dinge erzählt hatte, oder einen Jungen, den man beim Duschen nach dem Sport nackt unter der Dusche gefilmt und die Aufnahmen ins Netz gestellt hatte – im ersten Fall bedurfte es eines Psychologen, um dies in Erfahrung zu bringen, und eines „Lokaltermins", im zweiten einer halbstündigen Anamnese, an deren Ende die Hand schon auf der Türklinke lag, ehe die Wahrheit an den Tag kam.

2.2 Definition

Chronischer Bauchschmerz ist durch mindestens zwei Schmerzepisoden pro Woche für einen Zeitraum von mehr als 3 Monaten definiert.

2.3 Anamnese

Da die Anamnese recht umfangreich ist, kann es sinnvoll sein, diese durch einen Fragebogen zu ergänzen, der von Eltern/Patient vorab ausgefüllt wird.

Im direkten Kontakt kann man meist schon nach kurzer Zeit des Miteinanders die zentrale Frage „Ist es ein krankes Kind?" beantworten.

https://doi.org/10.1515/9783110411881-002

Das übellaunige, blasse, abgemagerte Kind mit dem Vollbild einer Zöliakie, der dissimulierende, kleinwüchsige, blasse Crohn-Patient, der auf die Frage, wie es ihm geht, mit einem klaren „Gut!" antwortet (das immer von einem „Was heißt für Dich gut?" gefolgt sein muss), die Kolitispatientin, die zwei Mal während der ambulanten Vorstellung wegen ihres Durchfalls das Untersuchungszimmer verlässt, machen es einem einfach – sind aber die Ausnahme. Es bietet sich an, nach einer mehrminütigen Phase des „freien Schilderns" der Beschwerden (keine Sorge, nach spätestens 120 Sekunden sind die meisten Eltern bzw. Kinder irritiert, warum sie immer noch nicht unterbrochen wurden), eine Struktur zu geben und dabei auch auf mögliche Warnzeichen zu achten.

Fragen bei chronischen Bauchschmerzen
- Wo tut der Bauch weh? Alles außer periumbilikal steigert die Chance, „etwas zu finden", allerdings sind auch bei Morbus Crohn die Beschwerden oft „in der Mitte".
- Wie ist der Schmerz? Krampfartig, wie Stiche ...? Und an die Eltern gewandt: Würde jemand anderes erkennen, dass das Kind Schmerzen hat, oder werden diese nur berichtet bzw. auf Nachfrage geschildert? Tatsächlich blicken manche Eltern auf die Frage, ob und welche Medikamente zum Einsatz kamen, oft ganz erstaunt und antworten mit einem klaren „Nein, noch nie!"
- Wie oft und wann tut der Bauch weh? Tritt der Bauchschmerz oft nach oder bei dem Essen auf (Kohlenhydratmalabsorption, Nahrungsmittelunverträglichkeiten, allerdings keine Diskrimination zu Obstipation oder chronisch-entzündlichen Darmerkrankungen)?
- Wachst du nachts wegen Schmerzen auf? Nicht zu verwechseln mit „Hält er dich vom Einschlafen ab?", was bei funktionellen Beschwerden nicht selten ist.
- Zusammenhang zur Aufnahme von bestimmten Nahrungsmitteln?
- Sind schon Diätversuche gemacht worden? Änderung darunter?
- Hast du Gelenkbeschwerden (dann eher im Sinne von Schmerzen nach Ruhephasen – im Rahmen von chronisch-entzündlichen Darmerkrankungen, Zöliakie)?
- Hast/Hattest du ein Erythema nodosum, Aphthen, Zeichen einer Augenentzündung, Fieber?
- Hast du dünne, evtl. auch blutige Stühle? Wie häufig ist der Stuhlgang?
- Hast du Schmerzen im Analbereich, evtl. Blut am Toilettenpapier?
- Sind Übelkeit und Erbrechen vorhanden?
- Hast du Gewicht verloren oder steht dieses über längere Zeit?
- Wie ist die somatische Entwicklung? Möglichst mit Blick in das U-Heft und ggf. Anlegen einer Perzentilenkurve. – Gibt es Hinweise für ein „Fallen aus der Perzentile" bzgl. Größe, Gewicht, ggf. auch Kopfumfang (bei Kindern unter 2 Jahren)?
- Gibt es in der Familie Fälle von Allergien, Autoimmun- oder Magen-Darm-Erkrankungen (insbesondere Zöliakie und chronisch-entzündliche Darmerkrankungen)?

– Zuletzt noch „die Fragen", die harmlos klingen, aber bei der immer weiter zunehmenden Zahl der funktionellen Beschwerden von enormer Bedeutung sind: Hast du Fehlzeiten in der Schule? Hier nach Möglichkeit auch konkrete Angaben fordern und – ebenso wichtig – detailliert schildern lassen, was das Kind zuhause macht – nicht selten lautet die Antwort Fernsehen, „Zocken", Hör-CDs hören und mittags aufstehen, wenn die Mutter von der Arbeit zurückkommt. Ist Schmerz in der Familie ein besonderes Problem? Kinder von Schmerzpatient (inn)en haben ein deutlich erhöhtes Risiko, selbst eines Tages an einem Schmerzverstärkungssyndrom zu erkranken.

Das mag sich komplex anhören, tatsächlich benötigt diese Basisanamnese meist nicht mehr als 5–10 Minuten – die Beantwortung der letzten Frage kann allerdings mindestens genauso lange dauern und man wundert sich im Einzelfall, wie wenig Ausfall im täglichen Leben mit den angegebenen Beschwerden korreliert. Um den Ablauf zu fokussieren, kann man den Patienten im Wissen um die chronische Bauchschmerzanamnese auch den folgenden „Fragebogen" zum Ausfüllen „ins Wartezimmer" mitgeben.

Fragebogen bei Neuvorstellung eines Kindes mit chronischen Bauchschmerzen
– Wo schmerzt der Bauch? Wie oft? Seit wann?
– Helfen Schmerzmittel, wenn ja, welche? Wie lange brauchen sie bis zur Wirkung?
– Gibt es einen Zusammenhang zum Essen? Wenn ja, wie lange nach der Nahrungsaufnahme treten die Beschwerden auf? Nach welchen Nahrungsmitteln? Hast Du schon versucht, bestimmte Nahrungsmittel wegzulassen – mit welchem Erfolg?
– Wie oft hast Du Stuhlgang – wie ist dieser? Ist Dir Blut im oder auf dem Stuhl aufgefallen und/oder hast Du Schmerzen im Bereich des Schließmuskels?
– Ist Dir übel und/oder musst Du Dich übergeben? Wenn ja, wie oft?
– Hast Du Gelenkschmerzen?
– Hast Du Aphten im Mund?
– Hast Du Gewicht verloren oder nicht zugenommen?
– Hast Du Fehltage in der Schule?
– Hast Du Vorerkrankungen? Nimmst Du regelmäßig Medikamente ein?
– Gibt es Fälle von chronisch-entzündlichen Darmerkrankungen, Zöliakie oder Allergien in der Familie?

Am Ende der Anamnese sollte immer der Hinweis stehen, dass funktionelle Ursachen die häufigste Ursache für chronisch rezidivierende Bauchschmerzen sind. Das bedeutet, dass am Ende der Diagnostik auch viele Normalbefunde stehen können, dies aber dann auch eine Diagnose ergibt.

2.4 Befund

Neben dem allgemeinen Eindruck des Kindes (Allgemein-/Ernährungszustand/somatische Daten) steht die Untersuchung des Abdomens im Vordergrund. Gibt es Resistenzen wie z. B. bei der Ileocoecitis Crohn im rechten oder bei der Obstipation im mittleren und linken Unterbauch? Findet sich ein Druckschmerz wie bei der Colitis ulcerosa im linken Unterbauch, bei Lebererkrankungen oder Cholecystitis im rechten bzw. bei der Pankreatitis im linken Oberbauch/epigastrisch? Ist das Abdomen auffallend gebläht wie bei der Zöliakie, einer Kohlenhydratmalabsorption oder einer Lambliasis?

Aber es kann auch Hinweise auf die Ursache der Beschwerden an anderer Stelle geben. So finden sich typischerweise Aphthen in der Mundhöhle beim Morbus Crohn, grüppchenförmig stehende Hauteffloreszenzen insbesondere an den Extremitäten bei der Zöliakie (Dermatitis herpetiformis Duhring) oder ein Erythema nodosum prätibial bei chronisch-entzündlichen Darmerkrankungen, seltener bei der Zöliakie; sehr selten auch ein Pyoderma gangraenosum. Besonders wichtig ist auch die Inspektion der Perianalregion (das lässt manch ein Crohnpatient gerne unerwähnt) mit Marisken, Fissuren oder gar Fisteln. Selten ist eine Mangelernährung so ausgeprägt, dass man prätibiale Ödeme sieht (M. Crohn, Zöliakie).

2.5 Diagnostik

Falls sich bereits durch Anamnese und Befund ein klarer Verdacht ergibt, kann direkt gezielte Diagnostik erfolgen. Das gilt insbesondere für den V. a. eine Fruchtzucker-, Sorbit- oder Milchzuckerunverträglichkeit. In diesem Fall kann direkt eine diätetischer Auslassversuch für eine bis eher 2 Wochen erfolgen, oder aber ein H_2-Atemtest.

Wenn dies nicht der Fall ist, sollte eine Basisdiagnostik durchgeführt werden. Ziel ist natürlich, vor allem somatische Ursachen wie beispielsweise eine chronische Entzündung oder eine Zöliakie zu erfassen – andererseits ist es oft notwendig, sicher sagen zu können, dass rein somatische Ursachen ausgeschlossen sind, bevor Patient bzw. Familie bereit sind, über die Diagnose funktioneller Bauchschmerzen zu sprechen. Der diagnostische Algorithmus ist in Abb. 2.1. skizziert.

Basisdiagnostik bei chronischen Bauchschmerzen
- Entzündungszeichen (Blutbild, CRP, Blutsenkungsgeschwindigkeit)
- Transaminasen, Lipase, Kreatinin
- Bilirubin (für M. Gilbert-Meulengracht)
- Gewebstransglutaminase-IgA-AK und des Gesamt-IgA
- Urinstix, -status
- fäkaler Entzündungsmarker (Calprotectin oder Lactoferrin)

chronische Bauchschmerzen

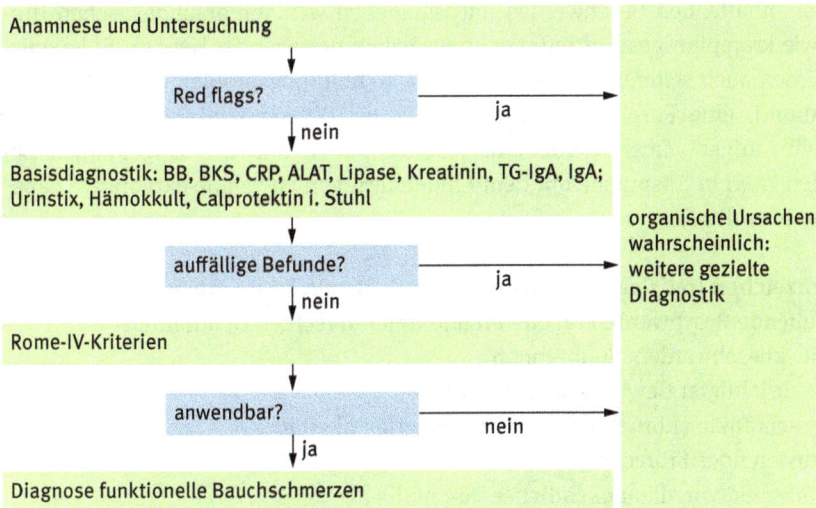

Abb. 2.1: Diagnostisches Vorgehen bei chronischen Bauchschmerzen (modifiziert nach Bufler [3]).

- Stuhlproben auf Wurmeier/Parasiten und Analabklatschpräparate auf Wurmeier
- Ultraschall des Abdomens
- ggf. H_2-Atemtests bzw. diätetischer Auslassversuch auf Fruktose/Sorbit/Laktose bei anamnestischem Verdacht

Man mag dies als „Schrotschuss" kritisieren, tatsächlich können hiermit eine ganze Reihe möglicher Ursachen (Chronisch-entzündliche Darmerkrankungen (CED), Zöliakie, Wurmerkrankungen, Leber-, Nieren-, Bauchspeicheldrüsenerkrankungen) hinreichend unwahrscheinlich gemacht werden.

Schwieriger ist es häufig, den bereits bestehenden Verdacht auf Nahrungsmittelallergien/-unverträglichkeiten zu bestätigen bzw. zu entkräften. Hier bedarf es ggf. einer exakten Anamnese bzw. auch eines Ernährungs- und Beschwerdeprotokolls. Sicher werden in Deutschland genauso wie im Erwachsenenalter viele Kinder mit Auslassdiäten behandelt, die keinerlei ernsthafte Grundlage haben. Unbedingt müssen diagnostisch wertlose Tests wie zum Beispiel die noch relativ weit verbreitete IgG4-RAST-Diagnostik, alternativmedizinische Untersuchungen oder rein genetische Tests auf eine mögliche Laktoseunverträglichkeit vermieden – bzw. falls bereits durchgeführt als nicht relevant eingeordnet werden.

Anders als im Erwachsenenalter wird bei negativer Basisdiagnostik und fehlenden *red flags* keine weiterführende Bildgebung (MRT, CT) und keine Endoskopie durchgeführt. Indiziert sind Endoskopien bei Verdacht auf eine Zöliakie, eine Gastritis oder Ösophagitis, oder – dann ggf. auch als obere und untere Endoskopie, gefolgt von einer Dünndarmbildgebung – bei V. a. chronisch-entzündliche Darmerkrankung. Bei anhaltenden Beschwerden mit womöglich weiteren anamnestischen Hinweisen wie krampfartiges Auftreten oder zusätzlich bestehender Hepato-/Splenomegalie müssen auch seltene Ursachen wie ein Durchblutungsproblem (z. B. das Dunbar-Syndrom), eine Porphyrie oder andere in die differentialdiagnostische Überlegung mit aufgenommen werden. In seltenen Fällen und bei ausgeprägten Beschwerden kann in Absprache mit dem Kinderchirurgen auch eine explorative Laparoskopie sinnvoll sein.

Die **Warnzeichen** (*red flags*) für eine (relevante) organische Erkrankung sind
– anhaltende Beschwerden im oberen und unteren rechten Quadranten
– Schluckbeschwerden, Sodbrennen
– unbeabsichtigter Gewichtsverlust (> 10 %)
– eingeschränktes Körperwachstum, verzögerte Pubertät
– rezidivierendes Erbrechen
– chronischer, vor allem nächtlicher Durchfall
– nächtliche Schmerzen, die den Patienten wecken
– Hinweise auf eine gastrointestinale Blutung
– unklares Fieber
– auffälliger Untersuchungsbefund (pathologische Resistenz, Hepatomegalie, Splenomegalie, Abwehrspannung)
– pos. Familienanamnese für z. B. chronisch-entzündliche Darmerkrankung, Zöliakie, peptisches Magengeschwür
– Arthritis
– Auffälligkeiten beim Wasserlassen
– gynäkologische Auffälligkeiten (Dysmenorrhö, ausbleibende Menstruation)

Beim Fehlen von Alarmzeichen und dem Verdacht auf ein funktionelles Geschehen kann es besonders bei zunehmenden Funktionsausfall (Schulabstinenz, Rückzug) sinnvoll sein, sich im Rahmen eines mehrtägigen stationären Aufenthaltes ein Bild zu machen, inwieweit angegebene Beschwerden und tatsächliche Einschränkung/Schmerz übereinstimmen. Diese Differentialdiagnose soll früh benannt werden, damit nicht ein „Nur-schlecht-untersucht" oder ein „Sich-nicht-ernst-genommen-Fühlen" stehen bleibt, sondern stets klar ist, dass beiden Erklärungsmöglichkeiten nachgegangen wird, die funktionellen Bauchschmerzen aber deutlich häufiger sind. Aufgrund der hohen Chronifizierungstendenz und der teilweise erheblich eingeschränkten Lebensqualität sind funktionelle Beschwerden ernst zu nehmen und bedürfen einer angemessenen Therapie. Dabei ist die Aufklärung über das Krankheitsbild bereits ein erster und wichtiger Schritt in diese Richtung. Je länger die Schmerzkarriere, umso wichtiger ist es, auch die Einschätzung eines Psychologen mit einzubinden. Optimal auch frühzeitig und nicht am Ende der Abklärung (damit nicht ein „Nichts gefunden, deshalb muss der nun ran ..." als Nachgeschmack bleibt). Die weitere Therapie ist in Kap. 18 beschrieben.

Take-Home-Message und „aus der täglichen Praxis"
Chronische Bauchschmerzen können durch das Vorhandensein oder Nichtvorhandensein von Warnzeichen und einem sehr kurz gehaltenen Labor mit großer Sicherheit einer organischen (selten) oder funktionellen Ursache (deutlich häufiger) zugeordnet werden.
- Bei ausgeprägten bzw. lange bestehenden Beschwerden ist es hilfreich, schon frühzeitig (und unabhängig von der Ursache der Beschwerden) eine psychologische Begutachtung/Begleitung in die Wege zu leiten.
- Zuweilen hilft ein mehrtägiger stationärer Aufenthalt zur Beobachtung, die Beschwerden einzuschätzen.

Literatur

[1] Krause L, Sarganas G, Thamm R, Neuhauser H. Kopf-, Bauch- und Rückenschmerzen bei Kindern und Jugendlichen in Deutschland. Bundesgesundheitsbl. 2019;62:1184–1194.
[2] Grout RW, Thompson-Fleming R, Carroll AE, Downs SM. Prevalence of pain reports in pediatric primary care and association with demographics, body mass index, and exam findings: a cross-sectional study. BMC Pediatr. 2018;18(1):363.
[3] Bufler P, Groß M, Uhlig H. Chronische Bauchschmerzen bei Kindern und Jugendlichen. Dtsch Arztebl Int. 2011;108:295–304.

3 Oberbauchbeschwerden, Dyspepsie

3.1 Einleitung

Zu den Oberbauchbeschwerden zählt man epigastrische(s)/retrosternale(s) Schmerzen/Brennen, Übelkeit, aber auch Völlegefühl. Dieser Symptomenkomplex – teilweise mit Erbrechen – wird auch unter dem Begriff Dyspepsie subsumiert. Oberbauchbeschwerden sind im Rahmen von Infekten oder „Luft im Bauch" nicht selten, können aber durchaus auch eine ernsthafte, behandlungsbedürftige Ursache haben und auch bei chronischen Beschwerden gelingt es anders als beim unspezifischen periumbilikalen Bauchschmerz sehr viel häufiger, ein organisches Korrelat zu finden. In einer systematischen Untersuchung fanden sich bei knapp 40 % der untersuchten Kinder und Jugendlichen mit Oberbauchschmerzen entzündliche Veränderungen in Ösophagus, Magen oder Zwölffingerdarm [1], sodass oft die zu beantwortende Frage lautet, ob man „endoskopiert oder nicht endoskopiert". Gerade junge Patienten (Vorschulalter, teilweise auch jüngeres Grundschulalter) oder solche mit neurologischen Defiziten sind oft nicht in der Lage, den Oberbauch sicher als Ort des Schmerzes zu benennen, sodass in diesem Kollektiv bei entsprechendem klinischen Verdacht teilweise die Entscheidung zur invasiven Diagnostik (Endoskopie, pH-Metrie) großzügiger gestellt wird.

Wegen des steigenden Anteiles der Patienten mit Migrationshintergrund ist der Helicobacter pylori, dessen Prävalenz in Südeuropa und der dritten Welt deutlich über der in Deutschland, Österreich und der Schweiz liegt, ein häufiger Gast in der „Gastrosprechstunde".

Durch Änderungen der Lebensumstände finden sich auch schon bei Kindern und Jugendlichen stressassoziierte Erkrankungen wie Gastritiden oder gar Ulcera oder im Zusammenhang mit starkem Übergewicht eine zunehmende Inzidenz von Refluxösophagitis, Gallenkoliken und Cholecystitis. Pankreatitiden wiederum sind dagegen selten und aufgrund der Schwere der Klinik oft rasch zuzuordnen.

Tritt über einen längeren Zeitraum mehrere Tage im Monat ein ausgeprägtes Völlegefühl, ein Gefühl von früher Sättigung/Übelkeit oder epigastrischer Schmerzen/Brennen auf, kann auch eine funktionelle Dyspepsie (siehe Kap. 18 im dritten Teil des Buches) vorliegen.

Andererseits sind Übelkeit und Oberbauchbeschwerden beim hochaufgeschossenen Jugendlichen gelegentlich ein begleitendes Symptom der orthostatischen Dysregulation, sodass (nicht nur aus diesem Grunde) gilt, sich auch links und rechts von der reinen Gastroenterologie zu bewegen.

https://doi.org/10.1515/9783110411881-003

3.2 Definition

Dyspepsie: Aus dem Griechischen stammend – bedeutet Verdauungsstörung und ist ein Symptomkomplex aus chronischen oder rezidivierenden Oberbauchschmerzen (die sich auf das Epigastrium oder supraumbilikal projizieren), früher Sättigung, Druck- oder Völlegefühl, Übelkeit und Erbrechen sowie Aufstoßen oder Sodbrennen [2].

Sind die Schmerzen mittig, können sie Speiseröhre, Magen und/oder Duodenum (selten allerdings auch dem Kolon) zugeordnet werden.

Sind die **Oberbauchbeschwerden** eher links oder rechts lokalisiert, dann sind sie womöglich Symptom einer Gallenkolik oder einer Pankreatitis (letztere kann sich auch mittig projizieren, typisch ist der gürtelförmige Schmerz).

Weitere mögliche Ursachen sind neben Infektionen Zustände mit intestinalen Ischämien, Nebenwirkungen von Medikamenten, Motilitätsstörungen und funktionelle Störungen.

3.3 Anamnese

Meist geben Kind oder Eltern direkt an, dass sich der Schmerzpunkt im Epigastrium oder retrosternal (dann oft als Sodbrennen) befindet. Folgende Fragen helfen, die Zuordnung später zu erleichtern:
– Besteht der Schmerz schon beim Aufwachen oder erst nach dem Aufstehen (gepaart mit Übelkeit dann womöglich Zeichen einer Orthostase) oder nach der Nahrungsaufnahme (macht es anders als beim periumbilikalen Schmerz noch wahrscheinlicher, dass es sich um eine organische Ursache handelt, insbesondere wenn die Beschwerden bei Genuss von kohlensäurehaltigen Getränken, Süßem, Scharfem oder Heißem besonders stark werden)?
– Schläft der Patient mit erhöhtem Oberkörper/mehreren Kissen (typisch bei gastroösophagealem Reflux)?
– Werden Heiserkeit, Paukenergüsse, rez. Bronchitiden oder ein *Foetor ex ore* berichtet (typisch bei gastroösophagealem Reflux)?
– Bestehen auch Übelkeit und/oder Erbrechen (steigert die Wahrscheinlichkeit, ein Korrelat zu finden, bei funktioneller Dyspepsie seltener; Erbrechen – siehe nächstes Kapitel)?
– Gibt es eine positive Familienanamnese in Bezug auf Gallensteine, Pankreatitis, Helicobacter-pylori-assoziierte Erkrankungen?

Im Falle, dass die Schmerzen eher rechtsseitig sind, sollte die Frage nach der Stuhlfarbe (entfärbte Stühle?) gestellt werden; sind sie linksseitig/epigastrisch oder gürtelförmig ausstrahlend, sollte auch gezielt nach einer Zunahme der Beschwerden bei fettreichen Nahrungsmitteln gefragt werden.

Anamnestische Hinweise, die eine rasche Abklärung notwendig machen, sind [3]
- Gewichtsverlust,
- reduzierte Leistungsfähigkeit und
- rezidivierendes Erbrechen (siehe oben) – hier insbesondere Nüchternerbrechen, begleitende Kopfschmerzen als Hinweis auf einen erhöhten Hirndruck;
- ferner Hinweise auf einen gastrointestinalen Blutverlust, Dysphagie, ungeklärtes Fieber sowie eine positive Familienanamnese bzgl. einer Zöliakie, H.-pylori-bedingter Komplikationen, Ulkus, M. Crohn oder familiären Mittelmeerfiebers (hier ist ein Beschwerdetagebuch sinnvoll).

3.4 Befund

Auch hier wieder ist die erste Frage, ob das Kind schmerzgeplagt und krank wirkt. Sodann die Untersuchung des Abdomens, möglichst erst gegen Ende des Oberbauches. Ist der Bauch auffallend gebläht, muss an eine Kohlenhydratmalabsorption, eine Zöliakie, eine Lambliasis und auch eine banale Obstipation gedacht werden – mechanistisch gedacht wird durch die Luft der Magensaft „hochgedrückt", teilweise auch mit der Folge eines Refluxes oder einer Refluxösophagitis. Schmerzen im Oberbauch sollten bzgl. *Punctum maximum* zugeordnet werden, um später zu klären, inwieweit eine Bildgebung bzw. Blutuntersuchung sinnvoll/erforderlich ist. Liegt ein Übergewicht vor? Ein *Foetor ex ore*?

Hinweisend auf eine rasch abzuklärende Ursache sind u. a. ein punktförmiger starker Schmerz im Epigastrium und/oder Hämatemesis (Ulkuserkrankung), ein gürtelförmiger Schmerz mit p. m. im linken Oberbauch (Pankreatitis), Schmerzen im rechten Oberbauch, ggf. mit Splenomegalie (Cholelithiasis, ggf. -zystitis, z. B. infolge einer hämolytischen Erkrankung).

3.5 Diagnostik

Während bei unspezifischen periumbilikalen Bauchschmerzen davon abgeraten wird, auf eine H.-p.-Infektion zu testen, ist dies bei eindeutig epigastrisch gelegenen starken Beschwerden (oder bei einer Familienanamnese mit Komplikationen) bisweilen ausreichend, um die Diagnose mit recht hoher Wahrscheinlichkeit stellen zu können. Als Testverfahren finden teilweise noch der C13-Atemtest und inzwischen aber deutlich verbreiteter der Antigennachweis im Stuhl Verwendung. Serologische Verfahren sind ungeeignet. Bei positivem Nachweis wird eine obere Endoskopie empfohlen.

Diese kommt auch vergleichsweise großzügig zum Einsatz beim jüngeren Kind oder insbesondere auch behinderten Patienten, die besonders zu Stressgastritiden oder -ulzera prädisponiert sind.

Merke: Wenn Schmerzen bei einem schwer behinderten Kind nicht zuzuordnen sind, neben Hüft-luxation, Appendizitis und Steinleiden immer auch an den Magen/Ösophagus denken!

Wegen der geringeren Invasivität wird regelhaft noch eine Sonographie des Abdomens durchgeführt werden, insbesondere wenn das Kind klein ist oder die Schmerzen sich auf den linken oder rechten Oberbauch projizieren (weitaus weniger Informationsgewinn ist in Bezug auf die Magen- bzw. Ösophaguswand zu erwarten). Bei Nachweis eines Gallensteinleidens wird sich die weitere Diagnostik auf hämolytische Erkrankungen und Fettstoffwechselstörungen erstrecken, die Familienanamnese ist ggf. zu ergänzen, bei Pankreatitiden (siehe unten) ist nach möglichen Grundproblemen zu fahnden, die in anatomisch prädisponierenden Bedingungen, Stoffwechselerkrankungen, Mukoviszidose, genetischen Erkrankungen, aber auch einer CED liegen können (siehe Kap. 31 und 32).

Die Laboranalytik kann regelhaft schmal ausfallen und wird zumindest Transaminasen, GGT, AP, Bilirubin, CRP, Lipase, Kreatinin und ein Blutbild umfassen, ggf. noch Gewebstransglutaminase-IgA-AK und Gesamt-IgA, ggf. noch Hämolysediagnostik (Haptoglobin, LDH).

Deuten die Beschwerden in Richtung auf eine (Reflux-)Ösophagitis oder eine Gastritis, muss entschieden werden, ob man einen probatorischen Therapieversuch mit einem Protonenpumpeninhibitor (z. B. Omeprazol 1 mg/kg auf zwei Einzeldosen verteilt für 4–6 Wochen) unternimmt oder eine obere Endoskopie durchführt. Die aktuellen europäischen und nordamerikanischen Empfehlungen [5] liefern zu der Frage, wer womöglich eher Lebensstiländerungen oder einer probatorischen säureregulierenden Behandlung zugeführt werden sollte, klare Pfade, die in Kap. 21 in Teil III ausführlich besprochen werden. Über die sonstigen teilweise zum Einsatz kommenden Verfahren 24h-pH-Metrie (ggf. in Kombination mit einer Impedanzmessung, bei der auch nicht saure Refluxe detektiert werden) und einen Röntgenbreischluck mit Siphontest (selten notwendig – Kind wird am Ende der Untersuchung in eine Kopftieflage gebracht) wird im zweiten Teil (Handwerkszeug des Gastroenterologen) weiter eingegangen.

Zusammenfassend stehen bei eindeutig epigastrischem (Druck-)Schmerz ± retrosternalen Beschwerden insbesondere eine Gastritis/Ösophagitis als Differentialdiagnose im Vordergrund. Regelhaft wird eine Abdominalsonographie durchgeführt. Ein orientierendes Labor ist u. U. entbehrlich. Es muss ggf. an nicht gastroenterologische Ursachen gedacht werden (Pneumonie, Raumforderungen, Hernien).

Weiterführende diagnostische Schritte wie Gefäßdarstellungen (sonographisch, ggf. auch als MR-Angiographie) und Manometrie sind nur selten erforderlich.

Bei nicht wegweisender Diagnostik und entsprechend langer Anamnese spricht man von einer funktionellen Dyspepsie. Diese liegt bei der Mehrheit der Kinder mit dem Leitsymptom chronischer Oberbauchschmerz vor, insbesondere, wenn Völlegefühl und frühe Sättigung Begleitsymptome sind [4].

Take-Home-Message und „aus der täglichen Praxis"

Beim älteren Kind kann die Diagnose gastroösophageale Refluxkrankheit, Gastritis, Ulkus oft klinisch schon (hoch-)wahrscheinlich gemacht werden.

Beim behinderten und dem übergewichtigen Kind sind diese Krankheitsbilder häufiger.

Bei jüngeren und psychomotorisch retardierten Kindern fällt die Diagnostik ggf. invasiver aus.

Sobald die Lokalisation nicht eindeutig epigastrisch ist, muss nach möglichen Differentialdiagnosen mittels Bildgebung und Labor gefahndet werden. Hier ist oft keine organische Zuordnung möglich.

Bei akuten Beschwerden auch zunächst nicht naheliegende Differentialdiagnosen wie basale Pneumonie, Hernien, chirurgische Ursachen bedenken.

Literatur

[1]   Hyams J, Davis P, Sylvester F, et al. Dyspepsia in children and adolescents: a prospective study. JPGN. 2000;30:413–418.

[2]   Keller J. Funktionelle Dyspepsie. Falk Gastro-Kolleg. 2019;4:5–17.

[3]   Kogler H, Vécsei A. Dyspepsie im Kindes- und Jugendalter. Abklärung und therapeutische Optionen. Kinder- und Jugendmedizin. 2014;14:244–251.

[4]   Kovacic K, Di Lorenzo C. Functional Nausea in Children. JPGN. 2016;62:365–371.

[5]   Rosen R, Vandenplas Y, Singendonk M, et al. Pediatric Gastroesophageal Reflux Clinical Practice Guidelines: Joint Recommendations of the North American Society for Pediatric Gastroenterology, Hepatology, and Nutrition and the European Society for Pediatric Gastroenterology, Hepatology and Nutrition. JPGN. 2018;66:516–554.

4 Gedeihstörung

4.1 Einleitung

Die Gedeihstörung ist keine Krankheit an sich, sondern eine Folge einer Vielfalt von Problemen des menschlichen Organismus und erfordert in jedem Fall eine Abklärung. Sie ist keinesfalls nur ein Phänomen der dritten Welt [1], sondern gerade auch bei chronisch erkrankten Patienten ein zahlenmäßig relevantes Problem, welches in diesen Fällen immer auch die Frage nach Therapieoptimierungsmöglichkeiten aufwirft.

Zum Einstieg in die Beurteilung einer Gedeihstörung ist die Erfassung und Beurteilung der auxologischen Daten in Perzentilenkurven essenziell. Dabei sind die Vorgedanken zur Gedeihstörung recht einfach. Waren Größe, Gewicht und Kopfumfang von jeher zueinander harmonisch, kann es gut sein, dass man als Gastroenterologe der Falsche zur Lösung der Probleme ist, weil eine genetische Ursache (z. B. Williams-Beuren-Syndrom, Silver-Russell-Syndrom, Trisomie 21) vorliegt oder aber ein ehemaliges dystrophes Frühgeborenes (vielleicht häufiger noch die konstitutionelle Entwicklungsverzögerung) sich „seine Perzentilen gesucht hat" (Abb. 4.1). Anders verhält es sich, wenn zunächst das Gewicht, später dann die Größe und „zu schlechter Letzt" auch noch der Kopfumfang einknicken. Wie bereits erwähnt, benötigt man eine Perzentile zur Beurteilung einer Gedeihstörung, diese von Größe und Gewicht für das jeweilige Geschlecht, wenn vorhanden auch für die entsprechende Ethnie (was in Schweden Kleinwuchs ist, kann in Indien ganz normal sein, aber auch hier hilft einem ja die Perzentile, weil der Verlauf, das etwaige „Abknicken", so wichtig ist). Insbesondere in der gefährdetsten (und zahlenmäßig größten) [2] Gruppe, der unter zweijährigen, muss auch der Kopfumfang erfasst und im Verlauf eingetragen werden.

Wenn man also einen Blick auf das Kind geworfen und die Perzentilen aufgetragen hat und eine syndromale Erkrankung nicht ursächlich zu sein scheint, gilt es, idealerweise eines der drei folgenden Muster anhand der folgenden Fragen zu erkennen:

– Bekommt das Kind zu wenig Zufuhr oder liegt eine Fehlernährung vor?
– Kann das Kind die zugeführte Nahrung nicht richtig verwenden (Malassimilation)?
– Verbraucht der Körper mehr als andere?

Klingt einfach – ist es aber oft dennoch nicht. Schon die Frage nach der ausreichenden Zufuhr exakt zu beantworten, kann eine Herausforderung sein. Außerdem ist das Problem nicht selten komplex, wie zum Beispiel bei einem Patienten mit Morbus Crohn, der durch die Entzündung deutlich mehr Energie verbraucht und eventuell gleichzeitig aufgrund von Schmerzen und Inappetenz weniger isst.

Umso wichtiger ist es also, eine Struktur zu finden, die einem Schritt für Schritt Klarheit bringt.

https://doi.org/10.1515/9783110411881-004

Typ 1
· Unterernährung

95
90
75
50
25
10
5

—— Gewicht
—— Länge
—— Kopfumfang

0 3 6 9 12 15 18 21 24 27 30 33 36
Monate

Typ 2
· Konstitutionelle
  Entwicklungsverzögerung
· Genetischer Kleinwuchs
· Endokrinopathie

95
90
75
50
25
10
5

—— Gewicht
—— Länge
—— Kopfumfang

0 3 6 9 12 15 18 21 24 27 30 33 36
Monate

Typ 3
· Prä- oder perinatale
  Schädigungen
· Chromosomenanomalien
· ZNS-Anomalien
  (selten familär)

95
90
75
50
25
10
5

—— Gewicht
—— Länge
—— Kopfumfang

0 3 6 9 12 15 18 21 24 27 30 33 36
Monate

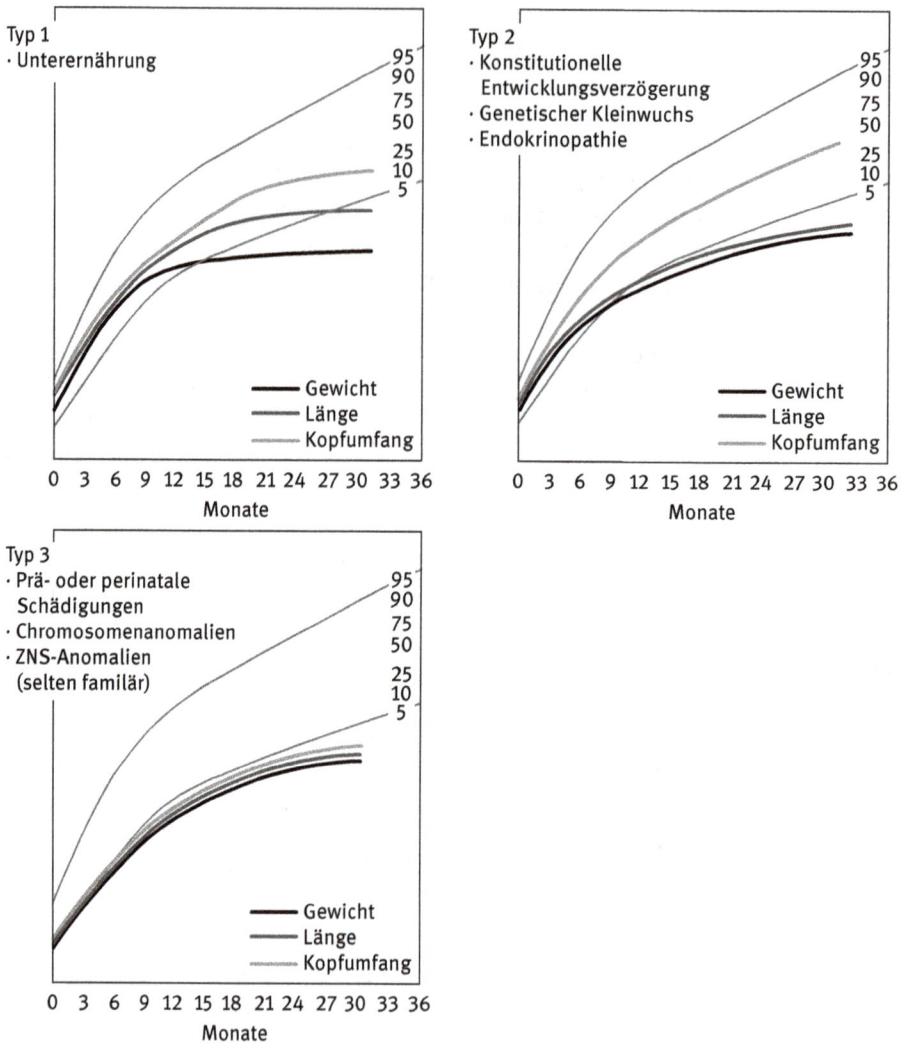

Abb. 4.1: Gegenüberstellung von Größe-, Gewicht- und Kopfumfangsperzentilen bei verschiedenen Ursachen der Gedeihstörung (Mangelernährung, Endokrinopathien, Chromosomenanomalien, SGS-Frühgeborene) (gezeichnet von Johannes Knierer) [7].

4.2 Definition

Von einer **Gedeihstörung** spricht man, wenn
– die dritte Altersperzentile für das Körpergewicht unterschritten wird. Besonders bedeutend ist dies dann, wenn auch die Längenentwicklung zurückbleibt und im schlimmsten Fall auch der Kopfumfang.

- ein erniedrigtes Längensollgewicht besteht (Längensollgewicht % = Körpergewicht/Gewichtsmedian für die Körpergröße × 100; Norm 90–110 %).
- ein Abfall der Gewichts- oder Wachstumsperzentilen um mehr als zwei Hauptperzentilen erfolgt.

> **Merke:** Eine Stagnation in der Zunahme des Kopfumfangs im Säuglings- und Kleinkindalter gilt als *Signum malum*, weil es auf eine verzögerte Entwicklung des Gehirns hinweist, die bei längerem Bestehen zu einer bleibenden Intelligenzminderung führen kann.

4.3 Anamnese

Zunächst einmal wird man sich hier recht allgemein halten und nach bekannten Vorerkrankungen und Auffälligkeiten in der Schwangerschaft (u. a. auch den Alkoholkonsum) fragen – wissend, dass so ziemlich aus jedem Teilgebiet der Kindermedizin die Ursache für eine Gedeihstörung kommen kann (u. a. Herzfehler, eine chronische Niereninsuffizienz, eine chronische Cholestase, Infektionskrankheiten wie die opportunistischen Infektionen bei AIDS oder Tuberkulose, ein Immundefekt, eine Hyper-, aber auch Hypothyreose, eine infantile Zerebralparese und eine maligne Erkrankung). Ferner gilt es, die bisherige Entwicklung von Gewicht, Längenwachstum und Kopfumfang (!) anhand der Perzentilen im Verlauf abzuschätzen. Gibt es einen Knick in der Entwicklung? Oder war die Entwicklung konstant unterdurchschnittlich?

Die weitere Anamnese sollte dann die folgenden Themen behandeln:
- Wie und was isst das Kind – eher wenig (manchmal denkt man, dass drei Viertel der Kinder in den Augen der liebenden Mutter zu wenig essen ...) oder aber auffallend viel (Zeichen der Malassimilation)? Isst es möglicherweise sehr einseitig oder extrem wählerisch? Bei Kleinkindern sollte auch danach gefragt werden, wieviel Kuhmilch getrunken wird, da es nicht selten Kinder gibt, die die Flasche lieben und nebenbei kaum normale Mischkost essen. Beim gestillten Kind ist auch zu erfragen, ob womöglich die Mutter einer speziellen Diät folgt und somit das gestillte Kind hierüber einen Mangel entwickelt hat (z. B. Vitamin-B$_{12}$-Mangel bei vegan lebender Mutter). Wichtig sind auch Stillfrequenz und -dauer. Ein Kind, das maximal 2 Stunden zwischen den Stillmahlzeiten zufrieden ist und sich auch nachts ständig mit Hunger meldet, hat möglicherweise schlicht Hunger an der Brust.
- Wenn es tatsächlich wenig isst: Startet es mit Lust und bricht dann rasch ab, evtl. auch mit Zeichen, dass es ihm Ungemach bereitet? Wir sprechen hier ja von Kindern, die zu einem nicht unerheblichen Teil dies noch nicht verbal äußern können, sodass Dinge wie das Wegdrehen des Kopfes beim Füttern, Weinen nach dem Schlucken der Nahrung auch aktiv erfragt werden müssen; bei älteren Kindern ist die Eigenanamnese umso wichtiger – z. B. bei der gastroösophagealen Refluxkrankheit mit Ösophagitis.

– Kann das Kind normal schlucken oder hat es Probleme mit bestimmten Nahrungsmitteln oder gar jeglicher Nahrung (siehe auch Kap. 6)? Dies wäre z. B. der
   Fall bei der Endstrecke einer Refluxösophagitis, einer eosinophilen Ösophagitis,
   im Rahmen einer Koordinationsstörung bei einem neurologisch beeinträchtigten
   Kind und – wenn auch sehr selten – aufgrund eines Fremdkörpers im Ösophagus.
– Zeigen sich Übelkeit oder Erbrechen? *Cave:* Nüchternerbrechen/perzentilen-
   schneidendes Kopfwachstum! – In diesem Zusammenhang sollte lieber einmal
   zu oft eine Bildgebung vom Kopf erfolgen, nicht dass nach Monaten festgestellt
   wird, dass ein erhöter Hirndruck bzw. ein Hirntumor die Ursache dieses Problems ist. Ansonsten sollte bei rezidivierendem Erbrechen neben dem Reflux immer auch an eine Passagestörung (z. B. bei Malrotation, Obstruktionen) gedacht
   werden
– Hat das Kind auffällige Stühle, womöglich stinkende, fettig glänzende wie bei
   einer Pankreasinsuffizienz, voluminöse wie bei einer Zöliakie oder dünne, blutige wie bei einem Morbus Crohn?
– Ist den Eltern ein stark aufgetriebener Bauch aufgefallen, klagt das Kind auch
   über Schmerzen unabhängig vom Essen?
– Gibt es eine Allergieneigung bzw. Allergien in der Familie (wie bei vielen Patienten mit einer eosinophilen Ösophagitis)? Oder rezidivierende bakterielle Infektionen in der Vorgeschichte, die den Verdacht auf einen Immundefekt (siehe Kap. 26)
   erwachsen lassen? Auch die Frage nach Auslandsreisen gehört ggf. dazu.
– Wenn ein (älterer) Patient deutlich abgenommen hat, ohne dass sich organische
   Ursachen unmittelbar ergeben (Cave: Tumor), gehört hierher die Frage, ob die Gewichtsabnahme womöglich gewünscht war und ob andere Warnzeichen für eine
   Essstörung vorliegen (Körperschema-Störung, Rückzug, allein Essen, Gedanken
   kreisen um das Essen, starke Leistungsbezogenheit, evtl. induziertes Erbrechen)
– Und zu guter Letzt sollte die Familienanamnese nicht vergessen werden. Insbeson-
   dere mit der Frage nach gehäuften, unklaren oder genetischen Erkrankungen.

4.4 Befund

Wie die Anamnese wird auch die Untersuchung zunächst allgemein gehalten. Auch
hier ist zuvorderst die Frage, ob man den typischen Aspekt eines Kindes mit Malassimilation vorfindet (aufgeblähtes Abdomen, Verlust des Unterhautfettgewebes, mürri-
scher Gesichtsausdruck).

Bei Nüchternerbrechen wird der neurologischen Untersuchung (Hirndruckzei-
chen, aber auch Reflexe und Hirnnervenstatus) und dem Epigastrium besondere Aufmerksamkeit zuteil.

Ansonsten gilt es, Zeichen einer Ursache für die Gedeihstörung aufzudecken
(Zeichen einer Hyperthyreose, Herzinsuffizienz, Lungenerkrankung, Lymphknoten-

vergrößerungen, einer Neurodermitis oder anderer Hautzeichen, z. B. perianale Veränderungen oder ein Erythema nodosum bei Morbus Crohn, aber auch Narben, die vielleicht doch noch anamnestische Nachfragen auslösen).

Das Abdomen wird im Hinblick auf Resistenzen abgetastet und abgehört (Tumoren, Resistenzen als Ausdruck einer Entzündung – Morbus Crohn – oder Zeichen für eine Passagestörung oder Obstipation).

International wird der Umstand genutzt, dass bei Mangelernährung der Umfang des mittleren Oberarms (MUAC) im Alter zwischen einem und 5 Jahren ein recht guter Parameter für das Ausmaß zu sein scheint (siehe Tab. 4.1) [3,4]. Gerade vor dem Hintergrund, dass ein relevanter Anteil chronisch kranker Patienten verschiedenster Ursachen unterernährt ist – Schätzungen gehen von bis zu 25 % aus [1] –, ist dies im Zweifelsfall ein sehr einfacher und hilfreicher Parameter.

Tab. 4.1: Mittlerer Oberarmumfang (MUAC) und Mangelernährung im Alter von ein bis 5 Jahren [3,4].

normal	12,5–21 cm
moderate Malnutrition	11–12,5 cm
schwere Malnutrition	< 11 cm

Ein weiterer Parameter ist die Trizepshautfaltendicke zur Beurteilung des Körperfettanteils (während der MUAC besser die Muskelmasse abschätzt).

4.5 Diagnostik

Sofern nicht die Anamnese bereits eindeutige Hinweise auf eine zu geringe Nahrungszufuhr erbracht hat, sollte es zunächst vor allem darum gehen, die Ernährung genau zu quantifizieren (Stillproben, Ernährungsprotokoll) und die Fütterungssituation und die Interaktion zwischen Eltern und Kind zu beobachten. Letzteres ist insbesondere bei den Kindern, bei denen eine Fehl- oder Mangelernährung, soziale Deprivation, eine Interaktionsstörung oder schlicht Armut die Ursache des Problems ist von elementarer Bedeutung.

Ein Ernährungsprotokoll muss möglichst exakt mit Angabe von Gramm und Millilitern über einen repräsentativen Zeitraum geführt werden. Üblicherweise wird dies über 3 Tage erfolgen und es bietet sich an, den Zeitraum von Sonntag bis Dienstag zu wählen, damit ein Wochenendtag und zwei Wochentage abgebildet sind. Die Auswertung erfolgt dann optimalerweise computerbasiert durch eine Ernährungsberaterin/Diätassistentin. Beim gestillten Kind reicht meist schon ein Protokoll mit Stillproben über 24 Stunden, um sich ein gutes Bild zu machen.

Gleichzeitig sollte immer auch eine basale Labordiagnostik durchgeführt werden. Diese ist in der folgenden Tab. 4.2 aufgeführt.

Tab. 4.2: Basisdiagnostik bei Gedeihstörung.

Blut	Blutbild und Differenzierung, CRP, Albumin/Gesamteiweiß, Kreatinin, Harnstoff, Transaminasen, CK, Lipase, (wenn Gluten in der Nahrung) Gewebsglutaminase-IgA-AK und Gesamt-IgA/im Falle eines IgA-Mangels GAF-3X-IgG-AK oder Transglutaminase-IgG, TSH, tT3, fT4 optional Vitamin B_{12}, Folsäure, fettlösliche Vitamine, Zink etc. im weiteren Workup NSE (neuronenspezifische Enolase) bei Kleinwuchs zusätzlich IGF1, IGF-BP3 ggf. Chromosomenanalyse/genetische Diagnostik bei spez. Verdacht (wenn „funny looking" evtl. nach vorangegangenem humangenetischem Konsil)
Urin	Status im weiteren Workup ggf. Katecholamine im Spoturin
Stuhl	Lamblien × 3, Pankreaselastase, Calprotectin (cave kleine Kinder – große Variabilität der Werte; cave Infekt – falsch hohe Werte)
Bildgebung	ggf. Ultraschall, ggf. MDP etc. ggf. Röntgen-Thorax

Auch bei umfangreicher Diagnostik gelingt es allerdings nur bei 10–25 % der Kinder, eine „organische Diagnose" anhand pathologischer Laboruntersuchungen und/oder einer Bildgebung zu stellen [2,5,6].

Je nach klinischem Befund und Ergebnissen in der Diagnostik ist dann zu entscheiden, ob eine weitere Bildgebung des GI-Traktes, eine obere (bei CED-Verdacht auch untere) Endoskopie zu erfolgen hat oder aber womöglich eine zerebrale Bildgebung (zumindest zwei Fälle erinnere ich, in denen kein Symptom den Hirntumor erwarten ließ und so die Gedeihstörung lange Zeit das einzige Symptom war) oder eine Bestimmung der NSE im Serum (ggf. gefolgt von Katecholaminen im Urin) sowie eine weiterführende Bildgebung (Sonographie – wenn noch nicht erfolgt – ggf. Röntgen-Thorax) im Hinblick auf ein Neuroblastom.

Bei allen diagnostischen Überlegungen gilt für Deutschland, Österreich und die Schweiz wie auch in anderen Ländern der ersten Welt, dass nur bei einem kleinen Prozentsatz ein „organisches Problem" gefunden wird. Wenn dies der Fall ist, haben die Patienten zumeist eine Frühgeburtlichkeit mit oder ohne neurologische Folgen, neurologische Störungen, eine Mukoviszidose, verschiedene Darmerkrankungen und chronische Herzerkrankungen als Grundproblem.

Ein nicht zu gering einzuschätzender Anteil der Gedeihstörungen, insbesondere in der Säuglingszeit, ist nicht durch organische Erkrankungen, sondern durch Fütter- und Interaktionsstörungen bedingt.

Weiterführende Gedanken hierzu finden sich im dritten Teil in den Kapiteln 20, 26, 30, 44 und 48. Für diese, aber auch alle anderen Patienten gilt, dass die Optimierung der Ernährung und deren Effekte von größter Bedeutung ist.

Take-Home-Message und „aus der täglichen Praxis"

Eine Gedeihstörung findet sich insbesondere in den ersten beiden Lebensjahren.

Sie ist auch in Deutschland, Österreich und der Schweiz kein seltenes Phänomen.

Die Anamnese stellt die Weichen bzgl. der zentralen Frage, ob der Patient zu wenig Zufuhr hat, die zugeführte Nahrung nicht verwerten kann oder womöglich ein erhöhter Verbrauch an Energie vorliegt.

Zur Beurteilung sind Perzentilen von Größe, Gewicht und – bei Kindern unter 2 Jahren – Kopfumfang, idealerweise im Verlauf, erforderlich

Diese helfen oft auch bei einer Zuordnung zu anderen Fachdisziplinen als der Gastroenterologie (genetische Ursachen, endokrinologische Krankheitsbilder etc.).

Ein Ernährungsprotokoll/Stillproben sind oft hilfreich. „Hunger an der Brust" oder eine Fehlernährung im Kleinkindalter sind relativ häufig.

Obgleich Laboruntersuchungen und Bildgebung nur in einem kleinen Teil der Patienten die Diagnose stellen lassen, wird regelhaft zunächst eine Basisdiagnostik gefordert und durchgeführt.

- Eine große Bedeutung kann die – leider mittlerweile immer schwerer in den Krankenhausalltag unterzubringende – Beobachtung des Pflegepersonals betreffend Interaktion und Fütterung haben
- Bei anhaltender gravierender Gedeihstörung sollte großzügig eine zerebrale Raumforderung ausgeschlossen werden.

Literatur

[1] Koletzko B, Jochum F, Saadi S, et al. Untergewicht und Mangelernährung bei pädiatrischen Patienten. Monatsschr Kinderheilkd. 2019;167:1022–1026.

[2] Larson-Nath CM, Goday P. Failure to Thrive: A Prospective Study in a Pediatric Gastroenterology Clinic. JPGN. 2016;62:907–913.

[3] Jelliffe DB. The arm circumference as a public health index of protein-calorie malnutrition of early childhood. Monograph 8. J Trop Pediatr. 1969;15:177–188.

[4] Burgess HJL. A modified standard for mid-upper arm circumference in young children. Monograph 8. J Trop Pediatr. 1969;15:189–192.

[5] Jaffe AC. Failure to Thrive: Current Clinical Concepts. Pediatrics in Review. 2011;32:100–107.

[6] Larson-Nath CM, St Clair N, Goday P. Hospitalization for Failure to Thrive: A Prospective Descriptive Report. Clin Pediatrics. 2018;57:212–219.

[7] Roy CC, Silverman A, Alagille D. Pediatric Clinical Gastroenterology. St. Louis: Mosby; 1995.

5 Erbrechen

5.1 Einleitung

Übelkeit und Erbrechen sind häufige Symptome im Rahmen akuter, meist selbstlimitierender Erkrankungen. Beim jungen Säugling und insbesondere beim Neonaten ist Erbrechen potenziell immer ein Alarmsignal für eine bedrohliche Erkrankung und muss entsprechend ernst genommen werden [1]. Ansonsten ist der Gastroenterologe in der Regel aber erst gefragt, wenn die Beschwerden lange anhaltend oder wiederkehrend auftreten. In vielen Fällen sind die Ursachen dann mehr oder weniger harmlos, andererseits gilt es auch hier unter den vielen Patienten diejenigen zu erkennen, die einer weiteren Abklärung und Behandlung bedürfen.

Neben den primär gastrointestinalen Ursachen wie infektiösen bzw. entzündlichen Prozessen, Nahrungsmittelallergien, anatomischen oder funktionellen Passage- und Motilitätsstörungen gibt es verschiedenste Ursachen aus fast jedem Gebiet der Medizin, beispielsweise aus den Bereichen Stoffwechsel, Neurologie, Endokrinologie, Kardiologie (Herzinsuffizienz, A. lusoria), Nephrologie oder auch Toxikologie. In Tab. 5.1 sind mögliche Diagnosen aufgeführt.

Bei Säuglingen und Kleinkindern tritt Erbrechen auch als unspezifisches Symptom im Rahmen schwerer bakterieller Infektionen wie Harnwegsinfekten, Pneumonie oder Sepsis auf. Je jünger das Kind – insbesondere bei Neonaten – desto eher muss an Stoffwechselerkrankungen (Bestimmung von Ammoniak!) und an anatomische Ursachen gedacht werden. Malrotation, Ladd'sche Bänder oder Hernien können sowohl anhaltend als auch intermittierend symptomatisch werden. Selten kann Erbrechen in diesem Alter auch das führende Symptom einer Pankreatitis sein.

Bei Jugendlichen kommen Essstörungen und psychiatrische Erkrankungen vor und bei Mädchen muss bei Übelkeit und Erbrechen an gynäkologische Ursachen (insbesondere eine Schwangerschaft) gedacht werden.

Besondere Vorsicht ist beim voroperierten Bauch geboten, denn auch viele Jahre nach einem chirurgischen Eingriff kann sich ein Briden-Ileus entwickeln. Eine Magenentleerungsstörung bzw. ein Dumpingsyndrom hingegen manifestiert sich eher im direkten Kontext eines Eingriffs (z. B. thoraxchirurgische Eingriffe oder Fundoplicatio).

Anlässlich der breiten Differentialdiagnose und möglichen Schwere der zugrundeliegenden Problematik ist es erforderlich, frühzeitig Warnzeichen zu identifizieren und je nach Alter des Patienten die folgende Diagnostik von der Kenntnis um häufige und gefährliche Ursachen lenken zu lassen [2]. Da auch funktionelle Probleme wie die Rumination, habituelles Erbrechen oder zyklisches Erbrechen nicht selten sind, gilt es, auch diese in die Differentialdiagnose einzubeziehen.

Besonders häufig finden sich Übelkeit und Erbrechen im Zusammenhang mit anderen Oberbauchbeschwerden bzw. einer Dyspepsie oder im Zusammenhang mit gastroösophagealem Reflux. Dieser wird in den Kapiteln 3 und 21 besprochen.

https://doi.org/10.1515/9783110411881-005

Tab. 5.1: Mögliche Ursachen für Erbrechen.

mögliche Ursachen für Erbrechen		klinische Hinweise, Anmerkung und Diagnostik
infektiös/ entzündlich	Gastroenteritis	sehr häufig; typischer Verlauf
	Peritonitis	reduzierter AZ, akuter Bauch
	Appendizitis	Bauchschmerzen, Fieber, Appendizitiszeichen, Sonographie
	chronisch-entzündliche Darmerkrankungen	Begleitsymptome – *red flags* (s. Kap. 2), Labor, Sonographie
	Zöliakie	Labor
	eosinophile Ösophagitis/ Gastroenteropathie	sehr variabel, ggf. ösophageale Passagestörung mit Schluckproblemen/Bolusereignissen
	Nahrungsmittelallergien/ -unverträglichkeiten	Ernährungs- und Beschwerde-Protokoll
	Gastritis/Ösophagitis/ Ulkuskrankheit	Oberbauchschmerz/epigastrischer Druckschmerz
	Pankreatitis	Eher selten, aber daran denken! Labor, Sonographie
	Hepatitis	Labor
stenosierend/ obstruierend	(Mekonium-)Ileus	reduzierter AZ, galliges Erbrechen, hochgestellte Darmgeräusche
	angeborene Atresien/Duodenalstenose/Divertikel	variabel, teilweise wie Ileus gehäuft bei Trisomie 21
	Malrotation/Volvulus	möglicherweise hoch akut – ggf. intermittierender/episodenhafter Verlauf. Daran denken! Sonographie/MDP
	hypertrophe Pylorusstenose	Erbrechen im Strahl, Gedeihstörung, Sonographie, hypochlorämische Alkalose
	Invagination	ggf. palpable Walze, Kokarde in der Sonographie
	Hernien (z. B. Leistenhernie)	intermittierende Beschwerden möglich
	Ladd'sche Bänder	variabel, evtl. intermittierend
	Pankreas anulare	meist ohne Krankheitswert – selten jedoch echtes Passagehindernis, Sonographie
	Gefäßringe	Sonographie, ggf. weitere Bildgebung

Tab. 5.1: (fortgesetzt)

mögliche Ursachen für Erbrechen		klinische Hinweise, Anmerkung und Diagnostik
Motilitätsstörung	Achalasie	Anamnese einer ösophagealen Passagestörung, Ösophagusbreischluck, Endoskopie
	neonatale Gastroparese, Magenentleerungsstörung	Reifungsverzögerung meist mit guter Prognose bzw. andere (entzündliche) Ursachen
	GÖR/GÖRK	passende Anamnese, ÖGD, (Impedanz-)pH-Metrie (siehe Kap. 21)
	Dumping	typische Schilderung – oft klare Auslöser (meist Operationen); teilweise aber schwierig zu diagnostizieren; Ernährungsberatung!
	chronische intestinale Pseudoobstruktion (CIPO)	seltene Gruppe von Erkrankungen mit gestörter Motilität; teilweise episodenhafter Verlauf
	Dysganglionosen (z. B. M. Hirschsprung)	gestörte Motilität durch Defekt des intestinalen Nervensystems; sehr variabel nach Ausdehnung; Diagnosestellung mittels Histologie aus Ganzwandbiopsie
Nahrungsmittelunverträglichkeit/ Allergie	FPIES	meist junges Säuglingsalter, 1–4 Stunden nach Nahrungsaufnahme; häufig auffällige Apathie/ Blässe, ggf. gefolgt von Durchfall, Kreislaufregulationsstörung bis zum Schock mit Hypothermie und Azidose
funktionell	zyklisches Erbrechen	Ausschlussdiagnose nach Rom-IV-Kriterien
	habituell	psychologisches/psychiatrisches Konsil!
psychiatrisch/ psychogen	Essstörungen	Anamnese, psychologisches/psychiatrisches Konsil!
neurologisch/ zentralnervös	Hirndruck, Tumor	Nüchternerbrechen, Kopfschmerzen. neurologisches Konsil, ggf. Bildgebung (MRT, CT); Augenarzt
	Intoxikation, Sonnenstich, Reisekrankheit ...	passende Anamnese, ggf. Drogenscreening bzw. toxikologische Diagnostik
Infektionen	Meningitis/Enzephalitis, Sepsis, Harnwegsinfekte, seltener Pneumonie	hochfieberhaftes bzw. schweres Krankheitsbild, ggf. intensivmedizinische Betreuung

Tab. 5.1: (fortgesetzt)

mögliche Ursachen für Erbrechen		klinische Hinweise, Anmerkung und Diagnostik
Stoffwechsel-krankheiten (zentralnervös bei Hirnödem, neuro-logisch durch Ammoniak, funktionell durch Motilitätsstörung …)	Harnstoffzyklusdefekte, Störungen der Fettsäureoxidation der Ketogenese	akut: Erbrechen meist als „Nebensymptom" bei komplexem Krankheitsbild mit Einschränkung des Bewusstseins, getriggert z. B. durch Infektionen, längere Nüchternperioden
	Amino- und Organoazidurien	spezielle Laboruntersuchungen: Säure-Basen-status, Ammoniak, Laktat
	Galaktosämie, hereditäre Fruktoseintoleranz	Exposition! Leberfunktionsstörung!
	Porphyrie	Trigger
	primäre und sekundäre „mitochondriale Störungen"	chronisch rezidivierendes Erbrechen
kardiogen	Herzinsuffizienz	Leistungsknick? Blutdruck? Ödeme? Lebervergrößerung durch Stauung?
	Arteria lusoria	Breischluck mit typischer Aussparung, ÖGD mit pulsierendem Gefäß
endokrinologische Erkrankungen	Hypokortisolismus, adreno-genitales Syndrom, Hyper-thyreose; diabetische Keto-azidose	Serumelektrolyte, Hormondiagnostik (Kortisol-Tagesprofil, Schilddrüsenwerte, Androgene – incl. der Vorläufer; ggf. weitere endokrinologische Abklärung
chronische Nieren-erkrankungen	Hyperurikämie, renale tubulä-re Azidose	bei hochgradiger Niereninsuffizienz mit Urämie: urämische Gastroenteropathie oder auch urämische Pankreatitis
sonstige	Schwangerschaft	Daran denken!
	Migräne	Schmerzen und typischer Verlauf i. d. Anamnese

5.2 Definition

Erbrechen: Komplexer reflexartiger Vorgang einer mehr oder weniger vollständigen rückwärtsgerichteten Magenentleerung. Dabei kommt es zur aktiven Kontraktion des Magens in einem koordinierten Zusammenspiel mit dem Ösophagus und zur Entleerung mit Druck.

Reflux: „Zurückfließen" – in diesem Fall des Mageninhalts in die Speiseröhre.

Regurgitieren/Spucken: Erreicht der Mageninhalt beim Reflux die Mundhöhle, spricht man vom **Regurgitieren:** Meist wird er dann auch ausgespuckt und die Entleerung erfolgt dabei aton – also ohne Druck.

Rumination: „Wiederkäuen" – wiederholt auftretendes Regurgitieren von Nahrungsbrei, der dann erneut gekaut oder auch länger im Mund behalten wird. In der Folge wird er wieder verschluckt oder ausgespuckt.

Mallory-Weiss-Läsion: Längsgerichtete Einrisse der Ösophagusschleimhaut infolge heftigen Erbrechens, vermutlich durch eine Dyskoordination mit Überdehnung der Wandschichten. Diese Läsionen können auch tiefere Wandschichten betreffen oder sogar zur Perforation (Boerhaave-Syndrom) führen.

5.3 Anamnese

Dem Erfragen der Beschwerden kommt aufgrund der großen Zahl möglicher Ursachen eine ganz besondere Rolle zu. Folgendes gilt es zu klären:
- Seit wann, wie oft und zu welcher Tageszeit tritt das Erbrechen auf?
- Liegen lange Nüchternzeiten oder Infekte vor dem Erbrechen (als Auslöser einer ketotischen Stoffwechsellage)?
- Tritt das Erbrechen in den frühen Morgenstunden als Nüchternerbrechen auf, so sollte frühzeitig eine Abklärung mit Augenarzt und MRT des Kopfes mit der Frage nach einer zerebralen Raumforderung erfolgen.
- Ist das Erbrochene gallig? Dann muss man an einen Passagestop jenseits der Papilla vateri denken, z. B. bei einem Pankreas anulare, einer Duodenalmembran oder einer -atresie.
- Besteht ein zeitlicher Zusammenhang zu Mahlzeiten oder bestimmten Nahrungsmitteln?
- Gibt es auslösende Faktoren, insbesondere Husten oder einen starken Affekt?
- Wird das Erbrechen möglicherweise vom Kind induziert?
- Haben die Beschwerden plötzlich begonnen und gab es einen konkreten Auslöser (dann könnte beim jungen oder behinderten Kind ein verschluckter Fremdkörper die Ursache sein)? Wie haben die Beschwerden sich mit der Zeit entwickelt?
- Gibt es einen Gewichtsverlust – eine Gedeihstörung oder Begleitsymptome wie Fieber, Durchfall, (Ober-)Bauchschmerzen und Kopfschmerzen?
- Ist ein Muster zu erkennen mit wiederkehrenden Episoden und beschwerdefreiem Intervall wie beim zyklischen Erbrechen? Hier berichten die Patienten meist, dass die Episoden wie bei einer Migräne bezüglich Beginn und Dauer immer ähnlich ablaufen und dass die Beschwerden oft nach einigen Stunden Schlaf „wie weggeblasen" sind.

– Wie groß ist der zeitliche Abstand zur Mahlzeit? Wird noch unverdaute (nicht saure) Nahrung erbrochen, besteht zusätzlich eine Dysphagie als Hinweis auf eine Passagestörung im Ösophagus wie z. B. bei der Achalasie?
– Isst das Kind auffallend langsam, muss es viel nachtrinken, gab es „Steckenbleiber" als Hinweis auf eine Passagestörung im Ösophagus? Gibt es eine allergische Diathese (typisch für eine eosinophile Ösophagitis)?

Gegebenenfalls hilft es auch ein Symptom-Protokoll führen zu lassen.

Blutiges Erbrechen: Im Fall von blutigem Erbrechen sollte erfragt werden, ob das Erbrochene schon von Beginn an blutig war. War es frisch-blutig oder hämatinhaltig schwarz verfärbt? Größere Mengen Blut im Magen, die entweder geschluckt wurden oder durch eine lokale Blutung entstanden sind, lösen oft Übelkeit und Erbrechen aus. Andererseits kommt es gelegentlich bei starkem Erbrechen (z. B. im Rahmen von Infekten) zu oberflächlichen Verletzungen in der Ösophagusschleimhaut im Sinne einer Mallory-Weiss-Läsion oder auch zu Läsionen im oberen HNO-Bereich und damit zu einer frischen Blutung, die erst durch das Erbrechen ausgelöst wird. Die typische Anamnese wäre ein Kind, das mehrfach heftig erbrochen hat und erst im Verlauf wird das Erbrochene dann plötzlich frisch blutig. Wichtig ist, ob es Hinweise für eine portale Hypertension und/oder eine Gerinnungsstörung gibt und ob sich aktuell klinisch Hinweise auf tiefe Läsionen mit schwerer Blutung (starke Schmerzen, instabiler Kreislauf) ergeben. Eine schwere Blutung oder sogar eine Ruptur des Ösophagus ist im Kindesalter aber die absolute Ausnahme. Im Zweifelsfall sollte eine Magensonde mit Ablaufbeutel gelegt werden, um die Blutung besser überwachen zu können.

5.4 Befund

Bei der körperlichen Untersuchung sind zunächst die Beurteilung von Allgemeinzustand, Flüssigkeitshaushalt und Ernährungszustand wichtig. Hierzu gehören auch die Bestimmung der anthropometrischen Daten inkl. des Kopfumfangs im Verlauf und ggf. des Blutdruckes und der Mikrozirkulation.

Außerdem gilt es, gründlich zu untersuchen:
– Kopf: ggf. Beurteilung der Fontanelle, Mund und Racheninspektion: Entzündungen, Zahnstatus bei rezidivierendem Erbrechen
– Hände: Inspektion insbesondere bei Jugendlichen mit V. a. induziertes Erbrechen
– Thorax: Kreislauf, Auskultation der Lunge
– Abdomen: sichtbare Schwellung/Auftreibung? Umschriebener/generalisierter Druckschmerz? Epigastrischer, retrosternaler Schmerz? Auffällige Darmgeräusche? Stiller Bauch? Peritonismus? Aszites? Leber- und Milzgröße, Raumforderungen/Resistenzen? Schmerzen im Nierenlager? Inspektion der Leisten mit der

Frage nach Hernien. Analinspektion: Antevertierter Anus? Ggf. auch rektal-digitale Untersuchung mit der Frage nach Analsphinktertonus, -weite und ggf. Stuhlfüllung der Ampulle
- neurologischer Status, Lymphknotenstatus

Alarmzeichen aus Anamnese und Befund:
- Erbrechen beim Neugeborenen!
- blutiges oder galliges Erbrechen
- Nüchternerbrechen/Kopfschmerzen/Mikrozephalie/Makrozephalie
- Schluckstörung/Speicheln/Bolusgefühl
- begleitende neurologische Symptome
- akutes Abdomen/Ileus
- voroperierter Bauch
- reduzierter Allgemeinzustand/Gewichtsverlust

5.5 Diagnostik

Unabhängig von der weiteren Diagnostik sollte ggf. direkt begonnen werden, eine Dehydratation zu behandeln (siehe Kap. 23).

Entscheidend für die nächsten Schritte sind Anamnese und Befund. Beim Vorliegen von Alarmzeichen sollte eine zügige (ggf. stationäre) Abklärung erfolgen.
- Bei Hinweisen auf eine intestinale Obstruktion ist ein Kinderchirurg hinzuzuziehen und eine bildgebende Diagnostik notwendig, regelhaft ein Röntgen Abdomen-Übersicht und ein Ultraschall, ggf. anschließend eine Röntgenkontrastdarstellung. Auch bei voroperiertem Bauch sollte diese Entscheidung ggf. großzügig getroffen werden.
- Bei Hinweisen auf eine zentralnervöse Ursache muss eine rasche zerebrale Bildgebung in Absprache mit dem Neurologen/Neuroradiologen zielgerichtet erfolgen.
- Bei V. a. eine entzündliche Ursache und bei blutigem Erbrechen sollte eine Endoskopie erwogen werden (siehe auch Kap. 3 und 21). Wenn eine Fremdkörperimpaktation (mit oder ohne zugrunde liegende eosinophile Ösophagitis) differentialdiagnostisch im Raume steht, ggf. als Notfallendoskopie.
- Bei Symptomen einer Herzinsuffizienz wie z. B. einer eingeschränkten Leistungsfähigkeit/Leistungsknick o. Ä. sollte kurzfristig ein kardiologisches Konsil erfolgen. Für die Diagnose einer A. lusoria ist oft ein Breischluck (siehe Kap. 17) zielführend.

In den meisten anderen Fällen ist der nächste Schritt eine Labordiagnostik, um weitere Hinweise zu suchen oder einen spezifischen Verdacht zur erhärten. Zum Beispiel wie folgt: BKS, BB, Elyte, Krea, Harnstoff, Lipase, TG-IgA, Gesamt-IgA, IgE (ggf.

RAST). Ggf. erweitert um endokrinologische Diagnostik bzw. Stoffwechseldiagnostik. Gleichzeitig kann versuchsweise eine Beratung zu Ernährung und Gewohnheiten erfolgen, wie sie für den gastroösophagealen Reflux empfohlen wird (siehe Kap. 21). Dann sollte nach 2 bis 4 Wochen der Effekt überprüft werden. Bei anhaltenden Beschwerden sollte im Verlauf ggf. eine obere Endoskopie durchgeführt werden.

5.6 Besondere klinische Situationen/Differentialdiagnosen

Erbrechen beim Neugeborenen – potenziell ein Notfall! [3]
- Neugeborene, die galliges Erbrechen entwickeln, haben bis zum Beweis des Gegenteils eine intestinale Passagestörung und es sollte möglichst rasch eine Magensonde zur Entlastung eingelegt werden [4].
- Differentialdiagnostisch muss in diesem Alter außerdem besonders an Stoffwechselerkrankungen und an ein adrenogenitales Syndrom (AGS) gedacht werden.
- Ablauf: Allgemeinzustand/Kreislauf beurteilen und ggf. direkt intravenöse Flüssigkeitssubstitution/Rehydratation sowie umgehend Anlage einer Magensonde zur Entlastung
- zeitgleich Diagnostik einleiten und ggf. Kinderchirurgen bzw. Stoffwechselspezialisten hinzuziehen
- Labor: Blutbild. Krea, Harnstoff, Elektrolyte, GPT, BGA, Laktat, Ammoniak
- Bildgebung: Sonographie und/oder Abdomen-Übersichtsaufnahme
- ggf. weitere Diagnostik, z. B. KM-Darstellung, erweitertes Labor, Laparoskopie erwägen

FPIES/Nahrungsmittel-Protein-induziertes Enterokolitis-Syndrom (siehe Kap. 25): Potenzieller Notfall! Meist junges Säuglingsalter. Auftreten in direktem zeitlichem Zusammenhang mit der Nahrungsaufnahme. In 15–30 % mit schwerem Verlauf bis zum hypovolämen Schock.

Zyklisches Erbrechen (siehe Kap. 18): Tritt anfallsartig auf und wird zu den funktionellen Beschwerden gerechnet. Teilweise bestehen gewisse Parallelen zur Migräne. In den Rom-IV-Kriterien werden vier Charakteristika genannt, die alle erfüllt sein müssen, um die Diagnose zu stellen [5]:
- zwei oder mehr Episoden schwerer Übelkeit und anfallsartigen Erbrechens mit einer Dauer von Stunden bis Tagen innerhalb eines Sechsmonatsintervalls
- Episoden sind gleich ablaufend
- Episoden liegen Wochen bis Monate auseinander, zwischenzeitlich liegt Beschwerdefreiheit vor
- Nach einer „angemessen medizinischen Evaluation" können die Symptome keiner anderen Störung zugeordnet werden.

Rumination: Das Verhalten wird häufig vom Umfeld als auffällig und störend bemerkt, während die Betroffenen keinen Leidensdruck und keine Beschwerden äußern. Manche Patienten berichten aber von dyspeptischen Beschwerden wie Sodbrennen, Druckgefühl, Übelkeit oder Schmerzen.

Die Symptome müssen seit mindestens 2 Monaten bestehen und die folgenden drei Kriterien müssen alle erfüllt sein:

– wiederholtes Regurgitieren, erneutes Kauen oder Herausbringen von Nahrung
  – Beginn kurz nach der Nahrungsaufnahme
  – tritt nicht im Schlaf auf
– kein vorangehendes Strecken
– Nach einer angemessen medizinischen Evaluation können die Symptome nicht durch eine andere Ursache erklärt werden. Eine Essstörung muss ausgeschlossen sein. Je nach Ausprägung der Symptome sollte die Abklärung ggf. auch eine Endoskopie mit Histologie aus Magen und Ösophagus umfassen.

> **Take-Home-Message und „aus der täglichen Praxis"**
> Erbrechen ist ein sehr häufiges Symptom sehr unterschiedlicher Erkrankungen.
> Je jünger der Patient, desto sorgfältiger und zügiger muss ggf. nach behandlungsbedürftigen Erkrankungen gesucht werden.
> Das gezielte Abfragen von möglichen Alarmzeichen zusammen mit einer sorgfältigen klinischen Untersuchung hilft dabei, die Notwendigkeit bzw. die Dringlichkeit weiterer Diagnostik abzuschätzen

Literatur

[1] Godbole P, Stringer MD. Bilious vomiting in the newborn: How often is it pathologic?. J Pediatr Surg. 2002;37:909–911.
[2] Chandran L, Chitkara M. Vomiting in children: reassurance, red flag, or referral?. Pediatr Rev. 2008;29:183–192.
[3] Shaoul R, Jones NL. Neonatal Vomiting. In: Practical Algorithms in Pediatric Gastroenterology. Editor: R. Shaoul, Haifa. 2014: 23.
[4] Malhotra A, Lakkundi A, Carse E. Bilious vomiting in the newborn: 6 years data from a Level III Centre. J Paediatr Child Health. 2010;46:259–261.
[5] Hyams JS, Di Lorenzo C, Saps M, et al. Functional Disorders: Children and Adolescents. Gastroenterology. 2016;S0016-5085(16)00181-5.

6 Dysphagie

6.1 Einleitung

Unter dem Oberbegriff Dysphagie – also Schluckstörung – ist eine Vielzahl teilweise sehr unterschiedlicher Beschwerden zusammengefasst und entsprechend vielfältig sind die möglichen Ursachen. Abhängig vom Alter und von der Art der Schluckstörung lassen sich aber die Auslöser oft schon recht gut eingrenzen und eine gute Anamnese weist den Weg zur Diagnose.

Anatomische Fehlbildungen fallen oft schon in den ersten Lebensstunden bzw. Tagen auf. Im späteren Säuglingsalter sind es gelegentlich Fütterungsprobleme mit Nahrungsverweigerung, die als Zeichen einer Schluckstörung interpretiert werden. Häufiger ist in diesen Fällen aber eine Interaktionsstörung Ursache für die oft sehr belastende Situation.

Ab dem Kleinkindalter und vor allem auch bei geistig behinderten Kindern muss immer an eine mögliche Fremdkörperingestion gedacht werden, was eine rasche Abklärung notwendig macht.

Am häufigsten klagen Kinder und Jugendliche im Schulalter über Schluckbeschwerden bzw. ein Bolusgefühl. In dieser Altersgruppe sind psychosomatische Ursachen nicht ganz selten, wobei eine organische Ursache sorgfältig ausgeschlossen werden sollte, da sich somatische und funktionelle Ursachen überlappen können.

Mehr oder weniger in allen Altersgruppen können entzündliche Ursachen wie bei einer Refluxkrankheit oder eine eosinophile Entzündung auftreten. Seltener und typischerweise erst ab dem zweiten Lebensjahrzehnt kann eine Achalasie zugrunde liegen. Divertikel des Ösophagus sind im Kindesalter eine echte Rarität.

Eine Patientengruppe, die besonderer Aufmerksamkeit bedarf, ist die der schwer neurologisch beeinträchtigten Kinder. Bis zu 90 % sind von einer Schluckstörung betroffen. Mikroaspirationen können zu chronischen Lungenproblemen führen und das Risiko für eine Mangelernährung ist hoch. Nicht selten manifestieren sich Schluckprobleme durch eine gering ausgeprägte oropharyngeale Koordinationsstörung erst jenseits des Säuglingsalters, da sich mit dem Wachstum die anatomischen Verhältnisse im Larynx erheblich verändern (siehe auch Kap. 48).

6.2 Definition

Dysphagie: Jede relevante Störung im Ablauf des Schluckaktes wird als Dysphagie bezeichnet. Dabei können vor allem die Sicherheit (Gefahr der Aspiration) und die Effektivität des Schluckaktes bezüglich Menge, Art oder Dauer der Nahrungsaufnahme gestört sein. Oft wird auch ein schmerzhaftes Schlucken (besser Odynophagie) unter dem Begriff subsumiert. Ursächlich können anatomische Veränderungen, neu-

https://doi.org/10.1515/9783110411881-006

ro-muskuläre oder auch psychogene/psychiatrische Störungen ebenso wie rein physikalische Hindernisse (Fremdkörper) vorliegen.

Der Schluckakt wird in eine orale Phase, eine pharyngeale Phase und eine ösophageale Phase eingeteilt (siehe Tab. 6.1) [1]. Eine Dysphagie löst bei den Betroffenen oft erhebliche Angst aus, weil jede Störung die Sicherheit der Atemwege beeinträchtigen kann. Das Gefühl bzw. die Angst vor möglichem Verschlucken und Luftnot führt nicht selten dazu, dass die berichteten Beschwerden psychisch überlagert wirken und teilweise auch sind. Daher sollte eine mögliche somatische Ursache immer sorgfältig abgeklärt werden.

Tab. 6.1: Phasen des Schluckaktes [1].

orale Phase	Zerkleinern, Einspeicheln der Nahrung und dann Transport nach hinten zum Zungengrund und Triggern des folgenden Schluckreflexes
pharyngeale Phase	komplexe Koordination, um den Bolus über den Oro-Pharynx durch den oberen Ösophagusmund zu transportieren, ohne dass es zu einem Verschlucken bzw. einer Aspiration kommt
ösophageale Phase	Transport durch den Ösophagus mittels kräftiger durchschnürender Peristaltik bei gleichzeitiger Relaxation des unteren Ösophagus-Sphinkters

6.3 Anamnese

Einerseits stellt sich die Frage, wie relevant die berichteten Beschwerden sind, um abschätzen zu können, mit welcher Dringlichkeit sie abgeklärt werden müssen, und andererseits kann in der Anamnese natürlich versucht werden, die möglichen Ursachen für die Beschwerden einzugrenzen.

Die Dringlichkeit lässt sich in der Regel mit wenigen Fragen abschätzen, um entsprechende *red flags*/Alarmzeichen zu erkennen [2].

- Wie lange dauert eine einzelne Mahlzeit/Fütterung? Eine Dauer über 30 Minuten ist auffällig.
- Werden die Mahlzeiten von Eltern bzw. Patienten als belastend bzw. angstbeladen erlebt? Wenn die Antwort „ja" lautet, so ist das zwar nicht direkt ein Hinweis auf eine organische Ursache – zeigt aber unbedingt die Notwendigkeit einer Abklärung.
- Ist die Atmung in irgendeiner Weise gestört? Stöhnen, Husten, eine belegte „feuchte" Stimme sind hinweisend auf (Mikro-)Aspirationen bzw. die Gefahr einer Aspiration. Hier geht es vor allem um die Sicherheit des Schluckaktes und wenn diese gestört ist, sollte die Abklärung rasch erfolgen.
- Gibt es einen Gewichtsstillstand oder Gewichtsverlust? Bei Säuglingen und Kleinkindern ist bereits ein Gewichtsstillstand Grund zur raschen weiteren Abklärung.

In der weiteren Anamnese sollte versucht werden zu klären, welche Phase bzw. Phasen des Schluckens gestört sind. Wenn der frühe Schluckakt (oral-pharyngeal) betroffen ist, wird oft von Verschlucken, Würgen oder Angst vor dem Schlucken berichtet. Säuglinge und Kleinkinder verweigern oft die Nahrung. Es sollte auch danach gefragt werden, ob feste Konsistenzen leichter geschluckt werden können als Flüssiges, was auf ein Problem der neuromuskulären Koordination des Schluckaktes hinweist.

Bei Problemen in der späten Phase wird oft angegeben, dass die ösophageale Passage als unangenehm erlebt wird, der Bolus langsam oder gar nicht rutscht. In diesem Fall kann Flüssiges meist besser geschluckt werden. Oft wird feste Nahrung sehr ausgiebig gekaut und nach jedem Schluck wird nachgetrunken. Gelegentlich werden auch Bewegungsmanöver (Strecken, Hüpfen) durchgeführt, damit die Nahrung besser passiert. Auch hier hilft es zu fragen, wie lange eine Mahlzeit dauert.

Die Frage, ob Nahrungsmittel gemieden werden, kann weitere Hinweise liefern. Faserreiche Kost und Fleisch macht bei Stenosen häufiger Probleme. Saure Nahrungsmittel werden oft bei entzündlichen Problemen als unangenehm empfunden. Bei oral-sensorischen Störungen können auch gewisse Texturen, Geschmacksrichtungen oder Temperaturen gemieden werden.

Weitere eingrenzende Fragen sind:
- Hat die Symptomatik akut – vielleicht mit einem konkreten Auslöser – begonnen oder hat sie sich langsam entwickelt?
- Sind die Beschwerden dauerhaft vorhanden oder treten sie phasenweise auf?
- Gibt es begleitende Symptome wie Husten, Würgen, Sodbrennen etc.?
- Wird Nahrung regurgitiert? Gibt es Hinweise auf einen gastroösophagealen Reflux, wie saures Aufstoßen, Sodbrennen oder Schmerzen?

Im Einzelfall kann es hilfreich sein zu erfragen, wie das betroffene Kind zu seinen Beschwerden steht. Teilweise können Kinder mit erheblichen chronischen Schluckproblemen im Alltag recht unauffällig sein. Andererseits kann die Symptomatik vor allem bei psychogenen Schluckbeschwerden sehr eindrucksvoll sein und demonstrativ vorgetragen werden. Gelegentlich fällt bei genauerem Fragen auf, dass die Beschwerden dann inkonstant sind. Im Extremfall wird bisweilen berichtet, dass Kinder nicht mehr dazu in der Lage sind, den eigenen Speichel zu schlucken und mit einem Spuckbecher durch den Tag gehen, dabei aber gleichzeitig keine Gewichtsabnahme zeigen. Wenn gleichzeitig im Schlaf nicht gespeichelt wird und das Kind ausreichend trinken kann, ist eine rein somatische Ursache unwahrscheinlich.

Merke: Tageszeitliche Schwankungen der Symptome können aber auch organisch bedingt sein (z. B. bei einer Myasthenie).

Zur Vorgeschichte sollte gefragt werden,

- ob es im Säuglingsalter Probleme mit Reflux bzw. Erbrechen gab oder ob Fütterungsprobleme aufgetreten sind?
- Wie ist die Gewichtsentwicklung?
- Sind Allergien bekannt oder gibt es andere Vorerkrankungen (hierzu auch Familienanamnese)?

In Tab. 6.2 werden die anamnestischen Angaben einer Deutung zugeordnet, um daraus eine zielgerichtete Diagnostik abzuleiten.

Tab. 6.2: Befunde und Symptome mit ihrer Interpretation.

Befund/Symptom	mögliche Deutung
Würgen/Husten/Schmerzen im Pharynx	Problem in der oropharyngealen Phase
mehr Probleme beim Schlucken von Flüssig-keiten/weniger bei fester Nahrung	Problem in der Koordination des Schluckaktes – hinweisend auf neurogene Ursache; aber auch bei Passagestörung im Ösophagus
Gefühl der gestörten Passage im Ösophagus/oft als retrosternale Missempfindung/Schmerzen geschildert	Problem in der ösophagealen Passage – z. B. GÖRK, eosinophile Ösophagitis, Achalasie, sel-tener Obstruktion durch Druck von außen (Ge-fäßring, Tumor) Schmerzen weisen auf eine Ösophagitis oder einen Spasmus hin.
Anamnese von GÖR(K) im Säuglingsalter	DD: stenosierende Ösophagitis
Häufige/schwere Pneumonien	GÖR(K), Fisteln
unverdaute Nahrung wird regurgitiert	Divertikel, Achalasie, Kompression des Ösopha-gus – z. B. Dysphagia lusoria oder durch eine Raumforderung
angedaute Nahrung wird regurgitiert	GÖR(K), Rumination

6.4 Befund

Bei der Untersuchung geht es zunächst wie immer um das allgemeine Erscheinungsbild, den Ernährungszustand und den Allgemeinzustand.

Neben der gezielten Inspektion der Mundhöhle und des Kopf-/Hals-Bereichs
werden Thorax und Abdomen untersucht. Außerdem sollte eine neurologische Untersuchung zur Beurteilung des Hirnnervenstatus (insbesondere auch Zungenmoto-
rik und Rachensymmetrie) und der groben Kraft sowie Koordination erfolgen.

6.5 Diagnostik

Wenn sich in der Anamnese oder im Befund ein spezifischer Verdacht wie zum Beispiel der auf einen Fremdkörper oder auch der Verdacht auf eine neurologische Erkrankung ergibt, kann direkt gezielte Diagnostik eingeleitet werden. Ist dies nicht der Fall, so gibt es zwei mögliche Wege:

Probleme in der frühen Phase des Schluckaktes (oral-pharyngeal). Es müssen anatomische und neurologische Ursachen abgeklärt werden. Wenn Flüssigkeiten schlechter geschluckt werden können als feste Konsistenzen, sollte eine neurologische Abklärung folgen. Ansonsten ist es insbesondere bei Säuglingen meist sehr hilfreich, einen erfahrenen Mund-Ess-Therapeuten oder Logopäden hinzuzuziehen. Dabei geht es um die Beobachtung der Fütterungssituation, ggf. auch anhand spezifischer Scoringsysteme. Die weiterführende Diagnostik ist sehr von der Expertise der durchführenden Therapeuten abhängig und erfolgt in der Regel in interdisziplinärer Zusammenarbeit zwischen HNO/Phoniater, Logopäden/Mund-Ess-Therapeuten und Pädiater in spezialisierten Zentren: Eine optimale Beurteilung des Schluckaktes erfolgt mittels videoendoskopischer Schluckdiagnostik, die aber eine gewisse Mitarbeit des Patienten verlangt. Alternativ kann der Schluckakt im Rahmen einer Schluckdiagnostik in Durchleuchtungstechnik (Videofluoroscopy swallow study [VFSS]) begutachtet werden [3]. Dabei lässt man den Patienten Kontrastmittel-Boli unterschiedlicher Konsistenz schlucken, wobei auch klinisch stille Aspirationen erkannt werden können.

Probleme in der späten Phase des Schluckaktes (ösophageal). Hier muss eine endoskopische Beurteilung von Ösophagus und Magen mit sorgfältiger Probenentnahme erfolgen (cave: DD eosinophile Ösophagitis – siehe Kap. 21) sowie ggf. eine radiologische Schluckdiagnostik in Durchleuchtungstechnik mit Fokus auf die Passage durch den Ösophagus, also ein Ösophagus-Breischluck. Dabei können auch die Peristaltik, mögliche Engen, eine Kompression von außen (z. B. durch eine Arteria lusoria), Divertikel oder auch Hernien beurteilt werden. Auch hier kann es sinnvoll sein, nicht nur flüssiges Kontrastmittel schlucken zu lassen, sondern auch einen festen Bolus in Form von in Kontrastmittel eingeweichtem Brot. Bei Impressionen von außen empfiehlt sich eine Sonographie bzw. MRT anzuschließen. Bei gestörter Koordination bzw. dem Verdacht auf eine Achalasie wäre der nächste diagnostische Schritt die Manometrie, welche aber im Kindesalter oft schlecht toleriert und ebenfalls nur an wenigen Kliniken durchgeführt wird (siehe Kap. 29).

Der diagnostische Flow findet sich in Abb. 6.1 abgebildet.

Immer wenn die diagnostische Abklärung ohne auffälligen Befund bleibt, aber auch schon früh, falls sich eine erhebliche psychosoziale Belastung oder eine Überlagerung abzeichnet, sollte eine Mitbeurteilung durch einen Kinder- und Jugendpsychiater oder einen Psychotherapeuten erfolgen.

Dysphagie

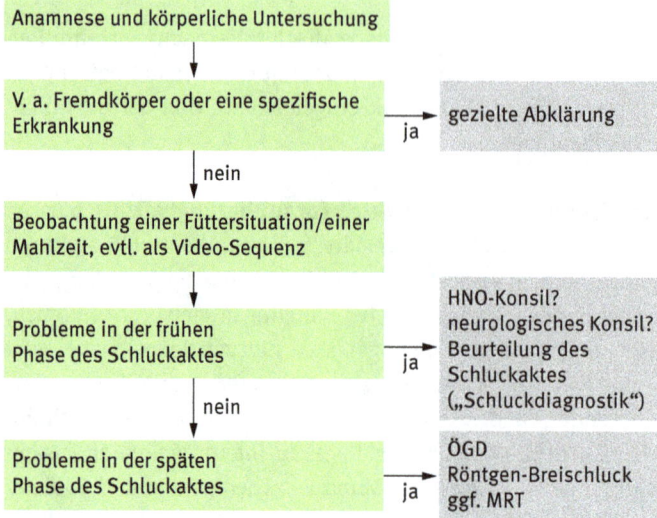

Abb. 6.1: Schema zur Diagnostik bei Schluckstörungen.

Take-Home-Message und „aus der täglichen Praxis"

Am häufigsten werden Schluckbeschwerden im Schulalter berichtet und nicht selten handelt es sich um psychogene oder funktionelle Beschwerden. Da somatisch bedingte Schluckprobleme häufig Ängste und entsprechende psychische bzw. psychosomatische Reaktionen auslösen, sollten somatische Ursachen aber immer sorgfältig abgeklärt werden.

Alarmzeichen, die eine zügige Abklärung notwendig machen, sind vor allem Aspirationsgefahr, Gewichtsstillstand/-verlust, auffällig lange Dauer der Mahlzeiten und psychische Belastung bzw. Angst im Zusammenhang mit der Nahrungsaufnahme.

Im Kleinkindalter und bei geistig behinderten Kindern muss immer auch an verschluckte Fremdkörper gedacht werden, die einen Notfall darstellen können.

Die Unterscheidung zwischen Problemen in der oralen bzw. pharyngealen Phase des Schluckens und der späteren ösophagealen Phase gibt bereits Hinweise auf mögliche Ursachen und ist wichtig, um zielgerichtete Diagnostik einzuleiten.

Bei Säuglingen sind Fehlbildungen und neuromuskuläre Erkrankungen mögliche Ursachen für eine früh beginnende Dysphagie. Auch Fütterungsstörungen bzw. Interaktionsstörungen können bisweilen als Dysphagie fehlgedeutet werden.

– Bei der Anamnese kommt es darauf an, sich die Beschwerden möglichst genau schildern zu lassen.

– Auch lohnt es sich, das übliche Essverhalten zu erfragen. Eventuell kann es sinnvoll sein, die Eltern zu bitten, eine Videosequenz aufzunehmen.

Literatur

[1]   Prasse JE, Kikano GE. An Overview of Pediatric Dysphagia. Clinical Pediatrics. 2008;48:247–251.

[2]   Arvedson JC. Swallowing and feeding in infants and young children. GI Motility Online. 2006; doi:10.1038/gimo17.

[3]   Batchelor G, McNaughten B, Bourke T, et al. How to use the videofluoroscopy swallow study in paediatric practice. Arch Dis Child Educ Pract Ed. 2019;104:313–320.

Weiterführende Literatur

Im Zusammenhang mit neuromuskulären Erkrankungen bzw. schwer behinderten Kindern:

van den Engel-Hoek L, de Groot IJ, de Swart BJ, Erasmus CE. Feeding and Swallowing Disorders in Pediatric Neuromuscular Diseases: An Overview. Journal of Neuromuscular Diseases. 2015;2:357–369.

Zum Spannungsfeld der Fütterungsstörung insbesondere im Säuglingsalter:

Dodrill P. Feeding Problems and Oropharyngeal Dysphagia in Children. Journal of GHR. 2014;3:1055–1060.

7 Diarrhö

7.1 Einleitung

Durchfall ist ein sehr häufiger Vorstellungsgrund in der Kinderarztpraxis und in der ganz überwiegenden Mehrzahl der Fälle handelt es um ein akutes Problem im Rahmen einer (banalen) infektiösen Enteritis. Seltenere Erklärungen für eine akute Diarrhö sind beispielsweise eine durch Bakterientoxine ausgelöste Lebensmittelvergiftung oder Nahrungsmittelunverträglichkeiten. Jenseits des Säuglingsalters ist in den allermeisten Fällen eine Beratung zur symptomatischen Therapie ausreichend (siehe Kap. 23). Hierzu gibt es auch im Internet hilfreiche Informationsquellen wie die Elterninformationen der DGKJ – „Mein Kind hat Durchfall" (www.dgkj.de/Eltern). Während früher Begriffe wie „Teepause" und „Heilnahrung" die therapeutischen Überlegungen bestimmten, wird heutzutage der Schwerpunkt auf eine rasche Rehydratation unter Fortführen einer weitgehend normalen Kost gelegt.

Unter den vielen Patienten mit akutem Durchfall gilt es, die wenigen zu erkennen, bei denen eine spezifische behandlungsbedürftige oder sogar bedrohliche Erkrankung vorliegt, oder die einen schweren Verlauf der Erkrankung befürchten lassen, wie vor allem Neugeborene und Säuglinge, aber natürlich auch Kinder mit Risikofaktoren wie Frühgeburtlichkeit oder spezifischen Grunderkrankungen (z. B. Nierenerkrankungen, Herzerkrankungen, Immundefekte etc.)

Auch bei der chonischen Diarrhoe basiert die Abklärung auf der gründlich erhobenen Anamnese und dem Untersuchungsbefund. Es fängt ganz einfach an: Hat das Kind wirklich eine chronische Diarrhö? Also mindestens drei konsistenzgeminderte Stühle am Tag bzw. zwei Stühle mehr als üblich seit über 2 bis 4 Wochen. Sodann gibt es eine Gruppe von Kindern, bei denen alles ganz schnell gehen kann: Das Kleinkind, das am liebsten Fruchtsäfte trinkt und mopsfidel ist (nebenbei: wie schön klingt da der amerikanische Begriff *toddler's diarrhea* im Vergleich zu unserer „unspezifischen Diarrhö des Kleinkindes"), der Teenager mit Migrationshintergrund und Bauchschmerzen und Durchfall nach Milchprodukten mit seiner physiologischen Laktoseintoleranz (oder korrekter Laktosemalabsorption) und das Kind nach einer Magen-Darm-Grippe oder Antibiotikatherapie, das, von seiner ursprünglichen Erkrankung genesen, nun den Durchfall als „postenteritisches Syndrom" behalten hat. Auch bei dem Kolitispatienten mit zehn teilweise blutigen Stühlen am Tag oder dem von einer Fernreise zurückgekehrten Kind oder Jugendlichen mit einer Lambliasis kann bereits die Anamnese die Richtung weisen. Doch das Spektrum ist sehr breit und daher muss gegebenenfalls auch die diagnostische Abklärung entsprechend umfassend sein.

Als besondere, wenn auch kleine Gruppe seien noch die Kinder erwähnt, die bereits in den ersten Lebenstagen schwere Durchfälle entwickeln. Hier ist diagnostisch die enterale Nahrungskarenz oft richtungsweisend, um zwischen sekretorischer und osmotischer Diarrhö zu unterscheiden. Beispiele sind das Kind aus dem arabischen

https://doi.org/10.1515/9783110411881-007

Raum mit verwandten Eltern und einer Chloriddiarrhö oder das Neugeborene mit einem Mikrovillusatrophiesyndrom. Bei beiden sind die Stühle möglicherweise so dünn, dass man sie in der Windel von Urin kaum unterscheiden kann. Hier kommt es vor allem darauf an, die Flüssigkeitsverluste und Elektrolyte auszugleichen, um dann die Diagnose zu klären.

7.2 Definition

Eine **Diarrhö** besteht, wenn konsistenzgeminderte Stühle (breiig-flüssig) in gehäufter Frequenz (mindestens drei Stuhlgänge pro Tag) auftreten. Da die normalen Stuhlgewohnheiten insbesondere bei jungen Kindern eine große Varianz aufweisen, ist auch die Veränderung zum Normalzustand ein zu beachtender Faktor (zwei Stühle mehr als gewöhnlich).

Bei Durchfällen, die länger als 2 bis 4 Wochen anhalten, spricht man bereits von einer chronischen Diarrhö.

7.3 Anamnese

7.3.1 Vorgehen bei akuter Diarrhö

Die erste Frage ist die nach Art und Dauer der Beschwerden und wie sie begonnen haben. Meist ist der Beginn plötzlich und oft werden begleitende Symptome wie Erbrechen, Bauchschmerzen oder Fieber berichtet. Bei einer Gastroenteritis wird das Erbrechen in den meisten Fällen nach einigen Stunden deutlich besser, die Durchfälle dauern häufig länger, regelhaft 3 bis 5 Tage. In der frühen Phase bestehen oft auch Schwindel, Abgeschlagenheit und Kreislaufprobleme. Begleitende entzündliche Beschwerden wie z. B. Arthralgien/Arthritis oder auch ein Erythema nodosum sind selten und treten in der Regel mit zeitlicher Latenz auf, können dann ggf. auf einige spezielle bakterielle Erreger hinweisen.

Zur Einordnung der Ursache, aber auch der Schwere der Erkrankung können die in Tab. 7.1. aufgeführten Punkte abgefragt werden.

Tab. 7.1: Eckpunkte der Anamnese bei akuten Durchfällen.

Eigenanamnese	Stuhlanamnese: Beginn/Dauer, Frequenz, Konsistenz, Beimengungen (Blut/Schleim)
	Begleitsymptome: Übelkeit, Erbrechen, Fieber, Schmerzen, andere Beschwerden
	vorbestehende Erkrankungen, frühere Episoden mit Durchfällen, Immunschwäche, Nierenerkrankungen, Herzerkrankungen, (entzündliche) Darmerkrankungen, Operationen, Allergien/Unverträglichkeiten, ggf. Impfstatus
	letzte Nahrungs- und Flüssigkeitsaufnahme, Menge, Urinproduktion, konzentrierter Urin, Vorgewicht/Gewichtsverlust
	Umgebungsanamnese: ähnlich erkrankte im Umfeld? Zeitliche Abfolge?
Medikamenteneinnahme	Antibiotika, Immunsuppressiva, ACE-Hemmer und Paracetamol (letztere wegen der Gefahr fataler Nebenwirkungen bei Exsikkose)
Reise- und Umgebungsanamnese	Fernreisen, erkrankte Kontaktpersonen, Kontakt mit Tieren oder kontaminierten Lebensmitteln (rohe Eier/rohes Fleisch/Rohmilch)

7.3.2 Vorgehen bei chronischer Diarrhö

Die über den Fragenkatalog bei der akuten Diarrhö hinausgehenden Fragen lauten:
– Wann begann die Diarrhö? (Kongenitale Diarrhöen, Zöliakie) Wenn sie bereits bei der Geburt begann, so lautet die nächste Frage, ob die Eltern verwandt sind, denn die meisten der sogenannten kongenitalen Diarrhöen haben einen autosomal-rezessiven Erbgang, am häufigsten finden sie sich bei Kindern arabischer bzw. asiatischer Herkunft. Wenn sie im Laufe des ersten Lebensjahres einsetzte, dann folgt die Frage nach dem Zeitpunkt der Einführung von Gluten und Kuhmilch in die Ernährung.
– Kommt es zu nächtlichen Stuhlgängen? Dies ist zuweilen bei chronisch-entzündlichen Darmerkrankungen der Fall. Nimmt die Anzahl der Stühle über den Tag zu, besteht der Eindruck, dass bestimmte Nahrungsmittel den Durchfall auslösen (hier bietet es sich an, nach Milch, Früchten/Fruchtsäften/Diät-Produkten [Sorbit!] explizit zu fragen)?
– Ist das Kind sonst gesund oder finden sich Symptome wie Fieber, Gewichtsverlust, (schwere) Infektionen? (Immundefekte, chronisch-entzündliche Darmerkrankungen, Infektionen)
– Gab es zu Beginn der Klinik ein auslösendes Ereignis (Fernreise, Antibiotikatherapie, Infekt, aber auch eine ausgeprägte Verstopfungsneigung – manchmal findet sich eine Resistenz im Unterbauch und letztlich entsprechen die Durchfälle einer paradoxen Diarrhö mit Überlaufstühlen bei chronischer Obstipation)? Wurden womöglich zur Resorption erforderliche Darmabschnitte entfernt oder be-

steht ein erhöhtes Risiko für eine bakterielle Fehlbesiedlung nach Resektion der Bauhin'schen Klappe?

7.4 Befund

Die erste entscheidende Frage ist unabhängig vom Vorliegen einer akuten oder chronischen Diarrhö zu beantworten und entscheidet über Geschwindigkeit und Umfang der Diagnostik: Wirkt das Kind krank oder ist es nur wenig beeinträchtigt? Das sehr junge oder kranke Kind sollte großzügig stationär aufgenommen werden, das ältere, weniger beeinträchtigte gibt einem meist mehr Zeit. Sodann gilt es, das Ausmaß der Dehydratation und die Kreislaufsituation zu erfassen. Allgemeinzustand, Schleimhäute/Augen, Tränen, Puls, Blutdruck sowie Mikrozirkulation und Körpergewicht. Bei den dehydrierten Patienten hilft die Beurteilung der Dehydratation nach dem klinischen Score in eine leichte/milde bzw. eine moderate bis schwere Form (siehe Kap. 23; Tab. 23.2) [1]. Bei schwerer Dehydratation, Anurie oder (drohendem) Kreislaufschock ist zwingend eine umgehende notfallmäßige Versorgung und eine stationäre Therapie notwendig.

Es bietet sich an, vor der Untersuchung des Abdomens das Herz und die basalen Lungenabschnitte abzuhören, um dann die Darmgeräusche zu beurteilen. Sind die Darmgeräusche hochgestellt oder klingend, kann dies auch bei Durchfallsymptomatik ein Zeichen für einer Darmobstruktion sein. Bei wenig lebhaften oder gar silenten Darmgeräuschen kann die Auskultation nach der Palpation wiederholt werden, da hierdurch die Darmaktivität oft etwas angeregt wird.

Bei der abdominellen Palpation sucht man nach Resistenzen, umschriebenem Druckschmerz oder Peritonismus, ggf. sollten die Appendizitiszeichen und ein möglicher Erschütterungsschmerz untersucht werden. Wichtig ist auch die Beurteilung der Nierenlogen. Ansonsten richtet sich die körperliche Untersuchung nach möglichen weiteren Beschwerden bzw. der Anamnese.

Eine digital-rektale Untersuchung ist in der Regel nicht notwendig, kann es aber bei der Differentialdiagnose Invagination oder bei der Frage nach paradoxen Diarrhöen bei Obstipation essentiell sein.

Bei der chronischen Diarrhö sollte zusätzlich das Augenmerk auf dem Ernährungszustand und einer möglichen Mangelernährung bzw. einer Gedeihstörung liegen.

Die klinische Untersuchung des Abdomens gibt hierbei manchen Hinweis auf die Ätiologie. So findet sich z. B. ein vorgewölbtes Abdomen bei klassischen Zöliakiepatienten oder bei Kindern mit einer Pankreasinsuffizienz, eine Resistenz im rechten Unterbauch bei Morbus Crohn mit Befall des Ileozökalpols, ein druckschmerzhafter Unterbauch bei einer Colitis ulcerosa mit Befall des Rektosigmoids oder einer chronischen Obstipation mit Stuhlimpaktation

Die allgemeine Untersuchung sollte komplett sein, um evtl. weitere Indizien zu sammeln, u. a.:

- Hautveränderungen wie ein Erythema nodosum bei chronisch entzündlichen Darmerkrankungen, eine Dermatitis herpetiformis Duhring (symmetrisch auftretende, teilweise an Varizellen erinnernde, in Gruppen stehende Pusteln und Papeln mit Juckreiz) bei Zöliakie oder eine Acrodermatitis enteropathica (periorale, genitoanale oder akrale Dermatitis mit scharf begrenzten ekzematösen oder psoriasiformen Plaques) bei Zinkmangel
- alte OP-Narben, die womöglich auf eine (Dünn-)Darmresektion hindeuten
- Aphten in der Mundhöhle oder perianale Veränderungen bei M. Crohn; Ödeme in den abhängigen Körperpartien bei eiweißverlierender Enteropathie oder ausgeprägter Mangelernährung.
- Hinweise für Arthralgien bzw. Arthritiden, wie sie bei M. Crohn oder einer Zöliakie auftreten
- klinische Hinweise für eine Schilddrüsenüberfunktion

7.5 Diagnostik

7.5.1 Akute Diarrhö

Die Diagnostik ist bei der akuten Diarrhö überschaubar (bzw. sogar gar nicht nötig) und gewinnt erst dann an Bedeutung, wenn der Verlauf der Erkrankung besonders schwer ist oder aufgrund von Begleiterkrankungen eine erhöhte Anfälligkeit bezüglich Komplikationen der Durchfallerkrankung oder der Grunderkrankung zu erwarten ist.

Als Komplikation der Diarrhö kann es neben dem Volumenmangel zu Elektrolytentgleisungen oder Hypoglykämien kommen, entsprechend werden meist Blutgasanalyse und Blutzucker, ggf. ergänzt um Entzündungszeichen und Nierenretentionswerte, untersucht.

Für die Zuordnung der Beschwerden wird eher aus Gründen der Krankenhaushygiene bei einer stationären Aufnahme eine Analytik auf virale Erreger im Stuhl (insbesondere Noro-, Rota-, ggf. Adeno- oder Astroviren) erfolgen. Weiterhin erfolgt bei hohem Fieber, hohen systemischen Entzündungszeichen bzw. auch blutigen Stühlen eine Analytik auf pathogene Keime (Salmonellen, Shigellen, Campylobacter, Yersinien – ggf. noch EHEC/EPEC/ETEC/EAEC/EIEC).

Die Diagnostik (und auch Therapie) wird mehr Bedeutung gewinnen, wenn Alarmzeichen für einen schwereren Verlauf bestehen wie

- Alter unter 12 Monate,
- anhaltende große Flüssigkeitsverluste,
- komplette Trinkverweigerung,
- hohes Fieber,

- Anurie,
- starke Bauchschmerzen,
- blutige Durchfälle,
- Lethargie oder eine
- schwere Grunderkrankung (z. B. Immundefekt/Immunsuppression, Niereninsuffizienz, Herzerkrankung, Voroperationen).

Die anhand von Klinik und Risikokonstellation zugrundeliegenden Gedanken zur spezifischen Diagnostik bei akuter Diarrhö sind in der Tab. 7.2 zusammengefasst.

Tab. 7.2: Weiterführende Diagnostik bei akuter Diarrhö [2].

Symptom/Risikofaktor	Maßnahme
schwere Dehydratation	Labordiagnostik: Blutzucker, Na, Cl, K, Nierenwerte und BGA wegen möglicher Elektrolytverschiebung mit Beginn einer Rehydratation
hohes/anhaltendes Fieber insbesondere bei reduziertem AZ	ggf. erweiterte Ursachenabklärung auf spezifische Erreger bzw. Ursachen. Ist der Durchfall evtl. nur Symptom einer systemischen Erkrankung? Labordiagnostik: zusätzlich Entzündungsparameter
blutige Durchfälle	Erregerdiagnostik: Durchfallerreger – insbesondere Salmonellen –, aber auch Noroviren oder Rotaviren können bisweilen blutige Durchfälle machen. ggf. Clostridium difficile Toxin (insbesondere bei vorangegangener oder laufender Antibiotikatherapie)
Immundefekt/chronische Darmerkrankungen	erweiterte Erregerdiagnostik: Adenoviren, CMV, Kryptosporidien, Mykobakterien
Reiseanamnese	Lamblien, ggf. Amöben, Malaria, Cholera, Typhus etc.
Begleitsymptome wie tastbare Resistenzen, Peritonismus oder der V. a. Darmobstruktion/Invagination	Bildgebung: Sonographie, ggf. Röntgen Ggf. Labordiagnostik.
begleitende entzündliche Phänomene	Arthritis – bakterielle Erreger/Kryptosporidien Nephritis/IgA-Nephropathie – Campylobacter Erythema nodosum – Yersinien, Campylobacter, Salmonellen Guillain-Barré-Syndrom – Campylobacter hämolytische Anämie – Campylobacter, Yersinien HUS – EHEC
anhaltende Durchfälle ohne Besserung (je nach Ausprägung)	bakterielle Erreger, ggf. auch erweiterte Diagnostik

7.5.2 Chronische Diarrhö

Auch bei der chronischen Diarrhö kann die Diagnostik in der überwiegenden Mehrzahl der Fälle ambulant erfolgen, wobei auch hier wieder gilt: Je jünger das Kind und je mehr es beeinträchtigt ist – desto eher erfolgt eine stationäre Aufnahme und Diagnostik.

Bei geringem Krankheitsgefühl und passender Anamnese kann es diagnostisch sinnvoll sein, die „üblichen Verdächtigen" (Säfte bei Kleinkindern, süßstoffhaltige Getränke in allen Altersgruppen, Milchprodukte nicht nur bei Kindern mit Migrationshintergrund) für eine Zeit von z. B. 2 Wochen wegzulassen (siehe Kap. 19). Ansonsten erfolgt die Diagnostik symptomgesteuert (Tab. 7.3).

Tab. 7.3: Diagnostik bei chronischer Diarrhö, nicht schwer kranke Patienten.

Blut	BSG, Blutbild, Eisen, Ferritin, Albumin, Transaminasen, Bilirubin, Serumelektrolyte und Blutgasanalyse
	Gewebstransglutaminase-AK IgA, Gesamt IgA, bei Kindern mit erniedrigtem IgA außerdem AK gegen Gewebstransglutaminase-AK IgG oder gegen deamidiertes Gliadin IgG
	TSH, fT3, fT4
Stuhl	Calprotectin/Lactoferrin, Pankreaselastase, Lamblien × 3, pH-Wert/reduzierende Substanzen (Kohlenhydratmalabsorption), alpha1-Antitrypsin (enteraler Eiweißverlust)
	weitere Erreger (siehe oben)
weitere	Diätversuch bzw. H_2-Atemtests auf Laktose/Fruktose, Sonographie/Glukose- und/oder Laktuloseatemtest, evtl. D-Laktat im Urin (bakterielle Überwucherung des Dünndarms)
	Allergie-Diagnostik/bzw. Eliminationsdiät bei V. a. NM- Allergie

Im Jugendalter ist wie bei Erwachsenen ein Reizdarmsyndrom eine relativ häufige Ursache von chronischen bzw. rezidivierenden Durchfällen (siehe Kap. 18).

7.5.3 Chronische Diarrhö beim Säugling/kongenitale Diarrhö

Im Säuglingsalter gibt es gegenüber dem späteren Alter einige Besonderheiten zu beachten. Einerseits gibt es eine kleine Gruppe von jungen Säuglingen, die bereits direkt postnatal oder in den ersten Lebenswochen ausgeprägte Durchfälle entwickeln. Dabei ist das Krankheitsbild der kongenitalen Diarrhö oft so schwer, dass es zunächst hauptsächlich darum geht, das Kind zu stabilisieren, also insbesondere den Wasser- und Elektrolythaushalt zu korrigieren, bevor die Abklärung der Ursache erfolgen kann. In Abb. 7.1 sind die wichtigsten differentialdiagnostischen Schritte skizziert. Eine genauere Übersicht gibt der Artikel von Thiagarajah [3].

Beginn in der Neonatalperiode			Beginn jenseits der Neonatalperiode	
NEC	angeborene Anomalien z.B. kongenitales Kurzdarmsyndrom, Malrotation	kongenitale Enteropathie	Infektionen – insb. Rota-, Noro-, Adeno-, Enteroviren und CMV	Nahrungsmittelallergien – allergische Kolitis, allergische Enteritis, FPIES

fettige Stühle	wässrige Diarrhö	blutige Stühle

enteraler Karenz-Versuch

gebessert   unverändert

| Elastase i. Stuhl niedrig: Pankreasinsuffizienz, -agenesie, CF, Kurzdarm, Gallensäuremalabsorption | Elastase i. Stuhl normal: Chylomikronen-Retentionserkrankung | nahrungsmittelinduzierte Diarrhö: z.B. Glukose-Galaktose-Defizienz, kongenitaler Laktasemangel, Protein-Konvertase-Kinase-Mangel, Neurogenin-3-Defizienz, intestinale Lymphangiektasie | sekretorische/Elektrolyt-Transport bedingte Diarrhö: z.B. Chloriddiarrhö, Natriumdiarrhö, hormonelle Diarrhö, Tufting-Enteropathie, Microvillus-inclusion-disease, Autoimmunenteropathie, postinfektiös Enteropathie | (chronisch) entzündliche Darmerkrankungen, Autoimmunenteropathie, pädiatrische „intractable diarrhea" |

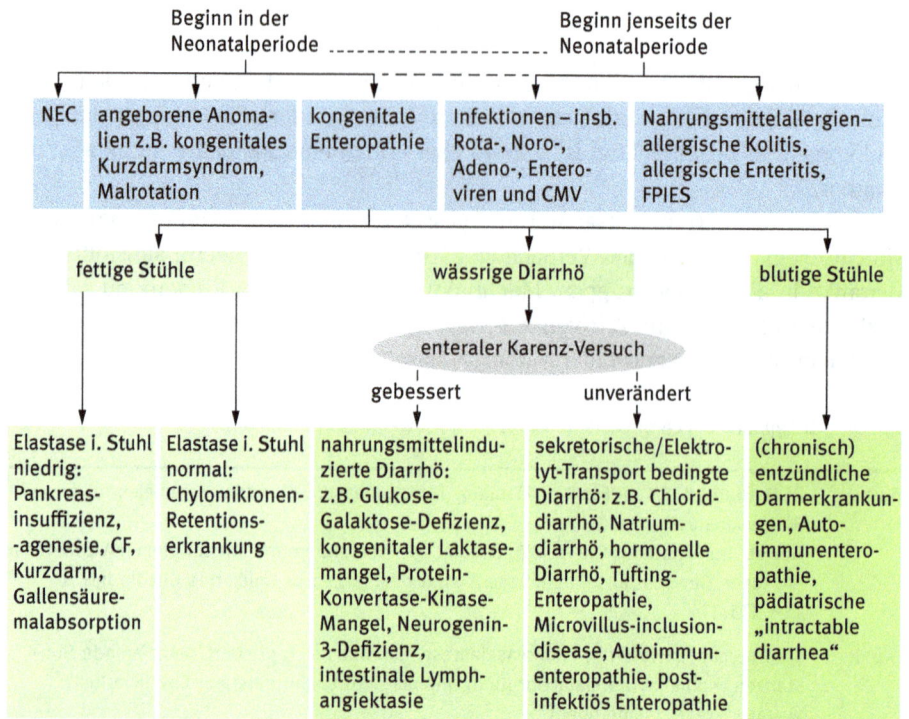

Abb. 7.1: Übersicht über differentialdiagnostische Schritte und wichtige Diagnosen bei Neonaten und jungen Säuglingen mit chronischer Diarrhö, modifiziert nach [3].

Häufiger sind die meist älteren und weniger schwer erkrankten Säuglinge, hier entspricht die weitere Abklärung weitgehend dem Vorgehen bei älteren Kindern. Vor allem muss in dieser Gruppe an Infektionen, eine Kuhmilch-Eiweiß-Allergie und an das FPIES – *food protein induced enterocolitis syndrome* – gedacht werden (siehe Kap. 25).

Die Abklärung und die Behandlung der kongenitalen Durchfallerkrankungen kann eine Herausforderung darstellen. Die ersten diagnostischen Schritte umfassen eine Sonographie und ggf. weitere Bildgebung, einen Nahrungskarenz-Versuch und gezielte Stuhldiagnostik. Die Sonographie erfolgt zeitnah um mögliche Hinweise auf eine anatomische Ursache wie z. B. eine Malrotation oder seltenere Diagnosen wie eine Pankreasagenesie zu erkennen.

Beim Nahrungskarenz-Versuch wird die enterale Ernährung für eine Dauer von mindestens 24 Stunden (und bei nicht eindeutigem Effekt ggf. auch länger) ausgesetzt, während das Kind überbrückend parenteral ernährt wird. Sistieren die Durchfälle in dieser Zeit, so handelt es sich um eine osmotische Diarrhö oder nach neuerer Nomenklatur um eine nahrungsmittelinduzierte Diarrhö [3]. Ursächlich ist also die gestörte Aufnahme von Nahrungsbestandteilen, die im Darmlumen verbleiben und Durchfälle auslösen. Wenn die Durchfälle andererseits unverändert persistieren, so handelt es sich um eine sekretorische Diarrhö oder anders ausgedrückt eine durch einen gestörten Elektrolyt-Transport bedingte Diarrhö (*electrolyte-transport-related diarrhea*), wie zum Beispiel bei der kongenitalen Chlorid-Diarrhö oder der kongenitalen Natrium-Diarrhö. Im Rahmen von infektiösen Enteritiden liegt häufig eine Mischform, also eine Kombination aus osmotischer und sekretorischer Diarrhö vor.

Der dritte diagnostische Baustein ist die möglichst umfassende und exakte Diagnostik aus dem Stuhl, siehe hierzu Tab. 7.4.

Tab. 7.4: Stuhldiagnostik bei chronischer Diarrhö [3].

Stuhlanalyse	Erklärung
Elektrolyte/Bestimmung der osmotischen Lücke	Messung von Na, Cl und K. Hohe Werte für Na und Cl weisen auf einen gestörten Elektrolyttransport hin.* osmotische Lücke im Stuhl = 290 − 2 × (Na [mmol/l] + K [mmol/l]) normal < 50 bei sekretorischer Diarrhö erhöht > 75 bei osmotischer Diarrhö
Osmolalität	Stuhl ist in aller Regel isoosmolar zum Serum – ggf. kann durch die Messung eine Kontamination der Probe gezeigt werden.
Stuhl-pH/reduzierende Substanzen	Ein niedriger Stuhl-pH (< 5,3) weist auf eine Kohlenhydrat-Malabsorption hin und entsteht durch bakterielle Fermentation, bei der kurzkettige Fettsäuren entstehen. Reduzierende Substanzen weisen auf die gestörte Resorption von Monosacchariden hin. Der Wert ist abhängig von der Nahrung und kann bei Neonaten höher liegen.
Alpha-1-Antitrypsin im Stuhl	Der Nachweis im Stuhl weist auf einen intestinalen Eiweißverlust hin. Kann bei intestinalem Blutverlust ebenfalls (leicht) erhöht sein.
Stuhl-Fettausscheidung	Optimal ist die Bestimmung nach Stuhlsammlung über 72 Stunden und Auswertung abhängig von der Fettaufnahme.
Pankreaselastase	Die Pankreaselastase wird nicht durch Proteasen abgebaut und ist daher im Stuhl stabil. Da der Wert erheblich schwanken kann, empfiehlt es sich, mehrere (meist 3) Proben zu bestimmen. Erniedrigte Werte können eine Pankreasinsuffizienz anzeigen, allerdings kann der Wert bei chronischer Diarrhö auch durch Verdünnungseffekte erniedrigt sein.
okkultes Blut	Der Nachweis von okkultem Blut bei chronischer Diarrhö ist oft unspezifisch und kann sowohl bei entzündlichen Veränderungen als auch durch die reine mechanische Irritation der Schleimhaut/Haut positiv werden.

Tab. 7.4: (fortgesetzt)

Stuhlanalyse	Erklärung
fäkale Entzündungsmarker	Im Gegensatz zum okkulten Blut im Stuhl ist der Nachweis erhöhter Werte für Calprotectin bzw. Laktoferrin ein spezifischer Hinweis auf eine Entzündung der Schleimhaut. Säuglinge und Kleinkinder haben höhere Normwerte als Erwachsene. Erhöhte Werte finden sich unspezifisch bei (nicht nur Darm-) Infektionen, es kann also nicht zwischen chronisch entzündlich und akut entzündlich unterschieden werden. Laktoferrin findet sich auch in der Muttermilch.
Stuhlkulturen/Erreger-nachweise	kulturelle Nachweise spezifischer Erreger, Stuhl-Antigen-Tests, PCR-Diagnostik

* „Inoffizieller Tipp": Oft gelingt es nicht, die Elektrolyte aus dem Stuhl zu bestimmen. Durch Hinzugeben von vier Aliquot-Aqua-destillata zu einem Aliquot-Stuhl, Durchmischen und Bestimmung der Konzentrationen aus dem Überstand nach Zentrifugation, dann Division durch fünf hingegen ist oft eine Bestimmung möglich (pers. Mitteilung S. K., Essen).

Sofern die Diagnose mit den genannten Untersuchungen nicht zu klären ist, wird insbesondere bei schweren/neonatalen Verlaufsformen eine endoskopische Diagnostik folgen, bei der im Rahmen einer oberen Endoskopie nicht nur Proben für eine konventionelle Histologie, sondern auch für eine Elektronenmikroskopie gewonnen werden. Der erfahrene Pathologe kann hiermit die Frage nach einem Mikrovillusatrophiesyndrom oder einer *tufting enteropathy* beantworten. Ggf. kann eine gezielte genetische Testung diese Diagnosen bestätigen, während in diesen Fällen gleichzeitig eine parenterale Ernährung initiiert werden muss – auch um die im Einzelfall beeindruckenden Elektrolytverluste (gelegentlich das Zehnfache des herkömmlichen Grundbedarfs) auszugleichen.

Bei weiterhin unklarer Diagnose wäre umfassende genetische Diagnostik zu erwägen, um sehr seltene monogenetische Erkrankungen zu erkennen. Einige Autoren fordern grundsätzlich an dieser Stelle ein *Whole-exome* und *Genome Sequencing*, zum einen, weil so mittlerweile eine schnellere Zuordnung möglich würde, zum anderen aber auch, weil weiterhin ein erheblicher Teil der Krankheitsbilder nicht eingeordnet sei und so die Möglichkeit bestünde, neue genetische Varianten aufzuzeigen [3].

Das diagnostische Vorgehen hängt also sehr vom Einzelfall ab, wobei entscheidende Weichen schon durch den Nahrungskarenz-Test und die Stuhldiagnostik gestellt werden. Eine Aufstellung der möglichen Diagnosen ist in Tab. 7.5. gemeinsam mit typischen diagnostischen Befunden gezeigt.

Tab. 7.5: Ursachen und diagnostische Hinweise für akute bzw. chronische Durchfälle.

Erkrankungsgruppe	mögliche Ursache	diagnostischer Hinweis
infektiös	Lamblien, Cryptosporidien, Clostridium difficile, andere	Nachweis im Stuhl (Ag, Kultur, Mikroskopie)
Unverträglichkeiten/ Allergien Maldigestion – Malassimilation	Laktose, Fruktose, Sorbit Nahrungsmittelallergien eosinophile Enteropathie Zöliakie Pankreasinsuffizienz Enterokinasemangel	Atemtests Allergielabor/ggf. Diätversuch Histologie Labor (TG-IgA, gesamt IgA)/Histologie Steatorrhö, Elastase im Stuhl Hypoalbuminämie, Schaumige Stühle
entzündlich	C. ulcerosa/ M. Crohn bakterielle Überwucherung/Fehlbesiedelung Eiweißverlustenteropathie/enterale Lymphangiektasie	Labor, Sonographie, Endoskopie + Histologie Vitamin B_{12}/Folsäure, Glukose-/Laktulose-H_2-Atemtests Alpha 1 – Antitrypsin im Stuhl/ggf. Endoskopie + Histologie
konnatal	Transporterdefekte: – Chloriddiarrhö/Natriumdiarrhö – Glukose-Galaktose-Malabsorption (SGLT1-Defekt)	Fastentest: *osmotische Diarrhö* Elektrolyte im Stuhl Reduzierende Substanzen im Stuhl
	Darmduplikatur/Kurzdarm/Malrotation	Bildgebung
	enterale Lymphangiektasie „Mikrostrukturelle Fehlbildungen" – Mikrovillusatrophiesyndrom – Tufting enteropathy – autoimmune Enteropathie	Alpha 1-Antitrypsin im Stuhl/ggf. Endoskopie + Histologie Fastentest: *osmotische Diarrhö* Histologie/Elektronenmikroskopie/Genetik
sonstige	Karzinoid	ggf. Flush-Symptomatik (dann länger anhaltend, wenn flüchtig DD z. B. Mastzellaktivierungssyndrom) Histamin im 24-h-Sammelurin
funktionell	Reizdarmsyndrom	Ausschlussdiagnose

Take-Home-Message und „aus der täglichen Praxis"

Akute Durchfälle sind im Kindesalter meist Zeichen einer infektiösen Enteritis, die zwar in der Mehrzahl der Fälle blande verläuft, gelegentlich aber auch zu einer schweren Dehydratation und Elektrolytentgleisung führen kann.

Insbesondere bei kongenitaler Diarrhö oder chronischer Diarrhö können auch andere Ursachen zugrunde liegen. Bei (jungen) Säuglingen oder Patienten mit Grunderkrankungen (Immundefekt, Niereninsuffizienz etc.) ist besondere Vorsicht geboten. Wichtig ist daher – wie so oft – unter den vielen betroffenen Kindern diejenigen zu erkennen, die aufgrund von Risikofaktoren oder ungewöhnlichem Verlauf weiterer Diagnostik bzw. einer spezifischen Therapie bedürfen.

Junge Säuglinge mit sehr früher/kongenitaler Diarrhö bedürfen häufig einer intensivmedizinischen Behandlung zur Stabilisierung vor der weiteren Abklärung. Nach dem Ausschluss anatomischer Fehlbildungen kann die Unterscheidung zwischen osmotischer und sekretorischer Diarrhö eine wichtige diagnostische Weiche stellen. Leseempfehlung: Thiagarajah: Advances in Evaluation of Chronic Diarrhea in Infants [3].

Wenig beeinträchtigte Kinder mit chronischer Diarrhö können meist einer Stufendiagnostik (in einem ambulanten Setting) zugeführt werden.

Literatur

[1] S2k-Leitlinie akute infektiöse Gastroenteritis im Säuglings-, Kindes- und Jugendalter; AWMF Registernummer 068-003.

[2] Mutschler F, Lenhartz H. Intercurrent diarrhea in childhood. Kinder- und Jugendmedizin. 2016;16:41–49.

[3] Thiagarajah JR, Kamin DS, Acra S, et al. PediCODE Consortium. Advances in Evaluation of Chronic Diarrhea in Infants. Gastroenterology. 2018;154:2045–2059.

8 Obstipation/Stuhlinkontinenz

8.1 Einleitung

Vor langer Zeit lautete die Begrüßungsformel in einigen Kulturen sinngemäß, ob der Gegenüber schon Verdauung gehabt habe – es ihm folglich gut ginge... Wer einmal wegen einer Magen-Darm-Grippe eine oder mehrere Loperamidkapseln eingenommen und in der Folge lange Zeit vergeblich versucht hat, den „ersten Stuhl danach" herauszubringen, der hat eine ungefähre Vorstellung, wie es dem typischen Patienten mit Obstipation, einem mitten in der Sauberkeitsentwicklung befindlichen Kleinkind, gehen mag, wenn oft nach einem Infekt, einer schmerzhaften perianalen Streptokokkendermatitis, ungewohnter Umgebung oder zu viel Schokolade buchstäblich „nichts mehr geht". So einfach und so lästig das Ganze ist, nun kommen allerdings weitere Faktoren hinzu: Oft leidet die ganze Familie mit und oft trifft der kleine Patient (Patient kommt von Leiden ...) auf einen Arzt, der sagt, dass sich dies schon verwachse. So harmlos es anfängt, so überaus belastend kann die habituelle Obstipation sein und folglich möchte man heftig nicken, wenn manch einer der erfahrenen Gastroenterologen sagt, dass eine „chronische Obstipation eine schlecht behandelte akute Obstipation" sei. Wie ärgerlich dies sein kann, zeigt auch die Erkenntnis, dass ein späterer Behandlungsbeginn (> 3 Monate) mit einer schlechteren Langzeitprognose korreliert [1]. Wenn die Obstipation längere Zeit besteht, entwickeln sich bei einem Teil der Patienten sogenannte Überlaufstühle, d. h., das Rektum ist voll mit harten Stuhlballen, aufgrund der fortwährenden Distension besteht fortwährend ein Dehnungsreiz, der zur Erschlaffung des inneren Analsphinkters führt, sodass irgendwann nur noch flüssiger Stuhl sich an den Kotmassen vorbeischiebt, es zur „paradoxen Diarrhö" kommt, aus dem Verstopften ist so jemand geworden, der „in die Hose macht", d. h., nun ist das Problem auch für die Außenwelt erkenn- und „erriech-"bar, der soziale Druck wächst weiter. Dadurch, dass die stuhlgefüllte Ampulle die Harnblase buchstäblich „an die Wand drückt", sind Harninkontinenz, teilweise auch Harnwegsinfekte oft zusätzlich zu finden.

Dieses Problem ist ein sehr relevantes, lt. Literatur betrifft es mindestens 10 % der Kinder [2].

8.2 Definition

Funktionelle Obstipation gemäß Rom-IV-Kriterien [3,4]: Es müssen mindestens zwei der folgenden Kriterien für mindestens einen Monat bei einem Kind, das keine Zeichen einer organischen Erkrankung aufweist, erfüllt sein:
- höchstens zwei Defäkationen in der Woche
- mindestens eine Episode von Stuhlinkontinenz pro Woche nach dem Erlernen des Toilettengangs bzw. nach dem Erreichen eines Entwicklungsalters von 4 Jahren

https://doi.org/10.1515/9783110411881-008

- Anamnese von ausgeprägter Stuhlretention
- Anamnese von schmerzhaften oder harten Stühlen
- Nachweis einer großen Stuhlmasse im Rektum
- in der Vorgeschichte großkalibriger Stuhl, der die Toilette obstruiert

Begleitsymptome können sein: Irritabilität, verminderter Appetit oder früheres Sättigungsgefühl, die sich unmittelbar nach der Entleerung einer großen Stuhlmenge bessern.

Nicht-retentive Stuhlinkontinenz [3,4]: Es müssen folgenden Kriterien für mindestens einen Monat bei einem Kind über 4 Jahre, das keine Zeichen einer organischen Erkrankung aufweist, erfüllt sein:
- Defäkation in Situationen oder an Orten, die sozial nicht kompatibel sind
- kein Hinweis für eine Stuhlretention
- keine Hinweise für eine Erkrankung, die die Inkontinenz erklären kann

8.3 Anamnese

Diese ist entscheidend und regelhaft zeitaufwendig. Es geht einerseits darum, die typischen Symptome zu erfragen und gleichzeitig Hinweise auf spezifische organische Ursachen zu erkennen. Außerdem ist es wichtig, die Betroffenen auf dem Weg zur Diagnose „mitzunehmen", ihnen also anhand der berichteten Beschwerden die Erkenntnis zu ermöglichen, dass wirklich „nur" eine habituelle Obstipation zugrunde liegt. Dies ist insbesondere dann wichtig, wenn die Beschwerden schon lange bestehen und mehrere Therapeuten involviert waren. Denn nur wenn die Eltern die „banale" Diagnose akzeptieren und die Zusammenhänge verstehen, wird eine konsequente und ausdauernde Behandlung zu Hause funktionieren.

Man wird also die Situation schildern lassen. Um die nötige Sicherheit zu gewinnen, dass es sich tatsächlich wie bei fast allen Kindern mit chronischer Obstipation „nur" um eine habituelle Obstipation handelt, gilt es, die *red flags* einer organischen Erkrankung zunächst zu überprüfen:
- Beginn im Säuglingsalter
- verspäteter Mekoniumabgang (> 48 h)
- „explosionsartige" Stuhlentleerung nach Manipulation anal (bei einer etwaigen rektal-digitalen Untersuchung legt sich die Schleimhaut wie ein Fingerling um den untersuchenden Finger – „Handschuhgefühl" – teilweise „landet" man mit dem Endglied des Fingers in dem erweiterten Bereich oberhalb der Enge)
- vorgewölbtes Abdomen, womöglich mit hochgestellten Darmgeräuschen
- Gedeihstörung
- Erbrechen

Diese Fragen zielen auf das Vorliegen eines M. Hirschsprung bzw. eines ultrakurzen aganglionären Segmentes hin. Es gibt natürlich auch eine Reihe von internistischen Grunderkrankungen, die weiter unten bei der Diagnostik diskutiert werden.

Bei dem Gros der Patienten (Klein- oder junges Schulkind, Beginn des Problems im frühen Kleinkindalter, typische Anamnese) findet sich somit letztlich kein Hinweis für eine gravierende Erkrankung, sodass nun die körperliche Untersuchung beginnt.

8.4 Befund

Da für die Kinder das Thema Po/Analbereich oftmals durch die lange Odyssee bis zum Vorstellungstermin angst- bzw. schambesetzt ist, wird man zunächst langsam versuchen, sich dem Problem zu nähern. Hierzu gehört eine Inspektion des Rückens (Porus im Bereich des Sakrums als Hinweis auf eine *tethered cord*), „Klopfen der Reflexe" im Bereich der unteren Extremitäten, wie geht das Kind, gibt es Fußdeformitäten, womöglich ein Gowers-Phänomen, Testen der groben Kraft (Frage nach einer zugrunde liegenden neuromuskulären Störung) und ein Abtasten des Abdomens (Skybala). Diese Liste ließe sich bei all den möglichen Grunderkrankungen von Schilddrüsenunterfunktion über Trisomie 21 bis hin zu einer Zöliakie noch weiter ausdehnen. Nunmehr gilt es, den Analbereich zu inspizieren: Liegt dieser besonders ventral (Analdystopie als Minimalform einer Analatresie)? Gibt es Hinweise für eine lokale Entzündung (z. B. eine streptokokkenassoziierte perianale Dermatitis – oft bei kleinen Jungen; Mykose, Lichen sclerosus; Fissuren oder Fisteln), mechanische Verletzungen oder extreme Angst des Kindes bei der Untersuchung (eine Obstipation kann auch Symptom eines Missbrauches sein). Finden sich Marisken in der Mittellinie als typische Folgeerscheinung nach vorangegangenen Fissuren durch den harten Stuhlgang? Eine rektal-digitale Untersuchung hilft, sollte aber „nur einmal" erfolgen und beim traumatisierten Kind übersprungen werden (dann „ersetzt" durch einen Ultraschall). Es ist wichtig, die Kinder in eine „gemütliche" Position zu bringen, hierfür bietet sich die Seitlage mit „Hochziehen" der Knie an, ein leichtes Drücken „wie beim Stuhlgang" und ausreichend Vaseline am Fingerling/Handschuh machen es meist nicht so schwer, man tastet dann im Rektum oftmals schon die harten Stuhlballen, während bei der wichtigsten Differentialdiagnose (zumindest bei jüngeren Kindern), dem M. Hirschsprung, sich oft der unter *red flags* beschriebene Befund findet.

Als „Nebenprodukt" der körperlichen Untersuchung kann man teilweise auch schon einen kurzen Einblick in das Thema Ernährung gewinnen, wenn dem kleinen Patienten als Belohnung für das Erdulden des Arzttermines ein Lolli, ein Stück Schokolade oder ein Bonbon gegeben wird.

8.5 Diagnostik

Für die typische Situation einer funktionellen Obstipation gilt Therapieversuch vor Diagnostik, d. h., eine erfolgreiche Behandlung erübrigt die weiterführende Diagnostik. Bei ausbleibender Besserung bzw. hartnäckiger Klinik wird man zweizeitig die Diagnostik ausdehnen: Sie umfasst neben dem bereits oben erwähnten Ultraschall des Abdomens:

- TSH, fT3, fT4
- Gewebstransglutaminase IgA-AK, Gesamt-IgA
- CK
- Kreatinin, Kalium
- Pankreaselastase im Stuhl

Liegen Warnzeichen für einen M. Hirschsprung vor, wird regelhaft eine Rektumstufenbiopsie notwendig werden (siehe Kap. 24 in Teil III des Buches).

Zumindest eine Randbemerkung verdient an dieser Stelle die Psyche. Obstipation und Enkopresis können auch Ausdruck schwererer psychiatrischer Erkrankungen sein, sodass man großzügig die Unterstützung dieser Fachdisziplinen einholt. Die Wahrscheinlichkeit, dass hier auch die Lösung des Problems liegt, wächst, wenn die Kinder nicht Stuhlschmieren, sondern buchstäblich die Hose randvoll (nichtretentionsbedingte Enkopresis) machen. Gleichzeitig sollte aber eine somatische Ursache auch möglichst sicher ausgeschlossen sein, bevor man sich auf den Weg einer Psychotherapie begibt.

> **Take-Home-Message und „aus der täglichen Praxis"**
> Die funktionelle Obstipation betrifft typischerweise Kleinkinder in der Sauberkeitserziehung.
> Anamnese und Befund, nicht die Laboranalytik, spielen die maßgebliche Rolle bei der Einordnung.
> Deshalb gilt es, sich hierfür viel Zeit zu nehmen (dies steigert die Chance auf eine erfolgreiche Behandlung).
> Die Differentialdiagnosen Morbus Hirschsprung, aber auch ein Wahrnehmungsproblem/eine psychiatrische Komorbidität müssen bedacht werden.
> - Sich klar sein, dass viele Eltern enttäuscht sind, weil ja oftmals „nichts gemacht wird".

Literatur

[1] Van den Berg MM, van Rossum CH, de Lorijn F, Reitsma JB. Functional Constipation in Infants: A Follow-Up Study. J Pediatr. 2005;147:700–4.

[2] Mugie SM, Benninga MA, Di Lorenzo C. Epidemiology of constipation in children and adults: A systemic review. Best Practice & Research Clinical Gastroenterology. 2011;25(1):3–18.

[3] Hyams JS, Di Lorenzo C, Saps M, Shulman RJ. Childhood Functional Gastrointestinal Disorders: Child/Adolescent. Gastroenterology. 2016;150:1456–1468.

[4] Benninga MA, Faure C, Hyman PE, et al. Childhood Functional Gastrointestinal Disorders: Neonate/Toddler. Gastroenterology. 2016;150:1443–1455.

Weiterführende Literatur

Claßen M. Obstipation. Monatsschrift Kinderheilkunde. 2015;163:269–82.

9 Blut im Stuhl

9.1 Einleitung

Kaum ein Symptom ist für Eltern und Betroffene so erschreckend wie Blut, das mit oder ohne Stuhl aus dem Darm hervortritt. Folglich ist die Latenz zwischen erstem Auftreten und Einleiten der Diagnostik oft kurz. Die häufigste Ursache – Obstipation/Fissur/Blut auf dem Stuhl bzw. am Toilettenpapier ist harmlos. Im viel selteneren Falle eines Säuglings oder Kleinkindes mit zusätzlich auffälligem Abdomen, kann es sich jedoch um einen Notfall handeln, bei dem höchste Dringlichkeit zur Diagnostik und ggf. (radiologischen oder chirurgischen) Therapie besteht. Neben der genauen Anamnese und Befunderhebung ist es dafür sehr hilfreich, die Ursachen zu kennen, die in den verschiedenen Altersgruppen typisch sind.

9.2 Definition

Unter **Hämatochezie** versteht man den peranalen Abgang von (frischem) Blut.

Meläna wiederum bezeichnet den sogenannten Teerstuhl, d. h., das Blut ist mit Magensäure in Kontakt gekommen, hat eine schwarze Farbe. Dies ist zumeist Hinweis auf eine obere gastrointestinale Blutung.

Bei einer oberen gastrointestinalen Blutung liegt die Blutungsquelle proximal des Treitz'schen Bandes, bei einer unteren distal hiervon.

Hat ein Kind einen unklaren Eisenmangel/eine Anämie, kann sich okkultes Blut als Ausdruck einer Sickerblutung finden.

9.3 Anamnese

Um die Anamnese mit der angebrachten Dringlichkeit durchzuführen, bedarf es zunächst der Beantwortung der folgenden Fragen

- Ist das Kind krank – ist es hämodynamisch stabil?
- Liegt ein akutes Abdomen vor (druckschmerzhaftes Abdomen, auffallend hochgestellte oder geringe Darmgeräusche, galliges/stuhliges Erbrechen, kompromittierter Kreislauf)?
- Handelt es sich um Blutauflagerungen oder -beimengungen oder anders gefragt: Ist das Blut frisch/hell oder alt/dunkel oder tiefschwarz/klebrig (Teerstuhl)?
- Ist es wirklich Blut oder wurde z. B. rote Beete gegessen, ein Eisenpräparat eingenommen?
- Wie alt ist das Kind?
- Ist die Milz vergrößert?
- Gibt es Hinweise für eine allgemeine Blutungsneigung?
- Ist der Bauch voroperiert?

https://doi.org/10.1515/9783110411881-009

Das krank wirkende Kind mit einem auffälligen Abdomen stellt einen Notfall dar. Das junge Kind unter einem Jahr, das krank wirkt und/oder ein auffälliges Abdomen hat, ist ebenfalls ein medizinischer Notfall. Bis zum Beweis des Gegenteils kann es sich um eine zur Ischämie führende Erkrankung handeln. Typisch ist eine rasche klinische Verschlechterung und – ischämiebedingt – heftige Bauchschmerzen, aber auch ein symptomfreies/-armes Intervall ist möglich. Wenngleich diese akut bedrohlichen Ursachen beim älteren Kind seltener sind, empfiehlt sich ein ähnliches Vorgehen. Jeder „voroperierte Bauch" bedarf besonderer Vorsicht. Beim Frühgeborenen muss mit hinreichender Sicherheit eine NEC, beim (jüngeren) Säugling eine Malrotation mit Volvulus und beim älteren Säugling und jungen Kleinkind (meist < 3 Jahre) eine Invagination ausgeschlossen werden, dabei sollte regelhaft eine chirurgische Mitbeurteilung erfolgen.

Teilt man die Ursachen für den blutigen Stuhl nach dem Alter ein, so ergibt sich für Kinder im ersten Lebensjahr (Tab. 9.1) und ältere (Tab. 9.2) eine etwas unterschiedliche Differentialdiagnose.

Beim gestillten Kind in gutem Allgemeinzustand muss auch daran gedacht werden, dass womöglich eine Rhagade der mütterlichen Brust die Blutungsquelle ist.

Tab. 9.1: Ursachen für blutigen Stuhl bei Säuglingen (nach [1] und [2]), unterteilt in häufige, seltene/gefährliche (potenziell chirurgische) und andere.

häufige Ursachen	diagnostische Überlegungen
Analfissur	von außen zu sehen, typische Anamnese
intestinale Infektion	kurze Anamnese, teilweise Fieber, Entzündungszeichen – Salmonellen, Shigellen und Campylobacter, Adenoviren, Rotaviren, bei Immunsupprimierten CMV, bei Reiseanamnese Amöben
allergische Kolitis des Säuglingsalters	gesunder kleiner Säugling, unauffälliges Abdomen
Hämangiom	teilweise auch sichtbare Hämangiome an der Haut
seltene, „gefährliche" Ursachen, die einer chirurgischen Mitbeurteilung bedürfen – in der Reihenfolge ihrer Dringlichkeit	
intestinale Ischämie (Invagination, Malrotation, Volvulus etc.)	Invagination (meist jenseits des ersten Lebenshalbjahres), Volvulus (meist bei Malrotation, oft bei jungen Säuglingen)
NEC	deutlich häufiger bei Frühgeborenen, selten bei Neugeborenen
M. Hirschsprung	oft Mekoniumabgang > 48 Stunden, Obstipationsanamnese, auffällige digital rektale Untersuchung
Meckel'sches Divertikel	intermittierende Episoden von schmerzloser Hämatochezie; akutes Abdomen bei Perforation
Darmduplikatur	selten; neben der Hämatochezie Erbrechen, Meläna und abd. Raumforderung möglich

Tab. 9.1: (fortgesetzt)

andere seltene Ursachen	
andere (u. a. chronisch-entzündliche Darmerkrankung i. S. einer VEO-IBD)	regelhaft blutige Durchfälle, da Entzündung in dieser Altersgruppe Kolitis
Blutungsneigung (z. B. Vitamin-K-Mangel bei Cholestase)	

Tab. 9.2: Ursachen für blutigen Stuhl bei Kindern über einem Jahr (nach [1] und [2]), unterteilt in häufige, seltene/gefährliche (potenziell chirurgische) und andere seltene Ursachen.

häufige Ursachen	diagnostische Überlegungen
Analfissur	von außen zu sehen, typische Anamnese (Obstipation)
intestinale Infektion	kurze Anamnese – z. B. Salmonellen, Shigellen und Campylobacter, Adenoviren, Rotaviren, CMV; bei vorangegangener Antibiotikatherapie Clostridium difficile; bei Reiseanamnese Amöben
chronisch-entzündliche Darmerkrankung (Colitis ulcerosa > M. Crohn)	regelhaft blutige Durchfälle, oft weitere *red flags* (siehe Text)
juveniler Polyp	schmerzlose Hämatochezie, Alter oft 2 bis 6 Jahre (Gipfel 3 bis 4 Jahre), männliche Dominanz, in Dreiviertel der Fälle im Rektosigmoid gelegen, zu 90 % Entzündungspolypen (Hamartome), meist singulär, bei mehr als drei Polypen und/oder familiärer Belastung Kontrollen obligat
seltene, „gefährliche" Ursachen, die einer chirurgischen Mitbeurteilung bedürfen – in der Reihenfolge ihrer Dringlichkeit	
intestinale Ischämie (am häufigsten Invagination)	akute Bauchschmerzen, ggf. Himbeergeleestuhl, Altersgipfel 6–18(–36) Monate, intermittierendes Erbrechen – cave: jenseits der typischen Altersgruppe nach Ursache fahnden (z. B. Lymphom, Meckel'sches Divertikel)
Meckel'sches Divertikel	2-er-Regel (2 % der Bevölkerung, 2 × so viele Jungen, innerhalb des Abstands von „2 Fuß" (60 cm) vor Bauhin, 2 % entwickeln eine Komplikation [3]
andere seltene Ursachen	
Rektumprolaps	CF ausschließen, Defäkationsverhalten beschreiben lassen (zuweilen Folge eines „Hängens" in die Toilette und langen Sitzungen)

andere (HUS, PSH, andere systemische Vaskulitiden, Polyposis-Syndrome)	beim HUS zeitliche Latenz zwischen „normaler GE" und HUS oft 5–10 Tage, öfter nach Antibiotikagaben Purpura Schoenlein-Henoch – cave: zuweilen erst Darm, dann die typischen Hautveränderungen (bis zu einer Woche Abstand)
Hämorrhoiden	oft Obstipation als Grundproblematik
vaskuläre Malformationen (Osler-Weber-Rendu-Syndrom, „blue rubber bleb naevus"-Syndrom)	oft auch typische Hautveränderungen

Nimmt man die Notfälle heraus (hierfür weiter in den Abschnitten „Befund" und „Diagnostik"), folgt die Anamnese folgendem Muster:
- Waren es Blutauflagerungen oder -Beimengungen?
- Gab es zuletzt Stuhlauffälligkeiten? (auffallend harter Stuhl, Blut am Toilettenpapier – sprechen für eine Obstipation als Ursache; Tenesmen im linken Unterbauch, dünne, blutige Stühle für eine Kolitis)
- Länge der Anamnese mit Blut im Stuhl, ggf. der Stuhlauffälligkeiten? (kurze Zeit mit dünnen, blutigen, Stühlen, womöglich noch mit Fieber – infektiöse Genese wahrscheinlich – längere Dauer spricht bei dünnen, blutigen Stühlen eher für eine chronisch-entzündliche Genese)
- Gibt es Warnzeichen für eine CED? (längere Anamnese, Tenesmen, E. nodosum, Aphten, Gelenkbeschwerden, Uveitis, Fieber, Gewichtsabnahme)
- Gibt es Auffälligkeiten im Analbereich? (hier ist oft ein Foto extrem hilfreich, da Hämorrhoiden, juvenile Rektumpolypen, ein Anal- oder Rektumprolaps unterschiedliche Aspekte haben)
- Gibt es eine Medikamentenanamnese (NSAR, Gerinnungshemmer, Antibiotika) oder Vorerkrankungen? (z. B. Lebererkrankungen)
- Gibt es ein Trauma?
- Gab es Hinweise für eine Infektion, womöglich eine Auslandsreise? (Weltweit spielen beispielsweise Amöben eine ungleich größere Rolle als in Deutschland.)
- Wie sieht die Ernährung aus? (Der junge unbeeinträchtigte Säugling, der voll gestillt wird, mit seiner allergischen Kolitis stellt die größte Teilgruppe in diesem Alter dar.)

9.4 Befund

Krankes Kind: Zunächst (siehe oben) einschätzen, ob Hinweise für eine relevante Anämie bestehen und/oder ein akutes Abdomen vorliegt. Tastet sich eine Resistenz (z. B. ist das Invaginat im re. Unter-/Mittelbauch tastbar)?

Weniger beeinträchtigtes Kind: Bei chronischer Obstipation tasten sich womöglich Skybala im Unterbauch. Gibt es im Analbereich Veränderungen, die die Blutung ausgelöst haben können (Fissur, Hämorrhoide – ggf. den Patienten bei Kooperationsfähigkeit pressen lassen, Rektumprolaps, juveniler Polyp – kann eventuell prolabieren, aber auch eine perianale Streptokokkendermatitis)? Verletzungen als Folge von Missbrauch sind eine Rarität, aber müssen auch in die Differentialdiagnose mit aufgenommen werden. Gibt es sonst Zeichen für eine chronisch-entzündliche Darmerkrankung oder eine PSH (entsprechende Hautveränderungen im Bereich der unteren Extremitäten, der Gelenke oder gluteal) (Abb. 9.1, Abb. 9.2)?

Falls ein Rektumprolaps vorliegt: Lassen sich Zeichen einer Mukoviszidose finden? Finden sich alte OP-Narben, so wären Briden möglich? Gibt es perioral Veränderungen („*Freckles*" siehe Kap. 28), die an ein Peutz-Jeghers-Syndrom denken lassen? Diese und ggf. weitere Überlegungen sind je nach Anamnese und bis hierhin erhobenen Befunden anzustellen.

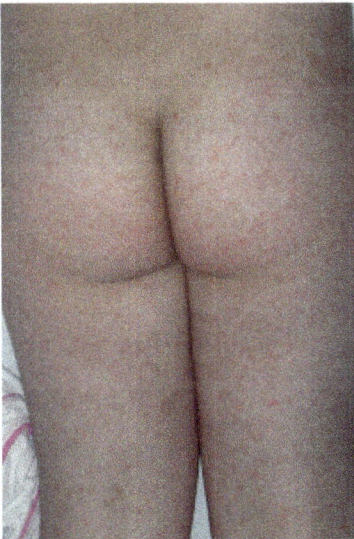

Abb. 9.1: Hautbild einer Purpura Schoenlein-Henoch (mit freundlicher Genehmigung von P. Höger, Hamburg).

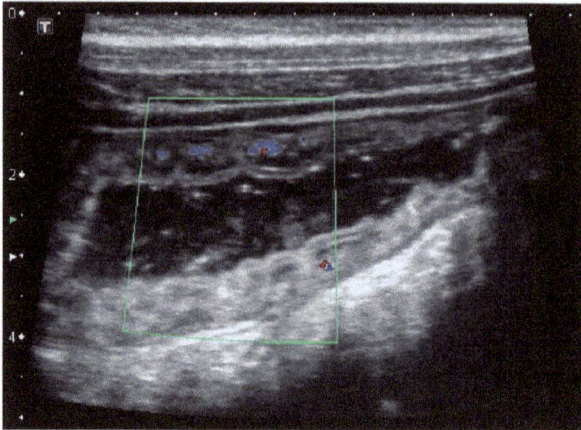

Abb. 9.2: Ultraschallbild einer Purpura Schoenlein-Henoch (mit freundlicher Genehmigung von P. Tholen, Hamburg).

9.5 Diagnostik

Krankes Kind: Ist das Abdomen des (meist jungen) Kindes auffällig, bedarf es einer raschen Bildgebung und der Mitbeurteilung durch einen Kinderchirurgen. Bei den Differentialdiagnosen NEC, Malrotation, Volvulus (Abb. 9.3), toxisches Megakolon bei M. Hirschsprung geht es um Minuten und Stunden. In diesen Fällen sollte es keine Verzögerungen geben.

Hier gilt für den jungen Assistenten wie für den „alten Hasen", dass man sich bei entsprechender Klinik nicht mit einem unauffälligen Ultraschall zufriedengeben darf. Es muss regelhaft eine Röntgen-Abdomen-Übersicht erfolgen (Spiegel?, freie Luft?), womöglich diagnostisch laparoskopiert/laparotomiert werden. Dies gilt insbesondere für den Volvulus.

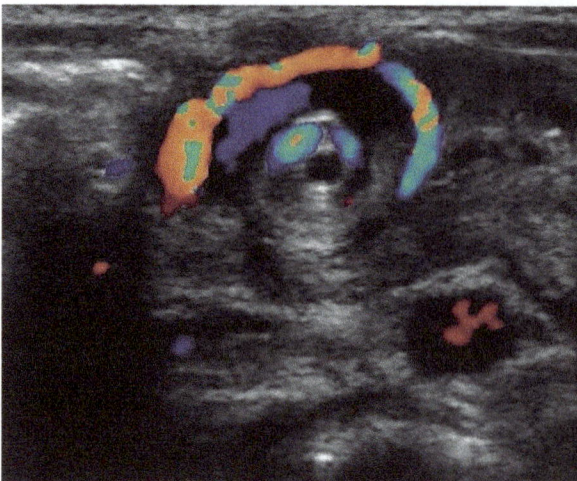

Abb. 9.3: Sonographischer Befund bei Malrotation (*Whirlpool sign*) (mit freundlicher Genehmigung von J.-P. Schenk, Heidelberg). Durch die Rotation um die Mesenterialwurzel kommt es zur spiralförmigen Verdrehung der Mesenterialgefäße.

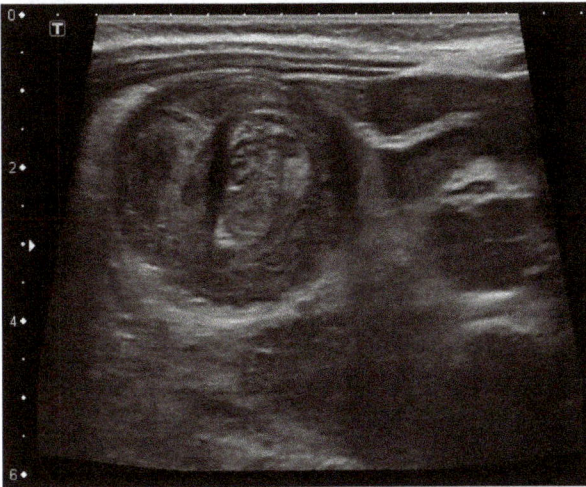

Invagination.

Bei der Invagination (Abb. 9.4) gilt Ähnliches, wenngleich früh erkannt, meist ein chirurgischer Eingriff verhindert werden kann, weil ultrasonographisch kontrolliert eine hydrostatische Devagination gelingt.

Bei nachgewiesenen Teerstühlen sollte nach Stabilisierung des Patienten direkt eine obere Endoskopie erfolgen (wenn Hinweise für eine Lebererkrankung mit portaler Hypertension bestehen – Thrombozyto-/Leukozytopenie, palpatorisch vergrößerte Milz, Leberhautzeichen in Behandlungsbereitschaft für eine Ösophagusvarizenblutung).

> **Merke:** Ein Kind – zumal ein junges – mit Blut im Stuhl und klinisch auffälligem Abdomen bedarf der umgehenden diagnostischen Klärung, der chirurgischen Mitbeurteilung und ggf. einer unverzüglichen Therapie.

Wenig beeinträchtigtes Kind: Wenn Anamnese und Befund auf eine der häufigen und harmlosen Diagnosen wie die allergische Kolitis des Säuglings oder eine Fissur bei chronischer Obstipation hindeuten, kann zunächst auf eine weitere Diagnostik verzichtet werden.

Andernfalls wird neben einer Blutentnahme mit Blutbild und einer plasmatischen Gerinnung bei allen Patienten, je nach Klinik, der weitere Ablauf unterschiedlich sein. Großzügig auch wiederholt Diagnostik im Hinblick auf eine Hämolyse sowie Kreatinin/Harnstoff, solange ein HUS nicht auszuschließen ist.

Ansonsten bietet sich für diese „Nicht-Notfälle" folgendes *Work-up* an (siehe auch Abb. 9.5.):

– neben Blutbild und Quick, PTT (siehe oben) bei entsprechendem klinischem Verdacht auf eine chronisch-entzündliche Genese zusätzlich CRP, Lipase, GOT, GPT,

Kreatinin, Harnstoff. Wenn beim gestillten Kind nicht ausgeschlossen werden kann, dass es sich um mütterliche Erythrozyten handelt, Durchführung eines Apt-Tests (der mütterliche Erythrozyten detektiert).
– Ultraschall Abdomen, ggf. auch Röntgen Abdomen-Übersicht
– Stuhl auf bakterielle Erreger, Rotaviren, bei Auslandsanamnese auch Amöben × 3, (insbesondere nach einer vorangegangenen Antibiotikatherapie) Cl.-difficile-Toxin

Der Rücklauf der Diagnostik kann bei diesen wenig kranken Kindern in aller Regel abgewartet werden (in der Annahme einer infektiösen Genese), ehe bei Persistenz der Klinik nach 1–2 Wochen die Diagnostik erweitert wird (Ausnahme bildet das hämolytisch-urämische Syndrom, bei dem in Folge der blutigen Stühle auch eine Hämolyse und rückläufige Harnausscheidung auffällt).

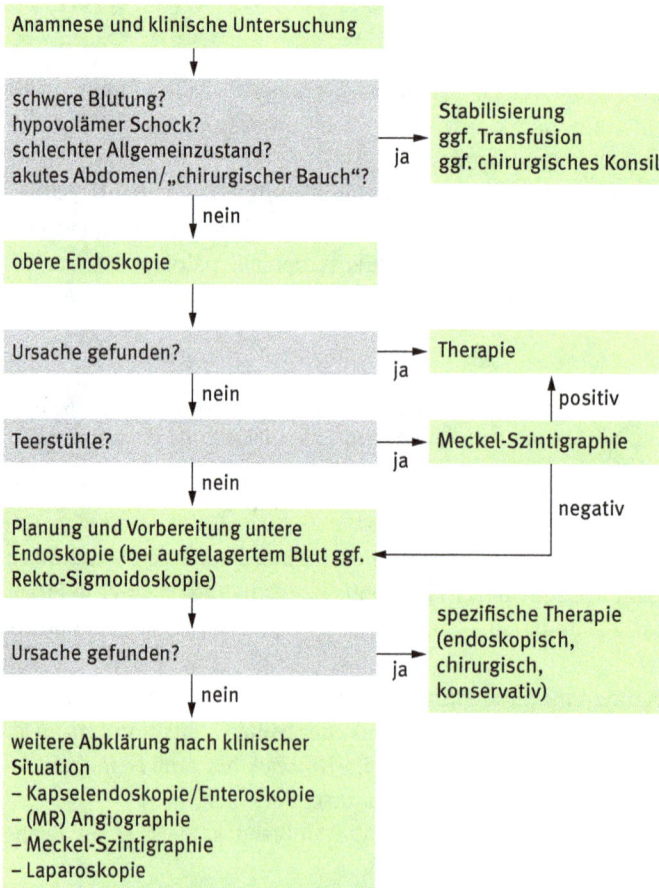

Abb. 9.5: Diagnostischer Work-up bei V. a. untere gastrointestinale Blutung.

- Stuhl auf Calprotectin oder Lactoferrin (dies erst jetzt, weil es uns nicht hilft, zwischen akuten, infektiösen und chronisch-entzündlicher Genese zu diskriminieren)
- untere Endoskopie in Polypektomiebereitschaft, bei V. a. CED auch obere Endoskopie in gleicher Sitzung (den „Porto-Kriterien" folgend) sowie ggf. Dünndarmbildgebung (MR-Sellink)
- bei Verdacht auf ein Meckel'sches Divertikel oder unauffälliger Endoskopie bei Persistenz der Klinik Meckel-Scan (zum Nachweis ektoper Magenschleimhaut) oder auch Laparoskopie

Merke: Die untere Endoskopie sollte nach Möglichkeit nie als „Notfalluntersuchung" durchgeführt werden, d. h., die Reihenfolge lautet Stabilisieren, Darmreinigung, Untersuchung – andernfalls finden sich regelhaft durch Blut und Stuhl schlechte Sichtverhältnisse, die Komplikationsrate steigt.

Im Rahmen einer weiteren Abklärung kann es im Einzelfall auch notwendig werden, die Bildgebung erheblich zu erweitern (Videokapselendoskopie, Push-Enteroskopie, MR-Sellink, Blutungsszintigraphie).

Allergische Kolitis des Säuglings: Im Sonderfall „gesunder Säugling mit typischer Klinik" ist eine Kuhmilchelimination für 2–4 Wochen sinnvoll (d. h., die Mutter verzichtet auf Milchprodukte oder es wird auf eine extensiv hydrolysierte Nahrung umgestellt – wobei 10 % der Kinder erst unter einer Elementarnahrung ansprechen) und wird regelhaft schon bereits in der diagnostischen Phase der Abklärung „blutiger Stuhl" begonnen (siehe Kap. 25).

Take-Home-Message und „aus der täglichen Praxis"
Blut auf dem Stuhl hat bei den meisten Kindern eine harmlose Ursache wie z. B. eine Fissur, die im Rahmen einer Obstipation entstanden ist.
Die Basisdiagnostik besteht aus Blutbild, Gerinnung, Stuhl auf pathogene Keime, Stuhlentzündungsmediatoren und einem Ultraschall.
Kinder mit Warnzeichen für ein akutes Abdomen (anhaltendes/galliges Erbrechen, Hämatemesis, starke Abdominalschmerzen, vorgewölbtes, druckschmerzhaftes Abdomen, hochgestellte Darmgeräusche) und/oder eine tastbare Resistenz bedürfen einer raschen (chirurgischen) Abklärung, dies gilt insbesondere für das kleine Kind, weil potenziell gefährliche Ursachen wie ein Volvulus, eine Invagination, eine NEC die Ursache sein können.
Internistisch gilt es bei länger andauernder Klinik eine chronisch-entzündliche Darmerkrankung oder Erkrankungen, bei denen die Darmerkrankung einen wichtigen Teil darstellt, auszuschließen (hämolytisch-urämisches Syndrom, Purpura Schönlein-Henoch).

Eine Sonderform stellt die allergische Kolitis des Säuglings dar – guter Allgemeinzustand, blutig-schleimige Beimengungen im Stuhl, teilweise Pneumatosis coli/hepatis im Ultraschall – hier wird therapeutisch ein Kuhmilchauslass der Mutter empfohlen oder eine extensiv hydrolysierte (im Ausnahmefall aminosäurenbasierte) Säuglingsnahrung als diagnostische und therapeutische Maßnahme gefüttert.

– Blut im/auf dem Stuhl ist für Patient und Familie ein beängstigendes Symptom.
– Ein kleiner Teil der Patienten muss notfallmäßig chirurgisch gesehen und behandelt werden (hier auch „Strukturen verlassen" [„Ich brauche *jetzt* den Radiologen und den Chirurgen am Bett", „mir gefällt das Kind nicht"]).
– Mit wenigen anamnestischen/klinischen und diagnostischen Maßnahmen lässt sich die Lage meist gut sortieren und in eine der Situation angebrachte Zeitachse bringen.
– Wenn irgend möglich, sollte einer unteren Endoskopie nicht nur eine Stabilisierung, sondern auch eine hinreichende Darmreinigung vorangehen

Literatur

[1] Boyle JT. Gastrointestinal Bleeding in Infants and Children. Pediatrics in Review. 2008; 29:39–51
[2] Murphy MS. Management of bloody diarrhea in children in primary care. BMJ. 2008; 336:1010–1015
[3] Pollack ES. Pediatric abdominal Surgical Emergencies. Pediatr Ann. 1996;25:448.

10 Meteorismus

10.1 Einleitung

Luft im Bauch, Aufstoßen, Rülpsen, Pupsen, Flatulenz, Völlegefühl. Wie man es auch ausdrückt, unweigerlich assoziiert man etwas Peinliches und Unangenehmes, das zwar regelhaft nichts Bedrohliches an sich hat, aber trotzdem sehr unangenehm sein kann. Und man denkt vielleicht auch an Luthers „Warum rülpset und furzet Ihr nicht, hat es Euch nicht geschmecket?", das ja impliziert, dass zu einer „ordentlichen Mahlzeit" Gasentwicklung und eben auch die Entledigung von diesen Gasen gehört. Für den Kindergastroenterologen gehören in die Differentialdiagnose des Symptomes entsprechend auch überwiegend wenig schwerwiegende Diagnosen, wenngleich auch Patienten mit ernsteren Erkrankungen wie beispielsweise chronisch-entzündlichen Darmerkrankungen oder einer zystischen Fibrose über diese Beschwerden klagen.

10.2 Definition

Meteorismus: Übermäßige Ansammlung von Gas im Magen-Darm-Trakt mit dem Gefühl von Druck, Völle und ggf. auch erheblichen Schmerzen. Sie kann mit Aufstoßen, Flatulenz oder lauten Darmgeräuschen einhergehen.

10.3 Anamnese

Wenn Meteorismus als führendes Problem angegeben wird, gilt es, sich im Folgenden Klarheit zu verschaffen, ob sich die Situation im Laufe eines Tages hochschaukelt („morgens flacher Bauch, abends eine Kugel und nachts eine schwebende Bettdecke") oder ob die Beschwerden eigentlich immer vorhanden sind. Wie isst der Betroffene – schlingt er und hält dabei „Volksreden" oder nimmt er sich für jeden Bissen Zeit? – Gibt es also Hinweise auf eine Aerophagie? (Bei Pferden dürfte man die/ den Betroffenen wegen „Krippensetzen" oder „Koppens" innerhalb einer Frist mit dem Hinweis, dass ein Gewährsmangel vorliegt, wieder an den Käufer zurückgeben, beim Säugling ist das folgende „Bäuerchen machen" ganz normal.)

   Die Frage nach einer möglichen Zuordnung zu bestimmten Nahrungsmitteln haben sich viele Eltern oder jugendliche Patienten selbst schon gestellt und ein nicht unerheblicher Teil hat auch schon Diätversuche hinter sich. Namentlich wird man sich nach Milchzucker, Fruchtzucker und Sorbit erkundigen, wobei im Folgenden auch geklärt werden muss, ob die Symptome womöglich noch beim Essen auftreten oder aber – verdächtiger auf das Vorliegen einer Kohlenhydratmalabsorption – in einer Folge von einer halben bis 2 Stunden. Auch eine pflanzenbasierte und damit

https://doi.org/10.1515/9783110411881-010

faserreiche Kost – insbesondere auch Hülsenfrüchte – führen naturgemäß zu vermehrter Gasbildung.

Beim jungen Kind wird man die Frage nach der Einführung von Gluten stellen (eine Zöliakie ohne Gluten in der Ernährung gibt es nicht). Schließlich ist es nicht so, dass man unweigerlich all die anderen Symptome, die man mit der Erkrankung assoziiert (Gedeihstörung, dünner Stuhl, Blässe etc.), finden muss.

Außerdem wird man nach Hinweisen auf eine Entzündung bzw. Infektion oder auch eine Fehlbesiedlung fragen. Zwar können Lamblien grundsätzlich auch bei Patienten auftreten, die nie „vor der eigenen Haustür" waren, aber sehr viel eher finden sich die kleinen „Mitreisenden" bei Touristen nach Fernreisen oder Immigranten aus den entsprechenden Risikogebieten. Wenngleich hierzulande bzgl. Antibiotikagaben der „Colt nicht allzu locker" sitzt, gehört auch die Frage nach deren (gehäuftem) Einsatz ebenso hierher wie natürlich auch Fragen nach Stuhlkonsistenz und -häufigkeit bzw. etwaigen Grunderkrankungen.

Eine Fehlbesiedelung bzw. Überwucherung des Dünndarms (neudeutsch *small intestine bacterial overgrowth* – SIBO) kann durchaus vornehmlich durch Meteorismus auffallen. Da das Fehlen einer Bauhin'schen Klappe diese besonders leicht entstehen lässt, sollte auch nach etwaigen Voroperationen gefragt werden.

10.4 Befund

Wie eingangs erwähnt, sitzt einem häufig ein völlig unbeeinträchtigtes Kind gegenüber. Der Bauch oft „eine Trommel", gilt es gleichwohl, nach Indizien für eine möglicherweise zugrundeliegende Erkrankung zu fahnden. Dabei ist das wohl wichtigste, inwieweit das Gedeihen beeinträchtigt ist, man wird also regelhaft Größen- und Gewichtsperzentilen anfertigen und bei Hinweisen für eine Gedeihstörung muss die weitere Diagnostik zügiger und umfangreicher ausfallen. Da ja auch Differentialdiagnosen wie ein Morbus Crohn oder eine zystische Fibrose bzw. eine exokrine Pankreasinsuffizienz anderer Ursache hinter den Beschwerden stecken können, wird man auch eine komplette körperliche Untersuchung inkl. der obligatorischen Inspektion der Mundhöhle und des Analbereiches, eine Auskultation der Lunge und Betrachten der Finger (Trommelschlegel?) durchführen.

10.5 Diagnostik

Diese ist überschaubar und eigentlich ist die Hauptfrage, ob man einmal ein Basisprogramm durchführen will oder sich streng anamneseorientiert vortastet.
- Stuhlprobe auf Lamblien × 3 (man wird sehr selten etwas finden, im positiven Falle kann man dann allerdings mit wenig Aufwand helfen)

- Gewebstransglutaminase-IgA-AK, Gesamt-IgA (bei IgA-Mangel ergänzt um AK gegen deamidiertes Gliadin IgG), Folsäure/Vitamin B_{12} (hoch bei SIBO)
- Atemtests auf Laktose/Fruktose (setzt die Compliance des Patienten voraus, regelhaft ab einem Alter von 4 bis 5 Jahren möglich) – alternativ kann auch für 2 bis 4 Wochen auf das jeweilige Kohlenhydrat verzichtet werden (mit einem Beschwerdetagebuch)

Die weitere Diagnostik hängt davon ab, ob das Kind krank erscheint. Wenn ja, wird man großzügig die Pankreaselastase im Stuhl (× 3) bestimmen sowie fäkale Entzündungsmarker (Calprotectin oder Lactoferrin).

Die seltene Differentialdiagnose einer bakteriellen Überwucherung des Dünndarms ist eher schwer zu diagnostizieren: Sie ist wahrscheinlicher, wenn beim H_2-Atemtest mit Laktose oder Fruktose trotz entsprechender Nüchternzeiten bereits der Ausgangswert stark erhöht ist und/oder es zum sehr raschen Anstieg der H_2-Exhalation kommt. Spezifischer lässt sich die Diagnose auf dem im folgenden Exkurs beschriebenen Weg stellen.

Exkurs Bakterielle Überwucherung des Dünndarms (*small intestinal bacterial overgrowth* [SIBO])

Für gewöhnlich ist das obere Intestinum bei weitem weniger bakterienreich als der Dickdarm. Eine mögliche Definition ist das Wachstum von mehr als 10^5 koloniebildenden Einheiten auf einen Milliliter Dünndarmaspirat, wobei es sich um typische Dickdarmbakterien wie Gram-negative, Anaerobier und Enterokokken handeln soll (te). Da dieser Goldstandard im Kindesalter meist nicht praktikabel ist, gibt es vergleichsweise spezifisch die Möglichkeit des Glukose-Atemtests (50–75 g, Messungen viertelstündlich für 3 Stunden) oder des Laktulose-Atemtests (10 g, Messungen siehe oben) [2].

Nicht sinnvoll sind Mikrobiomanalysen oder die Suche nach Pilzen im Stuhl, weil keine Normwerte standardisiert sind.

10.6 Therapie

Zunächst sei eingeräumt, dass in diesem ersten Teil des Buches eigentlich keine therapeutischen Überlegungen Platz haben. Da aber lediglich die Diagnosen Kohlenhydratmalabsorption, chronisch-entzündliche Darmerkrankungen und Zöliakie im Verlauf noch vertieft werden, folgen nun noch einige Überlegungen zu den „anderen Patienten". Einige Gedanken sind in der Tab. 10.1 zusammengefasst.

Tab. 10.1: Probleme und Behandlungsansätze.

Problem	Maßnahme
allgemein	„Nach dem Essen sollst Du ruhen oder tausend Schritte tun." blähende Speisen meiden (Hülsenfrüchte, Kohl, Zwiebeln, Knoblauch, Sauerteig), zu fettes Essen, ggf. Vollkornprodukte ebenfalls Kümmel, Fenchel und Anis haben einen positiven Effekt.
Luftschlucken	gutes Durchkauen der Nahrung, „Mit vollem Mund spricht man nicht."
Lambliasis	Metronidazol
bakterielle Überwucherung des Dünndarms (SIBO)	Antibiotika (z. B. Amoxicillin-Clavulansäure, Cefixim, Trimethoprim-Sulfamethoxazol, Rifaximin), womöglich auch Probiotika (u. a. Lactobacillus rhamnosus GG) [1]

Bei vielen Kindern und Jugendlichen gelingt es nicht, die Beschwerden sicher zuzuordnen und man landet oftmals in dem großen „Teich" der vermeintlichen Nahrungsmittelunverträglichkeiten (z. B. auch die Nicht-Zöliakie-Glutensensitivität – NCGS, siehe Kap. 20), der ganze Lager von Für- und Gegensprechern aktivierenden Sprosspilze (dies ist tatsächlich selten, gerade nach wiederholten Antibiotikagaben ein Problem, wird aber von die Fürsprechern oft für alle möglichen Übel herangezogen und den Gegnern als nicht existent beschrieben) oder – einfacher – eine durch vorangegangene antimikrobielle Therapien veränderte Darmflora, die beispielsweise mit Saccharomyces boulardii oder Laktobazillen, also Probiotika, behandelt werden kann. Da die Darmflora, das Mikrobiom, zurzeit Gegenstand intensiver Forschung ist, aber auch traditionell Betätigungsfeld vieler paramedizinischer Disziplinen, wird es hier im Laufe der Jahre sicherlich doch viele neue Aspekte geben, bis zu deren Einbinden in seriöse Behandlungskonzepte viele Auslassdiäten und „Darmsanierungen" zur Anwendung kommen werden.

> **Take-Home-Message und „aus der täglichen Praxis"**
> Bei Meteorismus sollte nach Schilderung des „Essverhaltens" differentialdiagnostisch eine Kohlenhydratmalabsorption, eine Zöliakie, eine Lambliasis sowie ggf. eine exokrine Pankreasinsuffizienz, eine chronisch-entzündliche Darmerkrankung und eine bakterielle Überwucherung des Dünndarms erwogen werden.
> Ein großer Teil der Patienten bleibt letztlich nicht eingeordnet. Hier können im Einzelfall neben einer Ernährungsumstellung probiotische und antibiotische Therapien erwogen werden.
> – Kleiner Lesetipp zum Thema Flatulenz im liebevollsten Sinn: Nicholas Drayson: Kleine Vogelkunde Ost-Afrikas.

Literatur

[1] Sieczkowska A, Landowski P, Kaminska B, Lifschitz C. Small Bowel Bacterial Overgrowth in Children. JPGN. 2016;62:196–207.
[2] Simrén M, Stotzer P-O. Use and abuse of hydrogen breath tests. Gut. 2006;55:297–303.

11 Erhöhte Transaminasen

11.1 Einleitung

Erhöhte Transaminasen finden sich in der Routine relativ häufig und regelmäßig stellt sich dabei die Frage, inwieweit sie ein relevantes Problem anzeigen. Nicht selten fallen erhöhte Werte beispielsweise im Rahmen banaler unspezifischer Virusinfekte auf und sind dann oft Zeichen einer begleitenden leichten Hepatitis, also einer unspezifischen Mitreaktion der Leber, die sich rasch wieder normalisiert. Bei anhaltend oder wiederkehrend erhöhten Werten ebenso wie bei stark erhöhten Werten hingegen muss weitere Diagnostik erfolgen.

Es wird in diesem Kapitel vor allem um Patienten gehen, die sich aufgrund erhöhter Laborwerte vorstellen, dabei aber nicht oder nur gering symptomatisch sind. Für den Sonderfall erhöhter Leberwerte im Neugeborenenalter und frühen Säuglingsalter sei auf Kap. 14 verwiesen.

Zunächst stellt sich die Frage, ob erhöhte Transaminasen tatsächlich ein Problem der Leber anzeigen, oder ob eine andere Ursache in Frage kommt. Insbesondere wenn die GOT deutlich vor der GPT „führt", kann auch eine Hämolyse oder eine Rhabdomyolyse zugrunde liegen. Daher sollten großzügig die Hämolysemarker LDH und Haptoglobin sowie die CK als Muskelenzym mitbestimmt werden. Wenn die GPT oder häufiger die GOT isoliert erhöht ist, kann auch ein sogenanntes Makroenzym (siehe Tab. 11.14) ursächlich sein.

Außerdem gilt es, sich einen Eindruck über die Leberfunktion und den Verlauf der Werte zu verschaffen, um abhängig davon die Notwendigkeit und die Dringlichkeit einer weiteren Abklärung abzuschätzen. Eine zügige und ggf. auch umfassende Abklärung muss immer dann erfolgen, wenn die Werte stark erhöht sind (> 10× Norm), wenn gleichzeitig eine Störung der Leberfunktionen (Cholestase, Synthesestörung) vorliegt oder wenn sich Hinweise auf eine fortgeschrittene chronische Lebererkrankung mit bindegewebigem Umbau oder portaler Hypertension ergeben. Insbesondere muss auf das Vorliegen einer autoimmunen Lebererkrankung und eines Morbus Wilson untersucht werden und ggf. muss auch eine weiterführende Abklärung erfolgen.

11.2 Anamnese

Über die aktuelle Anamnese hinaus sollte nach möglichen früheren Episoden mit Ikterus oder Juckreiz gefragt werden. Bestanden Fieber oder gastrointestinale Symptome? Gibt es Hinweise auf eine chronische Erkrankung bzw. relevante Vorerkrankungen, häufige Infekte oder eine Gedeihstörung? Auch ein prolongierter Ikterus im Säuglingsalter könnte einen Hinweis geben.

https://doi.org/10.1515/9783110411881-011

Wurden aktuell Medikamente (auch naturheilkundliche Präparate) oder andere möglicherweise toxische Substanzen eingenommen?

Eine Reiseanamnese oder der Kontakt zu Tieren können auf seltene Infektionen hinweisen.

In der Familienanamnese sind vor allem Lebererkrankungen und autoimmune Erkrankungen gezielt zu erfragen. Bei konsanguinen Eltern besteht ein erhöhtes Risiko für genetisch bedingte Erkrankungen.

11.3 Befund

Schon die Beurteilung von Allgemeinzustand und Ernährungszustand kann eine Richtung vorgeben. Sowohl Mangelernährung als auch Übergewicht/Fehlernährung können Hinweise geben oder sogar ursächlich sein.

Bei der Palpation von Leber und Milz kann ein Druckschmerz auf eine eher akute Schwellung mit einem Kapselschmerz hinweisen. Die Organgrenzen können insbesondere bei vergrößerten Organen auch mittels Perkussion bzw. Kratzauskultation meist recht gut abgeschätzt werden. Bei der allgemeinen Untersuchung liegt ein besonderes Augenmerk auf dem Herz-Kreislauf-System und möglichen Zeichen einer Herzinsuffizienz und bei der Untersuchung der Haut sucht man nach Leberhautzeichen (siehe Tab. 11.1) und nach Umgehungskreisläufen (*Caput medusae*, gestaute perinatale Venen, vermehrte thorakale Venenzeichnung).

Tab. 11.1: Leberhautzeichen.

Befund	Erklärung
Sklerenikterus	Ein Sklerenikterus kann bereits ab einem Serumbilirubin von ca. 2 mg/dl erkennbar sein.
Hautikterus	Die Erkennbarkeit hängt stark vom Hautkolorit und dem Hb-Wert ab.
Kratzeffloreszenzen	als Zeichen für einen hepatischen Pruritus – oft betont am Stamm, an Hand- und Fußrücken; besonders lästig wird er oft bei Müdigkeit bzw. nachts empfunden
Spidernävi	durch kleine Teleangiektasien bedingte spinnenförmige rote Hautzeichen, insbesondere im Bereich von Brust und Wangen
Palmar-, Plantarerythem	Rötung von Hand und/oder Fußflächen durch gestörte Gefäßregulation

11.4 Diagnostik

Das weitere Vorgehen wird durch die Frage nach der Dringlichkeit der Abklärung bestimmt. „Alarmzeichen", die eine rasche Abklärung und engmaschige Verlaufskontrollen notwendig machen, sind in Tab. 11.2 aufgeführt. Zeichen einer Funktionsstörung von Synthese, Ausscheidung (Cholestase) oder Entgiftung oder aber ein deutlich reduzierter Allgemeinzustand machen ein rasches Handeln notwendig.

Tab. 11.2: „Alarmzeichen" bei Patienten mit erhöhten Transaminasen.

Befund	Kommentar
Alter < 6 Monate	siehe auch Kap. 14
akuter Krankheitsbeginn mit hohen Werten? Transaminasen > 400 U/l	wichtig ist die Dynamik der Werte/häufig infektiöse Ursachen
begleitende Cholestase	kann hinweisen auf schwere akute hepatozelluläre Schädigung oder auch auf eine fortgeschrittene chronische Lebererkrankung
aplastische Anämie, Thrombopenie, Leukopenie	möglicherweise hinweisend auf drohendes Leberversagen!
begleitende Hämolyse	Coombs negativ: V. a. M. Wilson; Coombs positiv: autoimmun vermittelte Hämolyse
eingeschränkte Syntheseleistung	INR – HWZ Stunden CHE – HWZ 10 Tage Albumin – HWZ 19 Tage
neurologische Symptome	Müdigkeit, Leistungsschwäche, Tremor, beginnende Enzephalopathie – verändertes Schriftbild
autoimmune Erkrankungen in der Eigenanamnese oder der Familienanamnese	höhere Wahrscheinlichkeit für autoimmune Lebererkrankungen
allgemeines Krankheitsgefühl/reduzierter Allgemeinzustand	bei fortgeschrittener Lebererkrankung oder schwerer systemischer Erkrankung
Hepatomegalie	Bei ausgeprägter Lebervergrößerung muss neben chronischen Lebererkrankungen auch an Speichererkrankungen, kardiozirkulatorische Ursachen oder Infiltrate gedacht werden (siehe Kap. 12).
klinische Zeichen für eine fortgeschrittene Fibrose bzw. eine portale Hypertension: harte Leber, Splenomegalie, Umgehungskreisläufe, Leberhautzeichen	meist hinweisend auf eine chronische Lebererkrankung, möglicherweise aber auch bei Stauungshepatopathie Splenomegalie auch bei einigen Speichererkrankungen

Finden sich keine Alarmzeichen, so kann die Abklärung schrittweise erfolgen und im Falle der spontanen Normalisierung der Werte auch auf ein Mindestmaß beschränkt werden.

Bei nur gering erhöhten Werten lautet die Frage: Wie weit muss eine Abklärung gehen? Natürlich sollten zunächst die nicht-invasiven diagnostischen Möglichkeiten ausgeschöpft werden, aber ggf. kann im Verlauf auch eine Leberbiopsie notwendig sein (siehe unten).

11.4.1 Labor

Die Labordiagnostik dient zunächst dazu, das Ausmaß und die Dynamik der aktuellen Schädigung abzuschätzen und eine mögliche Einschränkung der Funktion zu erfassen. Gleichzeitig müssen ggf. wie bereits angesprochen andere mögliche Ursachen erhöhter Werte wie eine Hämolyse oder eine Muskelerkrankung ausgeschlossen werden. Auf der zweiten Ebene geht es dann um die gezielte Abklärung möglicher Ursachen. Sofern die Dynamik noch unklar ist, muss diese ggf. mit einer Kontrolle der Werte im Abstand weniger Tage erfolgen. Zur Beurteilung ist es wichtig, die unterschiedlichen Halbwertszeiten der Laborwerte zu berücksichtigen (siehe Tab. 11.3).

Tab. 11.3: Halbwertszeiten ausgewählter Laborwerte [1].

Enzym	Halbwertszeit	Beurteilung
LDH	10 Stunden	kurze Halbwertszeit, aber sehr unspezifisch, da in vielen Geweben und insbesondere in Erythrozyten vorhanden
GLDH	16 Stunden	spezifisch für Zelluntergang (in der Leber), gelangt erst ins Blut, wenn Hepatozyten vollständig zerstört sind
GOT	17 Stunden	unspezifisch, stammt aus Hepatozyten, Myozyten und Erythrozyten
GPT	47 Stunden	weitgehend spezifisch für Lebererkrankungen, kommt aber in geringer Menge auch im Muskel- und Nierengewebe vor
gGT	3–4 Tage	aus dem Epithel der Gallenwege, erhöht bei Cholestase, induzierbar durch Medikamente

Praktisches Vorgehen: In Tab. 11.4 ist die übliche Diagnostik in der Abklärung aufgelistet, die wir in drei Stufen eingeteilt haben.

Die erste Stufe stellt die eben geschilderte Kontrolle der Werte zum Abschätzen der Dynamik und der Funktion dar. Eine Sonographie (inkl. Doppler) sollte durchgeführt werden, um die Echogenität und möglichen Veränderungen der Gewebetextur sowie die Milzgröße und die Flüsse in den zu- und abführenden Gefäßen darzustellen. Außerdem können sich ggf. Hinweise auf eine Cholestase, Infiltrate oder Raumforderungen zeigen.

Stufe 2 beinhaltet bereits eine recht breite Diagnostik zur Abklärung möglicher Ursachen. Bei konkretem Verdacht oder in Fällen mit nur gering erhöhten Werten kann es sinnvoll sein, schrittweise vorzugehen. Zum Beispiel bei entsprechendem Verdacht zunächst infektiöse Ursachen abzuklären und andere zurückzustellen. Oder bei richtungsweisenden Symptomen/Befunden wie Hepatomegalie oder neurologischen Auffälligkeiten auch direkt seltenere Stoffwechselerkrankungen (siehe Stufe 3) abzuklären. In dringlichen Fällen kann es sinnvoll sein, die Diagnostik möglichst schnell und umfassend durchzuführen (siehe Kap. 13).

> **Merke:** Vorsicht ist geboten, wenn sich die Transaminasen nach anfangs stark erhöhten Werten rückläufig zeigen und gleichzeitig die Cholestaseparameter steigen und/oder sich die Syntheseleistung verschlechtert. Diese Konstellation kann in seltenen Fällen ein drohendes Leberversagen anzeigen und darauf beruhen, dass nur deswegen weniger Zellen zerfallen, weil die Masse an vitalen Leberzellen bereits deutlich reduziert ist.
> Gegebenenfalls ist es wichtig, frühzeitig eine Verlegung in ein Transplantationszentrum zu erwägen (siehe Kap. 13 – Kings-College-Kriterien).

Unsicherheit besteht nicht selten bei stark übergewichtigen Patienten, da hier erhöhte Leberwerte zwar hochwahrscheinlich auf eine Fettlebererkrankung (Metabolic dysfunction associated liver disease MAFLD) zurückzuführen sind – die Abgrenzung gegen andere Ursachen wie eine autoimmune Hepatitis oder einen Morbus Wilson aber schwierig sein kann [2]. Es kann daher notwendig sein, auch in diesen Fällen die Diagnostik bis zur Leberbiopsie zu führen, um andere Ursachen sicher auszuschließen und auch um die Schwere der bereits entstandenen Leberschädigung abschätzen zu können. Andererseits kann darauf verzichtet werden, wenn einerseits kein spezifischer Hinweis auf eine andere Ursache vorliegt und sich die Leberwerte durch eine Umstellung der Lebens- und Ernährungsgewohnheiten mit dem Ziel einer Gewichtsreduktion normalisieren (siehe Kap. 40).

In Stufe 3 sind Beispiele für weiterführende Diagnostik aufgeführt, wobei dies keine vollständige Liste darstellen soll.

Tab. 11.4: Einteilung der Diagnostik in Stufen.

	Diagnostik	Deutung
1. Stufe	**Kontrolle der erhöhten Werte**	
	GOT (ALT), GPT (AST), GLDH, gGT, AP, Bilirubin (gesamt + direkt)	Dynamik der Werte im Verlauf Cholestase
	CK	hinweisend auf mögliche Muskelerkrankung
	Haptoglobin, LDH	Hämolyseparameter
	Albumin, CHE, Quick/INR, PTT/ggf. NH3, Laktat	Parameter der Syntheseleistung – beachte Halbwertszeiten Entgiftung

Tab. 11.4: (fortgesetzt)

	Diagnostik	Deutung
2. Stufe	**Abklärung möglicher Ursachen**	
	Transglutaminase -IgA-AK, IgA	Zöliakie, meist nur gering erhöhte Transaminasen (< 200)
	Virusserologie	HAV, HBV, HCV, EBV, CMV, HHV6 – bei früher akuter Infektion Serologie eventuell falsch negativ – ggf. PCR erwägen
	Gesamt-IgG, ANA, ANCA, LKM, SMA, LC1	hinweisend auf autoimmune Lebererkrankungen: Autoimmune Hepatitis/primär sklerosierende Cholangitis und Overlap-Syndrome bzw. autoimmune Cholangitis
	TSH, fT3/fT4 ggf. Cortisol Tagesprofil	endokrinologische Erkrankungen (v. a. Hypothyreose, Hypokortisolismus)
	Alpha-1-AT	Alpha-1-AT-Mangel
	Coeruloplasmin, Serumkupfer ggf. Kupferausscheidung im Urin	M. Wilson
	Schweißtest	zystische Fibrose
	ggf. spezifische toxikologische Diagnostik/Drogenscreening	bei anamnestischen Hinweisen/Verdacht z. B. Paracetamol-Intoxikation!
	Makro-GOT (Makro-GPT)	nur bei isolierter Erhöhung des einzelnen Enzyms Die Enzyme bilden Aggregate, wodurch die Serum-Halbwertszeit stark verlängert wird. ohne Krankheitswert
	Sonographie	veränderte Textur bei Steatosis hepatis, Fibrose, Zirrhose vaskuläre Ursachen (arterioportale Fistel, Pfortaderthrombose, Stauungshepatopathie, ...), begleitende portale Hypertension/Splenomegalie, Raumforderungen/Infiltrate Erkrankungen der Gallenwege (Choledochuszyste, Cholangitis, Konkremente)
	Ggf. Echokardiographie	kardiale Ursachen Stauungshepatopathie

Tab. 11.4: (fortgesetzt)

	Diagnostik	Deutung
3. Stufe	**Erweiterte Abklärung**	beispielhaft – ggf. zu ergänzen
	erweiterte virologische Diagnostik: Serologie/PCR	HEV, HIV, Adenovirus, HSV u. a.
	Stoffwechseldiagnostik	abhängig vom Befund (begleitende neurologische Auffälligkeiten?), ggf. gezielte Abklärung z. B. Mitochondriopathie oder auch andere Organoazidopathien bzw. Speichererkrankungen (siehe Kap. 12), familiäre Hämochromatose etc.
	genetische Diagnostik bei V. a. syndromale Erkrankung/monogenetische Erkrankungen	z. B. Alagille-Syndrom, Turner-Syndrom, PFIC etc.
	erweiterte Bildgebung	insbes. bei auffälligen/unklaren Befunden in der Sonographie zur Darstellung von Gefäßen, Gallenwegen, Tumoren etc.

11.4.2 Weitere Diagnostik

Elastographie

Sofern verfügbar kann eine Elastographie zusätzliche Information liefern. Insbesondere bei chronischen Lebererkrankungen ist sie im längerfristigen intraindividuellen Verlauf ein aussagekräftiger Parameter.

MRT

Selten notwendig – ggf. sinnvoll zur Darstellung von Gefäßen, Gallenwegen oder Raumforderungen (relativ häufig beispielsweise zur Abklärung bei V. a. Hämangiom).

Leberbiopsie

Eine Leberbiopsie ist dann indiziert, wenn sich in der Diagnostik Hinweise auf eine autoimmune Lebererkrankung wie erhöhte Autoantikörper oder ein erhöhtes IgG oder Hinweise auf einen möglichen Morbus Wilson (erniedrigtes Coeruloplasmin, niedriges Kupferserum ggf. erhöhte Kupferausscheidung im Urin) ergeben. Im Falle einer akuten Hepatitis mit anhaltend stark erhöhten Werten kann dieser Schritt auch zur Abklärung bei nicht richtungsweisenden Befunden notwendig werden. Wenn die

Werte sich zwar rückläufig zeigen, sich aber nach 3 Monaten nicht normalisiert haben, ist ebenfalls eine Biopsie zu empfehlen [3].

Schließlich ist auch im Fall von nur leicht erhöhten Werten (z. B. > 2 × obere Norm) über eine längere Zeit von mehr als 6 bis 12 Monaten ohne klare Ursache eine Leberbiopsie zu erwägen.

Take-Home-Message und „aus der täglichen Praxis"

Leicht erhöhte Transaminasen sind zwar häufig harmlos – können aber im Einzelfall auch eine schwere chronische Lebererkrankung anzeigen.

Andere Ursachen wie eine Muskelerkrankung oder eine Hämolyse müssen ausgeschlossen werden.

Die Abklärung kann abhängig von der Dynamik der Werte meist schrittweise erfolgen: Häufiges/ Behandelbares und Gefährliches zuerst.

Bei stark erhöhten Transaminasen können rückläufige Werte ggf. falsche Sicherheit suggerieren: Wenn gleichzeitig eine zunehmende Cholestase vorliegt bzw. die Syntheseleistung rückläufig ist, können fallende Werte ein drohendes Leberversagen anzeigen.

– Bei der Mehrzahl der Patienten bietet es sich an, die Transaminasen nach 1–2 Wochen „wegzukontrollieren".

– Da behandelbar und womöglich beim Übersehen für den Patienten gefährlich, sollte bei Kindern über 3 Jahren unbedingt die Frage beantwortet sein, ob ein M. Wilson oder eine Autoimmunhepatitis vorliegen kann, bei jüngeren Kindern zumindest letzteres.

Literatur

[1] Thomas L. Labor und Diagnose. 7. Auflage. Frankfurt: TH-Books-Verlags-Gesellschaft; 2007.

[2] AWMF Leitlinie: Transaminasenerhöhung bei adipösen Kindern und Jugendlichen. AWMF-Registernummer 068/022; 09/2007, Entwicklungsstufe 1.

[3] Lamireau T, McLin V, Nobili V, Vajro P. A practical approach to the child with abnormal liver tests. Clin Res Hepatol Gastroenterol. 2014;38(3):259–62. doi: 10.1016/j.clinre.2014.02.010. Epub 2014 Apr 13. PMID: 24736033.

12 Hepatomegalie

12.1 Einleitung

Dass Kinder primär mit einer Hepatomegalie auffallen, ist nicht häufig. Die möglichen Ursachen einer vergrößerten Leber sind trotzdem vielfältig. Neben primären Lebererkrankungen bzw. Stoffwechselerkrankungen, die einem sofort in den Sinn kommen, muss auch an Erkrankungen gedacht werden, die nicht primär die Leber betreffen, wie beispielsweise eine Herzinsuffizienz, die zu einer Stauung der Leber führen kann oder an maligne Erkrankungen, die die Leber infiltrieren.

Eine erste diagnostische Weiche ist die Beurteilung der Milzgröße, da das Vorliegen einer Splenomegalie (mit oder auch ohne portale Hypertension) eine grobe Zuordnung möglicher Differentialdiagnosen zulässt. Schwierig kann die Abklärung werden, wenn in der primären Diagnostik mit Labor und Sonographie keine richtungsweisenden Befunde erhoben werden. Bei nur leicht vergrößerter Leber bei einem sonst gesunden Patienten stellt sich bisweilen auch die Frage, wie offensiv diese abgeklärt werden muss. Grundsätzlich gilt: Je jünger der Patient ist und je akuter bzw. je ausgeprägter sich eine Hepatomegalie manifestiert hat, desto dringlicher und umfassender muss die Abklärung erfolgen.

12.2 Definition

Hepatomegalie/Lebervergrößerung: Aufgrund der variablen Form des Organs ist es nicht ganz einfach festzulegen, ab wann eine Leber pathologisch vergrößert ist. Als einfachstes klinisches Maß zur Beurteilung der Lebergröße wird der Unterrand der Leber unterhalb des Rippenbogens getastet bzw. durch Perkussion oder Kratzauskultation lokalisiert. Bei Neugeborenen gilt als ungefähres Maß, dass der Leberrand in der Medioklavikularlinie nicht mehr als 3,5 cm unterhalb des Rippenbogens liegen darf. Bei älteren Kindern sind es 2 cm [1]. Genauer wird die Beurteilung, wenn auch der Oberrand der Leber z. B. durch Perkussion oder noch besser durch Ausmessung der Leber an mehreren Punkten mittels Ultraschall erfolgt, da z. B. ein tief stehendes Zwerchfell zu einer Verschiebung führen kann. Bei Neugeborenen ist die normale Höhenausdehnung der Leber in der Medioklavikularlinie 4–5 cm, bei Kindern von 12 Jahren 6–8 cm.

12.3 Anamnese

Gab es oder gibt es begleitende Symptome?
- Bestand Fieber oder gab es andere Hinweise auf eine Infektion wie Durchfälle oder Ähnliches?

https://doi.org/10.1515/9783110411881-012

- Schmerzen im rechten Oberbauch könnten unter anderem auf eine rasch entstandene Spannung der Leberkapsel hinweisen. Koliken sind typisch bei Gallensteinen.
- Gab es frühere Episoden mit Ikterus bzw. Juckreiz (evtl. auch transient neonatal) oder besteht eine Gedeihstörung als Hinweis auf eine chronische Lebererkrankung?
- Hat sich die Leistungsfähigkeit verändert? Gibt es eine B-Symptomatik als Hinweis auf eine maligne Erkrankung?
- Ist ein Tremor aufgefallen oder andere neurologische Symptome bzw. Auffälligkeiten in der bisherigen Entwicklung? Das betrifft auch unklare Bewusstseinszustände oder Krampfanfälle (insbesondere im Säuglingsalter). Diese könnten auf Hypoglykämien z. B. bei Glykogenosen hindeuten.

Oft nicht sicher zu beantworten ist die Frage, wie schnell sich die Lebervergrößerung entwickelt hat.
- Gab es während der Schwangerschaft Hinweise auf eine Infektion oder eine Exposition gegenüber Medikamenten oder Drogen?

In der Familienanamnese muss nach Lebererkrankungen, Stoffwechselerkrankungen, Anämie/Hämolyse und nach autoimmunen oder ungeklärten Erkrankungen – letzteres auch im weiteren Familienkreis – gefragt werden. Kinder konsanguiner Eltern haben eine höhere Wahrscheinlichkeit, an einer vererbten Krankheit zu leiden.

12.4 Befund

Zunächst werden der Allgemeinzustand und der Ernährungszustand beurteilt. Dann wird neben der klinischen Untersuchung der Lebergröße und Konsistenz wie bereits angesprochen auf eine mögliche Splenomegalie und auf Hinweise für eine portale Hypertension (Umgehungskreisläufe) untersucht.

Weitere typische Zeichen einer chronischen Lebererkrankung sind die Leberhautzeichen (*Spider naevi*, Palmar-/Plantarerythem), ein Ikterus, Kratzeffloreszenzen, eine Gedeihstörung bzw. ein reduzierter Ernährungszustand und selten auch ein Aszites oder sogar ein hepatischer *Foetor*.

Im Rahmen der allgemeinen Untersuchung ist auf Zeichen einer möglichen Herzinsuffizienz und einer Anämie zu achten. Geschwollene Lymphknoten können auf eine Infektion oder eine hämatologische bzw. onkologische Erkrankung hindeuten.

Weitere Auffälligkeiten wie auffällige Gesichtszüge, Fehlbildungen oder neurologische Auffälligkeiten können auf Speichererkrankungen oder andere genetisch bedingte Krankheiten hinweisen.

12.5 Diagnostik

Eine Blutentnahme und eine Sonographie sollten in jedem Fall erfolgen. Bezüglich der Labordiagnostik stellt sich die Frage, wie umfassend die Untersuchungen bereits im ersten Schritt sein müssen. In seltenen Fällen liefert bereits die Sonographie spezifische Hinweise und entsprechend kann dann eine gezielte Abklärung erfolgen. Meist jedoch wird es notwendig sein, die Liste der möglichen Differentialdiagnosen Schritt für Schritt abzuarbeiten.

12.5.1 Labor

In der ersten Labordiagnostik geht es darum, Hinweise auf ein eher akutes oder ein chronisches Geschehen zu erhalten. Inwiefern sind die Leberfunktionen, also Synthese, Ausscheidung und/oder sogar die Entgiftung, betroffen? Gibt es Hinweise auf eine begleitende Hepatitis oder eine Entzündung?
– Blutbild: Beurteilung der Zellreihen: Anämie? Thrombopenie? Leukozytose/Leukopenie? Hypersplenismus (Reduktion aller Zellreihen als Folge einer Splenomegalie), atypische Zellen (EBV, Leukämie)
– Transaminasen: GOT, GPT ggf. GLDH
– Cholestaseparameter: Bilirubin, gGT, AP
– Syntheseleistung: Quick, PTT, Albumin, CHE
– ggf. D-Dimere bei V. a. Gefäßverschluss
– Ammoniak, Laktat
– Harnsäure, Triglyceride, Cholesterin

Weitere spezifische Diagnostik:
– Virusdiagnostik: HAV, HBV, HCV, EBV, CMV, ggf. weitere
– LDH, Haptoglobin (Hämolyse?)
– Coeruloplasmin, Serum-Kupfer
– Blutzucker-Tagesprofil; ggf. Fasten-Test. Bei reduzierter Fastentoleranz bzw. symptomatischen Hypoglykämien sollte vor allem die Gruppe der Glykogenosen abgeklärt werden. Allerdings treten Hypoglykämien nur bei einem Teil der Glykogenosen auf – nicht so bei den Typen II, IV und V und nur selten bei Typ VI und IX. Und andererseits kann eine reduzierte Fastentoleranz auch Folge einer anderen fortgeschrittenen Lebererkrankung sein.

12.5.2 Sonographie inklusive Duplex

Folgende Parameter werden bei der Sonographie von Patienten mit einer Hepatomegalie beurteilt:

– Lebergröße, -textur:	Bestimmung der kraniokaudalen Ausdehnung in der rechten vorderen Axillarlinie, der Medioklavikularlinie und der Sternallinie Beurteilung von Echogenität und Textur des Parenchyms: Fibrose, Zirrhose, Steatose, Infiltrate, Raumforderungen?
– Gefäße:	Lebervenen – freier Fluss, Stauung? Pfortader – Durchmesser, Flussgeschwindigkeit, Flussumkehr? Leberarterie – Fluss? portokavale Kollateralen am Leberhilus?
– Gallenwege:	Kaliber/Kalibersprünge, Wanddicke, Stau, Konkremente?
– Milzgröße, -textur:	Infiltrate, Raumforderungen, Umgehungskreisläufe, Ösophagusvarizen?
– Lymphknoten:	pathologische Lymphknoten, Raumforderungen?
– Aszites/freie Flüssigkeit:	echofreie Flüssigkeit perihepatisch, perisplenisch, interenterisch und/oder im Douglas-Raum
– portale Hypertension:	portokavale Kollateralen am Hilus erweiterte Pfortader (> = 15 mm am Hilus) Dilatation der V. lienalis (> 12 mm) Aszitesnachweis rekanalisierte Nabelvene Ösophagusvarizen

Wie in Abb. 12.1 dargestellt, kann das weitere differentialdiagnostische Vorgehen abhängig vom Vorliegen einer begleitenden Splenomegalie mit oder ohne portaler Hypertension strukturiert werden [2].

Eine begleitende Splenomegalie mit portaler Hypertension ist in der Regel die Folge einer fortgeschrittenen chronischen Lebererkrankung oder auch einer chronischen Stauungshepatopathie. Im Rahmen eines Budd-Chiari-Syndroms kann sich eine Splenomegalie auch rasch entwickeln. Bei verschiedenen Speichererkrankung findet sich oft zwar auch eine Splenomegalie, jedoch ohne die Zeichen einer portalen Hypertension (siehe Tab. 12.1). Ansonsten sollte eine begleitende Splenomegalie ohne portale Hypertension an akut infektiöse Erkrankungen (EBV, CMV) und an hämatologische Erkrankungen wie Leukämien, Lymphome, HLH oder die Langerhanszellhistiozytose denken lassen. Gegebenenfalls muss eine Knochenmarkspunktion erwogen werden.

Wenn keine Splenomegalie vorliegt, muss an Glykogenosen, aber auch an maligne Tumore – insbesondere primäre Lebertumore – gedacht werden.

Hepatomegalie

Sonographie incl. Gefäßdoppler

Splenomegalie?

ja   nein

portale Hypertension?

ja   nein

· Glykogenosen
· Tumore (primäre Lebertumore,
  Metastasen/Infiltrate)

· chronische Lebererkrankungen
  (s. Tabelle 13.1)
· chronische Stauungshepatopathie
· Glykogenose Typ IV

· akute Infektionen (insbesondere
  CMV, EBV)
· Speichererkrankungen (s. Tabelle 13.1)
· hämatologische Erkrankungen
  (Leukämien, Lymphome,
  Langerhanszell-Histiozytose,
  Thalassämie)

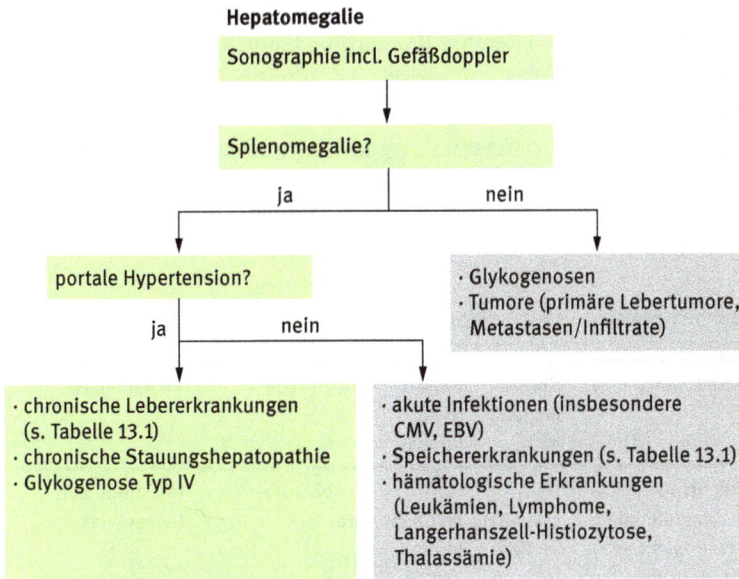

Abb. 12.1: Differentialdiagnostische Überlegungen abhängig vom sonographischen Befund.

Sofern sich aus der initialen Diagnostik kein spezifischer Verdacht ergibt, wird es notwendig, die möglichen Differentialdiagnosen Schritt für Schritt abzuklären.

Dabei ist es sinnvoll, sich an den Untergruppen wie in Tab. 12.1 dargestellt zu orientieren und bei Verdacht auch einen Stoffwechselexperten einzubeziehen.

Im Anschluss an diese erste Diagnostik muss abhängig von spezifischen Hinweisen vorgegangen werden.

Bei Verdacht auf eine Speichererkrankung ist die Analyse der Begleitsymptome für eine gezielte Diagnostik von großer Bedeutung. Spezialisierte Labore (in aller Regel an Universitätskinderkliniken lokalisiert) bieten Beratung für eine gezielte Diagnostik an.

Einzelne Krankheitsgruppen lassen sich durch „Überblicksuntersuchungen" klären:

- Mukopolysaccharidosen (klinisch: Dysostosis multiplex, Retardierung, Dysmorphie) durch Quantifizierung der Glykosaminoglykane und einer Mukopolysaccharidelektrophorese
- Oligosaccharidosen (klinisch: Retardierung) durch Dünnschichtchromatographie der Oligosaccharide
- peroxisomale Störungen (klinisch: Dysmorphien, Retinopathie, Hörstörungen): Bestimmung der überlangkettigen Fettsäuren im Serum
- andere lysosomale Speicherkrankheiten: Bestimmung einzelner Enzymaktivitäten in Leukozyten, Serum, Trockenblut

In unklaren Fällen sollte ein Konsil durch einen Augenarzt erfolgen (*cherry-red spot* bei V. a. M. Niemann-Pick, Kaiser-Fleischer-Kornealring bei V. a. M. Wilson).

Zur gezielten Diagnostik bei V. a. auf spezifische Erkrankungen sei hier auf die entsprechenden Kapitel im dritten Teil des Buches verwiesen. Bei fehlenden konkreten Hinweisen muss eine breite differentialdiagnostische Abklärung erfolgen und ggf. muss auch eine Leberbiopsie erwogen werden. Dabei bietet es sich an auch etwas Material nativ (bei < −70°) zu asservieren, um ggf. weitere Diagnostik (Enzymatik) durchführen zu können.

Tab. 12.1: Wichtige Differentialdiagnosen bei Hepatomegalie.

Gruppe	Erkrankung	Spleno-megalie	portale Hyper-tension	Diagnostik	Bemerkungen
kardiologische/ vaskuläre Ursachen	Rechtsherzinsuf-fizienz/globale Herzinsuffizienz/ Kardiomyopathie	(+) erst spät im Ver-lauf	(+) erst spät im Ver-lauf	Echokardio-graphie	reduzierte Leis-tungsfähigkeit
	Budd-Chiari-Syndrom	+	+	Doppler-Sonogra-phie der Lebervenen	Druckgefühl, Schmerzen, Aszites
	veno-occlusive disease (VOD)	(+)	+	akute Leber-schwellung, Aszites, ggf. por-talvenöse Fluss-umkehr	im Rahmen der Therapie bei Knochenmarks-transplantation, seltener toxisch durch Medikamen-te/Intoxikation
hämatologisch/ onkologische Ursachen	primäre Tumoren der Leber: Hepa-toblastom, HCC, Hämangioendo-theliom	–	–	Sonographie: Infiltrate, Lym-phome, RF	ggf. Gewichtsver-lust, Leistungs-abfall
	Leukämien	+	+		ggf. Anämie
	Lymphome	+/–	+/–		ggf. B-Symptomatik
	HLH	+	–		jenseits Säuglings-alter meist durch fieberhafte Infekte getriggert
	Langerhanszell-Histiozytose	+	–		

Tab. 12.1: (fortgesetzt)

Gruppe	Erkrankung	Spleno-megalie	portale Hyper-tension	Diagnostik	Bemerkungen
infektiös	chronische Hepatitis B/C	+	+	Labor	meist perinatale Infektion
	CMV, EBV	+	–	Labor	
	Echinokokkus-zyste(n)	–	–	Sonographie/ Labor	Risiko in südlichen Ländern höher
„Speicher-erkrankungen"	Glykogenosen	–	–	Hinweise auf Hypoglykämien? Harnsäure, TG, Cholesterin erhöht? ggf. Quantifizie-rung von Glyko-gen im Leber-gewebe	sehr ausgeprägte Organvergrößerung möglich
	Glykogenose Typ IV	+	+	Harnsäure, TG, Cholesterin er-höht? ggf. Quantifizie-rung von Glyko-gen im Leberge-webe	
	lysosomale Spei-chererkrankungen: Mukopolysacchari-dosen, Oligo-saccharidosen, Sphingolipidosen, Mukolipidosen	+	–	Labordiagnostik: siehe oben – ggf. Absprache mit spezialisiertem Labor	teilweise schwere neurologische Symptome
	peroxisomale Erkrankungen – insbes. Zell-wegersyndrom	–(+)	– (sekun-där bei Zirrhose)		breites Spektrum, typisches Gesicht, kurze Gliedmaßen

Tab. 12.1: (fortgesetzt)

Gruppe	Erkrankung	Spleno-megalie	portale Hyper-tension	Diagnostik	Bemerkungen
chronische/ angeborene Lebererkrankungen	M. Wilson	+/– Splenomegalie ggf. sekundär bei fortgeschrittener Erkrankung mit portaler Hypertension	+/–	Coeruloplasmin, Kupfer i. S./Kupfer im Urin; ggf. Genetik, Leberbiopsie, Augenarzt	
	Alpha-1-AT-Mangel			Alpha-1-AT i. S., Genetik/Phänotypisierung des Alpha-1-AT	
	CF-assoziierte Hepatopathie			Schweißtest/ Genetik	
	Fettleber (MAFLD)			Sonographie/ Histologie	
	kongenitale Leberfibrose			Histologie	
	autoimmune Lebererkrankungen (AIH, AIC, PSC, …)			Labor/Histologie	

Take-Home-Message und „aus der täglichen Praxis"

Eine Hepatomegalie sollte immer sonographisch und labordiagnostisch abgeklärt werden. Neben der Frage nach einer begleitenden Splenomegalie mit oder ohne portaler Hypertension können begleitende Symptome oder Fehlbildungen wichtige Hinweise auf mögliche Ursachen geben.

Neben Ursachen, die primär die Leber betreffen wie z. B. Speichererkrankungen, muss auch an andere Ursachen wie eine Stauung oder Infiltrate gedacht werden.

In manchen Fällen ist es sinnvoll, frühzeitig Stoffwechsler und Hämatologen/Onkologen in die Diagnostik mit einzubinden.

Literatur

[1] Wolf AD, Lavine JE. Hepatomegaly in neonates and children. Pediatr Rev. 2000;21(9):303–10. doi: 10.1542/pir.21-9-303. PMID: 10970452.

[2] Fitzpatrick E, Dhawan A. Hepatomegaly. In: Practical algorithms in pediatric gastroenterology. Ron Shaoul (Ed.). Basel: Karger; 2014.

13 Akutes Leberversagen

13.1 Einleitung

Ein Leberversagen ist immer ein potenziell lebensbedrohlicher Zustand und die Therapie erfordert ein multidisziplinäres intensivmedizinisches Vorgehen. Insbesondere Stoffwechselerkrankungen, Infektionen, autoimmune Erkrankungen und Intoxikationen müssen erwogen werden. Letztlich kann aber ein erheblicher Anteil (40–65 %) der Erkrankungen ursächlich nicht geklärt werden [1,2]. Entscheidend für die Prognose sind das frühe Erkennen und die weitere Behandlung in einem spezialisierten Zentrum. In diesem Zusammenhang ergeben sich für das folgende Kapitel insbesondere drei Fragen:
- Wann muss man an ein mögliches Leberversagen denken und woran erkennt man einen ungünstigen Verlauf?
- Wann muss man die Verlegung in ein Zentrum erwägen?
- Welche Differentialdiagnosen erfordern und ermöglichen eine spezifische Behandlung und bedürfen deshalb einer besonders schnellen Zuordnung?

Ein akutes Leberversagen entsteht durch eine schwere Schädigung des Leberparenchyms mit ausgedehntem Zelluntergang. Neben den meist stark erhöhten Transaminasen ist es durch einen cholestatischen Ikterus, einen Ausfall bzw. eine schwere Einschränkung der Synthese von Gerinnungsfaktoren mit folgender Blutungsneigung sowie eine gestörte Entgiftungsfunktion gekennzeichnet. Es kann sich eine hepatische Enzephalopathie bis hin zum Koma entwickeln. Auch der Glukosestoffwechsel und der Säure-Basen-Haushalt können gestört sein, sekundär kann ein Nierenversagen im Rahmen eines hepatorenalen Syndroms ebenso wie eine Lungenfunktionsstörung (hepatopulmonales Syndrom) auftreten.

Morbidität und Mortalität sind hoch. In einer aktuellen Erhebung in Deutschland (lt. Zwischenbericht mit 145 Patienten) fand sich eine komplette Erholung der Leberfunktion in 40 % der Fälle, während 27 % verstorben sind und weitere 21 % transplantiert wurden [1]. Entsprechend wichtig ist es, das (drohende) Organversagen frühzeitig zu erkennen, um eine optimale Behandlung in einem spezialisierten Zentrum mit der Option einer Lebertransplantation zu ermöglichen.

Ein akutes Leberversagen kann in jedem Alter auftreten. Neugeborene und Säuglinge machen jeweils etwa ein Viertel aller Fälle im Kindesalter aus und unterscheiden sich bezüglich der möglichen Ursachen von älteren Kindern. Eine Aufstellung der Ursachen nach dem Alter aus einer größeren Untersuchung zeigt Tab. 13.1.

https://doi.org/10.1515/9783110411881-013

Tab. 13.1: Ursachen des Leberversagens in den ersten sechs Lebensmonaten gegenüber einer späteren Manifestation [2].

Diagnose	1. Lebenshalbjahr (n = 149)	ab 2. Lebenshalbjahr (n = 554)
unklar	61 (41 %)	268 (48 %)
medikamentoxisch	3 (2 %)	108 (20 %)
AIH	0 (0 %)	48 (9 %)
metabolisch	27 (18 %)	41 (7 %)
infektiös	20 (13 %)	25 (5 %)
andere	38 (26 %)	64 (11 %)

Gelegentlich geht das akute Leberversagen mit einer Störung des blutbildenden Systems mit Leukopenie, Thrombopenie oder auch aplastischer Anämie einher. Dies kann dem Leberversagen zeitlich auch vorangehen und es erhöht das Risiko für einen ungünstigen Verlauf.

13.2 Definition

Akutes Leberversagen: Funktionsstörung der Leber durch eine akute Schädigung des Organs. In Studien werden folgende Diagnosekriterien gefordert [3]:
- biochemische Evidenz einer akuten Leberschädigung (erhöhte GPT, GOT und/ oder erhöhtes gesamtes/direktes Bilirubin) und
- Nachweis einer Koagulopathie (INR > 2,0 oder PTT ≥ 20 Sekunden), die nicht durch die Gabe von Vitamin K korrigierbar ist bzw. beim Nachweis einer hepatischen Enzephalopathie (INR < 1,5 oder PTT ≥ 15 Sekunden)
- Abwesenheit einer chronischen Lebererkrankung

Da sich ein Leberversagen aber immer aus einem Prozess heraus entwickelt und die Funktionsstörungen von Eiweißsynthese, Entgiftung, Galleausscheidung und auch Kohlenhydratstoffwechsel unterschiedlich rasch auftreten können, ist es klinisch oftmals schwer, einen exakten Zeitpunkt zu definieren. Meist – aber eben nicht immer – tritt eine Gerinnungsstörung aufgrund reduzierter Synthese von Gerinnungsfaktoren auf, bevor eine Störung der Entgiftung messbar oder sogar klinisch als hepatische Enzephalopathie auffällig wird.

Außerdem ist es initial oft nicht möglich, ein akutes Leberversagen gegen ein Leberversagen auf der Basis einer chronischen Lebererkrankung abzugrenzen. Bei verschiedenen Erkrankungen wie z. B. dem Morbus Wilson oder einer autoimmunen Hepatitis kann es auf der Basis der (möglicherweise bislang nicht erkannten) chronischen Grunderkrankung zu einer akuten krisenhaften Verschlechterung kommen, die sich dann klinisch wie ein akutes Leberversagen präsentieren kann. Dieser Umstand wird als *„acute-on-chronic"* bezeichnet.

Hepatische Enzephalopathie (HE): Durch die gestörte Entgiftungsfunktion der Leber gelangen toxische Metabolite über die Blut-Hirn-Schranke. Hierdurch entstehen unter anderem osmotische Effekte, die zu einem Anschwellen und einer Funktionsstörung der Astrozyten bis hin zu einem schweren Hirnödem mit Koma führen können. Klinisch wird die HE in vier Schweregrade eingeteilt (siehe Tab. 13.2). Die Zuordnung wird dadurch erschwert, dass die klinische Beurteilung insbesondere bei Säuglingen schwierig ist und dass die Gefahr besteht, eine HE nicht oder erst spät zu erkennen. Etwas mehr als die Hälfte der Kinder mit akutem Leberversagen zeigen eine (meist geringgradige) HE [3].

Hepatopulmonales Syndrom: Seltene, aber sehr schwerwiegende Komplikation vor allem bei Patienten mit chronischem Leberversagen oder schwerer chronischer portaler Hypertension. Es entsteht durch Gefäßdilatation bzw. auch durch Angioneogenese in der Lungenstrombahn, wodurch ein zunehmendes Shuntvolumen entsteht. Klinisch zeigt sich eine Dyspnoe und eine reduzierte O_2-Sättigung anfangs vor allem bei Belastung, später auch in Ruhe. Es hat bei Kindern und Erwachsenen eine hohe Mortalität und die einzige effektive Therapie scheint die Lebertransplantation zu sein.

Hepatorenales Syndrom: Tritt bei terminaler Lebererkrankung häufiger auf als das hepatopulmonale Syndrom. Ist gekennzeichnet durch eine eingeschränkte Nierenfunktion bis hin zum funktionellen Nierenversagen ohne eigentliche Nierenschädigung. Es entsteht am ehesten durch die Vasodilatation arterieller Gefäße (insbesondere im Splanchnicusgebiet), die anfangs noch durch renal wirkende Vasokonstriktoren (Renin-System, NO etc.) kompensiert werden kann, im Verlauf aber zu einem rasch progredienten Nierenversagen führen kann. Beste Therapie ist wiederum die zeitnahe Lebertransplantation. Überbrückend kann der Einsatz von Terlipressin, ggf. in Verbindung mit einer Albuminsubstitution, oder auch eine Hämodialyse notwendig sein.

13.3 Anamnese

Akut berichten Eltern/Patienten gegebenenfalls von Abgeschlagenheit und Müdigkeit und einem Ikterus. Gelegentlich bestehen auch Bauchschmerzen (Kapselschmerz der Leber), Übelkeit und Erbrechen. Manche Kinder haben Fieber als Zeichen einer Infektion, gleichzeitig kann aber bei verschiedenen Stoffwechselerkrankungen auch eine banale Infektion und der daraus folgende katabole Stoffwechsel die Ursache für eine Dekompensation sein. Bei der weiteren Anamnese wird nach dem Kontakt zu infektiösen Erregern bzw. Symptomen einer Infektion gefragt. Mit der Frage nach früheren Episoden mit Ikterus oder Pruritus sollte man nach Hinweisen auf eine zugrundeliegende chronische Lebererkrankung (AIH, M. Wilson, PFIC) oder seltene andere genetisch determinierte Erkrankungen (z. B. *recurrent acute liver failure* – RALF [4]) suchen. Eine Vorgeschichte mit Krampfanfällen oder anderen neurologischen Symptomen bzw. Entwicklungsstörungen kann auf eine Systemerkrankung wie z. B. eine Mitochondriopathie hinweisen.

Außerdem muss sorgfältig jede Substanzeinnahme abgeklärt werden. Darunter fallen Medikamente (Paracetamol!), aber auch „Hausmittelchen", Drogen oder andere Noxen (Pilze, Lebensmitteltoxine, Pflanzen, Chemikalien ...), insbesondere bei Kleinkindern.

In der Familienanamnese muss nach (unklaren) Lebererkrankungen, neurologischen Erkrankungen und Todesfällen gefragt werden.

13.4 Befund

Neben der Beurteilung des Allgemeinzustandes liegt bei der allgemeinen Untersuchung das Augenmerk auf Herz-Kreislauf-System und Atmung und natürlich auf der Beurteilung von Leber- und Milzgröße, des Hautkolorits und der Skleren und dem Vorhandensein von Leberhautzeichen bzw. Umgehungskreisläufen.

Bei der Untersuchung des Herz-Kreislauf-Systems und der Lungen sollte auf Hinweise für ein hepatopulmonales Syndrom (Tachypnoe, leicht erniedrigte Sauerstoffsättigung, später Lungenödem) geachtet werden. Rein klinisch ist es in frühen Stadien aber nur schwer zu erfassen. Hinweisend ist eine erniedrigte Sättigung in der Pulsoxymetrie, optimal ist die arterielle Blutgasanalyse.

Eine eingeschränkte Nierenfunktion kann im Rahmen eines hepatorenalen Syndroms zu einer deutlichen Überwässerung führen. Da sich dieses bei milder Ausprägung klinisch nicht sicher erkennen lässt, sollten Ein- und Ausfuhr bilanziert werden und regelmäßig entsprechende Labordiagnostik erfolgen (Serum-Kreatinin und -Harnstoff, Cystatin C, ggf. Kreatinin-Clearance).

Bei der neurologischen Beurteilung geht es um mögliche vorbestehende Auffälligkeiten sowie akut darum, Hinweise auf eine hepatische Enzephalopathie zu erkennen. Diese sind bei Kindern (besonders Säuglingen – siehe oben) in frühen Stadien oft schwer zu erfassen. Meist fallen anfangs nur Unruhe und vermehrtes Schreien oder ein gestörter Schlafrhythmus auf. Probleme von Koordination und Feinmotorik können bei älteren Kindern mit täglicher Beurteilung von Schriftproben (siehe Abb. 13.1) erfasst werden. Bei fortgeschrittener Enzephalopathie treten deutliche Störungen der Vigilanz auf. Klinisch sollte dann regelmäßig (mehrmals tägl.) eine Beurteilung nach der Glasgow Coma Scale erfolgen.

Tab. 13.2: Klinische Einteilung der hepatischen Enzephalopathie [5].

Grad	klinischer Befund
Grad 0	normal
Grad 1	verwirrt, Stimmungsschwankungen, nicht beruhigbar, Wesensänderung – normale oder gesteigerte Reflexe
Grad 2	schläfrig, inadäquates Verhalten, nicht beruhigbar, Wesensänderung – normale oder gesteigerte Reflexe
Grad 3	Stupor, Somnolenz, Wehrigkeit, befolgt aber evtl. einfache Kommandos – gesteigerte Reflexe, ggf. Babinski +
Grad 4	komatös, wacht bei schmerzhaften Stimuli auf, reagiert aber nicht – keine Reflexe

13.5 Diagnostik

Die Diagnostik hat drei Ebenen:

Zunächst geht es darum, die Dynamik und das Risiko für eine Verschlechterung und Komplikationen durch engmaschige Kontrollen von klinischem Status und Labor abzuschätzen. Klinisch liegt der Fokus auf möglichen Zeichen einer hepatischen Enzephalopathie und im Labor auf den Parametern der Leberzellschädigung, der Synthese, der Entgiftung und Galleausscheidung sowie der Blutzucker-Homöostase und des Säure-Basen-Haushaltes. Zur Beurteilung müssen diese immer gemeinsam betrachtet werden, denn ein Abfall der Transaminasen, der ja meist ein gutes Zeichen ist, kann auch ein Alarmzeichen sein und auf eine baldige Dekompensation hinweisen, wenn sich gleichzeitig die Funktion verschlechtert.

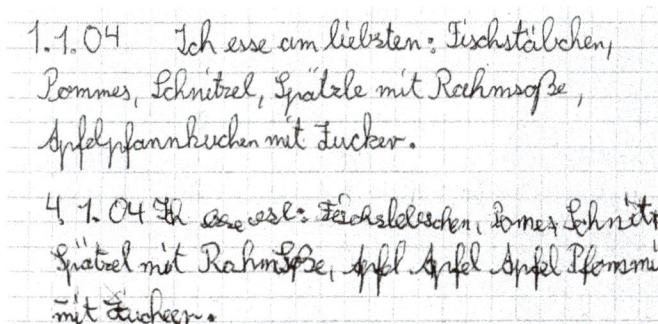

Abb. 13.1: Schriftproben eines 9-jährigen Mädchens mit zunehmendem Leberversagen bei M. Wilson. Neben der Störung der Feinmotorik finden sich Zeichen einer kognitiven Einschränkung.

> **Merke:** Die Kombination aus fallenden Transaminasen und einem steigenden Bilirubin ist oftmals ein schlechtes prognostisches Zeichen.

Regelmäßig muss die Frage gestellt werden, wie hoch die Wahrscheinlichkeit für eine Erholung der Leberfunktion, also für ein Überleben ohne Transplantation ist.

Bei eingeschränkter Gerinnungsfunktion wird immer eine intravenöse Vitamin-K-Substitution erfolgen, um einen möglichen Mangel aufgrund einer Cholestase auszugleichen und um das Ansprechen der Synthesefunktion zu überprüfen (siehe Tab. 13.3).

Tab. 13.3: Vitamin-K-Substitution bei Koagulopathie – die Kontrolle der Werte erfolgt nach 4–6 Stunden [6].

Alter	Dosis – i. v.
Neugeborene, Säuglinge	2–3 mg
ab 2. Lebensjahr	1 mg/Lebensjahr, maximal 10 mg

Neben anhaltend sehr hohen Transaminasen und einer eingeschränkten Syntheseleistung allgemein sind folgende Aspekte Hinweise auf eine schlechte Prognose und sollten Anlass sein, umgehend ein Transplantationszentrum zu kontaktieren, um ggf. eine rasche Verlegung zu ermöglichen (mit freundlicher Genehmigung von F. Brinkert, UKE Hamburg).
- erhöhte Werte für Laktat/Ammoniak
- Azidose (pH < 7,3)
- (V. a.) hepatische Enzephalopathie
- instabiler Blutzucker
- Faktor V deutlich erniedrigt
- Bilirubin > 10 mg/dl
- Niereninsuffizienz

Auf der zweiten Ebene der Diagnostik muss natürlich versucht werden, die Ursache zu ermitteln, um ggf. eine gezielte Behandlung einzuleiten oder auch um Multisystemerkrankungen zu erkennen, die nicht behandelbar sind und eine Lebertransplantation ausschließen. Einen Überblick hierzu gibt Tab. 13.4.

Tab. 13.4: Differentialdiagnostische Abklärung bei akutem Leberversagen in Anlehnung an [5].

Gruppe	Diagnose	Parameter	Bemerkung
Infektionen	insbesondere Virusinfektionen: Herpesviren (HSV 1 + 2, HHV6) Hepatitis A, B, C (selten) akute Hepatitis durch andere Viren (Adenoviren, EBV, CMC, Enteroviren) selten im Rahmen bakterieller (gramnegativer) Sepsis	Serologie ggf. eingeschränkt zuverlässig, da früh noch nicht positiv; bei Säuglingen auch Leihtiter der Mutter sichere Aussage durch PCR-Diagnostik	HSV-Infektionen insbesondere bei Neonaten, (cave: systemische Infektionen ggf. inkl. ZNS) Antivirale Behandlung bei einzelnen Erkrankungen möglich!
Stoffwechselerkrankungen	Mitochondriopathien	Laktat, Pyruvat	Häufig neurologische Beteiligung: Damit möglicherweise Kontraindikation für eine Lebertransplantation
	Galaktosämie	reduzierende Substanzen (Urin) Galaktose (Serum) GALT-Aktivität (Erythrozyten)	Manifestation in den ersten Lebenstagen Oft begleitende Sepsis. Behandelbar durch Diät (galaktosefrei)
	Tyrosinämie Typ 1	Hämolyse AFP exorbitant erhöht (cave: im Säuglingsalter deutlich höhere Normwerte) Aminosäureprofil (Serum) Aminosäuren/organische Säuren – Succinylaceton (Urin)	Akut kein Tyrosin, kein Phenylalanin, Katabolismus vermeiden NTBC
	Morbus Wilson	Coeruloplasmin, Kupfer (Serum), Kupferausscheidung (24-Stunden-Sammelurin) Hämolyseparameter	nicht vor dem 3. Lebensjahr; chronische Erkrankung – kann sich in akuter Krise wie ein akutes Leberversagen manifestieren; therapeutisch Chelatbildner – evtl. einschleichen – Plasmapherese

Tab. 13.4: (fortgesetzt)

Gruppe	Diagnose	Parameter	Bemerkung
autoimmune/ alloimmune Erkrankungen	autoimmune Hepatitis	IgG, ANA, LKM, SMA (Serum)	Behandlungsversuch mit systemischen Steroiden
	gestational alloimmune liver disease (GALD) (früher: neonatale Hämochromatose)	Ferritin hoch (Serum) MRT (Pankreas) Mundschleimhautbiopsie besonders Gerinnung betroffen, Transaminasen manchmal nicht erhöht, häufigste Ursache bei Neonaten, häufig Geschwister mit ähnlicher Anamnese	Behandlung mit intravenösen Immunglobulinen Austauschtransfusion symptomatisch Gerinnungsfaktoren
Intoxikationen	Medikamenten-Intoxikation insbes. Paracetamol (PCM)	PCM-Spiegelmessung (4 Stunden nach Ingestion) (Serum) (cave: repetitive Einnahme) ggf. Screening im Urin	bei PCM – Behandlung mit ACC – früher Behandlungsbeginn (siehe Abb. 13.2)
	Pilzvergiftungen	ggf. Spiegelbestimmung möglich, z. B. Amatoxin	bei Amatoxin Silibinin frühzeitig hoch dosiert Penicillin G
hämatologisch/onkologisch	hämophagozytische Lympho-Histiozytose	Triglyceride hoch, niedriges Fibrinogen, hohes Ferritin, erhöhter IL-2-Rezeptor (Serum) wenig/keine NK-Zell-Aktivität Zytopenie ggf. Histologie	Steroide, Chemotherapie, KMT
	Leukämien/Lymphome	Blutbild/Differenzierung, Harnsäure, LDH	gemäß onkologischer Maßgabe

Aufgrund des Zeitdrucks ist eine schrittweise Abklärung meist nicht möglich. Wichtig ist, vor der ersten Substitution von Blutprodukten insbesondere die Erreger-Diagnostik zu komplettieren und auch Material für mögliche weitere Untersuchungen zu asservieren. Die Diagnostik schließt eine sorgfältige Sonographie und abhängig von Befund und Verlauf ggf. auch weitere Bildgebung ein. Eine Leberbiopsie kann helfen, die Prognose abzuschätzen oder auch Hinweise auf die Ursache zu finden, allerdings ist sie bei ausgeprägter Koagulopathie aufgrund des Blutungsrisikos oftmals nicht als perkutane Nadel-Biopsie möglich. Sofern verfügbar, ist eine transjuguläre oder alternativ eine offen chirurgische Biopsie zu erwägen.

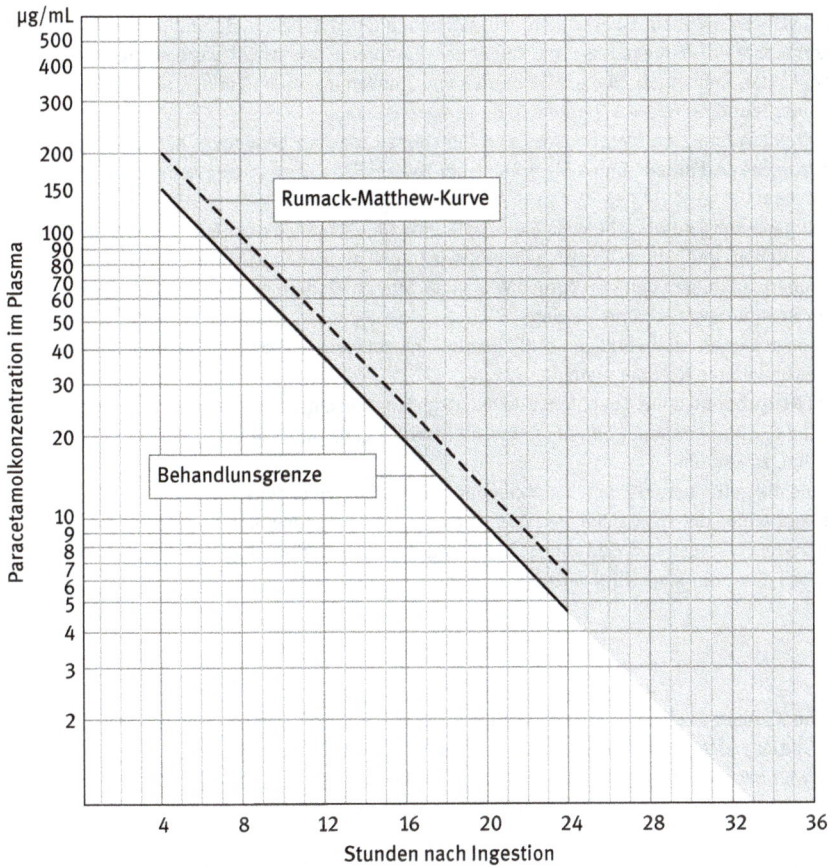

Abb. 13.2: Paracetamolintoxikation, Spiegel nach Ingestionszeitpunkt vs. Therapie. Die durchgezogene Linie liegt 25 % unter dem „toxischen" Bereich. Cave: Anwendung nur bei einem einzelnen Ingestionszeitpunkt, nicht für prolongierte bzw. repetitive Einnahmezeitpunkte.

Auf einer dritten Ebene schließlich muss frühzeitig eine möglicherweise notwendige Transplantation organisiert werden (ggf. einschließlich der Option der Lebendspende durch Eltern oder Verwandte).

Take-Home-Message und „aus der täglichen Praxis"

Ein akutes Leberversagen ist selten und kann sich aus unterschiedlichen Situationen heraus entwickeln.

Diagnostische Einordnung, Einschätzung der Prognose und ggf. Einleitung der Maßnahmen für eine spätere LTX müssen häufig parallel laufen.

Insbesondere bei noch ungeklärten Erkrankungen mit hohen Transaminasen muss an die Möglichkeit eines ungünstigen Verlaufes gedacht und frühzeitig Kontakt mit einem Transplantationszentrum aufgenommen werden.

Um einen schweren Verlauf zu erkennen, müssen neben dem klinischen Befund (Hinweise auf eine Enzephalopathie) insbesondere die folgenden Parameter überwacht werden: Säure-Basen-Haushalt, Laktat, Ammoniak, (direktes) Bilirubin und Transaminasen im Verlauf, plasmatische Gerinnung (insbesondere Faktor 5) und die Glukosehomöostase.

Bei jüngeren Kindern sind metabolische und infektiöse Ursachen besonders häufig, bei älteren Kindern toxische und autoimmune. Ein erheblicher Teil der Fälle kann ätiologisch nicht sicher eingeordnet werden.

Potenziell behandelbare Ursachen wie eine GALD, eine Galaktosämie oder eine Tyrosinämie Typ 1 im Neugeborenen- und jungen Säuglingsalter sowie Intoxikationen (z. B. Paracetamol, Amatoxin), Autoimmunerkrankungen und der Morbus Wilson bei älteren Kindern müssen rasch diagnostiziert und einer Behandlung zugeführt werden.

– Bei einem akuten Leberversagen sollte immer versucht werden die Koagulopathie durch die Gabe von Vitamin K zu behandeln.

– Beim Neugeborenen mit Koagulopathie bei vergleichsweise niedrigen Transaminasen muss an eine GALD (*gestational allo-immune liver disease*) gedacht werden, um ggf. eine Therapie einleiten zu können.

– Gerade die gefürchteten Komplikationen des akuten Leberversagens wie die hepatische Enzephalopathie, die Hypoglykämie, aber auch drohende Blutungskomplikationen bei eingeschränkter Synthese von Gerinnungsfaktoren unter Substitution sind oft schwer zu monitoren, was eine sehr enge Überwachung notwendig macht.

Literatur

[1] Staufner C. Akutes Leberversagen. Jahresbericht der ESPED 2018. https://www.unimedizin-mainz.de/esped/ergebnisse/berichte.html (letzter Zugriff: 20.10.2021).

[2] Narkewicz MR, Dell Olio D, Karpen SJ, et al. Pediatric Acute Liver Failure Study Group. Pattern of diagnostic evaluation for the causes of pediatric acute liver failure: an opportunity for quality improvement. J Pediatr. 2009;155:801–806.

[3] Squires RH Jr, Shneider BL, Bucuvalas J, et al. Acute liver failure in children: the first 348 patients in the pediatric acute liver failure study group. J Pediatr. 2006;148:652–658.

[4] Staufner C, Haack TB, Köpke MG, et al. Recurrent acute liver failure due to NBAS deficiency: phenotypic spectrum, disease mechanisms, and therapeutic concepts. J Inherit Metab Dis. 2016;39:3–16.

[5] Lutfi R, Abulebda K, Nitu ME, et al. Intensive Care Management of Pediatric Acute Liver Failure. J Pediatr Gastroenterol Nutr. 2017;64:660–670.

[6] Ganschow R, Brinkert F, Grabhorn E. Akutes Leberversagen bei Kindern und Jugendlichen – Wann tritt es auf, was ist zu tun? Notfallmedizin up2date. 2014;9:45–60.

14 Cholestase im frühen Säuglingsalter

14.1 Einleitung

Eine Cholestase ist beim Neugeborenen und beim jungen Säugling immer Zeichen für eine potenziell bedrohliche Erkrankung und die Abklärung und Behandlung sollte möglichst in einem spezialisierten Zentrum erfolgen. Sie ist mit einer geschätzten Häufigkeit von 1:2.500 relativ selten. Da aber 5–15 % aller Reifgeborenen über die zweite Lebenswoche hinaus im Rahmen einer meist harmlosen indirekten Hyperbilirubinämie ikterisch sind, besteht die erste wichtige Aufgabe darin, unter diesen vielen klinisch oft sonst gesunden Babys diejenigen zu erkennen, deren Ikterus auf einer Cholestase beruht. Im Rahmen der Vorsorgeuntersuchungen U2, U3 (und U4) werden Stuhlfarbkarten verwendet, da entfärbte Stühle (Abb. 14.1) als weiteres wichtiges Zeichen für eine Cholestase leicht übersehen werden. Schließlich muss aber bei jedem verlängerten Ikterus eine Blutentnahme klären, ob eine rein indirekte Hyperbilirubinämie vorliegt oder ob auch das direkte Bilirubin erhöht ist.

Gallengangatresie oder keine Gallengangatresie? Die wichtigste Differentialdiagnose der cholestatischen Erkrankungen in diesem Alter ist die Gallengangatresie, die möglichst innerhalb der ersten 4 (bis 6) Lebenswochen diagnostiziert werden muss, um eine frühe Behandlung zu ermöglichen. Daher empfehlen die internationalen hepatologischen Fachgesellschaften beim Ikterus prolongatus – bei nicht gestillten Kindern mit 2 Wochen, bei gestillten mit 3 Wochen – eine Labordiagnostik zur Bestimmung von Gesamtbilirubin und direktem Bilirubin, während interessanterweise die neonatologischen Leitlinien dies erst im Alter von 4 Wochen vorsehen [1,2].

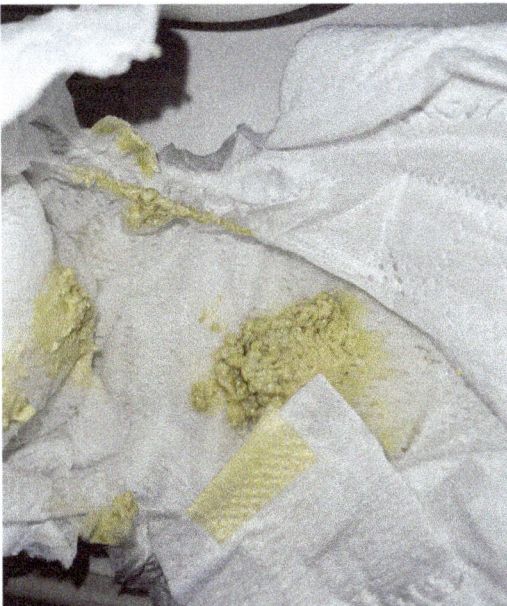

Abb. 14.1: Teilweise entfärbter, nahezu acholischer Stuhl (mit freundlicher Genehmigung von PD Dr. Rüdiger Adam, UMM).

https://doi.org/10.1515/9783110411881-014

Die Liste möglicher Differentialdiagnosen neben der Gallengangatresie ist lang, wobei es eine Handvoll Diagnosen sind, die einen großen Anteil ausmachen und rasch abgeklärt werden können oder aus der Anamnese vermutet werden können (siehe Tab. 14.1).

Ein cholestatischer Ikterus kann auch das führende Symptom im Rahmen einer neonatalen Hepatitis sein. In diesem Fall ist er die Folge einer hepatozellulären Schädigung und ein Teil der betroffenen Kinder ist klinisch schwer krank mit deutlich reduziertem Allgemeinzustand. Da sich häufig aber das klinische Bild kaum von anderen cholestatischen Erkrankungen des jungen Säuglings unterscheidet, wird der Begriff zunehmend verlassen und es wird eher allgemein von den cholestatischen Erkrankungen des Säuglings gesprochen („infantile conjugated bilirubinaemia disorders [ICBRDs]") [3].

Tab. 14.1: Häufigste Differentialdiagnosen der Cholestase im Säuglingsalter und Häufigkeiten [4].

Diagnose	Häufigkeit
Gallengangatresie	26 %
Infektionen (CMV*, Sepsis*, kongenitale Syphilis, …)	11 %
TPE-assoziierte Cholestase (TPE – totale parenterale Ernährung)	6 %
Alpha-1-AT-Mangel	4 %
Stoffwechselerkrankungen (Galaktosämie*, Glykogenosen, Tyrosinämie*, …)	4 %
perinatale Hypoxie*	4 %
Alagille-Syndrom und nicht-syndromale intrahepatische Gallengangshypoplasie	3 %
Choledochuszyste	2 %
Hypopituitarismus/Hypothyreose/Hypokortisolismus	2 %
Hämolyse	1 %
PFIC	1 %
zystische Fibrose	1 %
andere (Syndrom der eingedickten Galle, Trisomie, seltene monogenetische Erkrankungen …)	7 %
idiopathische/kryptogene neonatale Hepatitis*	26 %
* häufig Manifestation als neonatale Hepatitis	

Differentialdiagnostisch stehen somit eine Reihe von schwerwiegenden Erkrankungen im Raum und bei der diagnostischen Abklärung ist Eile geboten. Der kleine Patient sollte also regelhaft stationär aufgenommen werden.

14.2 Definition

Cholestase: Störung der Galleausscheidung. Diese Störung kann bedingt sein durch
- eine allgemeine Störung der hepatozellulären Funktion bzw. vermehrten Zelluntergang wie bei einer schweren Hepatitis,
- durch eine spezifische Störung der Bildung oder der Exkretion der Galle aus dem Hepatozyten wie bei bestimmten Transporterdefekten oder bei Gallensäuresynthesedefekten und/oder
- durch einen gestörten Abfluss über die Gallenwege, wie beispielsweise bei einem Verschluss der Gallenwege durch ein Konkrement oder einen Tumor – bzw. beim Säugling durch die Gallengangatresie oder durch Fehlbildungen der Gallenwege.

Laborchemisch wird die Cholestase durch eine Erhöhung des direkten Bilirubins und der Gallensäuren nachgewiesen. Beim Säugling gilt ein direktes Bilirubin von > 1 mg/dl als pathologisch. Auch wenn diese Grenze bei stark erhöhtem Gesamtbilirubin gelegentlich überschritten wird, ohne dass eine Cholestase zugrunde liegt, sind erhöhte Werte zumindest kontrollbedürftig.

Neonatale Hepatitis (NH): Als klinisch beschreibender Begriff ist sie nicht gut definiert und schwer abzugrenzen. Sie bezeichnet eine Gruppe von Krankheitsbildern, die im frühen Säuglingsalter zu einer hepatozellulären Störung und damit sekundär auch zu einer Cholestase führen. Die Prognose ist besonders ernst, wenn die Leber bei der Palpation verhärtet erscheint bzw. in der Bildgebung einen bindegewebigen Umbau zeigt oder wenn Synthese- und/oder Entgiftungsfunktion eingeschränkt sind. Die Mehrzahl der Kinder mit neonataler Hepatitis zeigt diese Warnzeichen jedoch nicht und bei milden Verläufen finden sich ggf. auch keine Zeichen einer Cholestase. In diesen Fällen ist die Prognose günstig und es kommt meist zu einer spontanen Erholung.

Gallengangatresie (früher extrahepatische G., EHBA, EHGA): Mit einer Häufigkeit von 1:15.000 bei Kaukasiern seltene Erkrankung der Gallenwege, bei der es meist in den ersten Lebenswochen, in einigen Fällen aber bereits pränatal zu einer entzündlichen Degeneration mit Obliteration und Fibrosierung der großen Gallenwege kommt. Dies führt zu einer schweren Cholestase und unbehandelt zur biliären Zirrhose mit terminaler Leberinsuffizienz innerhalb des ersten Lebensjahres.

Kryptogene/idiopathische neonatale Hepatitis – Ausschlussdiagnose: Neonatale Hepatitis für die keine spezifische Ursache gefunden wird.

Merke: Durch die gestörte Aufnahme fettlöslicher Vitamine im Rahmen der Cholestase haben betroffene Kinder ein hohes Risiko für einen Vitamin-K-Mangel. Daher sollte bei Nachweis einer Cholestase im Säuglingsalter neben der weiteren Abklärung immer und umgehend eine Gerinnungsanalytik eingeleitet werden und auch bei normalen Werten eine Substitution von Vitamin K (regelhaft 2 mg) intravenös erfolgen, um das Risiko einer (zerebralen) Vitamin-K-Mangel-Blutung zu minimieren. Bei erniedrigten Werten kann zudem durch eine kurzfristige Kontrolle der plasmatischen Gerinnung z. B. 24–36 Stunden nach Substitution zwischen einem Vitamin-K-Mangel und einer nachhaltig gestörten Lebersynthese unterschieden werden.

14.3 Anamnese

Aufgabe der Anamnese ist zum einen, frühzeitig diejenigen Kinder zu identifizieren, die eine schwere, möglicherweise behandelbare Erkrankung der Leber haben und andererseits Hinweise auf spezifische, evtl. familiär gehäuft auftretende Erkrankungen zu finden.

Es wird nach einem gestörten Schlaf-Wach-Rhythmus und nach Auffälligkeiten in der postnatalen Phase wie Infektionen, Krampfanfällen und Hypoglykämien gefragt. Außerdem sind Trinkverhalten, bisherige Ernährung und Gedeihen zu erheben sowie die Frage nach entfärbten Stühlen und auffällig dunklem Urin.

Gab es Auffälligkeiten während Schwangerschaft und Geburt oder in der Neonatalphase – insbesondere Infektionen, aber auch mütterlichen Ikterus oder auffälligen Juckreiz? Letzteres kann bei heterozygoten Trägerinnen einer progressiven familiären intrahepatischen Cholestase (PFIC) vorkommen. Gab es eine perinatale Asphyxie? Wie waren die Geburtsmaße und das bisherige Gedeihen?

Die Familienanamnese mit Fragen nach Lebererkrankungen, autoimmunen Erkrankungen, Konsanguinität und früheren Aborten kann Hinweise auf genetisch determinierte Erkrankungen geben.

14.4 Befund

Bei der körperlichen Untersuchung stellt sich zunächst die Frage, ob das Kind (kritisch) krank ist oder ob es nur wenig oder gar nicht beeinträchtigt scheint. Beim „kranken Kind" ist Eile geboten und oft findet sich nicht „nur" der Gallefluss, sondern auch die Lebersynthese gestört. Zeichen sind z. B. ein schlechtes Trinkverhalten, Lethargie, Schock, eine Koagulopathie, Ödeme, Aszites und/oder Hypoglykämien. Es kann ein (drohendes) Leberversagen zugrunde liegen (siehe Kap. 13).

Bei der weiteren Untersuchung gilt das Augenmerk zunächst der Facies (typisch z. B. beim Alagille-Syndrom – siehe Abb. 14.2 –, Zellweger-Syndrom, Mittelliniendefekten, teilweise Speichererkrankungen), dem Kopfumfang, der Neurologie (ins-

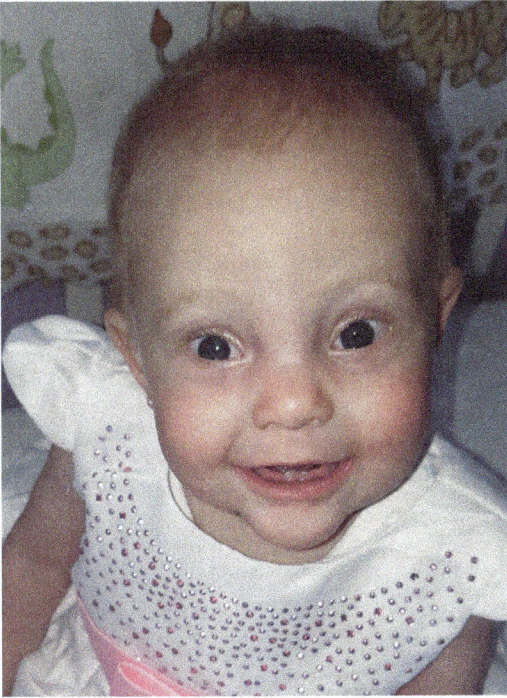

Abb. 14.2: Alagille-Syndrom.

besondere muskuläre Hypotonie), dem Abdomen (Hepato- und/oder Splenomegalie), dem Vorhandensein eines Herzgeräusches sowie skelettalen Fehlbildungen.

Kinder mit einer Cholestase entwickeln oftmals eine Gedeihstörung, wobei sie bei Geburt meist normal entwickelt sind. Wenn Gewicht und Größe bereits bei Geburt auffällig gering waren, kann dies auf Erkrankungen hinweisen, die bereits die intrauterine Entwicklung beeinträchtigt haben, wie z. B. intrauterine Infektionen, die GALD (*gestational alloimmune liver disease* – siehe unten) oder einige vererbte Erkrankungen.

Tab. 14.2. listet einige klinische Befunde auf, die bei spezifischen Erkrankungen gehäuft zu finden sind.

Tab. 14.2: Ausgewählte richtungsweisende Befunde der klinischen Untersuchung.

Befund	Erkrankung
längliche/schmale Kopfform, prominente Stirn, weit offene Fontanelle, Frühgeburt, Linsentrübung	Zellweger-Syndrom
Facies länglich spitz (wie eine Maus – breite Stirn, schmales Kinn, weiter Augenabstand) – siehe Abb. 14.1, systolisches Herzgeräusch/ periphere Pulmonalstenose, Wirbelkörperfehlbildungen, Schmetter- lingswirbel, Fehlbildungen der Extremitäten, Embryotoxon posterius	Alagille-Syndrom
Hypotonie, schlaffe Gesichtszüge	Hypothyreose
Mittelliniendefekte, Mikropenis	Hypopituitarismus
Mekonium-Ileus, Gedeihstörung, Enteropathie, Ekzeme bzw. Akroder- matitis-enteropathica-ähnliche Hautläsionen	zystische Fibrose
invertierte Mamillen, supragluteale Fettpolster	CDG-Syndrom
Cutis laxa, Hypertrichose	Transaldolasedefizienz
Ichthyosis, Ekzeme	*ichthyosis-sclerosing cholangitis syndrome*

14.5 Diagnostik

Wenn das Kind kritisch krank ist, muss eine intensivmedizinische Betreuung erfolgen und eine sofortige umfassende Abklärung in einem spezialisierten Zentrum eingeleitet werden. Ätiologisch muss an Infektionen (z. B. Sepsis, CMV, HSV etc.), Stoffwechselerkrankungen (insbes. Galaktosämie, seltener Mitochondriopathien), eine primäre hämophagozytische Lympho-Histiozytose (HLH) und eine alloimmune Lebererkrankung durch transplazentar übertragene mütterliche Antikörper – auch *gestational alloimmune liver disease* (GALD, frühere Nomenklatur: neonatale Hämochromatose) – gedacht werden [5]. Die GALD ist die häufigste Ursache für eine schwere hepatisch bedingte Gerinnungsstörung beim Neugeborenen.

Ist das Kind in gutem Allgemeinzustand, sollte die weitere Abklärung schrittweise, aber trotzdem zügig und zielgerichtet erfolgen. Dabei muss umgehend eine mögliche Gallengangatresie abgeklärt werden, um ggf. frühzeitig eine Kasai-Operation (Portoenterostomie) durchführen zu können. Parallel dazu wird weitere Labordiagnostik vorangetrieben, um die lange Liste anderer möglicher Ursachen abzuklären.

Bereits bei der ersten Laborkontrolle zur Beurteilung der plasmatischen Gerinnung kann weitere Diagnostik erfolgen, durch die wichtige Differentialdiagnosen direkt abgeklärt werden können (siehe Tab. 14.3).

Tab. 14.3: Labordiagnostik.

initiale Diagnostik	Blutbild
	Bilirubin gesamt/direkt, Gallensäuren im Serum
	GOT, GPT, GGT, Lipase, AP, Krea, Harnstoff, Glukose (nüchtern), CHE, Albumin, CRP
	BGA, Ggf. Laktat/Ammoniak
	Quick/INR, PTT
erweiterte Diagnostik zur Abklärung I	Alpha-1-Antitrypsin, ggf. genetische Diagnostik bzw. Phänotypisierung (Alpha-1-Antitrypsin-Mangel)
	Ferritin/AFP, Transferrinsättigung, (GALD)
	TSH, fT4 (Hypothyreose)
	Schweißtest, immunreaktives Trypsin, CF-Screening (CF)
	ggf. Entblindung des Stoffwechselscreenings bzw. Wiederholung und Erweiterung der Diagnostik
	infektiologische Diagnostik: Urindiagnostik, ggf. Blutkulturen; PCR-Diagnostik auf hepatotrope Viren (EBV, CMV, HBV, HCV, Herpes simplex, HHV 6/8, Adenoviren etc.)
erweiterte Diagnostik zur Abklärung II	Kortisolausscheidung (Sammelurin), Kortisol im Plasma (Hypokortisolismus/Panhypopituitarismus)
	Fibrinogen (Fibrinogen-Speichererkrankung)
	Gallensäuremetabolite im Urin (Gallensäuresynthesedefekte)
	Stoffwechseldiagnostik: Aminosäuren im Plasma, organische Säuren im Urin, Acylcarnitin-Profil (Trockenblut), Ammoniak, Laktat bzw. Laktat/Pyruvat-Quotient (prä-/postprandial)
	ggf. weitere Diagnostik: z. B. genetische Panel-Diagnostik bzw. NGS

Zunächst ist aber die Sonographie bei nüchternem Kind (möglichst 4 Stunden) entscheidend, um die Gallenwege zu beurteilen. Hinweisend auf eine Gallengangatresie sind dabei eine fehlende Gallenblase bzw. eine sehr kleine oder eine prä- und postprandial „starre" Gallenblase sowie ein *triangular cord sign* – ein fibrotisches Band vor dem rechten Pfortaderast im Bereich der Leberpforte. Seltener finden sich angeborene Fehlbildungen der Gallenwege wie eine Choledochuszyste oder ein Caroli-Syndrom.

Sofern sich kein konkreter Hinweis auf eine Gallengangatresie oder eine andere spezifische Erkrankung findet, gilt der nächste Blick der Höhe der GGT. Sie hilft dabei, die Liste der seltenen Differentialdiagnosen etwas zu sortieren. In Abb. 14.3 ist das diagnostische Vorgehen skizziert und die häufigsten bzw. wichtigsten Differentialdiagnosen sind aufgeführt.

Wenn andererseits der Verdacht auf eine Gallengangatresie besteht oder wenn sich durch Sonographie und Labor keine spezifische Diagnose stellen lässt, ist eine Leberbiopsie notwendig. Diese muss lichtmikroskopisch und ggf. auch elektronenmikroskopisch beurteilt werden. Für etwaige metabolische Analytik kann es auch sinnvoll sein, einen Teilzylinder nativ bei −80° einzufrieren.

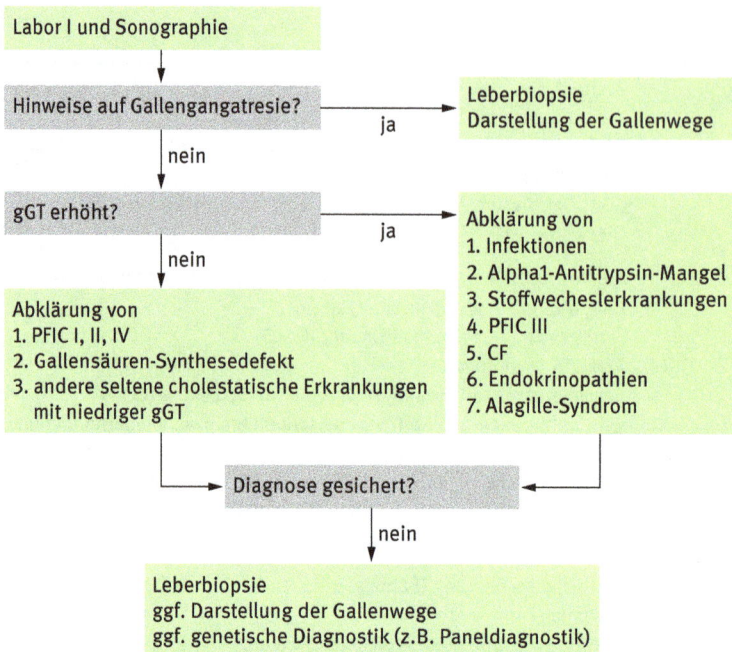

Labor I und Sonographie

Hinweise auf Gallengangatresie? ——ja——▸ Leberbiopsie
Darstellung der Gallenwege

│ nein

gGT erhöht? ——ja——▸ Abklärung von
1. Infektionen
2. Alpha1-Antitrypsin-Mangel
3. Stoffwecheslerkrankungen
4. PFIC III
5. CF
6. Endokrinopathien
7. Alagille-Syndrom

│ nein

Abklärung von
1. PFIC I, II, IV
2. Gallensäuren-Synthesedefekt
3. andere seltene cholestatische Erkrankungen
mit niedriger gGT

Diagnose gesichert?

│ nein

Leberbiopsie
ggf. Darstellung der Gallenwege
ggf. genetische Diagnostik (z.B. Paneldiagnostik)

Abb. 14.3: Flow-Schema zur Diagnostik modifiziert und ergänzt nach [6]. Nicht immer lassen sich die diagnostischen Wege wie skizziert eindeutig trennen und ggf. müssen mehrere Wege gleichzeitig verfolgt werden. Die Abklärung der Gallengangatresie darf sich aber nicht aufgrund ausstehender Befunde anderer spezifischer Diagnostik erheblich verzögern.

Bei weiterem Verdacht auf eine Gallengangatresie ist nach der Leberbiopsie eine gezielte Darstellung der Gallenwege im Röntgen-Kontrast notwendig. In einzelnen Zentren kann diese als ERCP erfolgen – andernfalls ist eine intraoperative Gallenwegsdarstellung als „offene" Cholangiographie notwendig. Wenn sich die Diagnose bestätigt, wird umgehend eine Kasai-Operation durchgeführt. Bei der Porto-Enterostomie nach Kasai wird nach dem „Anfrischen der großen Gallenwege" eine Ileum-Schlinge in Form einer Y-Roux-Anastomose direkt auf die Leberpforte anastomosiert, um die extrahepatischen Gallenwege zu ersetzen und den Gallefluss direkt in das Darmlumen zu ermöglichen (siehe Abb. 39.1). Die Ergebnisse dieser Operation sind abhängig vom Zeitpunkt der OP (6.–8. Woche ca. 80 % mit Gallefluss, 8.–12. Woche 40 %, jenseits der 12. Woche unter 20 %), aber auch von der Erfahrung des Operateurs [7] und der Eingriff muss daher in einem spezialisierten Zentrum erfolgen.

Die früher häufig eingesetzte Galleausscheidungsszintigraphie wird (zumindest in Deutschland) mittlerweile nur noch in Ausnahmefällen durchgeführt, da in der Regel die Darstellung der Gallenwege unumgänglich ist.

14.6 Besondere klinische Situationen

14.6.1 Frühgeborene Kinder mit komplizierter Vorgeschichte

Durch Unreife, Hypoxie, eine Unterbrechung der enteralen Zufuhr/parenterale Ernährung, Medikamententoxizität und Infektionen tritt eine Cholestase bei Frühgeborenen sehr viel häufiger als bei reifen Neugeborenen auf. Bei **normal gefärbten Stühlen** und unauffälliger Sonographie mit normal darstellbarer Gallenblase kann daher vom üblichen Vorgehen abgewichen und zunächst der Verlauf beobachtet werden. Eine weitere Abklärung muss bei fehlender Progredienz ggf. erst zum errechneten Geburtstermin bzw. bei einem Gewicht von 2.500 g aufgenommen werden [8].

14.6.2 Patienten mit schweren Herzerkrankungen, ggf. kardiochirurgischen Eingriffen

Auch in dieser Gruppe liegt eine besondere Situation vor. Weil die Gallenwege nur durch Äste der A. hepatica (also nicht durch das Pfortadersystem) versorgt werden, kann in Phasen einer Hypotonie/Hypoxie eine Schädigung der intrahepatischen Gallenwege resultieren, aus der sich eine (sekundär) sklerosierende Cholangitis entwickeln kann.

14.6.3 Weitere ausgewählte Krankheitsbilder

Erkrankungen mit hoher GGT

Idiopathische/kryptogene neonatale Hepatitis: Bei einem Teil der Patienten lässt sich keine klare Diagnose stellen. In diesem Fall wird die Erkrankung als kryptogene neonatalen Hepatitis bezeichnet. Insbesondere durch die Möglichkeiten der modernen genetischen Diagnostik ist dies ein zunehmend kleiner werdendes Sammelbecken noch nicht eingeordneter Störungen. Meist sind die Stühle gefärbt und histologisch findet sich wie auch bei anderen Erkrankungen der letztlich unspezifische Befund einer Riesenzellhepatitis. Schlechte prognostische Faktoren sind acholische Stühle, gestörte Synthese bzw. Entgiftung, biliäre Zeichen in der Leberbiopsie und eine palpatorisch feste Leber (als Ausdruck des bindegewebigen Umbaus).

Alpha-1-Antitrypsinmangel (siehe Kap. 43): Der Alpha-1-Antitrypsinmangel hat in Europa eine Prävalenz von etwa 1:2.500 und verläuft bei einem Teil der betroffenen Patienten mit einer neonatalen Cholestase bzw. neonatalen Hepatitis. Meist sind auch die Transaminasen deutlich erhöht. Die Diagnose ist durch Bestimmung des Alpha-1 Antitrypsin im Serum (incl. Phänotypisierung) bzw. eine genetische Untersuchung einfach zu stellen.

Intrahepatische Gallengangshypoplasie: Eine Gallengangshypoplasie kann (oft) syndromal sein und ist dann meist Bestandteil des Alagille-Syndroms. Dieses wird autosomal dominant vererbt (meist JAG-1-Gen, seltener NOTCH2-Gen) und kommt in ca. 1:30.000 Geburten vor [9,10]. Hinweisend kann eine typische Facies mit großem Hirnschädel und spitz zulaufendem Kinn und Hypertelorismus sein (siehe Abb. 14.1). Außerdem sollte mittels

- Echokardiographie nach einem Herzfehler (insbesondere periphere Pulmonalstenose in zwei Drittel der Fälle),
- Röntgen-Thorax nach Schmetterlingswirbeln (50 %), und im Rahmen einer
- Beurteilung des Augenhintergrunds nach einem Embryotoxon posterius (80–90 %)

gefahndet werden. Weitere Fehlbildungen (Niere, peripheres Skelett) sind ebenfalls häufig. Klinisch steht zuweilen ein massiver chologener Pruritus im Vordergrund. Im Gegensatz zu Kindern mit Gallengangatresie sind diejenigen mit einem Alagille-Syndrom regelhaft hypotroph und gedeihen auch unabhängig von einer optimierten Ernährung schlecht. 20 % der Betroffenen entwickeln ein chronisches Leberversagen und müssen bis zum 20. Lebensjahr transplantiert werden [11]. Gefürchtet sind Hirnblutungen durch Gefäßmalformationen.

In dem kleinen Teil der Patienten ist eine intrahepatische Gallengangshypoplasie nicht syndromal und kann dann Folge oder Teil einer anderen Erkrankung sein, wie z. B. bei PFIC Typ 1, Alpha-1-Antitrypsinmangel, nach CMV Infektion oder auch nach schwerer neonataler Hepatitis.

Zystische Fibrose (siehe Kap. 44): Eine neonatale Cholestase bei zystischer Fibrose tritt bei etwa 6 % der Patienten mit CF auf und hat kurzfristig eine gute Prognose [12]. Unter der Substitution von Ursodesoxycholsäure und Vitaminen und einer offensiven Ernährungstherapie mit Substitution von Pankreasenzymen kommt es meist zu einer Normalisierung innerhalb des ersten Lebensjahres und die weitere Prognose unterscheidet sich dann nicht von anderen Kindern mit CF. Ein kleiner Teil der Patienten entwickelt aber eine progressive cholestatische Lebererkrankung, während andere im Verlauf mit fortgeschrittener Fibrose und portaler Hypertension (ohne Cholestase) auffallen.

Endokrinopathien: Vor allem die konnatale Hypothyreose, die meist bereits durch das Neugeborenenscreening erkannt wird, sowie ein Panhypopituitarismus oder auch „nur" ein Hypokortisolismus kommen in Frage und sind ggf. durch gezielte Substitution behandelbar.

Progressive familiäre intrahepatische Cholestase Typ 3 (PFIC 3): Seltene Erkrankung, bei der der kanalikuläre Phospholipidtransporter MDR3 defekt ist. Betroffene

Patienten fallen teilweise auch erst nach dem Säuglingsalter auf. Diagnosestellung genetisch und durch immunhistochemische Spezialfärbungen der Biopsie.

Weitere Stoffwechselerkrankungen: Insbesondere, wenn weitere Symptome wie faziale Stigmata, ein Makrozephalus, Splenomegalie, Laktatazidose, neurologische oder muskuläre Probleme zusätzlich zur Cholestase auffallen, aber auch, wenn es nicht gelingt, die Cholestase zuzuordnen, muss die differentialdiagnostische Überlegung weitere metabolische Erkrankungen einschließen. Kinder mit

- Speichererkrankungen wie M. Gaucher, M. Niemann Pick Typ C, Mukopolysaccharidosen haben teilweise faziale Auffälligkeiten, einen Makrozephalus und eine Hepatosplenomegalie.
- Glykogenosen führen teilweise zu symptomatischen Hypoglykämien (mit zerebralen Krampfanfällen), einem Minderwuchs oder auch einer Laktatazidose.
- bei CDG-Syndrom und Zellweger-Syndrom (peroxisomale Erkrankung) finden sich neben den hepatischen Problemen neurologische Auffälligkeiten (insbesondere muskuläre Hypotonie) und äußere Stigmata.

Erkrankung mit niedriger oder normaler GGT

Die Induktion der GGT erfolgt überwiegend durch die toxische Wirkung der Gallensäuren auf das Epithel der Gallenwege. Bei Erkrankungen, die eine erniedrigte Konzentration von Gallensäuren in der Galleflüssigkeit aufweisen, findet sich typischerweise eine auffällig niedrige bzw. normale GGT trotz bestehender Cholestase.

Progressive familiäre intrahepatische Cholestase (PFIC) 1, 2, 4, 5 und 6: Bei dieser Erkrankungsgruppe, die früher auch als Morbus Byler (Typ 1) nach der Amish-Familie von Jakob Byler mit einer Häufung von Fällen mit neonataler Cholestase bezeichnet wurde, wird bei entsprechendem Verdacht genetische Diagnostik und/oder eine gezielte histologische Aufarbeitung einer Leberbiopsie durchgeführt [13,14,15,16].

- Typ 1: Mutationen im ATP8B1-Gen. In der Elektronenmikroskopie zeigt sich ein typisches granuläres Muster und immunhistochemisch fehlt die Anfärbung des entsprechenden Transporters – FIC1.
- Typ 2: Mutationen in ABCB11. Immunhistochemisch fehlende Anfärbung des BSEP-Transporters.
- Typ 4: Mutationen im TJP2-Gen. Fehlende Anfärbung der *tight junctions* (TJP2 bzw. Claudin) in der Leberbiopsie. Auch pulmonale und neurologische Manifestationen sind möglich.
- Typ 5: Vermutlich sehr seltene Ursache einer PFIC mit Mutationen in NR1H4, die zu einem Mangel des Farnesoid-X-Rezeptors (nukleärer Rezeptor und Transkriptionsfaktor) führen.

– Typ 6: Mutationen im MYO5B-Gen können sowohl zu einer kongenitalen Diarrhö im Rahmen der *microvillus-inclusion disease* als auch zum klinischen Bild einer PFIC führen.

Therapeutisch können eine externe biliäre Diversion (Ableiten der Galle nach außen – z. B. über ein Stoma) oder eine interne biliäre Diversion (Ausleiten der Galle/ der Gallenblase in das Kolon) zur Unterbrechung des enterohepatischen Kreislaufs der Gallensäuren erwogen werden. Häufig wird noch vor dem 10. Geburtstag eine Lebertransplantation erforderlich. Eine medikamentöse Unterbrechung des enterohepatischen Kreislaufs könnte in absehbarer Zeit zur Verfügung stehen [17].

Gallensäuresynthesedefekte: Sehr seltene, aber wichtige Differentialdiagnose, da sie gut zu behandeln ist. Durch das Fehlen der primären Gallensäuren (Cholsäure/ Chenodeoxycholsäure) ist der Gallefluss gestört und es akkumulieren hepatotoxische Metabolite. Die Diagnosestellung erfolgt durch eine Bestimmung der Gallensäure-Metabolite im Urin (*fast atom bombardment*-Spektroskopie). Die Behandlung besteht in der lebenslangen Substitution von Cholsäure.

Mitochondriopathien: Variables klinisches Bild mit unterschiedlich ausgeprägten neurologischen Symptomen bzw. einer Entwicklungsstörung. Laborchemisch oft mit CK-Erhöhung und einer Laktatazidose häufig auch ohne erhöhte GGT.

PFIC-ähnliche Krankheitsbilder: Sehr seltene Krankheitsbilder, die durch begleitende Auffälligkeiten der Knochen bzw. der Haut auffallen können: Transaldolase-Defizienz (TALDO); „Arthrogryposis-Renal Dysfunction-Cholestasis"-Syndrom (ARC-Syndrom); „neonatale Ichthyose und sklerosierende Cholangitis"-Syndrom (NISCH-Syndrom).

Take-Home-Message und „aus der täglichen Praxis"

Die Cholestase des jungen Säuglings ist in Relation zu der sehr häufigen indirekten Hyperbilirubinämie selten (1:2.500).

Trotzdem muss jeder Ikterus prolongatus mit 2–3 Wochen – spätestens aber mit 4 Wochen – auf eine mögliche Cholestase hin abgeklärt werden.

Das Symptom „entfärbter Stuhl" ist richtungsweisend für eine mögliche Gallengangatresie und sollte mit Stuhlfarbkarten aktiv erhoben werden. Insbesondere zur U2 sollten Eltern hierzu aufgeklärt werden.

Kranke Kinder (lethargisch, niedriger Blutzucker, Koagulopathie) bedürfen einer raschen Abklärung (Galaktosämie, Tyrosinämie, GALD, Sepsis, HSV-Infektion) – ggf. sollte frühzeitig ein Zentrum involviert werden.

Es besteht ein enges Zeitfenster für die Behandlung der Gallengangatresie (Diagnose möglichst nach 4, spätestens 6 Wochen) und auch für einige weitere Erkrankungen (Galaktosämie, Tyrosinämie, Gallensäuresynthesestörung, Hypopituitarismus).

Eine niedrige GGT weist auf eine kleine Gruppe seltener Differentialdiagnosen hin.

Literatur

[1]   Fawaz R, Baumann U, Ekong U. Guideline for the Evaluation of Cholestatic Jaundice in Infants: Joint Recommendations of the North American Society for Pediatric Gastroenterology, Hepatology, and Nutrition and the European Society for Pediatric Gastroenterology, Hepatology, and Nutrition. JPGN. 2017;64:154–168.

[2]   AWMF S2k-Leitlinie 024/007: Hyperbilirubinämie des Neugeborenen – Diagnostik und Therapie. Aktueller Stand 08/2015.

[3]   Quaglia A, Roberts EA, Torbenson M. Developmental and Inherited Liver Disease. In: Burt A, Ferrell L, Hubscher S (Eds.). MacSween's Pathology of the Liver. 7th Edition. Philadelphia, PA: Elsevier; 2017. p. 111–274.

[4]   Gottesman LE, Del Vecchio MT, Aronoff SC. Etiologies of conjugated hyperbilirubinemia in infancy: a systematic review of 1692 subjects. BMC Pediatr. 2015;15:192. doi: 10.1186/s12887-015-0506-5.

[5]   Whitington PF. Gestational alloimmune liver disease and neonatal hemochromatosis. Semin Liver Dis. 2012;32:325–332.

[6]   Mandato C, Zollo G, Vajro P. Cholestatic jaundice in infancy: struggling with many old and new phenotypes. Italian Journal of Pediatrics. 2019;45:83–87.

[7]   Davenport M, De Ville de Goyet J, Stringer MD, et al. Seamless management of biliary atresia in England and Wales. The Lancet. 2004;363:1354–1357.

[8]   McKiernan PJ. Neonatal cholestasis. Semin Neonatol 2002;7:153–165.

[9]   Singh SP, Pati GK. Alagille Syndrome and the Liver: Current Insights. Euroasian J Hepatogastroenterol. 2018;8:140–147.

[10] Krantz ID, Colliton RP, Genin A, et al. Spectrum and frequency of jagged1 (JAG1) mutations in Alagille syndrome patients and their families. Am J Hum Genet. 1998;62:1361–1369.

[11] Emerick KM, Rand EB, Goldmuntz E, et al. Features of Alagille syndrome in 92 patients: frequency and relation to prognosis. Hepatology. 1999;29:822–829.

[12] Leeuwen L, Magoffin AK, Fitzgerald DA, Cipolli M, Gaskin KJ. Cholestasis and meconium ileus in infants with cystic fibrosis and their clinical outcomes. Arch Dis Child. 2014;99:443–447.

[13] Amer S, Hajira A. A Comprehensive Review of Progressive Familial Intrahepatic Cholestasis (PFIC): Genetic Disorders of Hepatocanalicular Transporters. Gastroenterology Res. 2014;7:39–43.

[14] Sambrotta M, Strautnieks S, Papouli E, et al. Mutations in TJP2 cause progressive cholestatic liver disease. Nat Genet 2014;46:326–328.

[15] Bull LN, Thompson RJ. Progressive Familial Intrahepatic Cholestasis. Clin Liver Dis. 2018;22 (4):657–669.

[16] Goldberg A, Mack CL. Inherited Cholestatic Diseases in the Era of Personalized Medicine. Clin Liver Dis (Hoboken). 2020;15(3):105–109.

[17] Kamath BM, Stein P, Houwen RHJ, Verkade HJ. Potenzial of ileal bile acid transporter inhibition as a therapeutic target in Alagille syndrome and progressive familial intrahepatic cholestasis. Liver Int. 2020;40(8):1812–1822.

Teil II **Das Handwerkzeug des Gastroenterologen**

15 Leber und Gallenwege

15.1 Einleitung

Klassischerweise stehen Labor und Bildgebung mit Sonographie und MRT/MRC(P) als nicht-invasive Verfahren an erster Stelle der Diagnostik. Die Leberbiopsie ermöglicht die Gewinnung von Gewebeproben für Histologie, seltener auch Spektroskopie (z. B. Bestimmung der Kupferkonzentration im Gewebe) oder enzymatische Diagnostik (z. B. bei Glykogenosen). Eine konventionelle Cholangiographie kann sowohl endoskopisch als auch perkutan oder offen (chirurgisch) erfolgen. Diese bietet einerseits die Möglichkeit einer Darstellung in hoher Auflösung und ggf. auch die Option einer Intervention zur Beseitigung von Stenosen oder einer Steinextraktion. In seltenen Fällen (und auch nur in wenigen spezialisierten Zentren) wird zur Druckmessung im Pfortadersystem bzw. zur Gefäßdarstellung die indirekte oder direkte Portographie verwendet.

15.2 Diagnostik

15.2.1 Labor

Blut

„Leberwerte", „Cholestaseparameter" – GOT, GPT, LDH, GLDH, Bilirubin (immer gesamt und direkt), GGT, AP, Gallensäuren, Albumin, Cholinesterase, Quick, PTT, Faktor V (besonders sensitiver Marker für die Syntheseleistung der Leber). Diese sind in den Kapiteln 11 und 12 im ersten Teil des Buches behandelt.

Urin

Insbesondere bei speziellen Fragestellungen aus dem Stoffwechselbereich. Sie sind ebenfalls Gegenstand anderer Kapitel wie Kap. 11 bzw. 12.

Stuhl

Bei cholestatischen Lebererkrankungen, insbesondere aber bei der Gallengangatresie, spielt die Stuhlfarbe eine besondere Rolle („entfärbte Stühle"). Entsprechende Farbtafeln werden dem Vorsorgeuntersuchungsheft beigelegt und sollen anlässlich der U3 besprochen werden, als „Neonatale Cholestase Screening".

https://doi.org/10.1515/9783110411881-015

15.2.2 Diagnostische Bildgebung

Ultraschall

Wird als nicht invasive Methode sehr großzügig eingesetzt und erlaubt die Beurteilung von Lebergröße, -parenchym, aber auch der Gefäße und – häufiger noch – der Gallenwege. Im Einzelfall (besonders bei der Differentialdiagnose Gallengangatresie beim jüngeren Säugling) ist es wichtig, einen „Nüchternschall" durchzuführen, um zwischen „keine bzw. fast keine Gallenblase" und entleerter Gallenblase unterscheiden zu können.

Bei spezifischen Fragestellungen kommt weitere Bildgebung zum Einsatz. Dabei können Parenchym, Blutgefäße und Gallenwege beurteilt werden. Allerdings müssen junge Patienten im Sinne der Untersuchungsqualität oftmals sediert werden, um ausreichend lange ruhig liegen zu können.

MRT/MRCP

Der Begriff der Magnetresonanz-Cholangiopankreatikographie ist gebräuchlich für ein MRT-Protokoll, das auf die Darstellung von Leber und Gallenwegen (bzw. Pankreas und Ductus pancreaticus) optimiert ist. Sie ist als nicht-invasive Technik einer ERCP in der Regel vorzuziehen und ermöglicht meist eine ausreichend gute Darstellung der Anatomie. Auch sie erfordert bei jungen Patienten regelhaft eine Sedierung.

CT

Aufgrund der Strahlenbelastung wird die Computertomographie nur sehr selten eingesetzt. Ein Vorteil ist eine deutlich kürzere Untersuchungsdauer.

Indirekte/direkte Portographie

Spezialuntersuchungen bei portaler Hypertension. Eine genaue Beschreibung findet sich in Lehrbüchern der (Kinder-)Radiologie. Sie wird nur an wenigen ausgewählten Häusern durchgeführt.

Cholangiographie (endoskopisch/direkt)

Zur Darstellung der Gallenwege als endoskopische retrograde Cholangiographie (ERC) oder seltener (und deutlich invasiver) auch als perkutane transhepatische Cholangiographie (PTC), mit direkter Punktion (dilatierter) intrahepatischer Gallenwege bzw. auch offen chirurgisch. Die Technik liefert einerseits eine sehr gute Auflösung und kann zudem dynamisch beurteilt werden. Die Indikation ist aufgrund möglicher Komplikationen streng zu stellen (siehe unten).

15.2.3 Leberbiopsie

Zumeist als perkutane Biopsie in Analgosedierung (siehe Abb. 15.1), mit entweder diagnostischer und/oder prognostischer Fragestellung. In seltenen Fällen, wie z. B. bei gestörter Gerinnungsfunktion, kann eine offen-chirurgische Biopsie im Rahmen einer Laparoskopie bzw. Laparotomie oder eine transjuguläre Biopsie notwendig sein.

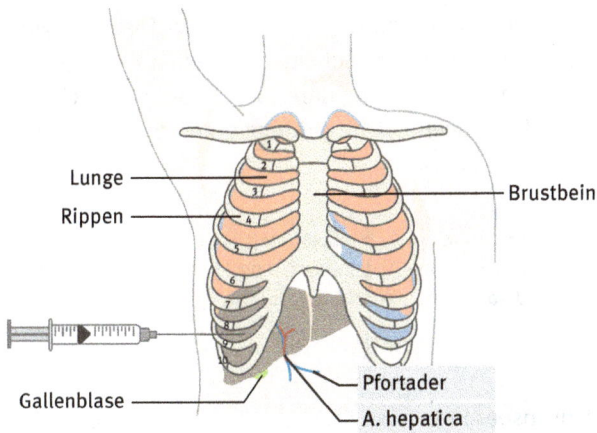

Abb. 15.1: Perkutane Leberbiopsie (aus [1]).

Da die Leberbiopsie im Vergleich zu den anderen diagnostischen Verfahren mit einer Komplikationsrate von ca. 1 % ein vergleichsweise hohes Risiko birgt, gilt es immer, die Indikation und mögliche therapeutische Konsequenzen genau zu überprüfen und alternative Möglichkeiten auszuschöpfen. Möglicherweise vorliegende Risikofaktoren müssen dabei beachtet werden (siehe unten).

Genaue Empfehlungen zu den Abläufen und der postinterventionellen Überwachung finden sich in dem bereits erwähnten Positionspapier [1].

Die minimale Länge des so gewonnenen Leberbiopsats sollte bei 1,5 bis 2 cm liegen. Falls notwendig muss mehrfach punktiert werden. Zur Analytik bedarf es
- regelhaft für die Lichtmikroskopie eines sterilen Röhrchens mit Formaldehyd-Lösung
- ggf. Elektronenmikroskopie – steriles Röhrchen mit Glutaraldehyd
- ggf. Kupferbestimmung in einer trockenen Probe – Eppendorfröhrchen mit Parafilm
- ggf. weiterführende Stoffwechselanalytik – Eppendorfröhrchen mit Parafilm auf Flüssigstickstoff, dann bei −80 °C einfrieren

Folgende Voraussetzungen gilt es vor perkutaner Biopsie zu fordern – andernfalls sollte ein anderer Zugang erwogen werden:
- plasmatische Gerinnung – Faustregel: Quick > 70 % (ggf. nach i. v. Substitution von Vitamin K)
- Thrombozyten – Faustregel: > 70.000/nl
- kein signifikanter Aszites

In Ausnahmefällen kann erwogen werden, Gerinnungsfaktoren bzw. Thrombozyten gezielt zu substituieren. Dabei muss aber trotzdem mit einem erhöhten Blutungsrisiko gerechnet werden und ggf. sollten eine transjuguläre Biopsie oder eine chirurgisch gewonnene Biopsie mit der Möglichkeit der Blutstillung unter Sicht bevorzugt werden.

> **Merke:** Bei der Frage nach einer „einfachen lichtmikroskopischen Untersuchung" besteht bei den im Rahmen einer Laparoskopie/-tomie entnommenen Proben die Gefahr, dass der entnommene „Keil" Koagulationsartefakte aufweist und so nicht gut beurteilbar ist (also ggf. zusätzlich Nadelbiopsie!).

Unabhängig vom Zugang besteht insbesondere bei gestauten Gallenwegen das Risiko, Keime in das Gallensystem zu tragen. Weitere mögliche Komplikationen sind insbesondere die Blutung (die meist schon kurz nach Biopsie, spätestens aber nach 24 Stunden manifest wird), Schmerzen (an der Punktionsstelle oder im Bereich der rechten Schulter), ein Pneumothorax und eine gallige Peritonitis.

15.2.4 Bildgebung mit der Option der Intervention

Endoskopische retrograde Cholangiographie (ERC)

Invasive Techniken wie die ERC gehören in die Hände von erfahrenen Spezialisten. Sie sollten erst dann erfolgen, wenn andere Optionen (Sonographie, MRT) ausgeschöpft sind. Ausnahme kann beispielsweise ein Verschluss durch ein Konkrement sein, der eine umgehende therapeutische ERCP notwendig macht. Neben Steinextraktionen können im Rahmen einer ERCP auch Stenosen dilatiert werden oder Proben (Zytologie, Kultur etc.) gewonnen werden. Ggf. kann im sogenannten *Rendezvous-Verfahren* bei primär nicht erfolgreicher ERCP eine perkutane transhepatische Cholangiodrainage (PTCD) zur Sondierung der Gallenwege angeschlossen werden, um beispielsweise mit einem Draht eine Enge zu passieren. Ggf. kann danach bei erneuter ERCP *über den transhepatisch einliegenden Draht* ein Passagehindernis mit einer Drainage überwunden werden.

Risiken der Untersuchung sind Verletzungen des Darms bzw. der Gallenwege einschließlich Perforationen, Blutung und vor allem die Infektion (Cholangitis). Eine periinterventionelle antibiotische Therapie erfolgt abhängig vom individuellen Risiko (erhöht bei Stenose, Immunsuppression, Fremdmaterial etc.) und der jeweiligen Untersuchung/Intervention [2].

PTC(D)

Eine gezielte perkutane transhepatische Punktion der Gallenwege ist nur in seltenen Fällen notwendig. Voraussetzung für das Gelingen sind (deutlich) erweiterte Gallenwege. Dabei kann neben der Cholangiographie ggf. ein Draht bzw. auch eine Drainage eingelegt werden.

Neben dem Blutungsrisiko durch die Punktion der Leber besteht auch bei dieser Untersuchung ein relevantes Risiko für Infektionen und vor allem bei einliegenden Fremdkörpern sollte eine antibiotische Prophylaxe erfolgen [3].

Literatur

[1] Dezsöfi A, Baumann U, Dhawan A, et al. Liver Biopsy in Children: Position Paper of the ESPGHAN Hepatology Committee. JPGN. 2015;60:408–420.
[2] Dumonceau JM, Kapral C, Aabakken L, et al. ERCP-related adverse events: European Society of Gastrointestinal Endoscopy (ESGE) Guideline. Endoscopy. 2020;52:127–149.
[3] Chehab MA, Thakor AS, Tulin-Silver S, et al. Adult and Pediatric Antibiotic Prophylaxis during Vascular and IR Procedures: A Society of Interventional Radiology Practice Parameter Update Endorsed by the Cardiovascular and Interventional Radiological Society of Europe and the Canadian Association for Interventional Radiology. J Vasc Interv Radiol. 2018;29:1483–1501.e2.

16 Pankreas

16.1 Einleitung

Bei der Diagnostik des Pankreas geht es vor allem um drei Dinge:
- die exokrine Funktion – also die Diagnose einer exokrinen Pankreasinsuffizienz
- mögliche Entzündung – also um die Frage einer Pankreatitis
- die Bildgebung – beispielsweise bei Raumforderungen oder Stenosen der ableitenden Pankreasgänge

Dabei ist die Laboranalytik ebenso überschaubar wie die Bildgebung, die sich im Wesentlichen auf Sonographie und MRCP beschränkt. Im Kindesalter muss sie nur in seltenen Fällen um eine Endosonographie oder eine endoskopisch retrograde Pankreatographie (ERP) ergänzt werden. Die Funktionsdiagnostik beschränkt sich sogar fast auf einen einzigen Parameter – die Pankreaselastase im Stuhl. Es existieren zwar noch weitere „direkte" Funktionstests, die aber nur selten angewendet werden.

16.2 Diagnostik

16.2.1 Labor

Blut

Die „Pankreaswerte" sind sehr schnell aufgezählt. Es sind dies die Lipase und die nur im Ausnahmefall hilfreiche, weil unspezifischere Amylase (allerdings ist sie das „schnellere" Enzym). Im Falle einer Pankreatitis werden eine Reihe von Parametern zur ätiologischen Einordnung der Erkrankung bestimmt (siehe Kap. 31 und 32), bei einer exokrinen Pankreasinsuffizienz ebenfalls (im Hinblick auf eine zystische Fibrose, ein Shwachman-Diamond-Syndrom und genetischer Ursachen chronischer Pankreatiden) und im Verlauf fettlösliche Vitamine und das HbA1c (siehe Kap. 33). Die pankreasspezifische Amylase und das Trypsinogen besitzen nur noch untergeordnete Bedeutung in der Diagnostik des Shwachman-Diamond-Syndroms.

Stuhl

Der Parameter für eine indirekte Funktionsdiagnostik der exokrinen Bauchspeicheldrüsenfunktion ist die Pankreaselastase („Elastase"), die in einer einzelnen Stuhlprobe gemessen, spezifisch für die menschliche Elastase ist (was ihr gegenüber der früher üblichen Bestimmung des Chymotrypsin den Vorteil gibt, dass sie auch unter einer Substitution mit Pankreasenzymen normal messbar bleibt). Werte unter 100 µg/g Stuhl (teilweise auch 50 µg/g) gelten als Ausdruck einer schweren Pankreasinsuffizienz (ePI), solche oberhalb dieses *Cut off*, aber unter 200 µg/g als leichte ePI (bei der häufigsten Anwendung, der zystischen Fibrose, heißt es „einmalig < 50 µg/g

https://doi.org/10.1515/9783110411881-016

bzw. wiederholt < 200 µg/g Stuhl für die Diagnose, siehe Kap. 44) [1]. Die Sensitivität ist bei schwerer Pankreasinsuffizienz hoch, bei einer geringgradigen Insuffizienz allerdings ist sie niedrig. Durch Diarrhöen kommt es zu „Verdünnungseffekten", die Werte sind weniger aussagekräftig (deshalb sollte ein möglichst konsistenter Stuhl zur Bestimmung verwendet werden).

Ein klassisches Instrument zur indirekten Funktionsdiagnostik ist die in den Labors verpönte 72-Stunden-Stuhlsammlung zur Bestimmung der Fettabsorption. Hier wird die Fettzufuhr zugrunde gelegt und nach der Formel

$$\frac{\text{ausgeschiedenes Fett [g]}}{\text{aufgenommenes Fett [g] (in 72 h)}} \times 100$$

ein Absorptionswert (*Fettresorptionsquotient*) errechnet, der bei Kindern, die jünger als 6 Monate alt sind, mindestens bei 85 % liegen sollte, bei älteren 93 % [2]. Die Untersuchung kann durch den Fettgehalt der Nahrung (bzw. dessen Erfassung), die Funktion der Dünndarmschleimhaut und die Sammlung des Stuhls beeinflusst (bzw. verfälscht) werden.

16.2.2 Bildgebung, diagnostisch und potenziell interventionell, Biopsie

Grundsätzlich kommen diagnostisch der „transabdominelle" Ultraschall (selten auch die Endosonographie), die CT (ggf. intravenös *contrast enhanced*), die MRT bzw. spezifisch die MRCP sowie – mit der Option der Intervention – die ERCP zu Einsatz. Gute Übersichten liefern [3] und [4]. Im Folgenden seien die erwähnten Verfahren kurz vorgestellt.

Ultraschall, transabdominell
Der transabdominelle Schall wird immer zum Einsatz kommen, allein schon wegen der leichten Verfügbarkeit, der fehlenden Notwendigkeit einer Sedierung und der Nicht-Invasivität. Hat Stärken bei Konkrementen und Gefäßdarstellung, während die Darstellung von Parenchym und Gangstrukturen gegenüber den schnittbildgebenden Verfahren vergleichsweise schlecht ist.

Endosonographie (EUS)
Die Endosonographie bietet neben der besseren Bildqualität die Möglichkeit der Intervention (Biopsie, Feinnadelaspiration, Einlage von Drainagesystemen), ist aber durch die Größe der Geräte und die geringe Zahl der für diese Technik bei Kindern erfahrenen Spezialisten nur eingeschränkt verfügbar.

MRT/MRCP

Gerade bei größeren Kindern, die es vermögen, die entsprechende Zeit ruhig „in der Röhre zu liegen", folgt dieses Verfahren oft dem Ultraschall. Lediglich junges Alter (Vollnarkose/Sedierung), Frage nach Konkrementen (schlechte Aussagekraft) und Z. n. Operation mit entsprechenden Artefakten stehen der Entscheidung im Einzelfall entgegen. In seltenen Fällen kann eine dynamische Untersuchung vor/nach Stimulation durch Sekretin dabei helfen, die physiologische Relevanz einer Stenose zu bewerten.

CT

Hat eine Reihe von Vorteilen (sehr kurze Untersuchungsdauer, gute Darstellung von Verkalkungen, Traumafolgen und neuroendokrinen Tumoren), findet aber wegen der hohen Strahlenbelastung nur selten Anwendung.

Biopsie

Durch die Lage des Pankreas, mit einer Reihe von wichtig(st)en Strukturen in der räumlichen Nähe, fällt die Entscheidung zur Biopsie schwer. Dennoch gibt es gerade im Falle einer Raumforderung (DD autoimmune Pankreatitis, Tumor) Situationen, in denen sie regelhaft notwendig ist (siehe Kap. 31 bzw. 32).

ER(C)P

Sie hat ihre Rolle bei Verschlüssen im Bereich der Papille durch Konkrement oder Strikturen, ggf. können auch Bürstenpräparate gewonnen werden. Die Konkremente können entfernt, Strikturen geweitet, die Papille geschlitzt, eine Drainage bzw. Stent gelegt werden. Bei „reiner Bildgebung" wird eine MRCP als Voruntersuchung gefordert, weil die ERCP als invasives Verfahren ein größeres Risiko für Komplikationen besitzt. Postinterventionell sollte abhängig vom Risiko eine prophylaktische antibiotische Behandlung erfolgen. Zudem kann eine antiphlogistische Therapie (NSAR) und eine Schmerztherapie ebenso sinnvoll und notwendig sein, wie die Kontrolle der Pankreasenzyme im Verlauf [5].

16.2.3 Pankreasfunktionstests

Weiter oben sind Elastase und Fettrückresorption im Sammelstuhl bereits als indirekte Funktionstests genannt. Eine weitere Testung, der allerdings in aller Regel nur in entsprechenden Funktionseinheiten durchgeführt wird, ist der

13C-Triglycerid-Atemtest

Dieser kann in einer mehrstündigen Untersuchung die Verdauungsleistung ermitteln (Amylase, Proteasen, Lipase). Ablauf: Einnahme von 13C-markierten gemischten Triglyceriden mit einer fettreichen Mahlzeit unter strikter Ruhe.

Ein direkter Funktionstests wird wegen seiner Invasivität und damit Belastung für den Patienten in der Praxis eigentlich nie zum Einsatz kommen.

Pankreozymin-Sekretin-Test

Hierbei wird Sekretin oder CCK intravenös verabreicht und die Verdauungssäfte im Rahmen einer oberen Endoskopie über einen Katheter gewonnen [6]. Die praktische Durchführung findet sich gut bei [7] beschrieben. Die entnommenen Proben werden zur späteren Bestimmung von pH, Bikarbonat und Pankreasenzymen sofort gekühlt.

Literatur

[1] Carroccio A, Verghi F, Santini B, et al. Diagnostic accuracy of fecal elastase 1 assay in patients with pancreatic maldigestion or intestinal malabsorption: a collaborative study of the Italian Society of Pediatric Gastroenterology and Hepatology. Dig Dis Sci. 2001;46:1335–1342.

[2] Fomon SJ, Zieler EE, Thomas LN, et al. Excretion of fat by normal full-term infants fed various milks and formulas. Am J Clin Nutr. 1970;23:1299–1313.

[3] Restrepo R, Hagerott HE, Kulkarni S, Yasrebi M, Lee EY. Acute Pancreatitis in Pediatric Patients: Demographics, Etiology, and Diagnostic Imaging. AJR. 2016;206:632–644.

[4] Lin TK, Troendle DM, Wallihan DB, et al. Specialized Imaging and Procedures in Pediatric Pancreatology: A North American Society for Pediatric Gastroenterology, Hepatology, and Nutrition Clinical Report. JPGN. 2017;64:472–484.

[5] Dumonceau JM, Kapral C, Aabakken L, et al. ERCP-related adverse events: European Society of Gastrointestinal Endoscopy (ESGE) Guideline. Endoscopy. 2020;52:127–149.

[6] Walkowiak J, Cichy WK, Herzig KH. Comparison of the fecal elastase-1 determination with the secretin cholecystokinin test in cystic fibrosis patients. Scand J Gastroenterol. 1999;34:202–207.

[7] Patel N, Sellers ZM, Grover A, et al. Endoscopic Pancreatic Function Testing (ePFT) in Children: A Position Paper From the NASPGHAN Pancreas Committee. JPGN. 2021;72:144–150.

Weiterführende Literatur

Henker J. Akute Pankreatitis im Kindesalter und pathologische Pankreasenzymwerte – Teil 2: Pathologische Pankreasenzymwerte. Päd. 2012;18:242–243.

Taylor CJ et al. ESPGHAN AND NASPGHAN Report on the Assessment of Exocrine Pancreatic Function and Pancreatitis in Children. JPGN. 2015;61:144–153.

17 Magen-Darm-Trakt

17.1 Einleitung

Medizinhistorisch betrachtet könnte man sagen, dass die Entwicklung der Watson-Kapsel die Geburtsstunde der Kinder-Gastroenterologie war. Sie diente der Zöliakie-Diagnostik und bestand aus einer kleinen Metallkapsel, die unter Durchleuchtung an einem Draht geführt über den Magen ins Duodenum vorgeschoben wurde. Dort konnte dann ein Stückchen Duodenalschleimhaut angesaugt und durch ein kleines Messer über einen Federmechanismus entnommen werden. Dabei hatte man genau einen Versuch, bevor die Kapsel wieder geborgen und ggf. erneut über den weiten Weg an die richtige Stelle gebracht werden musste.

Während diese Technik vielerorts bis weit in die 1990er Jahre angewandt wurde, sind heute die diagnostischen Möglichkeiten erheblich weiterentwickelt. Jenseits von klinischer Untersuchung und Labor sind die drei wichtigsten Bereiche die Bildgebung, die funktionelle Diagnostik, wie beispielsweise die Impedanz-pH-Metrie, Atemtest oder verschiedene Manometrien, und schließlich das große Feld der Endoskopien.

17.2 Diagnostik

17.2.1 Labor

Blut

Eine genaue Beschreibung erübrigt sich, da sich die entsprechende Laboranalytik in den verschiedenen Kapiteln im ersten Teil des Buches bzw. bei bestimmten Krankheitsbildern im dritten Teil wiederfindet.

Urin

Wenn auch neben der „normalen Urindiagnostik" bei der Differentialdiagnose des Bauchschmerzes nur selten erforderlich, so sind auch hier in den anderen Teilen des Buches Fragestellungen und entsprechende Analytik benannt.

Stuhl

Die rationale Stuhldiagnostik ist auf dem Feld der Magen-Darm-Erkrankungen ein sehr wichtiges Thema. Neben einer Reihe von etablierten Fragestellungen ist über die letzten Jahre, auch mit dem Wissen um die Bedeutung des Mikrobioms, in vielen Bereichen mehr und mehr „Wildwuchs" entstanden, bei dem den Patientenfamilien, mit oft offenkundigen funktionellen Beschwerden, teilweise große Geldbeträge ab-

https://doi.org/10.1515/9783110411881-017

verlangt werden, denen bunte, wissenschaftlich wirkende Ergebnisse mit der Aufforderung nach weiterer Diagnostik oder ausgefeilten Probiotikagaben folgen.

Seriöse, wissenschaftlich überprüfte Parameter sind die fäkalen Entzündungsmarker, das Alpha-1-Antitrypsin, okkultes Blut im Stuhl, das H.p.-Antigen im Stuhl, reduzierende Substanzen, ggf. der Stuhl-pH, aber auch eine Reihe von mikrobiologischen Analysen auf Darmkeime sowie der sogenannte Analabklatsch auf Wurmeier.

Fäkale Entzündungsmarker Calprotectin, Lactoferrin, PMN-Elastase

Sie haben zu einer großen Erleichterung bei der primären Beantwortung der Frage, ob möglicherweise eine entzündliche Darmerkrankung vorliegen könnte, geführt. Damit können sie unter anderem dazu beitragen, unnötige endoskopische Diagnostik zu vermeiden. Allerdings gibt es mehrere Fallstricke:

– Die Werte im ersten Lebens(halb)jahr sind viel höher als bei älteren Kindern (siehe die folgende Abb. 17.1).
– Sie sind zwar hochsensitiv, aber gleichzeitig unspezifisch. Bei jeder Reizung der Mukosa, beispielsweise auch im Rahmen banaler Infekte (auch „nur Luftwege"), können die Stuhlentzündungsmediatoren mit ansteigen.
– Lactoferrin lässt sich auch in der Muttermilch nachweisen, somit ist eine Bestimmung bei gestillten Kindern nicht sinnvoll.

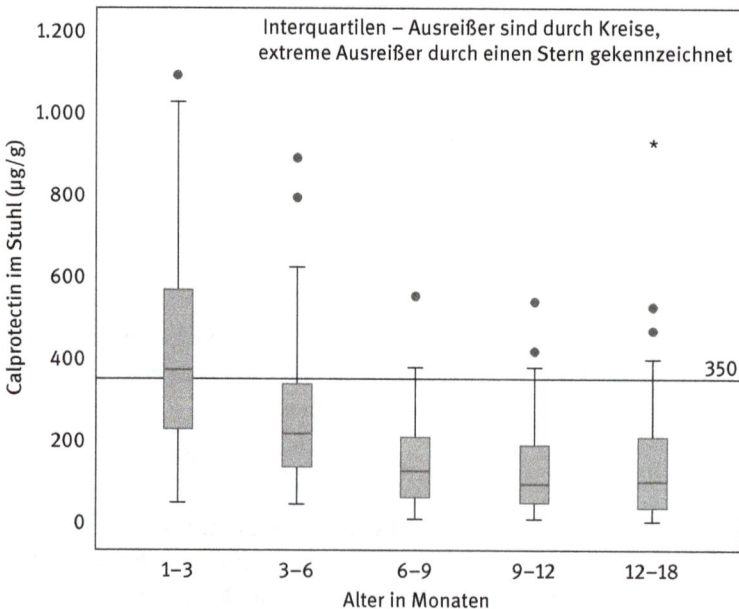

Abb. 17.1: Calprotectin nach Alter [1].

Am häufigsten findet mittlerweile das Calprotectin Verwendung. Neben der Rolle bei der Diagnose einer CED bzw. der frühen Abgrenzung gegen das Reizdarmsyndrom – siehe funktionelle Bauchschmerzen – haben die fäkalen Entzündungsmarker in den letzten Jahren eine zunehmend wichtige Rolle in der Surveillance einer bekannten CED erlangt. Durch regelmäßige Messungen des Wertes kann nicht nur eine Aussage bzgl. des Erreichens des Therapieziels (negatives Calprotectin = *mucosal healing*) getroffen werden. Insbesondere für die Colitis ulcerosa kann durch regelmäßige Messung des Wertes auch die Gefahr eines Schubs in der Zukunft abgeschätzt werden.

Alpha-1-Antitrypsin im Stuhl

Sensitivster Marker für einen enteralen Eiweißverlust. Der Wert ist umso aussagekräftiger, je weiter distal Eiweiß über den Darm verloren wird. Hingegen nicht von Bedeutung zur Beurteilung der Krankheitsaktivität bei chronisch-entzündlichen Darmerkrankungen.

Okkultes Blut im Stuhl

Über viele Jahre wurde der sogenannte Hämoccult-Test (Guajak-Test) verwendet, der nicht sichtbare Spuren von Blut nachweisen konnte. Dilemma war, dass nicht spezifisch menschliches Blut gemessen wurde, sodass der Konsum einer Reihe von Nahrungsmitteln – u. a. rohes Fleisch und bestimmte Gemüse- (z. B. Brokkoli) und Obstsorten (z. B. Bananen), zu einem falsch positiven Ergebnis führen konnten. Dieses Dilemma ist aufgelöst durch den seit mehreren Jahren verfügbaren immunologischen Stuhltest (immunologischer fäkaler Okkultbluttest – iFOBT – oder fäkaler immunchemischer Test -FIT), der spezifisch menschliches Blut nachweist. Er ist ein wichtiges Diagnostikum bei V. a. okkulten intestinalen Blutverlust (bei unklarer Anämie). Ansonsten wird er in der Kinder- und Jugendmedizin verhältnismäßig selten eingesetzt, kann aber manchmal helfen, vermeintlich blutigen Stuhl nach dem Genuss von Nahrungsmitteln, die den Stuhl verfärben (z. B. rote Beete), zu relativieren.

H.-pylori-Antigen im Stuhl

Sofern die Testung als ELISA auf Basis monoklonaler Antikörper erfolgt, hat sie eine hohe Sensitivität und Spezifität (siehe Kap. 22). Alle anderen Stuhlteste sind bislang nicht zur primären Diagnostik geeignet. Der Stuhltest hat inzwischen den früher üblichen C13-Atemtest weitgehend abgelöst und ist bei der Diagnostik des Oberbauchschmerzes sinnvoll. Häufig wird er aber auch bei unspezifischen periumbilikalen Bauchschmerzen bestimmt, obwohl er in dieser Situation nicht sehr hilfreich ist, da ein positiver Befund den Untersucher oft mit der Ungewissheit zurücklässt, wie dieser Befund im Zusammenhang mit den Beschwerden zu interpretieren ist. Konkret empfiehlt die Leitlinie eine H.p.-Diagnostik nur dann durchzuführen, wenn davon auszugehen ist, dass der Patient von einer Eradikationstherapie auch profitiert – was bei unspezifischen Bauchschmerzen eben nicht zutrifft [2].

Merke: Der H.p.-Antigennachweis im Stuhl sollte nur bei Oberbauchbeschwerden, keinesfalls bei periumbilikalen Bauchschmerzen zum Einsatz kommen.

Reduzierende Substanzen, Stuhl-pH

Wird in Kap. 7 in Teil I des Buches erläutert.

Mikrobiologische Analytik im Sinne von Stuhlkulturen, PCR-Untersuchungen, Toxinnachweis und Antigenbestimmung sowie Analabklatsch auf Fadenwurmeier

(Siehe auch Kap. 7 in Teil I des Buches.) Während die „pathogenen Keime" – Salmonellen, Shigellen, Campylobacter, Yersinien, ggf. E.-coli-Stämme –, regelhaft neben den Virus-Antigennachweisen von z. B. Rota- oder Noroviren bestimmt werden, wird nur in ausgewählten Fällen nach bestimmten Erregern gefahndet (z. B. blutige Stühle nach Tropenaufenthalt – Amöben, länger anhaltender Durchfall und Meteorismus – Lamblien, (blutige) Diarrhöen nach Antibiotikatherapie – Clostridium-difficile-Toxin). Bei perianalem Juckreiz ist so der sogenannte Analabklatsch auf Wurmeier oft erfolgversprechender als eine Stuhldiagnostik.

Die übrige Diagnostik, die teilweise, wie das eosinophile kationische Protein (ECP) bzw. das eosinophile Protein X als potenzieller Parameter zur Verlaufskontrolle eosinophiler Erkrankungen (besonders der Eosinophilen Ösophagitis), mit viel Vorschusslorbeeren bedacht wurde, hat sich genauso wenig bewährt, wie das Zonulin im Stuhl als Marker für ein *leaky gut*, einem schulmedizinisch nicht anerkannten Konzept, oder die besagten auf Hochglanz ausgedruckten Verteilungen verschiedener Stuhlkeime mit Normwerten und regelrechten „Aufforstungshinweisen".

17.2.2 Bildgebung

Ultraschall

Die eingesetzte Diagnostik unterscheidet sich nicht von der in der allgemeinen Pädiatrie. Sie spielt im Vergleich zur Erwachsenenmedizin eine wesentlich größere Rolle, da die Bedingungen für den Ultraschall bei meist kleinen und schlanken Patienten optimal sind, wenngleich fehlende Kooperation die Aussagekraft dieser Untersuchung im Einzelfall erheblich herabsetzen kann.

Röntgen

Das native Röntgen kommt bei spezifisch gastroenterologischen Fragestellungen, insbesondere beim akuten Abdomen (Frage nach freier Luft in Seitlage oder stehend), zum Einsatz oder aber bei Fremdkörperingestion (dann mit der Notwendigkeit vom Unterkiefer bis zum Unterbauch zu untersuchen).

> **Merke:** Bei Fremdkörperingestion eines mutmaßlich röntgendichten Fremdkörpers ist darauf zu achten, dass das gesamte Areal vom Unterkiefer bis zum Unterbauch eingeblendet ist.

Schluckakt, Breischluck, Siphontest, Magen-Darm-Passage bzw. „Follow through": Der sogenannte „Schluckakt", d. h. das Schlucken von Kontrastmittel in Durchleuchtungstechnik (englisch *videofluoroscopy swallow study* oder VFSS), ist bereits in Kap. 6 beschrieben. Je nach klinischen Problemen kann man auch in Kontrastmittel getränkte Nahrungsmittel (z. B. Brot) schlucken lassen. Für die nächst tiefere Etage, den medianen und distalen Ösophagus bzw. auch den gastroösophagealen Übergang, steht der Ösophagus-Breischluck (siehe Abb. 17.2 mit dem Befund einer Arteria lusoria als Aussparung) zur Verfügung, bei Erwachsenen in der Achalasiediagnostik im Sinne einer dynamischen Breischluck-Diagnostik mit standardisierten KM-Mengen und Zeitpunkten (siehe Kap. 29). Optional wird die Kontrasmitteldarstellung auch durchgeführt bei der Frage nach einem Reflux mit abschließendem Siphontest (Kopftieflage am Ende der Untersuchung) bzw. bei

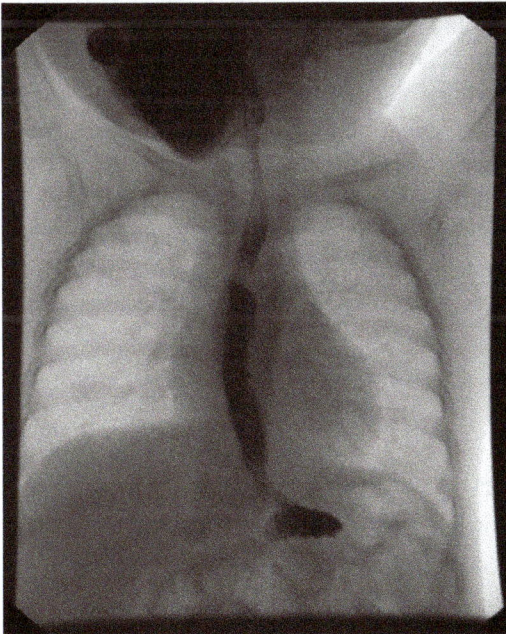

Abb. 17.2: Ösophagus-Breischluck mit dem Befund einer A. lusoria (Kontrastmittelaussparung im oberen/mittleren Ösophagusdrittel).

der Frage nach dem Abfluss aus dem Magen mit Spätaufnahmen und Darstellung der Passage über den Dünndarm bis in den Dickdarm (als Magen-Darm-Passage oder „Follow through").

Hinton-Test: Bei schwerer, chronischer Obstipation kommt der sogenannte Hinton-Test zur Bestimmung der Transitzeit zum Einsatz. Hierbei kann zwischen einer *Slow-Transit*-Obstipation und einem Stuhlentleerungsproblem unterschieden werden [3]. Je nach Technik wird entweder einmalig eine Kapsel mit 24 Ringen (z. B. Colognost®) gegeben, dann nach 5 Tagen eine Röntgen-Abdomen-Übersicht durchgeführt. Sind noch mindestens fünf Marker zu sehen, liegt eine pathologisch verzögerte Kolontransitzeit vor. Präziser ist ein Messverfahren, bei dem der Patient über 6 Tage jeweils morgens eine Kapsel mit zehn röntgendichten Markern oral nimmt (z. B. COLON TRANSIT Radiopaque Marker Weichkapseln®) und am 7. Tag die Abdomen-Übersicht erfolgt. Auswertung: Verbliebene Anzahl der eingenommenen Marker wird mit 2,4 multipliziert – das Ergebnis entspricht der Kolontransitzeit in Stunden (die definitionsgemäß unter 72 Stunden liegen soll). Liegen alle Marker im Enddarm, handelt es sich um ein Entleerungsproblem, andernfalls um einen verzögerten Transit. Beim zweiten Verfahren können die Marker zusätzlich durch ihre Formgebung den jeweiligen Einnahmetagen zugeordnet werden. Wichtig ist, dass etwaige abführende Maßnahmen protokolliert werden.

MRT

Gegenüber der Sonographie hat die Kernspintomographie den Vorteil, dass sie deutlich weniger untersucherabhängig ist. Die Einsatzmöglichkeiten sind sehr vielfältig und je genauer die Fragestellung formuliert wird, desto besser kann die Untersuchung fokussiert werden. Zur Darstellung der Darmwand ist oftmals eine sogenannte Hydro-MRT sinnvoll, bei der der Patient unmittelbar vor der Untersuchung große Mengen Wasser mit Hydrocellulose (oral oder per Sonde) verabreicht bekommt. Ggf. erfolgt vorab eine Darmreinigung wie vor einer Koloskopie und zur Darstellung des Kolons ggf. zusätzlich ein großvolumiger Einlauf. Zur Darstellung von Gefäßen können MR-Angiographien erstellt werden. Bei der Frage nach perianalen Fisteln (meist in Zusammenhang mit einem M. Crohn) ist eine gezielte Beckenboden-Darstellung notwendig.

CT

Im Vergleich zur MRT sehr viel kürzere Untersuchungszeit und teilweise höhere lokale Auflösung, beispielsweise bei der angiographischen Darstellung kleiner Gefäße. So kommt sie häufig in Notfallsituationen (nach Bauchtrauma) oder bei speziellen Fragestellungen zum Einsatz. Nachteil ist die Strahlenbelastung.

17.2.3 Funktionstests

Atemtests
Siehe Kap. 10 und 19.

Manometrie
Es gibt eine Reihe von Lokalisationen, in denen eine Druckmessung mit einem Ballonsystem im Magen-Darm-Trakt sinnvoll sein kann. Dies gilt insbesondere für den Ösophagus (bei der Frage nach einer Achalasie) (siehe auch Kap. 6 in Teil I des Buches bzw. Kap. 29 in Teil III des Buches) bzw. für das Rektum (bei der Frage nach einem Morbus Hirschsprung). Insbesondere die Ösophagusmanometrie bedarf der Mitarbeit des Patienten, sodass die Untersuchung frühestens im Jugendalter möglich ist.

In der Summe kommen selten mehr als eine Handvoll Untersuchungen im Jahr heraus (bzw. man versucht, mit anderen Untersuchungsverfahren die Diagnose zu stellen), sodass nicht jeder kindergastroenterologische Bereich über das entsprechende Equipment verfügt.

24h-pH-Metrie/Impedanzmessung
Die 24h-pH-Metrie ist ein dynamisches Verfahren zur Diagnostik eines gastroösophagealen Refluxes. In den letzten 10 Jahren wird sie häufig mit einer Impedanzmessung verknüpft. Die reinen pH-Metriesonden sind meist mit 2 pH-Messpunkten ausgestattet und ermöglichen die Veränderung des pH-Wertes im Verlauf darzustellen. Die Impedanz-pH-Metriesonden haben ein oder zwei einzelne pH-Messpunkte und zusätzlich eine ganze Reihe von Bipolen, die so geschaltet sind, dass die Impedanz zwischen den jeweils benachbarten Punkten abgeleitet wird. Da sich dieser Widerstand vor allem dann ändert, wenn ein Bolus bzw. ein Reflux die Messpunkte passiert, können mit dieser Methode Informationen über den Bolustransport/die Richtung gewonnen werden: Einerseits werden auch nicht saure Ereignisse zuverlässig erfasst und außerdem kann durch die genaue zeitliche und räumliche Auflösung die Richtung der Boluspassage bestimmt werden. Andererseits ist sie aber mit einem erheblich höheren Aufwand bei der Auswertung und mit höheren Kosten verbunden.

In früheren Zeiten wurde die pH-Metrie sehr häufig durchgeführt und bekam durch eine sehr großzügige Indikationsstellung seitens der Kinderpneumologen in der Differentialdiagnose obstruktiver Bronchitiden/asthmatischer Beschwerden, als mögliche Folge von Mikroaspirationen, noch mehr Zulauf. Mittlerweile ist dieser „Hype" etwas abgeebbt und die Anzahl der Untersuchungen hat deutlich abgenommen.

Anlage der Sonde: Der Katheter wird transnasal mit leicht anteklinierten Kopf gelegt. Um die Prozedur zu erleichtern, gibt es eine Reihe von „Kniffen" wie Anpusten des Kindes oder bei größeren Kindern Trinken mit einem Strohhalm, die Sondenspitze sollte angefeuchtet oder mit Instillagel® benetzt werden. Vor der Anlage sollte die Distanz bis zum gastroösophagealen Übergang abgeschätzt werden, dies per Formel (für die „Kleinen" im ersten Lebensjahr gibt es dafür die sogenannte Strobel-Formel – Abstand Nasenöffnung/unterer Ösophagus [(Körperlänge × 0,52) + 5] × 0,87) [4]) und/oder durch Anhalten seitlich des Körpers. Dieser Messpunkt sollte ca. ca. 2–3 cm oberhalb der Kardia liegen (im Röntgenbild entspricht das etwa der Höhe eines Wirbelkörpers). In der Folge wird die Sondenlage radiologisch kontrolliert und ggf. korrigiert und dann die Aufzeichnung gestartet.

Auswertung: Hier hat es sich bewährt, den pH-Metrie-„Anteil" nach einem klaren Schema zu beurteilen, indem die
-   Fraktionszeit pH < 4 (pathologisch bei Kindern im ersten Jahr > 10 %, bei älteren Kindern > 5 %) angegeben wird (Normwerte für den pH liegen für den „distalen Ösophagus" vor [5,6]),
-   die Anzahl der Refluxe mit pH < 4 und
-   die Anzahl der pathologischen Refluxe über 5 Minuten.

Darüber hinaus müssen die Informationen „wann hatte das Kind Beschwerden", sind es „normale, kurzdauernde Refluxe in aufrechter Position" oder „auffällige, langdauernde Refluxe im Liegen" erfasst werden. Die Untersuchung wird deshalb regelhaft mit Protokoll auf Station durchgeführt. Der „obere Messpunkt" macht über die genannten Aussagen hinaus noch eine Unterscheidung zwischen Reflux und hohem Reflux möglich.

Am Ende sollte die Aussage stehen, ob es sich um eine normale pH-Metrie (Fraktionszeit pH < 4 normal, keine pathologischen Refluxe, keine Assoziation zwischen Reflux und Beschwerden) oder eine pathologische pH-Metrie (Fraktionszeit pH > 4 auffällig, langdauernde Refluxe, Korrelation vorhanden) handelt. Nicht selten wird man nicht ganz sicher diesen beiden Entitäten zuordnen können, weil nur ein Teil der Punkte erfüllt ist („nicht pathologisch, aber zumindest auffällig"), insbesondere, wenn die Refluxe in liegender Position deutlich zunehmen.

Eine typische pH-Metrie mit Markierung der längerdauernden Refluxe (rot), der liegenden Position (grün, oben im Bild) mit oberem (der zeigt, welche Refluxe hohe Refluxe sind) und unterem (für den die besagten Parameter erhoben werden) Messpunkt findet sich in Abb. 17.3. Da die Messpunkte dieses Sondentyps meist 15 cm (mindestens 10 cm) auseinanderliegen und damit für die Kinderheilkunde zu weit, kommen mittlerweile eher Sonden zum Einsatz, bei denen der distale Messpunkt intragastral und der proximale der ist, für den Normwerte definiert sind.

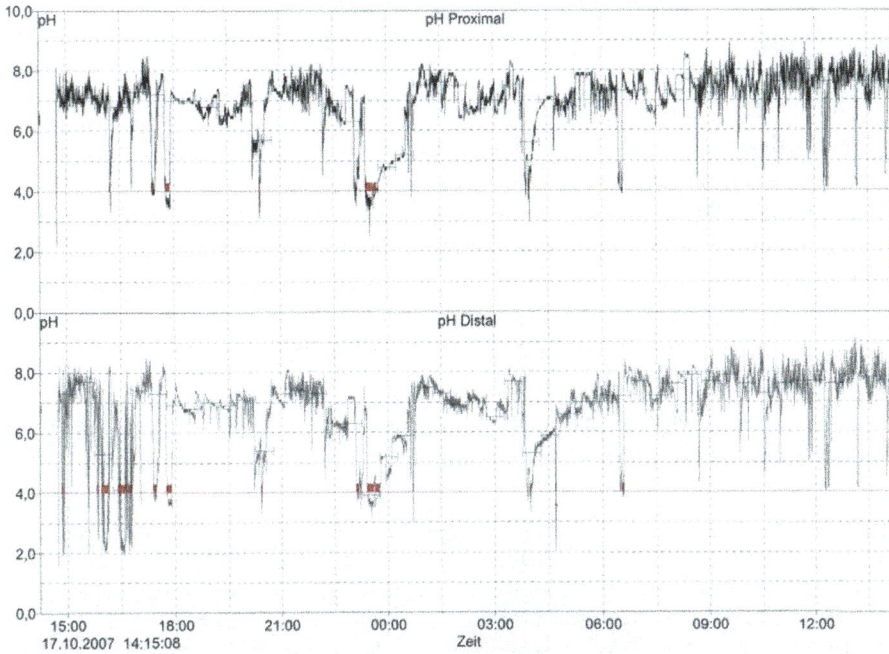

Abb. 17.3: pH-Metrie.

17.2.4 Endoskopie

Die überwiegende Mehrzahl der Endoskopien in der Kindergastroenterologie sind diagnostische Untersuchungen, während die „Intervention", sei es elektiv bei der Anlage einer PEG-Sonde oder dem Abtragen von Polypen oder als Notfall bei Ingestionen oder Blutungen, relativ selten ist.

Da die Entscheidung zur Endoskopie deutlich restriktiver als in der Erwachsenenmedizin gestellt wird, gibt es nur wenige Kindergastroenterologien, die mehr als 500 Untersuchungen im Jahr durchführen. Mit seltenen Untersuchungen, wie beispielsweise der ERCP, hat kaum ein Kindergastroenterologe eigene Erfahrungen. So ist die Verfügbarkeit von pädiatrisch erfahrenen Endoskopeuren und entsprechenden Geräten im deutschsprachigen Raum auf relativ wenige Zentren beschränkt und regelhaft besteht eine enge Kooperation zwischen Kindergastroenterologen und „Erwachsenenendoskopiker".

17.2.4.1 Diagnostische Eingriffe
Gastroskopie

Indikationen [7]:

- klinisch: Dysphagie, Dyspepsie (Übelkeit, Erbrechen, Oberbauchschmerzen), Hämatinerbrechen, Sodbrennen; im Einzelfall auch bei Bauchschmerzen, wenn ein erhöhtes Risiko für eine Erkrankung des Ösophagus oder des Magens besteht – ICP, Ösophagusatresie, schwere Immunsuppression, positive Familienanamnese für Ulzera und/oder schwere H.-pylori-Folgeerkrankungen (Ulzera, Karzinome)
- Laborwerte: Eisenmangelanämie (DD Zöliakie, H.-pylori-Infektion, Refluxösophagitis), positive Zöliakieserologie, positive nichtinvasive Helicobacter-Diagnostik
- Notfall: Fremdkörperingestion, Bolusimpaktation, Säure- und Laugeningestion, akute schwere gastrointestinale Blutung

> **Merke:** Bei V. a. Achalasie, anderweitige Ösophagusenge oder aber anderen Konstellationen mit erhöhter Gefahr des Erbrechens Ileuseinleitung und Intubation zur Sicherung der Atemwege. Bei V. a. Fremdkörper im Ösophagus ist wegen der Gefahr von Nekrosen und Perforation Eile geboten, bei Säure- oder Laugeningestion sollte 6 bis 24 Stunden nach Ingestion endoskopiert werden (zu früh – Unterschätzen der Ingestionsfolgen; zu spät – Perforationsgefahr steigt).
> Bei jeder Bolusimpaktation ohne bekannte Ursache (z. B. Anastomosenenge nach Atresie) sollte an eine eosinophile Ösophagitis gedacht werden und in gleicher Sitzung entsprechende Biopsien entnommen werden (mindestens sechs Biopsien aus unterschiedlichen Etagen des Ösophagus).

Vorbereitung: Nicht nötig, es reicht eine vier- bis sechsstündige Nüchternzeit, klare Flüssigkeit bis eine Stunde vor dem Eingriff. Ggf. Blutbild, Quick, PTT.

Am Ende dieses Abschnitts sind häufige Befunde wie eine Refluxösophagitis (Abb. 17.4), eine H.-pylori-assoziierte Gastritis („Gänsehautrelief") (Abb. 17.5), ein Ulcus ventriculi (Abb. 17.6), die verplumpten Zotten einer Zöliakie (Abb. 17.7) abgebildet.

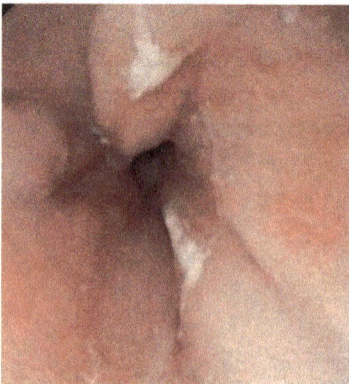

Abb. 17.4: Refluxösophagitis.

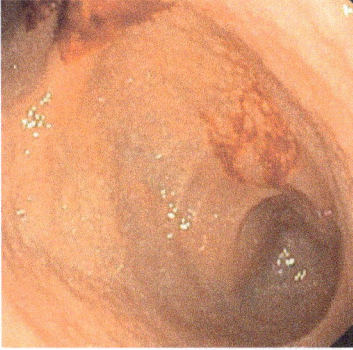

Abb. 17.5: „Gänsehautrelief" im Magenantrum bei einer H.-pylori-assoziierten Gastritis (besonders gut sichtbar im Bereich der „Blutung" nach Biopsie).

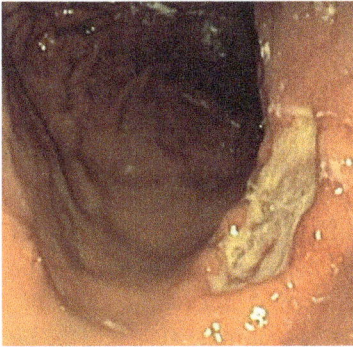

Abb. 17.6: Ulcus ventriculi.

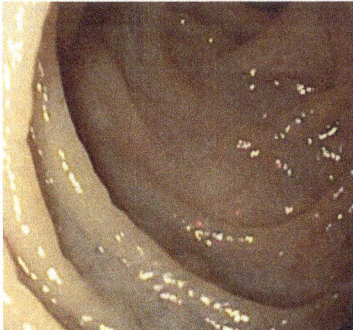

Abb. 17.7: Zöliakie mit typischer Zottenverplumpung und angedeutetem „Sägezahnrelief" an den Kerckring'schen Falten.

Koloskopie

Indikationen [7]:

- klinisch: Bauchschmerzen nur bei persistierend erhöhten Stuhlentzündungsparametern und unauffälligem Stuhl auf pathogene Keime, chronische Diarrhö ohne Zuordnung zu anderen Ursachen, Hämatochezie, peranale (auch okkulte) Blutung, ohne Hinweise auf perianale Ursachen
- Labor: anhaltend hohe Stuhlentzündungsmediatoren

> **Merke:** Bei akuter peranaler Blutung keine Endoskopie, sofern keine ausreichende Darmreinigung möglich ist, da sonst kaum Sicht und erhöhtes Verletzungsrisiko.
> Bei jungen Säuglingen mit typischer Anamnese einer allergischen Kolitis restriktive Indikationsstellung, eher Diätversuch mit Meiden von Kuhmilcheiweiß.

Vorbereitung:

- in den Tagen vor der Untersuchung möglichst keine Mahlzeiten mit Körnern (Müsli, Vollkornprodukte, Getreideprodukte, Leinsamen, Sesam), Obst und Gemüse mit kleinen Kernen (Paprika, Tomate, Traube, Feige, Kiwi, Banane), Fasern und/oder Blattsalaten (Tag −3 bis Tag −1)
- am Morgen des Tages vor der Untersuchung (Tag −1) leichtes Frühstück mit den Maßgaben von weiter oben, am Mittag allenfalls noch Brühe, gegen Mittag beginnt die Vorbereitung einen Tag vor der Untersuchung mit Natriumpicosulfat (Darmstimulanz) und Magnesiumcitrat (osmotisches Laxans) (Picoprep®). Die Dosierung findet sich in Tab. 17.1 wieder. Die Lösung wird unmittelbar vor dem Trinken zubereitet (wegen der sich dabei entwickelnden Überwärmung muss sie in der Folge abkühlen), es werden zwei Portionen getrunken. Während der Behandlung muss viel getrunken werden (ca. 250 ml pro Stunde) – erlaubt sind durchsichtige Getränke wie Wasser, Tee, Apfelsaftschorle, Eistee, Fanta.

Tab. 17.1: Picoprep®. Dosierung nach Alter.

1–2 Jahre	2 × ¼ Beutel
2–4 Jahre	2 × ½ Beutel
4–9 Jahre	1 – 0 – ½ Beutel
9 Jahre und älter	2 × 1 Beutel

Das Abführen war erfolgreich, wenn die Patienten Stuhl wie „Kamillentee", d. h. ohne Bestandteile und flüssig, ausscheiden. Großzügig wird am Tag der Untersuchung noch ein Klistier verabreicht bzw. bei kleineren Kindern die altersentsprechend adaptierte Menge.

Für ältere Jugendliche gibt es eine Reihe von anderen, teilweise noch besser reinigenden Präparaten wie z. B. Fleet® Phospho-Soda, Klean Prep®, Moviprep®. Problematisch ist im Einzelfall der Geschmack, weshalb bis vor Einführung des Pico-prep® viele Kinder und Jugendliche eine Magensonde zum Abführen benötigten, was heutzutage fast nie mehr erforderlich ist.

Eine mögliche Alternative ist die retrograde Spülung, dies insbesondere bei kleineren Kindern. Sie ist ausführlich bei [8] beschrieben. Beide Autoren haben hiermit keine Erfahrungen.

Am Tag der Untersuchung wird nicht gegessen, kleine Mengen klare Flüssigkeit können bis eine Stunde vor dem Eingriff getrunken werden. Ggf. Blutbild, Quick, PTT.

Am Ende dieses Absatzes finden sich typische Befunde aus terminalem Ileum, die (in jüngeren Jahren Normvariante) lymphofolliculäre Hyperplasie im Ileum (Abb. 17.8), aber auch häufige Pathologien (des Kolons), wie sie beim Morbus Crohn (Pflastersteinrelief, *snail tracks*, Aphthen) (Abb. 17.9) und bei Colitis ulcerosa (flächige Entzündung mit Mikroabszessen) (Abb. 17.10) gesehen werden.

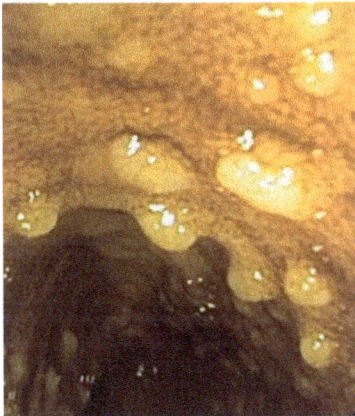

Abb. 17.8: Terminales Ileum mit (physiologischer) lymphofollikulärer Hyperplasie.

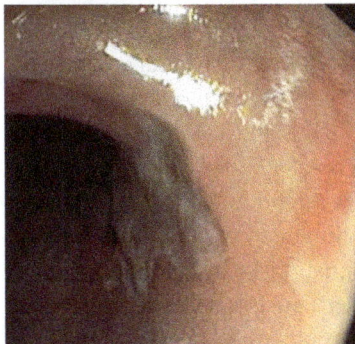

Abb. 17.9: M. Crohn mit *Snail tracks* im Colon.

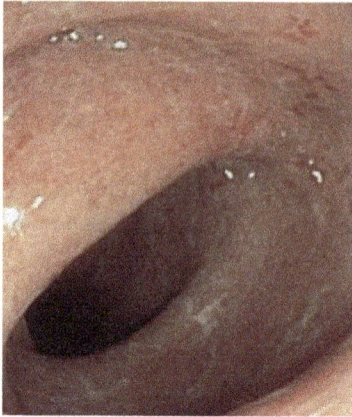

Abb. 17.10: Colitis ulcerosa mit kontinuierlicher Entzündung im Colon.

Push-Enteroskopie/Single-Balloon- oder Double-Balloon-Enteroskopie

Kann notwendig/sinnvoll sein bei Blutungsquellen, Polypen im Dünndarm oder bei einer mutmaßlichen Dünndarmbeteiligung bei einem M. Crohn. Vorab ist ggf. eine Video-Kapsel-Endoskopie zu erwägen. Es handelt sich um eine Rarität im Kindes- und Jugendalter. Einen Überblick gibt [9].

17.2.4.2 Interventionen/therapeutische Eingriffe

Zahlenmäßig stellen die „PEG-Anlagen" oftmals den Löwenanteil, dies selten mit jejunalem Schenkel. Einige Kliniken legen auch PEJs an, also ein Jejunostoma mit der Fadendurchzugsmethode (siehe unten). Weitere Eingriffe sind die Entfernung von Fremdkörpern (meist im Rahmen einer oberen Endoskopie), das Abtragen von Polypen (eher untere Endoskopie), die Behandlung von Stenosen (Bougierung, Ballondilatation), die Blutstillung, bei Intoxikationen das Spülen und Entfernen von Pulvern und/oder Tabletten.

Perkutane endoskopische Gastrostomie (PEG) – Anlage

Indikation: Siehe Kap. 4 und 49. Zusammenfassend wird eine PEG immer zum Thema, wenn eine (ausreichende) orale Zufuhr über längere Zeit nicht möglich ist bzw. unverhältnismäßig viel Zeit beansprucht. Die Anlage einer PEG-Sonde ist immer ein elektiver Eingriff. Das Standardverfahren für eine PEG-Anlage ist die sogenannte Faden-Durchzug-Methode. Diese basiert darauf, dass während einer Gastroskopie der Magen mit Luft gefüllt wird und mithilfe der Transillumination oder Diaphanoskopie – also des durch die Bauchdecke durchscheinenden Lichtes – ein Punktionsort festgelegt werden kann, an dem der Magen direkt der Bauchwand anliegt (da sonst keine Transillumination). In der Folge wird von außen punktiert, ein Faden mit dem Endoskop nach oral durchgezogen, dort die PEG angeknüpft und in umgekehrter

Richtung durch den Ösophagus und schließlich durch die Bauchwand gezogen, sodass die innere Silikonhalteplatte an der Magenwand zu liegen kommt. Dieses wird sehr anschaulich in kurzen Videosequenzen der Hersteller gezeigt (z. B. bei Nutricia-Med).

Eine PEG-Sonde kann im Verlauf (frühestens nach 2–3 Monaten) auf einen sogenannten Button oder einen Gastrotube (siehe Abb. 17.11) gewechselt werden, der durch das dann narbig-verwachsene Stoma von außen eingeführt wird und auf der Innenseite von einem wassergefüllten Ballon fixiert wird. Dieser muss allerdings regelmäßig (ca. alle 3 Monate) gewechselt werden, da das Material (der Ballon) schneller verschleißt. Falls eine Sondierung über das Jejunum notwendig ist (bei Magenentleerungsstörung oder z. B. bei ausgeprägtem Reflux mit Aspirationsgefahr), kann durch eine PEG eine jejunale Sonde platziert werden, wobei sich zunehmend auch der sogenannte G-Jet-Button (siehe Abb. 17.11) durchsetzt. Der Begriff beschreibt im Prinzip einen Button mit einer inneren Verlängerung. In beiden Fällen hat man über die PEG die Möglichkeit, sowohl den Magen als auch den Dünndarm zu sondieren.

Bei anderen Verfahren der PEG-Anlage, sogenannten Direktpunktionsmethoden, wird die Passage der Sonde durch den Ösophagus umgangen, was bei Erkrankung der Speiseröhre oder auch bezüglich des Infektionsrisikos einen Vorteil bringen kann. Allerdings bergen sie dafür andere Risiken und gehören in entsprechend erfahrene Hände, wenn sie bei Kindern angewendet werden sollen. Ferner wird diese Technik in seltenen Fällen auch angewendet, um eine Sonde an anderer Stelle (z. B. im Bereich von Duodenum oder Jejunum) zu platzieren.

Früher wurde oft darüber diskutiert, ob ein gastroösophagealer Reflux durch die Anlage entsteht. Dies ist zu vernachlässigen, d. h., eine Refluxprüfung bzw. die Sinnhaftigkeit einer Hemifundoplikatio ist eher kein Thema, wenn es nicht entsprechende Symptome vor der Anlage gibt [7,10]. Kontraindikationen für eine PEG-Anlage sind u. a. Aszites, Peritonealdialyse, Erkrankungen der Speiseröhre (Stenosen, floride Infektion, Varizen ...), Blutungsneigung.

Mögliches Risiko des Eingriffs ist vor allem die Infektion der Punktionsstelle. Eine sorgfältige lokale Pflege in den ersten Tagen nach PEG-Anlage ist daher wichtig. Anfangs darf sie nicht mobilisiert werden – später ist die tägliche Mobilisation mit gerin-

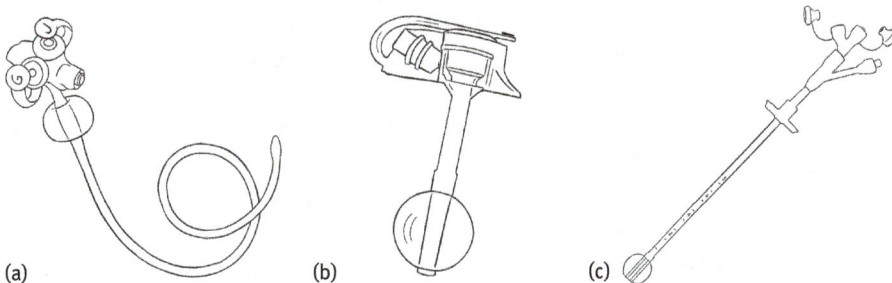

(a)   (b)   (c)

Abb. 17.11: a) G-Jet-Button, b) Button, c) Gastrotube (gezeichnet von Dr. Johannes Knierer).

ger Rotation im Kanal und auch Vorschub und Retraktion essenziell, um ein Einwachsen der inneren Halteplatte zu vermeiden. Die enterale Zufuhr (egal ob über die Sonde oder oral!) kann einige Stunden nach dem Eingriff mit wenigen Schlucken klarer Flüssigkeit begonnen werden und der weitere Nahrungsaufbau erfolgt mit langsam zunehmenden Volumina über 2–4 Tage (z. B. 50 %, dann 75 %, dann 100 %). Zudem müssen die Bezugspersonen im Umgang mit der Sonde geschult werden und nach Anlage von jejunalen Sonden muss zudem beachtet werden, dass eine Sondierung des Dünndarms nur mit geeigneter Nahrung und nicht als Bolusgabe erfolgen darf. Auch muss bewusst sein, dass es durch eine Rotation der Sonde zur Dislokation kommen kann.

> **Merke:** Eine PEG-Sonde mit jejunalem Schenkel darf beim Lockern nicht gedreht werden (Gefahr der Dislokation des jejunalen Schenkels).

Seltene Komplikationen sind Verletzungen umliegender Organe wie beispielsweise bei einem Koloninterponat, wenn die Magenwand nicht direkt an der Bauchwand anliegt. Ansonsten wird aufgeklärt über Peritonitis, Pneumoperitoneum, Mediastinitis, Pneumothorax, Blutung, Infektion.

Häufige Fragen im Zusammenhang mit PEG-Sonden sind unter anderem:
- Welche Ernährungssonden gibt es? (siehe Abb. 17.11)
  - PEG (innere und äußere Halteplatte, fester Sondenschlauch) – ggf. mit zusätzlichem jejunalem Schenkel (äußerlich am Y-Endstück erkennbar)
  - Button (innen Ballon, meist mit 5 ml NaCl 0,9 % gefüllt, Gefahr der Dislokation größer, außen „Knopf", an den ein Sondenschlauch angeschlossen werden kann)
  - Gastrotube (Ballon und fester Sondenschlauch)
  - G-Jet (Ballon und fester Sondenschlauch, jejunaler Schenkel)
- Wie wird womit gespült, nach dem „Befahren" der PEG?
  - nach jeder Benutzung – Säuglinge 10 ml, Kleinkinder 20 ml, Schulkinder 30–50 ml – klares Wasser
- Wie lange ist die Schlitzkompresse nötig?
  - zwei Wochen, dann auch ohne möglich, evtl. Metalline®-Kompresse bei Wundsekret; Faustregel: Viel Luft an das Stoma lassen (keine geschlossenen Verbände, keine Pflegeprodukte, Cremes oder Salben).
- Womit lokal desinfizieren?
  - z. B. Desinfektionsmittel auf Polyhexanid-Basis (Prontosan), eher keine jodhaltigen Desinfektionsmittel
- Wann ist ein Wechsel von einer PEG-Sonde auf einen Button möglich? Wann sollte man dies nicht machen?
  - Nach 2–3 Monaten, dabei muss die innere Halteplatte endoskopisch entfernt werden. Bei Muskelhypotonie eher länger warten. Ein Wechsel ist bei Krank-

heitsbildern, bei denen es infolge der Dislokation eines Buttons zu Gefahren-
lagen kommen kann (z. B. Gefahr einer Hypoglykämie bei Glykogenose mit
nächtlicher Sondierung) nicht indiziert.
- Was tun, wenn der Button oder ein Gastrotube nach Defekt des Ballons „raus-
rutscht"?
  - Der PEG-Kanal fällt bzw. schwillt binnen einiger Stunden zu. Daher sollte
  möglichst rasch eine neue Sonde platziert werden. Patienten sollten immer
  einen Ersatz-Button/Gastro-Tube vorrätig haben, um diesen selber einzule-
  gen oder ihn einlegen zu lassen. Notfalls kann überbrückend ein steriler
  Platzhalter (Magensonde, Blasenkatheter o. ä.) verhindern, dass sich der Kanal ganz schließt.

Probleme/Komplikationen:
- nässende Haut um das Gastrostoma; Schwarztee, Metalline®-Tupfer
- Granulom [11]
  - evtl. lokal Hydrokortison-1-%-Salbe, wenn nach 1–2 Wochen keine Besserung …
  - Calendula-Tinktur-getränkter Tupfer für einige Minuten auflegen
  - evtl. lokal Maxitrol®-Salbe (Dexamethason, Neomycin, Polymyxin), wenn
  nach 1–2 Wochen keine Besserung …
  - „Höllenstift" (75 % Silbernitrat), um die Anwendungsstelle herum Vaseline,
  wenn weiter zunehmend,
  - chirurgisches Abtragen erwägen
- „Buried Bumper Syndrom" – eingewachsene innere Halteplatte; interventionell
endoskopisch (Nadelmesser, Papillotom, Diathermieschlinge) [12], Stichkanal-In-
zision neben der Sonde mit spitzem Skalpell [13,14]
- leckendes Gastrostoma; größerer Durchmesser, Anziehen der PEG

Notfallendoskopie [7,15]

Ist selten, in aller Regel als obere Endoskopie und typischerweise „außerhalb der
Dienstzeit". Wenn möglich versucht man die Untersuchung „bei Tageslicht" und mit
gut vorbereitetem Kind zu machen. Wichtig bei kleinen Kindern kann es sein, dass
die zur Entfernung von Fremdkörpern oder zur Blutstillung benötigten Instrumenta-
rien oft nur über einen 2,8-mm-Arbeitskanal eingebracht werden können, sodass
wenn irgend möglich „ein normales Gastroskop" eingesetzt werden soll – Mindest-
alter- bzw. Gewichtsgrenze für deren Einsatz sind 6–12 Monate bzw. 8–10 Kilogramm

Bluterbrechen, Teerstuhl mit Hb-Abfall

Gerade bei Frischblut oft Blutung aus dem HNO-Bereich, bei Kaffeesatzerbrechen
und/oder Teerstuhl mit Hb-Abfall können Ulzera, eine hämorrhagische Gastritis, eine

Refluxösophagitis, Varizen (auf große Milz, ggf. Leberhautzeichen in der körperlichen Untersuchung achten – diese Indikation ist in Abteilungen mit hepatologischem und speziell einem Lebertransplantations-Schwerpunkt ein Thema, in anderen eher gastroenterologisch arbeitenden Bereichen nicht), seltener eine Mallory-Weiß-Läsion (Schleimhautfissur an der Kardia nach heftigem Erbrechen).

Merke: Immer erst stabilisieren (Volumen, Transfusion), großzügig intensivmedizinisches Setting.

Eine interventionelle Blutstillung im Rahmen einer ÖGD muss möglich sein, d. h. Gummibandligatur, Ethoxysklerol (jeweils Ösophagusvarizen), Histoacryl (Fundusvarizen), teilweise flankiert von einer den Pfortaderdruck senkenden Therapie mit Terlipressin oder Somatostatin. Bei blutendem Ulkus können Clips gesetzt werden. Pulverapplikation insbes. bei großflächiger Blutung.

Laugen- oder Säureingestion

Periorale Hautregion und die Mundhöhle mit Wasser spülen, kein Wasser trinken lassen, kein Erbrechen auslösen. Bei oralen Läsionen oder bei Ingestion starker Laugen (pH > 11, v. a. professionelle Reinigungsmittel) oder starker Säuren (pH < 2), also dem hochgradigen Verdacht auf eine Schädigung, soll in Intubationsnarkose die obere Endoskopie zwischen Stunde 6 (vorher wird womöglich das volle Ausmaß der Schädigung nicht erkannt) und Stunde 24 nach Ingestion (danach steigt die Gefahr der Perforation) endoskopiert werden. Großzügig Anlage einer Magensonde, wenn sich der Verdacht einer Schädigung bestätigt, um eine enterale Ernährbarkeit möglich zu machen.

Fremdkörperingestion

Grundsätzlich passieren sehr kleine Fremdkörper (8 mm im Kindesalter, 6 mm im Säuglingsalter) in aller Regel den Ösophagus.

Münze: In jedem Fall soll eine Röntgenaufnahme vom Unterkiefer bis zum Oberbauch erfolgen. 1-Cent- und 2-Cent-Münzen passieren den Magen-Darm-Trakt in aller Regel ohne Probleme und müssen nicht verfolgt werden. Abhängig vom Alter können aber bereits 5-Cent- bzw. 20-Cent-Münzen ein Problem darstellen. Fünfzig-Cent- bzw. 2-Euro-Münzen passieren den Ösophagus bzw. den Pylorus häufig nicht und müssen ggf. geborgen werden.

Merke: Beim Röntgen besteht insbesondere die Gefahr, nicht ausreichend weit nach oben aufgeblendet zu haben, sodass die Münze im oberen Ösophagusdrittel nicht erkannt wird.

Bei Lage im Ösophagus mit Symptomen (Schmerzen, Speicheln, Dysphagie) soll umgehend (binnen 2 Stunden) endoskopiert werden, sonst zügig, maximal bis zu 24 Stunden. Die rasche Entfernung ist erforderlich, weil sonst rasch Drucknekrosen entstehen können. Im Einzelfall kann man statt der Bergung auch mit einer Magensonde weiterschieben.

> **Merke:** Ein ösophagealer Fremdkörper ist immer ein endoskopischer Notfall.

Münzen im Magen können bei asymptomatischen Kindern über 1–2 (bis sogar 4) Wochen beobachtet werden (Abgang über den Stuhl, andernfalls Röntgen-Kontrolle), im Verlauf ist eine endoskopische Bergung sinnvoll, wenn entweder keine Passage über den Pylorus erfolgt und/oder es sich um eine große Münze handelt (Münzen ab einer Größe eines 50-Cent-Stücks bzw. 2-Euro-Stücks können typischerweise nicht passieren) [15,16].

Große bzw. spitze Fremdkörper, (Knopf-)Batterien, Magneten: Auch hier wird eine sofortige Entfernung empfohlen, wenn Fremdkörper besonders spitz oder lang sind (> 6–10 cm je nach Alter, da sie das duodenale C nicht passieren) oder ätzend (lithiumhaltige Batterien) oder im Falle, dass mehr als ein Magnet (bzw. ein Magnet und ein Metallteil) geschluckt wurden [15]. Ist eine Knopfbatterie schon länger in situ, ist womöglich eine CT-Untersuchung sinnvoll, um das Vorgehen (OP statt endoskopische Bergung) mit den chirurgischen Kollegen zu planen [17].

Bleibt ein vermeintlich normalerweise passierender Fremdkörper im Ösophagus stecken, muss an die Differentialdiagnose einer EoE gedacht werden und Schleimhautbiopsien (mindestens 6 Biopsien aus mehreren Etagen) genommen werden.

Videokapselendoskopie

Wie die ERCP ist auch die Videokapselendoskopie in ihrer Anwendung wesentlich seltener notwendig als in der Erwachsenengastroenterologie. Gute Übersichten liefern [18–20].

Hierbei wird eine Kapsel geschluckt (oder mit dem Gastroskop postpylorisch „abgeworfen"), diese macht in Abständen von wenigen Sekunden mit einer 270°-Optik Bilder über einen Zeitraum von etwa 6 Stunden, die an einen Sensorgürtel übertragen werden. Die Bilddaten werden auf einem Datenrecorder gespeichert und später an einem Computer mit entsprechender Software ausgewertet. Bei kleinen Kindern wird die Kapsel abgelegt, ein Alter von 2 Jahren galt lange Zeit als Grenze (wegen der Gefahr des „Hängenbleibens" im Bereich der Bauhin'schen Klappe), mittlerweile gibt es aber auch Erfahrungen bis zu einem Alter von einem Jahr und einem Gewicht von 8 Kilogramm. Da gerade die kleinen Kinder eine im Zweifelsfall „vorweggeschickte" *Patency*-Kapsel (die sich bei Unmöglichkeit der Passage im Verlauf auflöst) nicht schlucken können, diese also ebenfalls in einer Analgosedierung abgeworfen werden müsste, besteht hier im Einzelfall ein Dilemma.

Praktische Fragen sind

- Indikation: okkulte Blutung, V. a. M. Crohn (ohne Hinweise für Stenosierungen), Polyposissyndrome
- Voruntersuchungen: Für gewöhnlich wird eine obere und untere Endoskopie vor der Dünndarmbildgebung gefordert. Im Falle einer mutmaßlichen Enge vorher Schlucken einer *Patency*-Kapsel.
- Vorbereitung: „halbe Koloskopievorbereitung", Polyethylenglykol, klare Flüssigkeit, 12 Stunden Karenz, Simethicon 30 Minuten vor Untersuchungsbeginn

Literatur

[1] Li F, Ma J, Geng S, et al. Fecal Calprotectin Concentrations in Healthy Children Aged 1–18 Months. PLoS ONE. March 5, 2015. DOI:10.1371/journal.pone.0119574.

[2] Fischbach W, Malfertheiner P, Lynen Jansen P, et al. S2k-Leitlinie Helicobacter pylori und gastroduodenale Ulkuskrankheit. Z Gastroenterol. 2016;54:327–363.

[3] Krammer H, Herold A. Messung der Kolontransitzeit mit radioopaken Markern. Z Gastroenterol. 2013;51:3–4.

[4] Wenzl TG, Benninga MA, Loots CM, Salvatore S, Vandenplas Y. Indications, Methodology, and Interpretation of Combined Esophageal Impedance-pH Monitoring in Children: ESPGHAN EURO-PIG Standard Protocol. JPGN. 2012;55:230–234.

[5] Vandenplas Y, Sacre-Smits L. Continuous 24-hour esophageal pH monitoring in 285 asymptomatic infants 0–15 months old. J Pediatr Gastroenterol Nutr. 1987;6:220–4.

[6] Vandenplas Y. Esophageal pH monitoring: Methodology, indication and interpretation. Eur J Pediatr Surg. 1991;1:67–72.

[7] Ballauf A. Indikationen zur Gastroskopie und Koloskopie im Kindes- und Jugendalter. Kinder- und Jugendarzt. 2013;46:305–311.

[8] Sukiennik J, Ballauff A. Koloskopievorbereitung – Retrograde Darmirrigation – eine neue Methode. Monatsschrift Kinderheilkunde. 2013;2:139–142.

[9] Urs AN, Martinelli M, Rao P, Thomson MA. Diagnostic and Therapeutic Utility of Double-Balloon Enteroscopy in Children. JPGN. 2014;58:204–212.

[10] Heuschkel RB, Gottrand F, Devarajan K, et al. ESPGHAN Position Paper on Management of Percutaneous Endoscopic Gastrostomy in Children and Adolescents. JPGN. 2015;60:131–141.

[11] Paediatric Gastroenterology, Hepatology, and Nutrition. Edit. Beattie M, Dhawan A, PUntis JWL. Oxford University Press; 2009.

[12] Schweizer S, Rosenbaum A, Traber P, et al. Endoskopische Therapie des Buried Bumper Syndroms. Endoskopie heute. 2009;22:P22.

[13] Muehlenberg K. www.barmherzige-urologie.de.

[14] Karakus SC, Celtik C, Koku N, Ertaskin I. A simple method for percutaneous endoscopic gastrostomy tube removal: „Tie and retrograde pull". Journal of Pediatric Surgery. 2013;48:1810–1812.

[15] Buderus S. Consilium Pädiatrie – Fragen aus Ihrer Praxis und Antworten der Experten von consilium. 2020;92:25–26.

[16] Thomson M, Tringali A, Dumonceau J-M, et al. Paediatric Gastrointestinal Endoscopy: European Society for Paediatric Gastroenterology Hepatology and Nutrition and European Society of Gastrointestinal Endoscopy Guidelines. JPGN. 2017;64:133–153.

[17] Gerner P. Fremdkörperingestion im Kindesalter. Falk Gastro-Kolleg. 2020;3:47–63.

[18] Thomson M, Fritscher-Ravens A, Mylonaki M, et al. Wireless Capsule Endoscopy in Children: A Study to Assess Diagnostic Yield in Small Bowel Disease in Paediatric Patients. JPGN. 2007;44:192–197.

[19] Friedlander JA, Liu QY, Sahn B, et al. NASPGHAN Capsule Endoscopy Clinical Report. JPGN. 2017;64:485–494.

[20] Schultheiß M. Kapselendoskopie. Falk Gastro-Kolleg 4/2018.

Teil III **Spezielle Krankheitsbilder**

18 Funktionelle Bauchschmerzen und andere funktionelle Erkrankungen

18.1 Einleitung

Funktionelle Beschwerden liegen bei einem großen Teil der Patienten in der Kindergastroenterologie vor. Oft ist der Weg zur Diagnose schnell und es gelingt rasch zu beraten und mit den Kindern und Jugendlichen Ablenkungsstrategien zu entwickeln, aber es kann im Einzelfall mit Akzeptanz und folgender Therapie auch mühselig sein. Die Inzidenz ist besonders hoch bei übergewichtigen und adipösen Kindern und Jugendlichen [19], noch mehr in sogenannten „Schmerzfamilien" (also solchen, in denen Schmerzen im Sinne von Fibromyalgie, Bauch-, Gelenk- und/oder Kopfschmerzen auch noch bei anderen Angehörigen bestehen).

Das Phänomen, dass viele Kinder und Jugendliche an Bauchschmerzen leiden, bei denen es nicht gelingt, sie einer organischen Erkrankung zuzuordnen (siehe Kap. 2 in Teil I), ist bereits in einer der „Urarbeiten" der Kindergastroenterologie von Apley [2] so beschrieben. Durch präzisere Definitionen der verschiedenen Entitäten haben die sogenannten Rom-Kriterien dem Behandler inzwischen Instrumente an die Hand gegeben, sich vom „Alles untersucht, nichts rausgekommen – also funktionell!" früherer Zeiten hin zu einer klaren Diagnose bewegen zu können, auch ohne dass die sprichwörtliche „Ganzkörperstanze" erforderlich ist.

Die funktionellen Abdominalbeschwerden werden auch als Störungen der Interaktion auf der Darm-Hirn-Achse beschrieben. Man vermutet eine Kombination verschiedener Faktoren wie einer mikrobiellen Dysbiose im Darm, einer gestörten mukosalen Immunfunktion, einer viszeralen Hypersensitivität (u. a. durch Sensitivierung von Schmerzfasern und vermehrte Mastzellen in der Mukosa) und einer ZNS-Dysregulation der Modulierung von Darm-*Signalling* und -Motorik [6].

Charakteristisch ist eine oftmals erheblich eingeschränkte Lebensqualität und bei einem nicht unerheblichen Prozentsatz eine Chronifizierungstendenz.

18.2 Definition

Die Rom-IV-Kriterien [10] sprechen von **funktionellen Bauchschmerzen**, wenn die Beschwerden mindestens viermal im Monat auftreten und
- nicht nur in bestimmtem Kontext (Essen, Monatsregel) auftreten und
- nicht die Kriterien eines Reizdarmsyndroms, einer funktionellen Dyspepsie oder einer abdominellen Migräne erfüllen (die jeweils im Verlauf des Kapitels ebenfalls erörtert werden) und
- nicht durch strukturelle oder biochemische Erkrankungen erklärt werden können.

https://doi.org/10.1515/9783110411881-018

Die funktionellen Bauchschmerzen projizieren sich auf den Nabel, das gesamte Abdomen oder die mittleren Bauchteile.

Das **Reizdarmsyndrom** ist die häufigste Form der funktionellen Abdominalbeschwerden. Es ist definiert als über mindestens 2 Monate mindestens 4 Tage im Monat bestehende Bauchschmerzen in Zusammenhang mit dem Stuhlgang oder einer Änderung der Stuhlkonsistenz oder eine Änderung in der Stuhlhäufigkeit. Analog zum Erwachsenenalter wird nach Stuhlkonsistenz in Subtypen unterschieden (mit Obstipation/mit Diarrhö/unspezifiziert) [14.22]. Im Falle einer Obstipation lösen sich die Symptome nach Korrektur des Stuhlverhaltens nicht auf.

18.3 Klinik

18.3.1 Allgemeines

Die funktionellen Bauchschmerzen können das Einschlafen erschweren, beeinträchtigen aber meist nicht das Durchschlafen. Auf das Vorhandensein von Schmerzen befragt, überrascht es manchmal, wie hohe Schmerzwerte genannt werden, dabei die Patienten aber oft gut ablenkbar und wenig beeinträchtigt erscheinen. Ein Teil der Patienten beginnt, nicht mehr zur Schule zu gehen. Hier kommen oft im häuslichen Umfeld sämtliche Medien und Bücher zum Einsatz, die Kinder liegen auf dem Sofa, im Bett (sind bei genauerem Befragen oft auch über lange Zeiten allein zu Hause, weil das Leben drumherum weitergeht). Die Familien haben im Laufe der Zeit oft herausbekommen, dass die üblichen Schmerzmittel nicht wirken, teilweise wurden diese aber auch gar nicht erst probiert.

Andere Facetten funktioneller Beschwerden sind das Reizdarmsyndrom mit oder ohne Diarrhö, aber auch z. B. die funktionelle Dyspepsie, die zunächst oft eher eine organische Ursache vermuten lässt, oder auch die Obstipation.

18.3.2 Andere funktionelle gastrointestinale Erkrankungen

Die Rom-IV-Kriterien haben einerseits für Säuglinge und Kleinkinder [3], andererseits für Kinder und Jugendliche [10] Entitäten definiert. Die für die Älteren seien hier aufgelistet und erklärt, zunächst tabellarisch (Tab. 18.1) diejenigen, bei denen nicht der Bauchschmerz Bestandteil der Diagnose ist, sodann im Anschluss diejenigen mit Bauchschmerzen, die es gegen den funktionellen Bauchschmerz abzugrenzen gilt, der in der Originalarbeit den Zusatz „NOS" (*not otherwise specified*) trägt.

Tab. 18.1: Funktionelle gastrointestinale Erkrankungen von Kindern und Jugendlichen ohne Bauchschmerzen [10].

Entität	Definition/Differentialdiagnosen	Wo im Buch weiter behandelt?
zyklisches Erbrechen	Symptombeginn Kleinkind- oder frühes Schulkindalter zwei oder mehr Episoden in 6 Monaten von ausgeprägter Übelkeit und anfallsartigen Erbrechen, Dauer: Stunden bis Tage stereotypischer Ablauf Wochen bis Monate zwischen den einzelnen Episoden mit völliger Gesundheit keine andere Ursache (cave: Hirntumor, Gastritis, Stoffwechselerkrankungen)	Kap. 5
funktionelle Übelkeit und Erbrechen	besonders bei Kindern mit Ängstlichkeit oder Depression funktionelle Übelkeit – störende Übelkeit als Leitsymptom in einer Häufigkeit von mindestens zweimal pro Woche nicht regelhaft mit Erbrechen assoziiert funktionelles Erbrechen – meist mindestens einmal pro Woche, nicht selbst induziert, nicht im Rahmen einer Essstörung keine andere Ursache (cave: Hirntumor, Gastritis) für mindestens 2 Monate	Kap. 5
Rumination	wiederholtes Regurgitieren und erneutes Kauen oder Hochbringen von Nahrung, das – kurz nach der Nahrungsaufnahme beginnt – nicht im Schlaf auftritt kein vorangehendes Würgen keine andere Ursache (cave: Achalasie, Refluxösophagitis), eine Essstörung muss ausgeschlossen werden jede Altersgruppe, besonders weibliche Jugendliche, oft vor den Eltern verborgen für mindestens 2 Monate	Kap. 5
Aerophagie	„Luftschlucken", besonders häufig bei psychomotorisch retardierten Kindern zunehmender Bauchumfang durch die Luft im Magendarmtrakt im Laufe des Tages rezidivierendes Aufstoßen und/oder Flatus keine andere Ursache (cave: Kohlenhydratmalabsorption, Zöliakie, Lambliasis) für mindestens 2 Monate	Kap. 10
funktionelle Obstipation und nicht retentive Enkopresis	–	Kap. 8

18.3.3 Weitere funktionelle Bauchschmerz-Störungen

Funktionelle Dyspepsie: Über mindestens 2 Monate mindestens 4 Tage im Monat Gefühl der Völle oder der frühen Sättigung oder epigastrische Schmerzen/Brennen ohne Zusammenhang zur Defäkation.

Abdominelle Migräne: Über mindestens 6 Monate mindestens zwei Episoden, bei denen paroxysmal intensiver, akuter, periumbilikaler/Mittellinien-/diffuser Bauchschmerz für mindestens eine Stunde auftritt. Die Episoden liegen dabei mindestens Wochen auseinander, verlaufen ähnlich. Der Schmerz ist assoziiert mit zwei oder mehr der Symptome: Appetitlosigkeit, Übelkeit, Erbrechen, Kopfschmerz, Photophobie, Blässe.

Die Rom-IV-Kriterien fordern, dass sich bei sorgfältiger Untersuchung keine andere medizinische Ursache finden lässt. Was zur sorgfältigen Untersuchung gehört, ist unter Kap. 2 und 5 in Teil I des Buches aufgeführt.

18.4 Diagnostik

(Siehe auch Kap. 2 in Teil I.) Die Diagnostik sollte geprägt sein von der Grundidee, dass man sich durch die Anamnese, die körperliche Untersuchung und eine überschaubare Labordiagnostik hinreichend sicher werden kann, ob ein funktionelles Geschehen vorliegt. Andernfalls droht immer der Makel des „Man hat nicht alles geschaut" fortzubestehen. Die Rom-Kriterien sollen dem Behandler die Sicherheit vermitteln, auch ohne „alles gemacht zu haben" mit ausreichender Sicherheit die Diagnose einer funktionellen Störung zu stellen.

Es ist sinnvoll, dem Patienten bereits früh zu vermitteln, dass es sich möglicherweise um funktionelle Beschwerden handelt und dass dies nicht bedeutet, dass man die Schmerzen in Frage stellt oder als „eingebildet" abtun möchte. Im Einzelfall kann dies eine stationäre Beobachtung sinnvoll machen, gerade wenn das „soziale Funktionieren" einer deutlichen Einschränkung unterliegt. Hier wird man dann ein Gefühl dafür entwickeln, inwieweit die Beschwerdeintensität und die Beeinträchtigung miteinander in Einklang zu bringen sind – dies z. B. mit zwei parallelen Schmerzprotokollen, einmal seitens des Patienten, andererseits der Pflege. Anlässlich der Rom-III-Kriterien wurde zurecht betont [11], „no tests are necessary or desirable when there is a functional diagnosis because all tests come back negative. When tests are done, each negative test worries parents that something is being missed", dennoch gibt es in der Realität oft einen Kompromiss: So sollte regelhaft eine Basisdiagnostik erfolgen, die eine Blutentnahme, einen Urinstatus, fäkale Entzündungsmarker und ggf. einen Ultraschall des Abdomens einschließt. Anamnestisch sollte eine Kohlenhydratmalabsorption ausgeschlossen werden, bzw. ggf. auch weitere Diagnostik in diese

Richtung ergänzt werden (siehe Basisdiagnostik bei chronischen Bauchschmerzen in Kap. 2.5).

Gerade weil die Erkenntnis, keine spezifische organische Ursache zu haben, oft schwer zu tragen zu sein scheint, geraten in schöner Regelmäßigkeit schlecht definierte Störungsbilder wie eine Histaminintoleranz oder die Nicht-Zöliakie-Glutensensitivität in den Fokus, ganz zu schweigen von Nahrungsmittelallergien.

Bei den anderen genannten Erkrankungsgruppen ist oft eine etwas weiter gefasst organische Diagnostik vonnöten.

So werden die Patienten mit funktioneller Dyspepsie regelhaft zum Ausschluss einer Gastritis oder (Reflux- bzw. eosinophilen) Ösophagitis eine obere Endoskopie erhalten. Weiterführende Untersuchungen, die in wissenschaftlichen Settings, jedoch nicht im klinischen Alltag durchgeführten werden, zeigen Veränderungen der Motilität mit verzögerter Magenentleerung, einem verlangsamten gastrointestinalen Transit bzw. einer antroduodenalen Dysrhythmie [13].

Bei Kindern und Jugendlichen mit Verdacht auf ein Reizdarmsyndrom erfolgt Diagnostik im Hinblick auf eine Nahrungsmittelallergie (Beschwerdeprotokoll), eine Zöliakie, eine Pankreasinsuffizienz und eine chronisch-entzündliche Darmerkrankung.

Kinder mit einer abdominellen Migräne wiederum benötigen ggf. eine Bildgebung, um seltene Differentialdiagnosen wie eine intestinale Ischämie – z. B. durch das Arteria-mesenterialis-superior-Syndrom (auch Wilkie-Syndrom) – oder eine innere Hernierung auszuschließen. Bei entsprechender Anamnese mit weiteren Migränekranken in der Familie ist die Wahrscheinlichkeit dieser Differentialdiagnosen allerdings außerordentlich gering.

Die Differentialdiagnosen der nicht mit Bauchschmerzen einhergehenden funktionellen Beschwerden (zyklisches Erbrechen, funktionelle Übelkeit und Erbrechen, Rumination, Aerophagie und Obstipation und nichtretentive Enkopresis) sind in der Tab. 18.1 im Abschnitt „Klinik" kursiv abgehandelt bzw. es wird auf den entsprechenden Abschnitt im Buch verwiesen, in denen diese diskutiert werden.

18.5 Therapie

18.5.1 Allgemeines, Gesprächsführung

Zunächst ist es sinnvoll die Differentialdiagnose funktioneller Beschwerden schon früh als die häufigste Ursache wiederkehrender Bauchschmerzen im Kindesalter zu benennen und damit klarzumachen, dass spezifische organische Ursachen zwar abgeklärt werden sollten, jedoch häufig auch nicht zu finden sind.

Wenn die Diagnose funktionelle Bauchschmerzen feststeht, sollten mehrere Aspekte angesprochen werden. Einerseits sollte versucht werden ein verständliches Erklärungsmodell für funktionelle Schmerzen zu vermitteln, da dies für die Akzeptanz der Diagnose essenziell ist. Andererseits sollte ein Behandlungsplan skizziert werden. Oft können aus der Anamnese und den erwähnten Erklärungsmodellen heraus Empfehlungen bezüglich Ernährung und Schmerzverarbeitung abgeleitet werden. Außerdem sind medikamentöse Behandlungsversuche denkbar.

Kinder und Jugendliche, die schwer betroffen sind und einen erheblichen „Funktionsausfall" wie lange Schulfehlzeiten, sozialen Rückzug oder ähnliche Alarmzeichen zeigen, sollten möglichst rasch auch von einem Psychologen oder Psychiater gesehen werden. Dabei geht es einerseits um eine Evaluation auf mögliche psychiatrische Komorbiditäten bzw. auslösende Stressfaktoren und andererseits aber auch um eine Anleitung in Hinblick auf Schmerzbewältigungsstrategien inkl. Entspannungstechniken und Ähnlichem. Leider ist die Verfügbarkeit entsprechender Therapeuten vielerorts nicht ausreichend.

Ein Erklärungsversuch funktioneller Bauchschmerzen in kurzer Form:

Bei funktionellen Bauchscherzen führen verschiedene Faktoren dazu, dass vermehrt Schmerzen erlebt werden. Dabei können Veränderungen in der Darmflora ebenso eine Rolle spielen wie eine minimale Entzündung in der Darmschleimhaut oder auch eine vermehrte Schmerzempfindlichkeit – also eine erniedrigte Schmerzschwelle. Diese Faktoren können gemeinsam dazu führen, dass die Darmmotorik verändert wird, was wiederum das Problem verstärken kann. Chronische Schmerzen führen außerdem zu einer Veränderung der Schmerzverarbeitung im zentralen Nervensystem. Das sogenannte Schmerzgedächtnis kann dazu führen, dass Schmerzen, die mehrfach im Rahmen eines akuten Geschehens wie z. B. einer Gastroenteritis erlebt wurden später ähnlich einem Echo immer wieder auch ohne relevanten Auslöser „aktiviert werden".

Je nach Ausprägung der Beschwerden bzw. dem Umfang des „Funktionsverlusts" kann das Vorgehen unterschiedlich aussehen.

Bei Kindern und Jugendlichen mit noch erhaltener sozialer Funktion, bietet es sich an, darauf zu achten, ob sich das Kind aktiv von den Bauchschmerzen ablenken kann (z. B., indem es eine Geschichte anhört). Wenn dies gelingt und die Schmerzen in der Folge verschwunden sind, so soll man dies bewusst wahrnehmen, als klaren Hinweis darauf, dass man die Schmerzen bewältigen kann und sie also nicht gefährlich sein können. Wenn dies gelingt, ist zu hoffen, dass die Beschwerden mit der Zeit auch ganz verschwinden. Flankierend kann man einen medikamentösen Behandlungsversuch mit einem Probiotikum oder Pfefferminzöl unternehmen (siehe unten) – oder bei Stuhlunregelmäßigkeiten auch stuhlregulierende oder diätetische Maßnahmen.

Bei schwer beeinträchtigten Patienten und bei langer Vorgeschichte kann es über die psychologische Betreuung hinaus notwendig sein, eine stationäre Behandlung in einer geeigneten Einrichtung einzuleiten.

18.5.2 Bauchschmerzgruppe, Patientenschulungen

Paradoxerweise ist es trotz des erheblichen Leidensdrucks nicht leicht, die Patienten und ihrer Familien für eine Schulung bzw. Therapie zu gewinnen. Es gibt hierfür einerseits mehrtägige Schulungsprogramme wie das ModuS FunBauch aus Osnabrück/Bremen [20] und als Zwischenweg zwischen dem „einfachen Gespräch" und dieser den sogenannten „Krefelder Bauchschmerztag" [18], in dem Familien im Rahmen von Gruppengesprächen mit Arzt und Psychologen zum Thema Magen-Darm, Schmerzen, Pathophysiologie bei funktionellen Bauchschmerzen, Stress, Ernährung, Entspannungstechniken und medikamentösen Behandlungsoptionen Werkzeuge an die Hand gegeben werden, aus der Situation hinauszugelangen.

18.5.3 Ernährung

Wie oben angedeutet, gibt es gerade in Hinblick auf die Ernährung eine Vielzahl von Ansätzen. So werden Milchprodukte im Allgemeinen, Laktose und/oder Fruktose weggelassen – und in einer Reihe Erwachsenenstudien bei Patienten mit Reizdarmsyndrom auch durchaus erfolgreich die sogenannten FODMAPs (fermentierbare Oligosaccharide, Disaccharide, Monosaccharide und Polyole) [1,5,7,15]. Die Arbeiten können bei dieser Patientenklientel Effekte auf Blähungen und Schmerzen zeigen und belegen einen Rückgang proinflammatorischer Zytokine und eine Änderung des Mikrobioms, beides Aspekte, die in der Pathogenese nicht nur des Reizdarmsyndroms, sondern auch der anderen funktionellen Beschwerden von Bedeutung zu sein scheinen. Ein Auslass von Gluten/Weizen sind in kleinen Studien versucht worden, ohne konsistenten Erfolg zu erzielen (und ist in der Pädiatrie ohne vorangegangenen sicheren Ausschluss einer Zöliakie kein probater Weg).

Grundsätzlich besteht ein hoher Placeboeffekt, sodass ein etwaiger Erfolg einer Ernährungsmodifikation im Verlauf auch erneut überprüft werden muss. Auslassdiäten bergen die Gefahr von Nährstoffmangel in sich. Diätversuche sollten deshalb möglichst mit Begleitung einer Diätassistentin bzw. Ernährungsberaterin erfolgen und ein klares, zeitlich definiertes Ziel haben.

Exkurs FODMAP. Die FODMAPs stellen eine heterogene Gruppe osmotisch aktiver Kohlenhydrate dar, die auf verschiedene Weise gastrointestinale Symptome auslösen; dies zum einen durch direkte osmotische Effekte, andererseits durch bakterielle Fermentation, die zur Anschoppung von kurzkettigen Fettsäuren und einer vermehrten Darmgasproduktion führt. Hieran besonders reiche (und arme) Nahrungsmittel finden sich in Tab. 18.2.

Tab. 18.2: Auswahl an Nahrungsmitteln mit hohem/niedrigem Gehalt an FODMAP [adaptiert nach 15].

FOD-MAP-Gehalt	Getreide/Mehl	Früchte	Gemüse	Milchprodukte/Milch-Ersatzprodukte	Proteine	Getränke
hoch	Weizen Roggen Gerste	Äpfel Aprikosen Brombeeren Kirschen Grapefruit Mango Birnen Wassermelone	Artischocke Spargel Blumenkohl Knoblauch Zwiebeln Lauch Zuckerschoten	Milch Frischkäse Joghurt Sojamilch Kokosmilch	Bohnen Hülsenfrüchte prozessierte Fleischprodukte	Fruchtzuckerhaltige Getränke verschiedene Teesorten: Kamille, Chai-Mischungen, Fenchel, Oolong
niedrig	Mais/Maismehl Hafer glutenfreie Produkte Kartoffelmehl Reis Quinoa	Trauben Kiwi Orangen Mandarinen Zitronen Papaya Ananas	Brokkoli Karotten Gurken Auberginen Tomaten Kopfsalat Rettich Spinat Schnittlauch	Mandelmilch reifer Käse Hafermilch laktosefreie Frischmilch-Frischkäse-produkte	Sojabohnen Linsen Rindfleisch Schweinefleisch Geflügel Eier Fisch Tofu	Wasser Tees (Ausnahmen oben) Kaffee zuckerfreie Getränke Bier, Wein

18.5.4 Medikamente

Auch ist der Effekt von Medikamenten sicherlich wesentlich kleiner als erhofft. Am ehesten Aussicht auf Erfolg besitzen Probiotika – Lactobacillus rhamnosus GG, VSL#3 – für z. B. 4–6 Wochen [4,16]. Bei Stuhlauffälligkeiten können wasserlösliche Ballaststoffe, bei Krämpfen Pfefferminzölpräparationen einen Behandlungsansatz haben.

18.5.5 Psychiatrische Komorbidität

Neben dem Übergewicht/der Adipositas liegt eine hohe Komorbidität mit Angststörungen und Depressionen vor. Aus diesem Grunde ist ein großzügiges Screening (und ggf. eine Behandlung) nötig. Auch bei den Kindern ohne derart gravierende Psychopathologie sind kognitives Verhaltenstraining oder Hypnose sinnvoll, adjuvant auch Symptomtagebücher und Entspannungsverfahren. Amitryptilin wird bei Kindern und Jugendlichen nicht regelhaft empfohlen.

Im Alltag wird man neben dem oben skizzierten ausführlichen Gespräch die Sinnhaftigkeit von Ernährungsmodifikationen besprechen. Großzügig kommen Probiotika und Pfefferminzölpräparate zum Einsatz.

18.5.6 Therapie der anderen funktionellen Bauchschmerz-Störungen

Bei der funktionellen Dyspepsie kann neben den genannten therapeutischen Optionen der Auslass symptomaggravierender Nahrungsmittel (scharf, Koffein) und von NSAR ebenso sinnvoll sein wie Behandlungsversuche mit einem PPI bzw. mit H_2-Blockern (außerhalb der Zulassung). Zugrundeliegende Überlegung ist hier die Beobachtung, dass Kinder mit ulkusähnlichen Beschwerden eine erhöhte duodenale Säureempfindlichkeit besitzen [13]. Wegen der oben beschriebenen Motilitätsstörungen gibt es auch für Prokinetika Ansätze, insbesondere bei Übelkeit und Völlegefühl. Domperidon und Metoclopramid zeigen Wirksamkeit, sind aber wegen der guten ZNS-Gängigkeit und der daraus resultierenden neuropsychiatrischen Nebenwirkungen nicht dauerhaft einsetzbar. Auch Phytotherapeutika finden Anwendung, wobei gerade das gerne eingesetzte STW 5, Handelsname Iberogast®, ein Mischpräparat aus u. a. Pfefferminz, Kümmel, Zitronenblättern und Kamille, zuletzt wegen Hepatotoxizität nicht mehr empfohlen wird. Auch hier kann der Einsatz von Pfefferminzölkapseln sinnvoll sein. Es gibt ferner kleine Serien, die Cyproheptadin für erfolgsversprechend halten [13].

Beim Reizdarmsyndrom wiederum gibt es Behandlungsoptionen mit
– Probiotika [9,8],
– Pfefferminzöl [12] und
– FODMAP-Reduktion (siehe oben), zumindest im Erwachsenenalter auch mit recht vielversprechenden Aussichten [15], aber auch die
– Verhaltenstherapie.

Dies unter Umständen auch in Kombination, wenn z. B. durch eine FODMAP-Reduktion als unerwünschter Effekt die Bifidobakterienbesiedelung des Dickdarms zurückgeht, aber durch die gleichzeitige Behandlung mit VSL#3 wieder korrigiert wird [17].

Die abdominelle Migräne kann in der Attacke wie die Migräne mit Schmerzmitteln und ggf. Antiemetika (Ondansetron) behandelt werden, flankiert von Verhaltensmaßregeln. Bei größerer Häufigkeit bestehen Prophylaxeoptionen mit Pizotifen, aber auch Amitriptylin, Propanolol oder Cyproheptadin.

Beim hier nicht weiter zu vertiefenden zyklischen Erbrechen werdend wie bei der abdominellen Migräne frühzeitig Antiemetika und Analgetika eingesetzt, wenn notwendig auch eine Infusionstherapie, bei der funktionellen Übelkeit und Erbrechen können neben medikamentösen symptomatischen Therapieversuchen eine Mitbehandlung durch Psychologen bzw. Kinder- und Jugendpsychiater erforderlich sein, die bei Rumination regelhaft sinnvoll ist.

Letztlich kann dem bei weitem überwiegenden Anteil der Patienten geholfen werden, aber es bedarf im Einzelfall großer Geduld und in mehr als einem Viertel der Patienten bestehen auch noch im Erwachsenenalter Probleme [21].

18.6 Verlaufskontrollen

Da der Funktionsausfall im Einzelfall gravierend ist, muss auch rasch rückgemeldet werden, ob die ergriffenen Maßnahmen funktionieren oder diagnostisch/therapeutisch auf eine höhere Stufe gegangen werden muss.

Take-Home-Message und „aus der täglichen Praxis"

Funktionelle Bauchschmerzen sind die bei weitem häufigste Ursache für chronischen Bauchschmerz.

Zahlenmäßig am häufigsten sind bei den funktionellen Abdominalbeschwerden Patienten mit einem Reizdarmsyndrom.

Oft für die Familien zunächst schwer zu tragen.

Oft trifft es „Schmerzfamilien" (Lernen am Modell).

Andere funktionelle Störungen sind ebenfalls durch die Rom-IV-Kriterien klar definiert, trotzdem auch hier sorgfältiges Abarbeiten möglicher Differentialdiagnosen erforderlich.

- Die Frage, was der Patient zuhause macht, wenn er wegen der Beschwerden nicht in die Schule geht, ist sehr hilfreich, um das Ausmaß der Beeinträchtigung einordnen zu können.
- Im Zweifelsfalle bei anhaltendem Funktionsverlust – insbesondere lange Schulfehlzeiten – auch eine stationäre Aufnahme zur Abklärung/Beobachtung erwägen, hierfür auch klarmachen, dass wenig diagnostisch passiert.
- Viel Zeit für Erklärung verwenden.
- Wenn das Ablenken hilft, mit dem Kind/dem Jugendlichen individuelle Ablenkungsmöglichkeiten durchgehen.
- Bei schweren Funktionsausfällen psychologische/psychiatrische Behandlung frühzeitig implementieren, hier frühzeitig einen verhaltenstherapeutischen Ansatz anstreben.

Zur Lektüre für betroffene Familien mit hartnäckigem Verlauf der funktionellen Bauchschmerzen: Dobe M und Zernikov B. Rote Karte für den Schmerz: Wie Kinder und Eltern aus dem Teufelskreis chronischer Schmerzen ausbrechen. Taschenbuch 2018.

Literatur

[1] Altobelli E, Del Negro V, Angeletti PM, Latella G. Low-FODMAP Diet Improves Irritable Bowel Syndrome Symptoms: A Meta-Analysis. Nutrients. 2017;9:940.

[2] Apley J, Naish N. Recurrent abdominal pains: a field survey of 1.000 school children. Arch Dis Child. 1958;33:165–170.

[3] Benninga MA, Nurko S, Faure C, et al. Childhood Functional Gastrointestinal Disorders: Neonate/Toddler. Gastroenterology. 2016;150:1443–1455.

[4] Chacko MR, Chiaou E. Functional abdominal pain in children and adolescents: Management in primary Care. UpToDate 2019.

[5] Chumpitazi BP, Hollister EB, Oezguen N, et al. Gut microbiota influences low fermentable substrate diet efficacy in children with irritable bowel syndrome. Gut Microbes. 2014;5:165–175.

[6] Drossman DA, Hasler WL. Rome IV – Functional GI Disorders: Disorders of Gut-Brain Interaction. Gastroenterology. 2016;150:1257–1261.

[7] Eswaran S. Low FODMAP in 2017: lessons learned from clinical trials and mechanistic studies. Neurogastroenterol Motil. 2017;29:c13055.

[8]   Guandalini S, Magazzù G, Chiaro A, et al. VSL#3 improves symptoms in children with irritable bowel syndrome: a multicenter, randomized, placebo-controlled, double-blind, crossover study. JPGN. 2010;51:24–30.

[9]   Horvath A, Dziechciarz P, Szajewska H. Lactobacillus rhamnosus GG for abdominal pain-related functional gastrointestinal disorders in childhood. Aliment Pharmacol Ther. 2011;33:1302–1310.

[10] Hyams JS, Di Lorenzo C, Saps M, et al. Childhood functional gastrointestinal disorders: Child/adolescent. Gastroenterology. 2016;150:1456–1468.

[11] Hyman MA. Functional Diagnostics: Redefining Disease. Altern Ther Health Med. 2008;14:10–14.

[12] Kline RM, Kline JJ, Di Palma J, Barbero GJ. Enteric-coated, pH-dependent peppermint oil capsules for the treatment of irritable bowel syndrome in children. J Pediatr. 2001;138:125–128.

[13] Kogler H, Vécsei A. Dyspepsie im Kindes- und Jugendalter. Kinder- und Jugendmedizin. 2014;14:244–251.

[14] Layer P, Andresen V, Pehl C, et al. S3-Leitlinie Reizdarmsyndrom: Definition, Pathophysiologie, Diagnostik und Therapie. Gemeinsame Leitlinie der Deutschen Gesellschaft für Verdauungs- und Stoffwechselkrankheiten (DGVS) und der Deutschen Gesellschaft für Neurogastroenterologie und Motilität (DGNM). AWMF-Registriernummer: 021/016. Z Gastroenterol. 2011;49:237–293.

[15] Liu J, Chey WD, Haller E, Eswaran S. Low-FODMAP Diet for Irritable Bowel Syndrome: What We Know and What We Have Yet to Learn. Ann Rev Med. 2020;71:303–314.

[16] Newlove-Delgado TV, Martin AE, Abbott RA, et al. Dietary interventions for recurrent abdominal pain in childhood. Cochrane Database Syst Rev. 2017;3:CD010973.

[17] Staudacher HM et al. Diet low in FODMAPs reduces symptoms in patients with irritable bowel syndrome and probiotic restores bifidobacterium species: A randomized controlled trial. Gastroenterology. 2017;153:936–947.

[18] Sukiennik J, Bläsing G, Krause R, et al. Krefelder Bauchschmerztag – Schulungstag für Kinder als Intervention bei funktionellen Bauchschmerzen. Monatsschr Kinderheilkd. 2014;162:630–637.

[19] Tambucci R, Quitadamo P, Ambrosi M, et al. Association Between Obesity/Overweight and Functional Gastrointestinal Disorders in Children. JPGN. 2019;68:517–520.

[20] Noeker M, Claßen M, Faiß M, Steuber C. ModuS – FunBauch – Schulung für chronisch funktionelle Bauchschmerzen. Hrsg. Kompetenznetz Patientenschulung im Kindes- und Jugendalter e. V. KomPaS: Arbeitsgruppe Qualitätsmanagement. Lengerich, Westfalen: Pabst Science Publishers; 2014.

[21] Gieteling MJ, Bierma-Zeinstra S, van Leeuwen Y, Passchier J, Berger MY. Prognostic Factors for Persistence of Chronic Abdominal Pain in Children. JPGN. 2011;52:154–161.

[22] Claßen M. Reizdarm bei Kindern und Jugendlichen. Monatsschr Kinderheilkd. 2018;166:447–459.

19 Kohlenhydratmalabsorption

19.1 Einleitung

Luft im Bauch, Bauchschmerzen, Durchfall – wenn ein oder mehrere Symptome regelhaft im zeitlichen Zusammenhang mit der Aufnahme von Laktose, Fruktose oder Sorbit, Letzteres insbesondere in Form von Süßstoffen, auftreten, sollte nach einer entsprechenden Malabsorption gefahndet werden. Anders als bei einer Zöliakie oder einer chronisch-entzündlichen Darmerkrankung kann man im Einzelfall darüber streiten, ob diese Unverträglichkeiten wirklich einen Krankheitswert haben, eine relevante Schädigung hinterlassen sie jedenfalls nicht. Durch einen H_2-Atemtest und/oder einen zeitlich begrenzten Auslassversuch kann die Verdachtsdiagnose bestätigt oder entkräftet werden.

19.2 Definition

Kohlenhydratmalabsorption: Durch eine eingeschränkte Absorption bestimmter Kohlenhydrate kommt es zur Fermentation durch Bakterien, es entsteht vermehrt Luft (Wasserstoff) und evtl. auch eine osmotische Diarrhö und in der Folge Bauchschmerzen. In der Praxis relevant sind Laktose (Laktoseintoleranz oder Laktosemalabsorption), Fruktose (Fruktosemalabsorption) und Sorbit (Sorbitunverträglichkeit).

Laktose (Milchzucker) ist ein Disaccharid aus Galaktose und Glukose.

Fruktose (Fruchtzucker) ist ein Einfachzucker. Sie besitzt unter den Zuckern die höchste Süßkraft. Zur Aufnahme wird der GLUT5-Transporter in der Dünndarmmukosa genutzt. Sie kommt natürlicherweise in Obst vor, besonders Äpfel, Birnen, Pflaumen und Trauben sind fruktosereich.

Lebensmittel mit 1–5 g Fruktose in 100 g Lebensmittel werden gut vertragen, die mit mehr und/oder viel Sorbit oftmals nicht. In Anwesenheit von Glukose kann alternativ der SGLT1-Transporter genutzt werden. Hierdurch kann ggf. mehr Fruktose resorbiert werden.

Der Zuckerersatzstoff **Sorbit** konkurriert mit der Fruktose um den GLUT5-Transporter (und verhindert folglich deren Aufnahme).

19.3 Klinik

Das klinische Bild der Kohlenhydratmalabsorption ist bereits in der Einführung skizziert. In unserer multikulturellen Gesellschaft wird die Laktoseintoleranz immer häu-

https://doi.org/10.1515/9783110411881-019

figer. Während 20 % der Kaukasier irgendwann im zweiten bis dritten Lebensjahrzehnt immer weniger Laktose tolerieren (hieraus ergibt sich nebenbei auch die Sinnlosigkeit, bei einem Kleinkind mittels Mundschleimhautabstrich oder Blutabnahme die Diagnose genetisch stellen zu wollen), gilt selbiges fast für alle Südostasiaten und über 80 % der Afrikaner. Häufig besteht die Sorge, dass Laktose für alle möglichen Symptome schon in frühester Kindheit verantwortlich sein könnte. Da aber Laktose für den Säugling, also auch in der Muttermilch, das wichtigste Kohlenhydrat darstellt, ist eine Unverträglichkeit im Kleinkindalter wenig wahrscheinlich. Eher muss ggf. an eine sekundäre Laktoseintoleranz (-malabsorption) (z. B. als Folge einer Zöliakie oder vorübergehend nach einer Gastroenteritis) oder an eine Kuhmilcheiweiß-Unverträglichkeit gedacht werden. Grundsätzlich sind prozessierte Nahrungsmittel (Käse, Joghurt) oft tolerabel, da sie nach Fermentation nur noch wenig Laktose enthalten, während Milch zu Beschwerden führt.

Ein Kind mit einer Fruktosemalabsorption ist häufig jünger (durch eine Nachreifung des Transporter-Systems kann sich diese auch durchaus „verwachsen"). Gemeinerweise ist der Begriff „Fruktoseintoleranz" schon durch die Stoffwechselerkrankung „hereditäre Fruktoseintoleranz" (eine bei Nichtbeachtung der Diät gefährlichen Lebererkrankung, die zu Hypoglykämien führt und in ein Leberversagen münden kann, Häufigkeit ca. 1:25.000, die der Fruktosemalabsorption liegt bei eher 1:10 [4]) besetzt, sodass man zur Vermeidung unnötiger Besorgnis hiergegen abgrenzen muss. Fruktose wird besser toleriert, wenn mit anderen Zuckern (wie Glukose), aber auch Aminosäuren zugeführt, somit gibt es günstige und ungünstige Nahrungsmittel, je nachdem, wie das Verhältnis aussieht (darum „geht" Banane fast immer, Birne fast nie ...). Hierin stecken auch die Informationen, dass geringe Mengen Fruktose in aller Regel toleriert werden und eine Ernährung völlig ohne Fruktose fast nicht möglich wäre. Neben diesen pathophysiologisch leicht nachvollziehbaren Symptomen gibt es in der Literatur die Beschreibung von Mangelzuständen an Folsäure und Zink [5] und – assoziiert mit einem aus der Fruktosemalabsorption resultierenden Tryptophanmangel – einer erhöhten Inzidenz von Depressionen [2,3].

Die Sorbitunverträglichkeit wiederum, die durch das Nutzen des gleichen Transporters bei der Aufnahme im Dünndarm eng mit der Fruktosemalabsorption verknüpft ist, betrifft eher diejenigen Jugendlichen, die „Diet"- und „Light"-Produkte konsumieren und diejenigen mit „chewing gum diarrhea".

19.4 Diagnostik

Die Diagnose ist in aller Regel gut über die Beobachtung der Symptome in Korrelation zur Ernährung zu stellen. Hierzu kann beispielsweise ein zwei- (bis vier-)wöchiger Auslassversuch empfohlen werden. Die Tabellen 19.1. und 19.2 zeigen die Lebensmittelauswahl bei Verdacht auf Fruktose- bzw. Laktosemalabsorption.

Tab. 19.1: Lebensmittelauswahl für einen Auslassversuch bei Verdacht auf Fruktosemalabsorption (mit freundlicher Genehmigung von Miriam Grauli – ZKJM Heidelberg).

Lebensmittelgruppe	geeignet	ungeeignet
Zuckerarten	in Maßen Haushaltszucker/Glukose-Fruktosesirup, Traubenzucker, Reissirup, Glukosesirup (möglich wären auch Süßstoffe wie z. B. Stevia, Cyclamat, Aspartam, Saccharin) Diese Zuckerersatzstoffe sollten nur ausnahmsweise verwendet werden.	Zuckeraustauschstoffe wie: Fruktose, Isomalt, Sorbit, Mannit, Maltit; diese sind häufig in zuckerfreien Produkten wie Bonbons, Kaugummis etc. enthalten Honig, Agavendicksaft, Maissirup, Fruktose-Glukosesirup
Milchprodukte	alle Sorten ohne Zusatz von ungeeigneten Zuckerarten	Bei gesüßten Produkten muss die Zutatenliste überprüft werden.
Fleisch/Fleischwaren	alle Sorten	
Ei	alle Sorten	
Fette	alle Sorten	
Getreide und Getreideerzeugnisse	alle Sorten ohne Zusatz von Trockenobst oder ungeeigneten Zuckerarten	Bei süßen Müslis und Flakes Zutaten beachten! Kein Fruchtzucker, Sorbit oder andere Zuckeraustauschstoffe. Kein Trockenobst! Vorsicht bei Müsliriegeln.
Brot und Backwaren	alle Sorten ohne Zusatz von Fruktose, Backwaren mit Obst: Sorte beachten	Bei verpackten Backwaren: Zutatenliste überprüfen, ob ungeeignete Zuckerarten (s. o.) verwendet wurden.
Kartoffeln	alle Sorten	
Gemüse	alle Sorten außer: stark blähende Gemüse wie z. B. Kohl, Sauerkraut, Hülsenfrüchte oder große Mengen an Zwiebelgewächsen	
Obst	gut vertragen wird: Banane, Kiwi Erdbeeren, Heidelbeere, Stachelbeere Himbeeren, Johannisbeere, Zitrusfrüchte. *aber:* erst mal nur eine Portion Obst/Tag	Apfel, Birne, Datteln, Wassermelone, Mango, Feigen, Kirschen, Trauben, Zwetschgen
Nüsse und Samen	alle Sorten	
Süßwaren und Knabberartikel	in Maßen, alle Süßwaren ohne Fruktose und Zuckeraustauschstoffe Salzstangen, Flips und Chips	Süßwaren mit Fruktose, Isomalt, Sorbit, Mannit, Maltit zuckerfreie Kaugummis/Bonbons

Tab. 19.1: (fortgesetzt)

Lebensmittelgruppe	geeignet	ungeeignet
Getränke	Wasser, Kräuter- und Früchtetee (ohne Apfel)	Fruchtsaft/Fruchtsaftschorlen, Wasser mit Zusatz von Fruktosesirup oder ungeeigneten Zuckeraustauschstoffen, Limonaden
Gewürze und Kräuter		Soßen auf Basis von Äpfeln oder ungeeigneten Süßungsmitteln

Tab. 19.2: Lebensmittelauswahl für einen Auslassversuch bei Verdacht auf Laktosemalabsorption (mit freundlicher Genehmigung von Miriam Grauli – ZKJM Heidelberg).

Lebensmittelgruppe	geeignet
Milch und Milchprodukte:	ausgewiesen laktosefreie Milch und laktosefreie Milchprodukte wie z. B. Joghurt, Quark, Schmand, Sahne, Mozzarella, Feta, Camembert etc. Hartkäse und Schnittkäse mit weniger als 0,3 g Kohlenhydrate pro 100 g Käse
Fleisch/Fleischwaren, Wild, Geflügel, Fisch-, Geflügelerzeugnisse	alle Fleisch- und Fleischwaren, Wild, Geflügel und alle Sorten Geflügelerzeugnisse, Fisch, Fischerzeugnisse ohne Zusatz von Laktose; Zutatenliste besonders beachten!
Ei	Eier in allen Zubereitungsarten geeignet, Zubereitung mit laktosefreier Milch, z. B. Pfannkuchen, Kuchen etc.
Öle, Fette	milchfreie Margarine, Pflanzenöle- und Fette, Schmalz Kleine Mengen Butter werden vertragen.
Getreide und Getreideerzeugnisse	alle Getreidesorten; Getreideerzeugnisse ohne Milch oder Milchzucker, Milchpulver etc. (Zutatenliste)
Brot und Backwaren	Alle Sorten ohne Zusatz von Milch/Milchzucker (Zutatenliste beachten, Bäcker befragen)
Kartoffeln	Auf laktosefreie Zubereitung achten. Bei Kartoffelfertigprodukten, z. B. Chips, Zutatenliste beachten!
Gemüse, Hülsenfrüchte, Obst, Nüsse, Samen	alle Sorten
Süßwaren, Süßungsmittel, Getränke	Zutatenliste auf Milchbestandteile prüfen
Gewürze und Kräuter	reine Kräuter und Gewürze, bei Gewürzmischungen

Vorsicht bei Fertigprodukten: Es muss die Zutatenliste überprüft werden! Kein Zusatz von z. B. Laktose/Milchzucker, Magermilchpulver, Vollmilchpulver, Milchzucker, Molke etc. Z. B. bei Soßen, Wurst, Süßwaren, Snacks, Kekse etc. Die Angabe von Milchspuren in Lebensmitteln kann ignoriert werden!

Alternativ zum Auslassversuch können primär oder ggf. auch zur Bestätigung der Diagnose H_2-Atemtests durchgeführt werden.

Diese werden nach folgendem Schema durchgeführt:
– Nüchternheit mehr als 8 Stunden (auch kein morgendliches Zähneputzen)
– 10 Minuten vor Beginn der Untersuchung Mundspülung mit Wasser (bis 12 Jahre, ab dann mit Hexoral®)
– Bestimmung des Ausgangswertes (dieser soll < 10 ppm sein, bei Werten von > 20 ppm wird der Test abgebrochen, weil die Messung sonst unzuverlässig ist)
– Einnahme eines der folgenden Kohlenhydrate (s. Tab. 19.3)
    – 2 g/kg (max. 50 g) Laktose
    – 1 g/kg (max. 25 g) Fruktose
    – 0,2 g/kg (max. 5 g) Sorbitol
– Bestimmung der endexspiratorischen H_2-Konzentration halbstündlich für 3 Stunden (im Zweifelsfall – bei ansteigenden Werten in den letzten Proben ggf. länger), bei Werten über 20 mmol/l (auffällig) kann das Intervall bis zur nächsten Messung verkürzt werden auf z. B. nach 15 Minuten (ein Atemtest gilt als pathologisch, wenn zwei erhöhte Werte in Folge gemessen werden).
– Parallel zur Dokumentation der Werte werden klinische Symptome (Bauchschmerzen, Übelkeit, Durchfall, Meteorismus) vermerkt. Mögliche Symptome werden über insgesamt 24 Stunden dokumentiert.

Interpretation des AT: Bei Ausgangswert < 10 sind 2 Werte > 20 als auffällig zu werten.

Bei Ausgangswert zwischen 10 und 20 sind Werte, die 20 ppt über dem Ausgangswert liegen, auffällig. Sicher pathologisch ist ein AT mit auffälligen Werten und passenden Symptomen.

CAVE: H_2-non-producer!

> **Merke:** Vor Durchführung eines Fruktoseatemtests muss geklärt sein, ob das Kind Fruktose konsumiert. Kinder mit einer noch nicht diagnostizierten hereditären Fruktoseintoleranz verzichten hierauf (weil sie spüren, dass es ihnen nicht bekommt). Bei diesen könnte im ungünstigsten Fall durch die Belastung mit einer hohen Menge Fruktose ein Leberversagen induziert werden.

Folgende Aspekte sind zu beachten:
– In den letzten 4–8 Wochen darf kein Antibiotikum eingenommen worden sein.
– Ist bereits der Ausgangswert erhöht, kann z. B. keine Nüchternheit, eine H_2-Produktion durch die orale Mundflora, eine Überwucherung des Dünndarms (SIBO) oder eine chronische Obstipation vorliegen.
– Sind alle Messwerte gleich Null, könnte es sich um einen H_2-Nonproducer (immerhin ein Zehntel der Bevölkerung) handeln (dies kann durch einen Laktulose-

Atemtest – 0,5 g/kgKG max. 10 g – Messung wie oben – bestätigt werden –, bei dem H_2-Nonproducer bleibt der eigentlich obligatorische Anstieg der H_2-Exhalation aus).

- Ein positiver Atemtest ohne Klinik besitzt keine Relevanz [6]. Allerdings berichten Patienten selten auch einmal, dass sie erst Stunden nach Beendigung des Tests Symptome entwickelt haben. Über die Möglichkeit später Symptome sollten die Patienten informiert sein und sie ggf. zurückmelden.
- Insbesondere der Fruktoseatemtest pathologisiert (d. h., er zeigt aufgrund der vergleichsweise hohen Menge des Zuckers häufig auffällige Werte an, ohne dass dies zwingend Auswirkungen auf den Alltag haben muss).
- Sind Laktose- und Fruktoseatemtest (hoch-)positiv, ist dies suggestiv für einen mukosalen Schaden (Zöliakie, Lambliasis) oder eine bakterielle Überwucherung des Dünndarms – letztere besonders bei einem sehr frühen deutlichen Anstieg der H_2-Exhalation.

Ein Atemtest gelingt erst ab einem Alter von 4–5 Jahren (dann „schaffen" es Kinder, diesen unter Anleitung mitzumachen). Es gibt aber grundsätzlich auch die Möglichkeit der Durchführung bereits ab dem Säuglingsalter durch die Verwendung von Masken. Bei den jüngeren Kindern kann ein erniedrigter Stuhl-pH einen Hinweis auf eine Kohlenhydratmalabsorption liefern.

Indikationen und praktische Durchführung der hierzu notwendigen/sinnvollen Atemtestungen finden sich in Tab. 19.3.

Tab. 19.3: Diagnostische Atemtests bei verschiedenen Indikationen, praktische Durchführung.

Indikation	Substanz	Menge	Konzentration der Lösung
Laktoseintoleranz (-malabsorption)	Laktose	2 g/kgKG max. 50 g	10–20 %
Fruktosemalabsorption	Fruktose	1 g/kgKG, max. 25 g bei Erw. bis 50 g	10–20 %
bakterielle Fehlbesiedelung DD	Glukose	1 g/kgKG max. 25/50 g	20 %
	Laktulose	0,5 g/kgKG max. 10/20 g	10 %

19.5 Therapie

Nach einem positiven Atemtest ist es wichtig, die klinische Relevanz durch eine Eliminationsdiät über beispielsweise 2 (bis 4) Wochen zu überprüfen. Auch bei unauffälligen Werten, aber eindeutigen Beschwerden im Zusammenhang mit dem Test ist dies sinnvoll. Verschwinden die Beschwerden nach Elimination vollends, kann nun wieder zum Austesten der persönlichen „Schwelle" das entsprechende Kohlenhydrat sukzessive eingeführt werden.

Bei Laktoseintoleranz (-malabsorption) sollten alle Frischmilchprodukte durch laktosefreie Produkte ersetzt werden. Bei fermentierten Milchprodukten ist eine Einschränkung nur abhängig vom Ausmaß der Unverträglichkeit notwendig, da entsprechende Restmengen meist gut vertragen werden. Bei laktosehaltigen Nahrungsmitteln und abzusehenden „Diätfehlern" kann zu der Mahlzeit Laktase eingenommen werden (nicht verordnungsfähig).

Bei Fruktosemalabsorption gilt die Faustregel, dass Lebensmittel problematisch sind, die

- zwar „nur" 1–4 g Fruktose/100 g, aber gleichzeitig viel Sorbit – z. B. Pfirsich, Pflaume – oder
- nur viel Fruktose – Stachelbeere, Heidelbeere, Kiwi, Sauerkirsche, Datteln, Rosinen, Feige – oder
- viel Fruktose und viel Sorbit enthalten – Apfel, Birne, Weintrauben.

Weitere fruktosereiche Lebensmittel/Getränke sind dicke Bohnen, Paprika, Cola, Limonade, Brause und Fruchtsaftgetränke [1].

Tabelle 19.1 und 19.2 liefern „praktische Merkblätter" mit Listen der „erlaubten und verbotenen" Nahrungsmittel für die beiden Formen der Kohlenhydratmalabsorption.

19.6 Verlaufskontrollen

Im Verlauf ist daran zu denken, dass sich eine Fruktosemalabsorption (siehe oben) durch Reifung „verwachsen" kann. Andererseits kann eine Laktoseintoleranz auch einmal einer chronisch-entzündlichen Darmerkrankung vorausgehen, also wird bei Symptomen trotz Diät bzw. bei erneuten Symptomen die Diagnose nochmals hinterfragt werden müssen.

Grundsätzlich, und das mag versöhnlich stimmen, sind weder die Fruktosemalabsorption noch die Laktoseintoleranz Erkrankungen. Gleichwohl können sie einer funktionellen Erkrankung oft vorangehen (Schmerzgedächtnis) oder können auch die Lebensqualität mindern. Andererseits ist bei zu strenger Diät auch das Risiko einer Fehlernährung zu beachten.

Take-Home-Message und „aus der täglichen Praxis"

Leitsymptome: Meteorismus, Bauchschmerzen, Durchfall.

Diagnose oft über Anamnese gut zu stellen.

Wenn Atemtest, dann sorgfältige Auswertung mit auch Korrelation zur Klinik am Untersuchungstag.

Auslass des entsprechenden Kohlenhydrates zeitlich limitiert und gerne von Ernährungsberatung flankiert.

Cave: Für das Alter „falsche Diagnostik" (genetische Untersuchung auf Laktoseintoleranz bei kleinen Kindern) oder Testgläubigkeit (pathologischer Atemtest, insbesondere bei Fruktosemalabsorption ohne Relevanz für den Alltag).

- Wege – mit und ohne Atemtest – gangbar, zumal ein positiver Atemtest auch mit einem Diätversuch überprüft werden muss.
- Nicht Pathologisieren – Fruktosemalabsorption und Laktoseintoleranz sind meist Normvarianten, keine Krankheit.
- Wenn beide Atemtests positiv, dann auch an mukosalen Schaden denken und weitersuchen.

Literatur

[1] Broschüre Essen und Trinken bei Fruktosemalabsorption. DGE-Infothek 1. Auflage 2008. Art.-Nr.: 123031. ISBN: 978-3-88749-211-2. Bestelladresse: DGE-MedienService. www.dge-medien-service.de.

[2] Ledochowski M, Widner B, Bair H, et al. Fructose- and sorbitol reduced diet improves mood and gastrointestinal disturbances in fructose malabsorbers. Scand J Gastroenterol. 2000;35:1048–1052.

[3] Ledochowski M, Widner B, Murr C, et al. Fructose malabsorption is associated with decreased plasma tryptophan. Scan J Gastroenterol. 2001;36:367–371.

[4] Raithel M, Weidenhiller M, Hagel A F-K, et al. Kohlenhydratmalassimilation häufig vorkommender Mono- und Disaccharide – Abgestuftes diagnostisches Vorgehen und Differenzialdiagnosen. Dtsch Arztebl Int. 2013;110:775–82.

[5] Schäfer C, Reese I, Ballmer-Weber BK, et al. Fruktosemalabsorption: Stellungnahme der AG Nahrungsmittelallergie in der Deutschen Gesellschaft für Allergologie und klinische Immunologie (DGAKI). Allergo J. 2010;19:66–69.

[6] Simrén M, Stotzer P-O. Use and abuse of hydrogen breath tests. Gut. 2006;55:297–303. (über das Internet frei verfügbar)

20 Zöliakie

20.1 Einleitung

Das Thema Zöliakie eignet sich für den Kindergastroenterologen bestens zu einem Gang durch die Geschichte der eigenen Disziplin. Dieser ist auch hilfreich, um zu verstehen, wie wichtig die Erkrankung den Altvorderen war und wie sie zum Ausgangspunkt für die Kindergastroenterologie wurde. Heute, da die Zöliakie ihr Antlitz so verändert hat oder besser gesagt, da die klassische Zöliakie nur noch etwa ein Zehntel der diagnostizierten Patienten stellt, kann man sich gar nicht mehr vorstellen, dass früher viele der erkrankten Kinder verstarben. Das klinische Bild mit Durchfall beim älteren Säugling oder jungen Kleinkind, einer Gedeihstörung, einem vorgewölbten Abdomen sowie der Entwicklung eines „Tabaksbeutelgesäßes" oft begleitet von Übellaunigkeit oder Stimmungsschwankungen hatte man schon früh beschrieben. Es fiel dann auch auf, dass die Häufigkeit in bestimmten Ernährungssituationen, die mit Hunger und Sonderdiäten einhergingen, zurückging. Aber das Erkennen des Zusammenhangs zwischen dem schädigenden Agens – dem Weizenkleberprotein – und der Entzündung der Dünndarmschleimhaut mit Verlust der Zotten und Hyperplasie der Krypten wurde erst möglich durch die Entwicklung der sogenannten Watsonkapsel, die in der Folge so viele Kinder vor der todbringenden Erkrankung zu retten vermochte. Mit dieser kleinen Kapsel, die mit einem Draht unter Durchleuchtung an den Zielort in der Nähe des Treitz'schen Bandes gebracht wurde, konnte der Untersucher nämlich mittels Vakuum ein Stück Schleimhaut ansaugen, ehe ein kleines Messerchen nach dem Prinzip der Guillotine ausgelöst wurde und im Idealfall hinreichend Untersuchungsmaterial gewonnen wurde. Dies erfuhr man allerdings erst, wenn die „Leine" wieder eingezogen und voller Spannung die Kapsel geöffnet wurde. Mit der technischen Weiterentwicklung der Endoskopie wurde der für Untersuchten und Untersucher belastende „Fischzug" nun zu einer sicheren Sache und irgendwann mussten selbst die treuesten und erfolgreichsten Verfechter der „Kapsel" sich von ihr verabschieden. Die europäische Fachgesellschaft der Kindergastroenterologen legte dann 1969 erstmals fest, wann man von einer Zöliakie sprechen darf und aktualisierte angesichts verbesserter Antikörperdiagnostik nach ca. 20 Jahren ihre Leitlinien, ehe nochmals gut 20 Jahre später das nächste Paradigma fiel [1]: Man darf nun – aber nur in Ausnahmefällen – bei typischer Klinik auf die Endoskopie verzichten.

20.2 Definition

Das Krankheitsbild hat eine sehr variable Klinik. Der klassische Verlauf mit allen Zeichen einer Enteropathie und Präsentation im älteren Säuglingsalter bzw. jungen Kleinkindalter nach Einführung von Gluten in die Ernährung („ohne Gluten keine

https://doi.org/10.1515/9783110411881-020

Zöliakie") ist mittlerweile wesentlich seltener als die sogenannten oligosymptomatischen Verläufe, bei denen nur einzelne klinische Symptome auftreten, wie zum Beispiel eine isolierte Wachstumsretardierung oder ein Eisenmangel ohne Enteropathie. Die Erkrankung zeigt einerseits pathophysiologisch Aspekte einer Allergie. Sie entsteht nur, wenn ein bestimmtes Antigen von außen zugeführt wird und sie sistiert, wenn die Zufuhr unterbrochen wird. Gleichzeitig zählt man sie zu den Autoimmunerkrankungen: Die Entzündung richtet sich gegen einen Komplex aus einem körpereigenen Antigen (HLA DQ2 oder DQ8) mit einem Gliadinpeptid und betroffene Patienten haben ein erhöhtes Risiko für andere Autoimmunerkrankungen. Voraussetzung ist eine genetische Prädisposition (HLA-DQ2- oder DQ8-Positivität). Während früher eine Häufigkeit von 1:1.500 angenommen wurde, geht man heute in Deutschland, Österreich und der Schweiz von einer Häufigkeit von 1:150 bis 1:200 aus. Weiterhin wird die Diagnose am häufigsten im Kindesalter gestellt.

Anhand der Kriterien Symptome einer Malabsorption, laboranalytische bzw. nicht spezifische Zeichen und Antikörperpositivität und ggf. Histologie benennt die Osloklassifikation [2] verschiedene (sich im Einzelfall auch überlappende) Unterformen:

Asymptomatische Zöliakie: keine Symptome und keine Symptomverbesserung unter glutenfreier Diät bei gesicherter Diagnose

Klassische Zöliakie: Zeichen und Symptome einer Malabsorption im Sinne einer Diarrhö, Steatorrhö, Gewichtsverlust und/oder Wachstumsretardierung

Nicht-klassische Zöliakie: keine Zeichen oder Symptome einer Malabsorption (aber andere Symptome)

Subklinische Zöliakie: keine klinischen Symptome, aber Zeichen einer Pathologie wie Eisenmangelanämie, erhöhte Transaminasen, Zahnschmelzdefekte, Osteoporose o. ä.

Symptomatische Zöliakie: klinisch Symptome gastrointestinal oder extraintestinal durch Gluten verursacht

Refraktäre Zöliakie: persistierende oder rekurrierende Zeichen und Symptome einer Malabsorption mit Villusatrophie trotz einer strikten Diät für mehr als 12 Monate nach Beginn der Ernährungsumstellung

Potenzielle Zöliakie: normale Dünndarmmukosa, aber erhöhtes Risiko, eine Zöliakie zu entwickeln angesichts positiver Autoantikörper

20.3 Klinik

Die Zöliakie hat ein breites klinisches Spektrum. Die klassische Form imponiert durch eine Enteropathie mit Durchfällen, Gedeihstörung und Bauchschmerzen. Die übrigen möglichen Symptome aber lesen sich wie das Register eines Kindermedizin-lehrbuchs: Anämie, Transaminasenerhöhung, Gelenkbeschwerden (Arthralgien und Arthritiden), Meteorismus, Durchfall, Verstopfung (!), Reizbarkeit, Osteopenie, Kleinwuchs, Hautveränderungen und verzögerte Pubertätsentwicklung. Deshalb wird die weitaus häufigere oligosymptomatische Zöliakie ohne Zeichen der Enteropathie oft erst spät diagnostiziert und dabei ist der Umstand, dass mancher denkt, dass ohne Magen-Darm-Symptome keine Zöliakie vorliegen kann, sicher nicht hilfreich.

20.4 Diagnostik

Beim klinischen Verdacht benötigt man zunächst nur zwei Laborwerte: Gewebstrans-glutaminase AK IgA (t-TGA) und Gesamt-IgA.

Sind die Transglutaminase-Antikörper und das Gesamt-IgA normal, ist eine Zöliakie sehr unwahrscheinlich. Wenige Prozent der „Verdächtigen", aber mehr als in der Normalbevölkerung haben einen IgA-Mangel und hier kommen uns neue Entwicklungen zugute: Die IgG-Antikörper gegen deamidiertes Gliadinpeptid sind hier besonders sensitiv. Bestimmt man diese Antikörper jedoch bei jedem Patienten mit Verdacht auf Zöliakie, dann hat der Kindergastroenterologe viel zu tun in seiner Endoskopie, da sie wie alle IgG-Antikörper entgegen den ersten Publikationen offenbar doch relativ unspezifisch sind (bzw. den Kontakt mit dem Nährstoff signalisieren) und damit viele falsch positive Ergebnisse liefern.

Nach diesem ersten Untersuchungsschritt geht es klar strukturiert weiter: Patienten mit positivem t-TGA-IgA werden endoskopiert. Es werden vier Biopsien aus den distalen Arealen des Duodenums und eine (bis zwei) aus dem Bulbus duodeni entnommen. Zur Beurteilung der Histologie der Dünndarmmukosa wird die Klassifikation nach Marsh verwendet (siehe Abb. 20.1, siehe Tab. 20.1) (und sollte dem Pathologen auch „abverlangt" werden).

Tab. 20.1: Überarbeite Klassifikation Marsh-Oberhuber [4].

Histologie	IEL/100 Enterozyten	Zotten-Krypten-Verhältnis	Beurteilung
Marsh 0	< 25	> 3:1	unspezifisch
Marsh 1	> 25	> 3:1	unspezifisch
Marsh 2	> 25	Kryptenhyperplasie	vereinbar mit Zöliakie
Marsh 3 a–c	> 25	partielle bis totale Zotten-atrophie	vereinbar mit Zöliakie

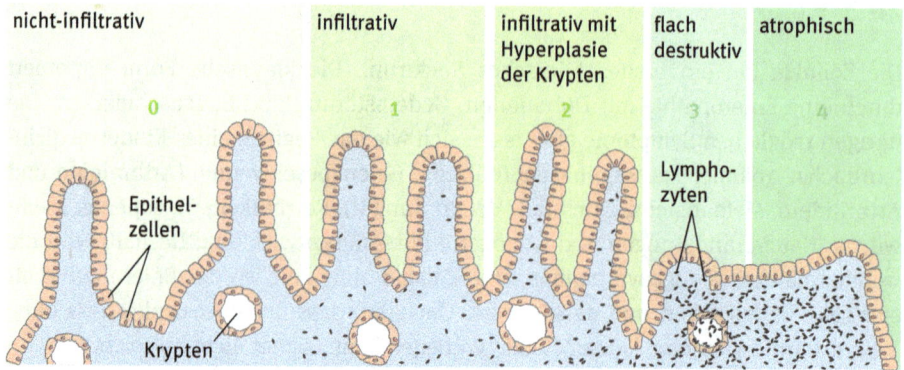

nicht-infiltrativ	infiltrativ	infiltrativ mit Hyperplasie der Krypten	flach destruktiv	atrophisch
0	1	2	3	4

Epithel-zellen

Lympho-zyten

Krypten

Abb. 20.1: Marsh-Klassifikation; modifiziert nach [3].

Dabei sind die Stadien 2 und 3 in Verbindung mit erhöhten t-TGA-IgA definitionsgemäß eine Zöliakie, Stadium 0 (Normalbefund) keine. Ein Stadium 1 gilt als unspezifisch. Voraussetzung für eine histologische Beurteilung ist aber, dass in der Zeit vor der Probengewinnung keine glutenfreie Diät eingehalten wurde.

Sind die t-TGA-IgA-Antikörper um mehr als Faktor 10 oberhalb des *Cut off*, geben die europäischen Leitlinien [5] den folgenden Weg vor: Stellung der Diagnose ohne Endoskopie bei zusätzlicher Positivität von Endomysium AK IgA und erneuter Erhöhung um mehr als Faktor 10 der t-TGA-IgA-Antikörper. Die Genetik (HLA DQ2/DQ8) ist nach dieser letzten Novelle entbehrlich (siehe Abb. 20.2).

Trotz dieser klaren Vorgabe wird in der Praxis dieses Vorgehen oftmals nur bei Kindern mit typischer Klinik angewendet, während aufgrund der lebenslangen Diagnose bei oligosymptomatischen Formen weiter die Biopsie Anwendung findet. Nachdem das in der aktuellen Leitlinie nochmal betonte Vorgehen auch auf Erfahrungen mit asymptomatischen Patienten fußt, ist zu erwarten, dass diese Praxis sukzessive verlassen wird.

Neben den „klinisch verdächtigen" Patienten gibt es eine größere Anzahl von Personen, die aufgrund eines erhöhten Erkrankungsrisikos gescreent werden, ohne Symptome zu bieten (siehe Tab. 20.2).

Bislang wurden diese ebenfalls mit t-TGA-IgA-Antikörper und Gesamt-IgA getestet. Die Leitlinie der ESPGHAN setzt jetzt alternativ schon früh auf die genetische Untersuchung (HLA-DQ2/-DQ8). Diese hat bei negativem Ergebnis (und auch nur dabei) den Vorteil, nie wieder testen zu müssen, da Menschen ohne genetische Disposition keine Zöliakie entwickeln. Da die positive Genetik vor allem bei erstgradig Verwandten besonders häufig ist und die Untersuchungskosten hoch, ist es gängige Praxis z. B. in zweijährigen Intervallen die Testung des Antikörpers zu wiederholen (bzw. bei Symptomen).

Anti-tTG-IgA und Gesamt-IgA (bei IgA-Mangel Anti-tTGA-IgG oder DGP-IgG)

positiv → Überweisung an Gastroenterologen

negativ → keine Zöliakie

positiver Anti-tTG-IgA > 10 × normal

positiver Anti-tTG-IgA < 10 × normal

Anti-tTGA-IgA wiederholen, EMA

EMA +

EMA −

Zöliakie

glutenfreie Diät

Biopsie

Marsh 0–1

Marsh 2–3

?

Zöliakie

glutenfreie Diät

? = unklarer Befund, falsch positives Anti-tTGA-IgA, falsch negative Biopsie

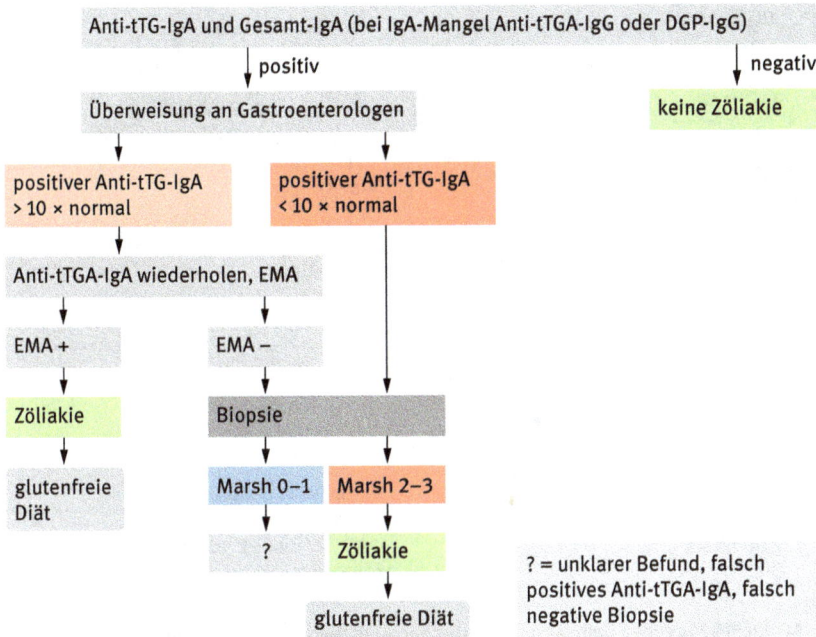

Abb. 20.2: Vorgehen beim Kind/Jugendlichen mit klinischem V. a. Zöliakie gemäß ESPGHAN-Leitlinie 2020 [1,5,6].

Tab. 20.2: Situationen mit einem erhöhten Risiko für die Entwicklung einer Zöliakie [1].

Erkrankungen und Umstände, die mit einem erhöhten Risiko für eine Zöliakie einhergehen.	
erstgradig Verwandte	10–20 %
Diabetes mellitus Typ 1	3–12 %
Hashimoto-Thyreoiditis	3 %
Autoimmunerkrankungen der Leber und der Gallenwege	13 %
juvenile chronische Arthritis	2 %
IgA-Nephropathie	3 %
Trisomie 21	0,3 %
Dermatitis herpetiformis Duhring	annähernd 100 %
selektiver IgA-Mangel	3 %
Ullrich-Turner-Syndrom	6,5 %
Williams-Syndrom	9 %

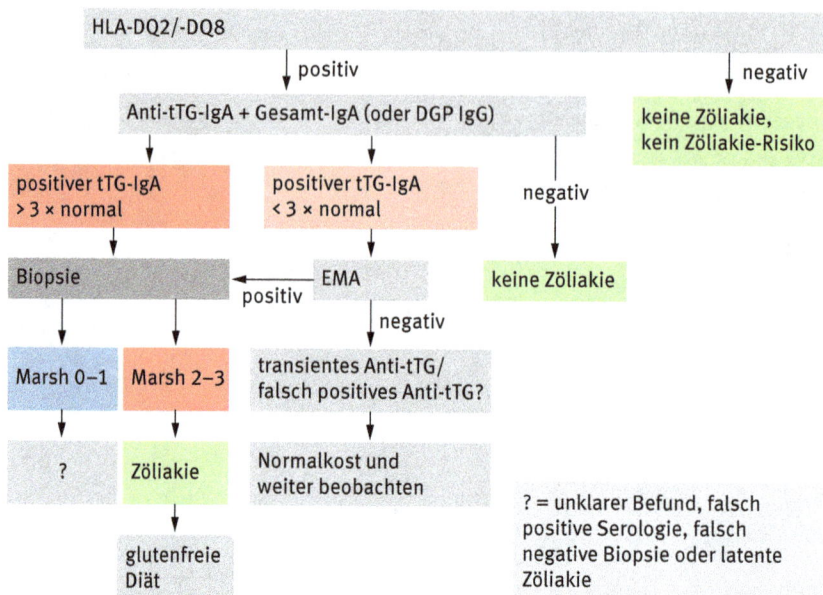

Abb. 20.3: Mögliches Vorgehen beim asymptomatischen Kind/Jugendlichen mit genetischem Risiko bzw. einer Grunderkrankung mit erhöhtem Risiko, eine Zöliakie zu entwickeln, mit initialer Genetik gemäß ESPGHAN-Leitlinie 2012 [1,6].

Während bei asymptomatischen erstgradig Verwandten jede Erhöhung der t-TGA-IgA-Antikörper eine Endoskopie nach sich zieht, sieht besagte Leitlinie für Risikopatienten mit Autoimmunerkrankungen (Diabetes, Autoimmunthyreoiditis) vor, dass diese erst bei deutlicher erhöhten t-TGA-IgA (größer Faktor 3) zwingend endoskopiert werden (siehe Abb. 20.3). Der höhere *Cut off* wird gewählt, da eine Reihe dieser Patienten unspezifisch leicht erhöhte, teilweise undulierende Antikörper zeigen. Bei einer geringgradigen Erhöhung kann wiederum die Bestimmung der EMA (Endomysium-IgA)-AK die diagnostische Sicherheit erhöhen. Bei negativen EMA wird eher eine Verlaufskontrolle erfolgen.

Keines der diagnostischen Verfahren ist hundertprozentig, nicht einmal die Biopsie und insbesondere nicht die Genetik. Also muss bei nicht sicher zu interpretierenden Verfahren eine Aufarbeitung mit Pathologe (häufigstes Problem ist hier die „Orientierung der Proben", die Zotten sind quer angeschnitten), Genetiker und/oder Labormediziner erfolgen.

Sicher ist, dass die oft noch praktizierte Antikörperbestimmung im Stuhl nicht sinnvoll ist.

20.5 Therapie

Steht die Diagnose einer Zöliakie, so ist es sinnvoll, die Patienten einem bestimmten Aufklärungs- und Betreuungs„schema" zu unterziehen:

Ernährungsberatung durch eine erfahrene Fachkraft. Dabei wird eine lebenslang einzuhaltende, streng glutenfreie Diät erläutert – völlig glutenfrei ist allerdings kaum möglich, sodass der Glutengehalt eines Nahrungsmittels mit unter 20 mg/kg definiert wird [7]. Hingegen wird regelhaft der nicht kontaminierte und entsprechend ausgezeichnete – mit dem Zeichen der durchgestrichenen Ähre – Hafer „freigegeben" [5,8]. Ansonsten gilt eine klare Empfehlung bzgl. der Getreide/Nahrungsmittel. „Erlaubte" und „verbotene" Lebensmittel finden sich in Tab. 20.3.

Tab. 20.3: Erlaubte und verbotene Getreidesorten/Nahrungsmittel [7].

verboten	erlaubt
Weizen	Hirse
Roggen	Mais
Gerste	Reis
Dinkel	Buchweizen
Grünkern	Quinoa
Triticale	Maniok
Khorasan-Weizen	Amaranth
Emmer	Kartoffel
Einkorn	

Nicht selten ist auch eine Laktoseintoleranz vorhanden, die aber nach Regeneration der Zotten wieder verschwinden kann. Ein Verzicht auf Milchprodukte ohne Klinik ist nicht sinnvoll bzw. erforderlich.

Es folgt ein ärztliches Aufklärungsgespräch mit Fokus auf Autoimmuncharakter der Erkrankung, klinische Folgen einer Noncompliance, Familiarität und möglicherweise gehäuft auftretenden anderen Erkrankungen sowie die Ernährungsempfehlungen für ein etwaiges neugeborenes Geschwisterkind (der trotz nicht vollends überzeugender aktueller Studienlage beim gestillten Kind ab dem fünften bis siebenten Lebensmonat eingeführte „Sabberkeks") [9,10]. Eine mögliche Orientierung soll die folgende Checkliste geben.

Checkliste „Ärztliches Aufklärungsgespräch bei Diagnose einer Zöliakie":
- anhand einer Grafik Aufzeigen des Stadiums nach Marsh und kurze Erklärung der Pathophysiologie; damit auch Erklärung, warum die Diät notwendig und effektiv ist
- Betonung, dass alle Veränderungen voll reversibel sind und entgegen dem früheren Vorgehen bei (fast) keinem Patienten eine Reendoskopie erforderlich ist (aus der Zeit der Kontrollbiopsien weiß man, dass die Erholung allerdings teilweise bis zu 18 Monate dauern kann)
- Beginn ist für die ganze Familie oft eine Herausforderung. Eltern und Patienten müssen viel über die Ernährung lernen und sind vor allem anfangs oft belastet durch Unsicherheiten. Eine „perfekte Diät" gelingt nicht von jetzt auf nachher, ist aber das Ziel der ersten Monate. Nicht ganz selten kann nach Beginn der Diät eine Obstipationsneigung entstehen.
- Bei entsprechender Compliance sind die Patienten gesund, also keinerlei Einschränkungen im täglichen Leben bis auf die Diät.
- Die Diät ist lebenslang einzuhalten. Zu Zeiten, in denen die Autoantikörper weniger spezifisch waren, gab es noch Fälle der transitorischen Unverträglichkeit bei früh gestellter Diagnose, dieses ist heutzutage eigentlich nie mehr zu finden. Daher ist von unbegründeten Re-Expositionsversuchen abzuraten. Wenn Patienten aber darauf bestehen, bietet sich die Zeit vor der Einschulung oder – besser noch – nach Abschluss des pubertären Wachstums an.
- Die Umstellung bedeutet auch höhere Haushaltskosten, da glutenfreie Produkte teurer sind. Dafür gibt es keine Kompensation. Aber Patienten, die Hartz IV empfangen, können einen Zuschuss beantragen, der dies kompensieren soll. Hier hilft ggf. der Sozialarbeiter oder die Deutsche Zöliakiegesellschaft (DZG) (bzw. IG Zöliakie der Deutschen Schweiz, Österreichischer Zöliakieverband [ÖZV]).
- genetische Komponente der Erkrankung → Empfehlung, dass Eltern und Geschwister sich ebenfalls testen lassen (stößt in der Inneren Medizin bis dato noch oft auf Unverständnis)
- Autoimmuncharakter der Erkrankung → erhöhte Inzidenz anderer Autoimmunerkrankungen (insbesondere Hashimoto-Thyreoiditis und Diabetes mellitus Typ I)
- Gefahren der Noncompliance (Eisenstoffwechsel, Knochenmetabolismus, höhere Gefahr für die Entwicklung von Autoimmunerkrankungen, Lymphome des Dünndarms)
- evtl. transiente Laktoseintoleranz durch die Schädigung der Dünndarmmukosa
- Empfehlung zum Beitritt zur DZG, IG Zöliakie der Deutschen Schweiz, ÖZV
- Kontrollintervalle (jährlich)

Gerade bei den Kindern mit oligosymptomatischen Verläufen ist es sinnvoll, darauf hinzuweisen, dass nun für alle Beteiligten ein Tal folgen wird, einerseits, weil die Diät als Verlust von Liebgewonnenem empfunden wird, andererseits, weil insbesondere die Mütter (aber auch das Kind jenseits der ersten Lebensjahre) teilweise viele organisatorische Probleme haben. Auch wird die Ernährung spürbar teurer. Mutmachend sind dabei z. B. Kochkurse, die zuletzt immer reichhaltigere Palette und die insbesondere in den letzten Jahren weitere Verbreitung von glutenfreien Produkten.

Empfehlung, der nationalen Patientenvereinigung beizutreten, z. B. DZG, Österreichischer Zöliakieverband, IG Zöliakie der Deutschen Schweiz.

Mit der Diagnosestellung haben die Patienten ggf. einen Anspruch auf eine Kurmaßnahme, die aber nur in Ausnahmefällen wirklich notwendig und sinnvoll ist.

Adressen Deutsche Zöliakiegesellschaft (DZG) sowie Österreichische und Schweizerische Zöliakiegesellschaft:

- Deutsche Zöliakiegesellschaft, Kupferstraße 36, 70565 Stuttgart, Telefon: 0711/459981-0, Fax: 0711/459981-50, E-Mail: info@dzg-online.de, Internet: www.dzg-online.de
- Österreichische Zöliakiegesellschaft, Internet: www.zoeliakie.or.at
- Schweizerische Zöliakiegesellschaft, Internet: www.zoeliakie.ch

Ggf. Ausstellen eines Zöliakiepasses (über die DZG erhältlich).

Auf die Frage, wie sich denn nun ein Effekt bemerkbar macht, kann man als Faustregel sagen, dass sich als Erstes die Laune bessert (bzw. stabilisiert) (Tage), dann die Magen-Darm-Situation (Wochen), dann das Wachstum (Monate). Und tatsächlich gibt es auch diejenigen, die ganz sicher sind, nie Beschwerden gehabt zu haben und dann bei der ersten Kontrolle einräumen, dass sie immer Bauchschmerzen hatten, die nun verschwunden sind, sie hätten sich bloß an die gewöhnt gehabt.

Regelhaft ist anfangs auch eine Eisensubstitution sinnvoll.

Aktuelle Studien diskutieren einen protektiven Effekt der Rotavirusimpfung auf die Inzidenz einer Zöliakie [11]. Zur Zeit gibt es keine Alternative zur lebenslangen glutenfreien Ernährung, Ansätze sind in größerer Zahl vorhanden und reichen von oralen Endopeptidasen, glutenbindenden Polymeren, tTG-Inhibitoren, HLA-DQ-blockierenden Peptiden und Biologica bis zu einer Impfung mit immunreaktiven Gliadinpeptiden [7,12].

20.6 Verlaufskontrollen

Für eine erste Verlaufskontrolle bietet sich ein Intervall von z. B. 3 Monaten an. Dabei geht es um die praktischen Aspekte bei der Umsetzung der Diät im Alltag und den Verlauf der Klinik. Meist berichten die Familien, dass nun die Lage nach anfänglichen Schwierigkeiten wieder stabil ist und frühere Beschwerden sind meist bereits deutlich gebessert. Nicht wenige Patienten entwickeln nach Beginn der Diät eine Obstipationsneigung, nach der gezielt gefragt werden sollte. Nicht erwarten darf man, dass bei Kleinwuchs bereits ein Aufholwachstum zu verzeichnen ist, da dies meist erst nach mehreren Monaten anfängt einzusetzen. Andererseits muss ein ausbleibendes Aufholen im Verlauf einen aufhorchen lassen, andere Erkrankungen wie beispielsweise ein Morbus Crohn, eine exokrine Pankreasinsuffizienz oder Diätfehler können dann dahinterstehen. Die Kontrolle der t-TGA-IgA zeigt regelhaft deutlich rückläufige, aber noch nicht normalisierte Werte (kann 6–12 Monate dauern). Wir bestimmen bei den Verlaufskontrollen gerne die IgA-Antikörper gegen deamidiertes Gliadinpeptid mit, die möglicherweise ein besserer Parameter bzgl. der Kurzzeitcompliance sind (t-TGA-IgA deutlich träger).

Bei problemlosem Verlauf folgen wie auch im Zöliakiepass der DZG vorgesehen jährliche Kontrollen. Auch diese Vorstellung folgt einem bestimmten Schema, das in der folgenden **Checkliste „Jahreskontrolle"** skizziert wird:
- Frage nach gastrointestinalen Symptomen (Bauchschmerzen, Durchfall, Meteorismus)
- Frage nach Laune/Lebensqualität (oftmals bei der ersten Vorstellung nach 3 Monaten Schilderung, dass schon wenige Tage nach Aufnahme einer glutenfreien Kost das Kind/der Jugendliche wie ausgewechselt war – „erst die Laune, dann der Bauchschmerz bzw. Durchfall, dann das Wachstum")
- Frage nach Hautsymptomen (Dermatitis herpetiformis Duhring)
- sorgfältige Erhebung der anthropometrischen Daten (bei Kleinwuchs sollte spätestens bei der ersten Jahreskontrolle „sich etwas tun")
- Laborkontrolle (z. B. Blutbild, Eisen, Ferritin, Kalzium, Phosphat, AP, TSH, fT3, fT4, IgA-AK gegen deamidiertes Gliadin, t-TGA-IgA)

So kann man neben dem Verlauf der Klinik (Gewicht, Größe, Hinweise für z. B. Laktoseintoleranz) nach laborchemischen Folgen der Zöliakie (Leberwerterhöhungen, Knochen- und Eisenstoffwechselstörungen) bzw. möglichen Begleiterkrankungen (u. a. Schilddrüsenfunktionsstörung, Diabetes mellitus) fahnden. Fakultativ können auch Folsäure, Vitamin B_{12} und Zink bestimmt werden [7].

Bei allen Einschränkungen durch die lebenslang notwendige Diät bleibt letztlich „die gute Nachricht": Ein Mensch mit einer Zöliakie, der sich an die Diät hält, ist ein gänzlich gesunder Mensch.

20.7 Exkurs: Nicht-Zöliakie-Glutensensitivität (NCGS)

In den letzten Jahren berichten immer mehr Menschen Beschwerden, die dieser Entität auch den Beinamen „Fibromyalgie des Darmes" eingebracht hat. Man nimmt eine Sensitivität gegen Bestandteile im Weizen an, die neben gastrointestinalen Symptomen wie Durchfälle und Völlegefühl auch eine Reihe von die Lebensqualität beeinträchtigenden Symptomen mit sich bringt. Ein allergischer Mechanismus besteht nicht, u. a. wurden Amylase-Trypsin-Inhibitoren, Proteine, die in modernen Weizenzüchtungen vorkommen, aber auch Lektine und FODMAPs (fermentierbare Oligo-, Di- und Monosaccharide sowie Polyole) als Auslöser verdächtigt.

Ähnlich wie vor einigen Jahren die Histaminintoleranz avancierte die Nicht-Zöliakie-Glutensensitivität zur Modeerkrankung mit beeindruckenden Inzidenzen (insbesondere bei jungen Frauen bis zu 30 %, in der Gesamtbevölkerung immerhin 5 bis 10 %).

Vor dem Hintergrund, dass die Zöliakie eine definierte Erkrankung ist, bei der eine strenge Diät erforderlich ist, kann es so besonders wichtig sein, eine Zöliakie sicher auszuschließen, ehe eine etwaige Auslassdiät die Möglichkeit einer sicheren Diagnose verhindert. Der momentanen Unsicherheit entsprechend lautet eine Empfehlung, dass man bei weizenabhängiger Klinik, negativer Serologie, Dünndarmhistologie sowie negativem RAST- und Pricktest auf Weizen von einem V. a. NCGS sprechen kann.

Ein Gutes hat der Hype hierum gebracht: Die Palette der glutenfreien Produkte und das Angebot in der Gastronomie wird immer vielseitiger.

Take-Home-Message und „aus der täglichen Praxis"

Großzügig bei Verdacht auf die Erkrankung Analytik auf Zöliakie anwenden („Chamäleon").

Nie probatorischer Auslass von Gluten („mal sehen, ob es besser wird") – hieraus kann die Unmöglichkeit einer zeitgerechten Diagnosestellung resultieren.

Da gerade bei kranken Kindern es für die Eltern schwer aushaltbar ist, weiter mit Gluten zu ernähren, zeitnahe Diagnostik erwirken/durchführen.

Patienten mit negativen Gewebstransglutaminase-AK IgA und normalem IgA haben bei positiven IgG-AK gegen deamidiertes Gliadin fast nie eine Zöliakie.

Diagnose endoskopisch sichern, nur beim Vollbild Diagnose ohne Biopsie erwägen (dann nach Maßgabe der ESPGHAN-Leitlinie).

Keines der diagnostischen Verfahren ist hundertprozentig, auch Genetik und Biopsie nicht – bei nicht stimmiger Konstellation Aufarbeitung mit Pathologen, Genetiker und/oder Labormediziner

Unter einer konsequenten Diät bessert sich binnen Tagen die Laune, binnen Wochen die Bauchbeschwerden, binnen Monaten das Wachstum.

Die Zöliakie ist eine lebenslang bestehende Erkrankung, sie erforderte eine streng glutenfreie Diät. Entsprechend geeignete Nahrungsmittel sind durch eine durchgestrichene Ähre gekenzeichnet.

Im Verlauf kann nach Normalisierung der Autoantikörper der Hafer freigegeben werden (in einigen Ländern Mengenbegrenzung 50 g für Erwachsene, 25 g für Kinder) – dies unter Kontrolle der Autoantikörper.

- Im Aufklärungsgespräch sollte bei der Frage nach der Absolutheit der Diät je nach psychologischer Konstellation einerseits eine strenge Diät gefordert (für die etwas Laxeren), aber auch bemerkt werden, dass eine hundertprozentige Diät fast nie gelingt (für die besonders Ängstlichen).
- Die von der DZG vorgegebenen Maßregeln (eigene Messer, Toaster, Fach in der Küche) werden meist von den Ernährungsberatern thematisiert.
- Besonders schwer ist die Diät für diejenigen, die beim Screening auffallen. Hier hilft es manchmal darauf hinzuweisen, dass manch einer den Bauchschmerz nicht mehr merkt und erst im Verlauf beschreibt, dass der nun verschwunden sei („mir geht es viel besser")

Literatur

[1] Husby S, Koletzko S, Korponay-Szabó IR, et al. European Society for Paediatric Gastroenterolo-gy, Hepatology, and Nutrition Guidelines for the Diagnosis of Coeliac Disease. JPGN. 2012;54:136–160.

[2] Ludvigsson JF, Leffler DA, Bai J, et al. The Oslo definitions for Coeliac disease and related terms. Gut. 2013;62:43–52.

[3] Marsh MN. Gluten, major histocompatibility complex, and the small intestine. A molecular and immunobiologic approach to the spectrum of gluten sensitivity („celiac sprue"). Gastroenterolo-gy. 1992;102:330–354.

[4] Oberhuber G, Caspary WF, Kirchner T, Borchard F, Stolte M. Empfehlungen zur Zöliakie/Sprue-Diagnostik. Arbeitsgemeinschaft für Gastroenterologische Pathologie der Deutschen Gesell-schaft für Pathologie. Der Pathologe. 2001;22:72–81.

[5] Husby S, Koletzko S, Korponay-Szabó I, et al. European Society for Paediatric Gastroenterology, Hepatology and Nutrition Guidelines for Diagnosing Coeliac Disease 2020. JPGN. 2020;70:141–157.

[6] Koletzko S. Spezifische Antikörper verraten Zöliakie. Gastronews. 2011;2:22–28.

[7] Felber J, Aust D, Baas S, et al. S2k-Leitlinie Zöliakie. Ergebnisse einer S2k-Konsensuskonferenz der Deutschen Gesellschaft für Gastroenterologie, Verdauungs- und Stoffwechselerkrankungen (DGVS) gemeinsam mit der Deutschen Zöliakie-Gesellschaft (DZG e. V.). AWMF Register-Nr. 021/021 20. 30.4.14.

[8] Sachverständigenrat der DZG. Hafer in der glutenfreien Ernährung, Stellungnahme. Mai 2016.

[9] Agardh D, Lee H-S, Kurppa K, et al. Clinical features of Celiac Disease: A Prospective Birth Co-hort. Pediatrics. 2015;135:627–633.

[10] Vriezinga SL, Auricchio R, Bravi E, et al. Randomized feeding Intervention in Infants at High Risk for Celiac Disease. NEJM. 2014;371:1304-1315.

[11] Hemming-Harlo M, Lähdeaho M-L, Markku M, Vesikarì. Rotavirus Vaccination does not increase Type 1 Diabetes and may decrease Celiac Disease in Children and Adolescents. Pediatr Infect Dis J. 2019;38:539–41.

[12] Schuppan D, Zimmer KP. Diagnostik und Therapie der Zöliakie. Dtsch Arztebl Int. 2013;110:835–846.

21 Gastroösophagealer Reflux, gastroösophageale Refluxkrankheit, Reflux-Ösophagitis

21.1 Einleitung

Wie so viele Bereiche der Kinderheilkunde haben auch Diagnostik und Therapie des gastroösophagealen Refluxes mit der Zeit einen erheblichen Wandel durchgemacht und man trifft nicht selten auf Empfehlungen, die auf überholten oder nie ausreichend überprüften Vorstellungen basieren. Die gemeinsame Leitlinie der europäischen und amerikanischen Kindergastroenterologen aus dem Jahr 2018 trägt aber erheblich dazu bei, das Vorgehen zu strukturieren [1] und so wächst die Chance, dass Beratung und Behandlung leitliniengerecht erfolgen, während noch vor einigen Jahren nur ein sehr kleiner Bruchteil (nämlich 2 %!) der befragten Kinderärzte entsprechend den gültigen Empfehlungen behandelt haben [2].

Besonders bemerkenswerte Punkte sind:
- der zu großzügige Einsatz von Protonenpumpeninhibitoren in der Vergangenheit, insbesondere bei Säuglingen, die sehr häufig einen physiologischen Reflux und nur selten eine gastroösophageale Refluxkrankheit haben;
- das fast völlige Verschwinden der prokinetisch wirksamen Substanzen aus den Therapieempfehlungen. Aufgrund möglicher schwerwiegender Nebenwirkungen ist z. B. Cisaprid nicht mehr verfügbar. Lediglich Baclofen wird aktuell in der Leitlinie noch als mögliches Therapeutikum für den ausgewählten Einzelfall erwähnt, ohne dass gute Daten hierzu vorliegen;
- der inzwischen deutlich seltenere Einsatz chirurgischer Eingriffe, insbesondere auch bei schwer behinderten Kindern. Einerseits aufgrund möglicher Komplikationen und Rezidive nach der Operation, aber auch aus dem Wissen heraus, dass die Schluckstörung oftmals größere Bedeutung besitzt und die Beschwerden nach Anlage einer PEG (ggf. mit jejunaler Sonde) deutlich gebessert sein können;
- die zunehmend häufige Differentialdiagnose der eosinophilen Ösophagitis, die nur histologisch (also mittels oberer Endoskopie) zu stellen ist.

Was sich aber trotz aller neuen Entwicklungen über die Jahre kaum verändert haben dürfte, ist, dass es im Alltag vor allem darum geht, besorgte Eltern und Patienten über die Harmlosigkeit eines physiologischen Refluxes aufzuklären und sie bezüglich konservativer Maßnahmen zu beraten, andererseits aber auch diejenigen Kinder zu erkennen, die weitere Diagnostik bzw. Therapie benötigen.

https://doi.org/10.1515/9783110411881-021

21.2 Definition

Gastroösophagealer Reflux (GÖR): Zurückfließen von Mageninhalt in die Speiseröhre. Ob dies rein passiv z. B. in Phasen eines reduzierten Sphinktertonus auftritt oder gemeinsam mit Regurgitation oder Erbrechen spielt keine Rolle.

Gastroösophageale Refluxkrankheit (GÖRK): Wenn der GÖR zu Komplikationen führt – meist im Sinne einer Ösophagitis, aber es können auch die Atemwege durch rezidivierende (Mikro-)Aspirationen oder der HNO-Bereich bzw. die Zähne betroffen sein.

Barrett-Ösophagus: stellt eine Komplikation der Refluxkrankheit bzw. der Ösophagitis dar. Der Begriff beschreibt die metaplastische Umwandlung des Plattenepithels des Ösophagus zu Zylinderepithel, die in aller Regel im ösophagogastralen Übergang liegt. Da sich aus der Metaplasie Dysplasien und auch Adenokarzinome entwickeln können, ist der Barrett-Ösophagus als Präkanzerose anzusehen und muss möglichst effektiv behandelt und überwacht werden. Wenn sich auf dem Boden der Metaplasie ein Ulkus entwickelt, spricht man auch von einem Barrett-Ulkus.

Eosinophile Ösophagitis: wichtige Differentialdiagnose zur Refluxösophagitis mit typischer eosinophiler Entzündung in der Histologie. Sie geht oft mit Motilitätsstörungen oder seltener auch mit Stenosen einher, sodass bei jeder Fremdkörperimpaktation hieran gedacht werden sollte (siehe Kap. 25)

21.3 Klinik

Der gastroösophageale Reflux ist ein physiologischer Prozess, der zunächst keinerlei Krankheitswert besitzt und die Grenze zum nicht mehr normalen – also zum zu häufigen oder besonders hohen bzw. lange anhaltenden und krankmachenden Reflux –, also zur gastroösophagealen Refluxkrankheit, ist fließend. Und da auch die Symptome von GÖR bzw. GÖRK vielfältig und oft unspezifisch sind, ist es insbesondere bei Säuglingen und Kleinkindern kaum möglich, ohne Diagnostik eine klare Grenze zwischen beiden Entitäten zu ziehen. Ältere Kinder können die typischen Symptome oftmals klarer äußern und sie unterscheiden sich dann auch nicht mehr vom Beschwerdebild erwachsener Patienten. Problematisch sind vor allem Symptome, die den Respirationstrakt betreffen, wie z. B. Husten oder Räuspern, da wiederum sehr unspezifisch.

Epidemiologische Daten, aber auch Daten zu Diagnostik und Therapie sind aufgrund dieser unscharfen Grenzen abhängig von Definitionen und Methoden sehr variabel [3]. Grundsätzlich sind Erwachsene häufiger von einer GÖRK betroffen als Kinder und Jugendliche, allerdings scheint die Refluxkrankheit bei Kindern und Jugendlichen tendenziell häufiger zu werden. Wie bei Erwachsenen steigt das Risiko mit dem BMI (und mit dem Konsum von Alkohol und Tabak). Stark übergewichtige Kinder und Jugendliche berichten in 20 % von Beschwerden eines Refluxes gegenüber 2 % bei normalgewichtigen Kindern [4].

Nach wie vor stellt sich die Frage nach einem pathologischen Reflux aber am häufigsten im Säuglingsalter. Etwa 50 % der 3–4 Monate alten Säuglinge spucken täglich und 20 % der betroffenen Eltern suchen hierzu Rat beim Kinderarzt. In den allermeisten Fällen ist die Diagnose das einfache Spucken, also ein unkomplizierter GÖR, und es besteht kein Anlass zu weiterer Diagnostik. Typisch ist dabei, dass trotz teilweise sehr häufigen Spuckens kein anhaltendes Unwohlsein und keine Schmerzen bestehen und dass die Kinder normal gedeihen. Lediglich beim Vorliegen von Symptomen, die auf Komplikationen des GÖR hinweisen, ist eine weitere Abklärung notwendig.

Kinder mit neurologischen Erkrankungen (insbesondere Kinder, die sich nicht aufrichten können), Frühgeborene und auch Kinder mit Lungenerkrankungen haben ein höheres Risiko für eine therapiebedürftige Refluxerkrankung. In diesen Fällen sollte die Entscheidung zu weiterer Diagnostik entsprechend großzügiger gefällt werden. Insbesondere natürlich bei Kindern, die sich aufgrund neurologischer Einschränkungen nicht gut mitteilen können.

Der einfache Reflux manifestiert sich zunächst im Regurgitieren bzw. Spucken. Dabei kann es auch zu Verschlucken, Würgen, Erbrechen oder auch zu mehr oder weniger kleinen Aspirationen kommen. Daher hilft es, sich die Situation genau schildern zu lassen oder (per Videosequenz) zu beobachten. Wenn zusätzliche Alarmzeichen hinzutreten, können diese auf eine Refluxkrankheit oder eine andere Ursache für die Beschwerden hinweisen.

Die typischen Beschwerden einer Refluxkrankheit lassen sich in drei Gruppen zusammenfassen (siehe Tab. 21.1):
- die üblichen Symptome der Reflux-Ösophagitis mit Sodbrennen und/oder Schmerzen
- Allgemeinsymptome (weniger spezifisch) wie eine Gedeihstörung oder beim Säugling anhaltende Unruhe
- Außerdem können respiratorische Symptome wie Husten, Heiserkeit, obstruktive Bronchitis bzw. Asthma, aber auch rezidivierende Pneumonien – sowie Schlafstörungen auftreten.

Nicht selten wird der Verdacht auf einen Reflux auch vom HNO-Arzt anhand des laryngoskopischen Befundes (z. B. bei Heiserkeit o. Ä.) geäußert. Allerdings korreliert dieser Befund nicht zuverlässig mit objektivierbaren Parametern der Impedanz-pH-Metrie [5]. Daher sollte der Erwartungshaltung in Bezug auf weitere Diagnostik oder Therapie, die aus dem Verdacht entstehen kann, nicht unkritisch nachgegeben werden. Stattdessen sollte wie auch in anderen Fällen abhängig von Anamnese und Beschwerdebild über nächste Schritte entschieden werden.

Während Kleinkinder die Beschwerden oft bereits recht gut schildern können, finden sich bei Säuglingen unspezifische Probleme beim Füttern wie z. B. Unruhe beim Trinken oder häufiges Überstrecken. Gelegentlich beobachten die Eltern, dass es dem Kind rasch besser geht, wenn es aus dem Liegen in eine aufrechte Position gehoben wird. Schmerzen beim Schlucken führen oft dazu, dass der Säugling initial großes Interesse an der Mahlzeit zeigt und zunächst hungrig beginnt zu trinken, jedoch nach wenigen Schlucken die Mahlzeit abbricht und deutliches Unwohlsein zeigt.

Wenn Schluckstörungen mit gestörter Boluspassage auftreten, muss zudem an Strikturen und Stenosen, aber auch an andere Ursachen einer Passagestörung gedacht werden.

Eine besondere Manifestation eines GÖR stellt das Sandifer-Syndrom dar. Dabei kommt es zu dystonen Bewegungen vor allem der Hals- und Rumpfmuskulatur mit Verdrehen des Kopfes für mehrere Sekunden, die immer wieder in ähnlicher Situation (z. B. beim Füttern oder kurz nach einer Mahlzeit) ausgelöst werden. Hier hilft es sehr, eine kurze Videosequenz begutachten zu können. Die dystonen Bewegungen treten in aller Regel nur passager auf und bedürfen keiner gesonderten Behandlung.

Eine Aufstellung möglicher Symptome zeigt Tab. 21.1.

Tab. 21.1: Mögliche Symptome und Befunde des GÖR bzw. einer GÖRK aus [1].

	Anamnese/Symptome	Befunde
allgemein	Unruhe/Unwohlsein beim Füttern/Stillen Gewichtsverlust/Gedeihstörung Ernährungs-/Fütterungsprobleme bis zur Nahrungsverweigerung Überstrecken beim Säugling/wiederholte dystone Bewegungen der Nacken/Rumpfmuskulatur (Sandifer-Syndrom)	Erosionen der Zähne (durch Magensäure) Anämie
gastrointestinal	rezidivierende Regurgitation mit oder ohne Spucken/Erbrechen (insbes. beim älteren Kind) Sodbrennen/retrosternale Schmerzen epigastrische Schmerzen Dysphagie/Odynophagie Hämatemesis	Ösophagitis Passagestörung/Stenosen des Ösophagus Metaplasien/Barret-Ösophagus
Luftwege	Hinweise auf (Mikro-)Aspirationen wie Stridor, Husten, Heiserkeit	Apnoe ALTE/BRUEs Asthma rezidivierende Aspirationspneumonien rezidivierende Otitis media

21.4 Diagnostik und Differentialdiagnose

Sofern sich in der Anamnese oder bei der körperlichen Untersuchung Alarmzeichen finden, wird die weitere Diagnostik zielgerichtet erfolgen, insbesondere auch um mögliche Differentialdiagnosen erkennen und behandeln zu können (siehe Abb. 21.1).

Alarmzeichen sind ein reduzierter Allgemeinzustand, eine Gedeihstörung bzw. Gewichtsverlust, Abgeschlagenheit, Fieber, ausgeprägte Unruhe bzw. Zeichen für Schmerzen wie ausgeprägtes Überstrecken – sogenanntes *arching* beim Säugling. Auch neurologische Auffälligkeiten, Nüchternerbrechen, anhaltende Nahrungsverweigerung oder eine vorgewölbte Fontanelle müssen eine gezielte Abklärung nach sich ziehen, da sie auf erhöhten Hirndruck bzw. eine Raumforderung hinweisen können. Blutiges Erbrechen wird in der Regel zuverlässig berichtet und deutet auf eine Verletzung/Entzündung in Ösophagus oder Magen hin. Nach galligem Erbrechen als möglichem Zeichen einer distalen Passagestörung (z. B. bei passagerem Volvulus) muss gezielt gefragt werden. Ebenso nach dem Abstand zur Mahlzeit: Wenn mehrere Stunden nach der letzten Nahrungsaufnahme noch relevante Mengen Nahrungsreste erbrochen werden, liegt eine verzögerte Magenentleerung vor. Bei jungen Säuglingen (< 2 Monate) mit Erbrechen müssen auch an andere Differentialdiagnosen wie die hypertrophe Pylorusstenose, ein adrenogenitales Syndrom (AGS) und seltene Passagestörungen (siehe auch Kap. 5) gedacht werden. Auch bei Kindern, die erst jenseits des typischen Alters, also jenseits der ersten sechs Lebensmonate, Beschwerden ent-

V. a. GÖRK im Säuglingsalter

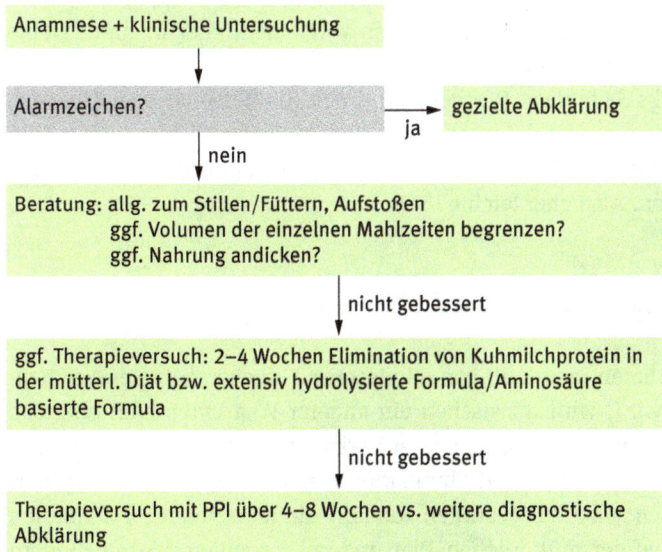

Anamnese + klinische Untersuchung

Alarmzeichen? ——ja——→ gezielte Abklärung

nein

Beratung: allg. zum Stillen/Füttern, Aufstoßen
ggf. Volumen der einzelnen Mahlzeiten begrenzen?
ggf. Nahrung andicken?

nicht gebessert

ggf. Therapieversuch: 2–4 Wochen Elimination von Kuhmilchprotein in der mütterl. Diät bzw. extensiv hydrolysierte Formula/Aminosäure basierte Formula

nicht gebessert

Therapieversuch mit PPI über 4–8 Wochen vs. weitere diagnostische Abklärung

Abb. 21.1: Diagnostisches Vorgehen beim Säugling adaptiert nach [1].

wickeln oder bereits lange Beschwerden haben, die sich nicht mit der Zeit bessern, muss die Diagnose überdacht werden.

Häufig finden sich aber keine Alarmzeichen und in diesen Fällen erfolgt zunächst nur eine Beratung.

21.5 Weiteres Vorgehen nach Ausschluss anderer Ursachen – Diagnostik, Beratung

21.5.1 Beratung der Eltern beim spuckenden Säugling

Beim Stillen/Füttern darauf achten, dass möglichst nicht zu viel Luft geschluckt wird: Ruhiges Umfeld, geeigneter Sauger, ggf. Stillhütchen etc. Anschließend Aufstoßen ermöglichen. Überfütterung vermeiden und ggf. Volumen der einzelnen Mahlzeit etwas begrenzen. Wünschenswert ist eine Beratung durch eine Stillberaterin oder eine Hebamme.

Bei formulagefütterten Kindern kann man das Andicken der Nahrung bzw. AR-Nahrung erwägen. Bei gestillten Kindern ggf. Muttermilch andicken. Wichtiger ist aber, dass weiterhin gestillt wird.

Es wird nicht mehr dazu geraten, den Säugling mit erhöhtem Oberkörper oder seitlich zu lagern.

21.5.2 Beratung bei GÖR jenseits des Säuglingsalters

Große Mahlzeiten und späte (schwere) Mahlzeiten vermeiden, eher mehrere kleine MZ und mindestens 1–2 h Abstand zum Zubettgehen.

Versuchsweise Links-Seitenlage (Verbesserung des His-Winkels) oder Oberkörper-Hoch-Lage (ca. 15°).

Diätetische Maßnahmen: keine sauren/scharf gewürzte Speisen/Getränke. Keine zu fettreichen Mahlzeiten. Also eher leichte Kost.

21.5.3 Vorgehen bei ausbleibender Besserung

Falls mit diesen Maßnahmen innerhalb von mindestens 2 Wochen keine ausreichende Besserung erreicht wird, wird inzwischen ein anderer Weg empfohlen als noch bis vor kurzem. Im Säuglingsalter folgt unter der Vorstellung einer möglichen Unverträglichkeit ein diätetischer Versuch mit Elimination von Kuhmilch über mindestens 2, besser aber 4 Wochen; also bei gestillten Kindern die konsequente Elimination von Kuhmilcheiweiß aus der mütterlichen Diät und bei formulaernährten Kindern die Gabe einer extensiv hydrolysierten Formula und in Ausnahmefällen ggf. auch einer aminosäurebasierten Nahrung. Jenseits des Säuglingsalters erfolgt anstelle der Diät ein Behandlungsversuch mit einem PPI über 4–8 Wochen.

Nur für den seltenen Fall, dass auch hierunter keine Besserung eintritt, ist eine weitere Abklärung empfohlen.

21.5.4 Die Endoskopie

Stellt in der Regel den nächsten diagnostischen Schritt dar, inklusive sorgfältiger Biopsie-Entnahme, nämlich mindestens jeweils zwei Biopsien aus drei Etagen des Ösophagus. Dabei werden eine erosive Ösophagitis oder Stenosen bereits durch die makroskopische Beurteilung erkannt. Essenziell ist die Histologie, um wichtige Differentialdiagnosen, allen voran die eosinophile Ösophagitis oder seltener auch mögliche Komplikationen der Refluxerkrankung wie den Barrett-Ösophagus, zu erkennen. Ergänzend können eine pH-Metrie bzw. Impedanz-pH-Metrie oder bildgebende Verfahren sinnvoll sein.

21.5.5 Die pH-Metrie bzw. die Impedanz-pH-Metrie

Ist grundsätzlich nicht immer sinnvoll und sollte nur bei konkreter Fragestellung eingesetzt werden. Zum Beispiel kann sie wertvoll sein, um vorhandene Symptome mit einem möglichen Reflux zu korrelieren oder seltener auch, um die Effektivität einer säurereduzierenden Behandlung zur überprüfen. Dabei ist die Kombination von Impedanzmessung und pH-Metrie der alleinigen pH-Metrie bezüglich der diagnostischen Aussagekraft deutlich überlegen, weil sie auch nicht-saure Refluxe erfasst. Sie bedeutet aber auch einen erheblich höheren Aufwand bei der Auswertung und höhere Kosten.

21.5.6 Bildgebende Diagnostik

Die Sonographie hat lediglich einen Stellenwert bei der Abklärung möglicher Differentialdiagnosen wie zum Beispiel einer Pylorusstenose oder einer Malrotation. Weiterführende Bildgebung wie z. B. der Ösophagusbreischluck bzw. die MDP sind notwendig, wenn spezifische anatomische Veränderungen oder eine zugrundeliegende Motilitätsstörung vermutet werden. Zur allgemeinen Diagnostik eines GÖR sind sie nicht zu empfehlen, da als Momentaufnahme wenig aussagekräftig.

21.5.7 Die Ösophagus-Manometrie (möglichst als hochauflösende Manometrie)

Die Manometrie spielt kaum eine Rolle bei der Diagnostik der Differentialdiagnose der GÖR(K). Sie ist ggf. indiziert zur Abklärung von Motilitätsstörungen wie z. B. einer Achalasie (siehe Kap. 29).

Das Vorgehen für Säuglinge bzw. ältere Kinder ist in zwei Algorithmen nochmals schematisch dargestellt (Abb. 21.1 und 21.2).

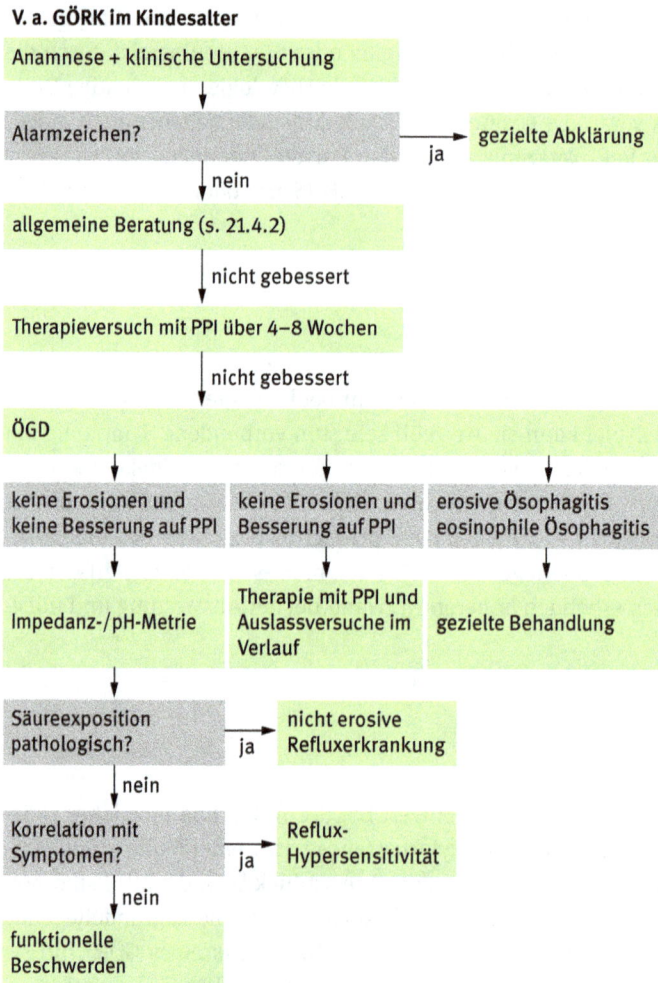

V. a. GÖRK im Kindesalter

Anamnese + klinische Untersuchung

↓

Alarmzeichen? —— ja → gezielte Abklärung

↓ nein

allgemeine Beratung (s. 21.4.2)

↓ nicht gebessert

Therapieversuch mit PPI über 4–8 Wochen

↓ nicht gebessert

ÖGD

↓ | ↓ | ↓

| keine Erosionen und keine Besserung auf PPI | keine Erosionen und Besserung auf PPI | erosive Ösophagitis eosinophile Ösophagitis |

↓ | ↓ | ↓

| Impedanz-/pH-Metrie | Therapie mit PPI und Auslassversuche im Verlauf | gezielte Behandlung |

↓

Säureexposition pathologisch? —— ja → nicht erosive Refluxerkrankung

↓ nein

Korrelation mit Symptomen? —— ja → Reflux-Hypersensitivität

↓ nein

funktionelle Beschwerden

Abb. 21.2: Diagnostisches Vorgehen jenseits des Säuglingsalters adaptiert nach [1].

21.5.8 Diagnostische Einteilung der Reflexösophagitis

Die Schwere einer Reflux-Ösophagitis wird entsprechend dem endoskopischen Befund nach Savary-Miller oder (besser) nach der Los-Angeles-Klassifikation eingeteilt [6]. Zudem ist relevant, ob begleitende Veränderungen (Metaplasien, Strikturen etc.) vorliegen. Beide sind in Tab. 21.2 gegenübergestellt.

Tab. 21.2: Einteilung des Schweregrades der erosiven Ösophagitis.

Klassifikation nach Savary und Miller	Los Angeles-Klassifikation
I – eine oder mehrere nicht konfluierende Schleimhautläsionen mit Rötung und Exsudation	A – eine oder mehrere Schleimhautläsionen unter 0,5 cm
II – konfluierende erosive und exsudative Läsionen, die noch nicht die gesamte Zirkumferenz des Ösophagus einnehmen	B – mindestens eine Läsion länger als 0,5 cm, Läsionen überschreiten noch nicht zwei Mukosafalten
	C – es werden mehrere Mukosafalten von den Läsionen überschritten, aber es liegen noch keine zirkulären Defekte vor
III – die Läsion nimmt die gesamte Zirkumferenz des Ösophagus ein	D – zirkuläre Defekte vorhanden
IV – Komplikationen: Ulcus oesophagei, Barrett-Ösophagus, Strikturen und andere chronische Schleimhautläsionen	

21.6 Therapie

21.6.1 Allgemeines

In der Mehrzahl der Fälle ist eine Refluxösophagitis mit allgemeinen Maßnahmen in Verbindung mit einer medikamentösen Therapie mit Protonenpumpenhemmern (PPI) gut zu behandeln. Sollte es nach Befundbesserung zum Rezidiv kommen, so kann die Behandlung als Intervalltherapie ggf. wiederholt werden. Wenn die Behandlung nicht anspricht, sollte die Compliance hinterfragt werden und ggf. die Dosis des PPI gesteigert werden. Eine pH-Metrie unter einer laufenden Behandlung kann helfen, die Effektivität der aktuellen Dosis zu überprüfen.

Die allgemein zu empfehlenden Maßnahmen wurden bereits oben erörtert. Übergewichtige Patienten sollten ermutigt werden Gewicht abzunehmen.

21.6.2 Medikamentöse Behandlung

Beim Vorliegen einer Refluxösophagitis ist die Therapie der Wahl eine achtwöchige Behandlung mit einem PPI. Die Startdosis ist üblicherweise ca. 1 mg/kgKG in einer Einzeldosis. Falls nötig wird sie auf 2 × 1 mg/kgKG verdoppelt. Bei Säuglingen und Kleinkindern wird die Dosis auf zwei Tagesdosen aufgeteilt. Ein kleiner Teil der Kinder kann höhere Dosen benötigen. So haben in einer älteren Studie 8 von 58 Kindern mit erosiver Ösophagitis eine Dosis von deutlich über 2 mg/kg (bis 3,5 mg/kg) benötigt [7]. In Fällen, die bereits Komplikationen wie Metaplasien oder Strikturen zeigen, sollte ggf. eine längere Behandlung und/oder eine endoskopische Kontrolle nach Ende der Behandlung geplant werden.

Falls die Behandlung mit dem PPI nicht möglich ist, kann ein H_2-Blocker (Ranitidin) eingesetzt werden.

Aufgrund möglicher Risiken einer langfristigen Therapie mit PPIs (z. B. Osteoporose, Hypomagnesiämie, Anämie, Demenz) sollten regelmäßig Auslassversuche der Behandlung gemacht werden. Dabei wird vor allem bei hochdosierter Behandlung üblicherweise die Dosis schrittweise über mehrere Wochen reduziert, um eine möglicherweise überschießende Säureproduktion aufgrund einer reaktiven Hypergastrinämie beim abrupten Absetzen zu vermeiden.

Abgesehen von der Behandlung mit PPIs ist im Erwachsenenalter die Behandlung von Refluxbeschwerden mit Alginaten (teilweise auch in Kombination mit Antazida) üblich. Für Säuglinge und Kinder unter 12 Jahren wird diese grundsätzlich nicht empfohlen [1]. Aber auch bei Säuglingen kann die Behandlung zu einer raschen Besserung der Symptome und zu einer messbaren Reduktion von Refluxen führen [8]. Entsprechend kann in ausgewählten Fällen eine zeitlich befristete Behandlung (1–2 Wochen) erwogen werden. Eine langfristige Anwendung sollte bei unvollständigen Sicherheitsdaten aber nicht erfolgen und aluminiumhaltige Präparate sind bei Kindern grundsätzlich zu meiden.

21.6.3 Chirurgische Therapie

Nur in seltenen ausgewählten Fällen ist eine chirurgische Therapie – in aller Regel als (Hemi-)Fundoplicatio und sofern möglich laparoskopisch – notwendig. Schwer behinderte Kinder benötigen diese zwar häufiger, allerdings sollte auch hier die Indikation kritisch hinterfragt werden, da wie bereits in der Einleitung gesagt bei vielen Kindern die Relevanz des Refluxes überschätzt wird und mögliche Beschwerden und Ernährungsprobleme nach Anlage einer PEG normalisiert sein können. Auch sollte vor der Operation geprüft werden, ob die Ernährung über eine Jejunalsonde eine sinnvolle Alternative darstellen kann.

Die Behandlung eines Barrettösophagus besteht in der optimalen langzeitigen Behandlung der Refluxerkrankung und regelmäßigen (jährlichen) endoskopischen Kontrollen, um ggf. frühzeitig Dysplasien zu erkennen.

21.7 Verlaufskontrollen

Bei unkomplizierter Refluxösophagitis können Kontrollen abhängig von den klinischen Beschwerden durchgeführt werden. Bei Komplikationen (Ulzera, Strikturen, Metaplasien) sollte regelhaft eine endoskopische Kontrolle geplant werden und auch bei nur geringen chronischen Beschwerden ggf. Kontrollen in größeren Intervallen (z. B. alle 5 Jahre).

Take-Home-Message und „aus der täglichen Praxis"
Beim Vorliegen von Alarmzeichen in Anamnese oder Befund sollte eine zielgerichtete Abklärung eingeleitet werden.
In den anderen Fällen ist meist eine Beratung zur Harmlosigkeit der Beschwerden und zu allgemeinen Maßnahmen bezüglich Ernährung und Tagesablauf ausreichend. Wobei für Säuglinge die früher häufig propagierte Lagerung (Oberkörper-Hoch- bzw. Linksseitenlage) nicht mehr empfohlen wird.

– Beim spuckenden und gleichzeitig normal gedeihenden Säugling geht es darum, mit der initialen Beratung und falls nötig auch mit einem späteren Diätversuch mit Auslassen von Kuhmilch den Eltern etwas an die Hand zu geben, womit sie das Problem beeinflussen können. Nach eigener Erfahrung ist die Diät zwar nur relativ selten *die* Lösung, allerdings bessert sich der Reflux bei vielen Kindern auch mit der Zeit bzw. auch mit dem Einführen der Beikost, sodass man dem Kind und der Familie damit unnötige Diagnostik (und nicht indizierte Behandlungsversuche) ersparen kann.
– Durch das „Auftauchen" der eosinophilen Ösophagitis als Differentialdiagnose wird statt der pH-Metrie deutlich öfter direkt eine obere Endoskopie durchgeführt – dabei sind Biopsien aus mehreren Etagen des Ösophagus nötig.
– Bei Kindern mit nachgewiesener Refluxkrankheit sind in manchen Fällen hohe Dosen eines PPI erforderlich, die über die Erwachsenendosis hinausgehen können – eine ausreichend lange Behandlungsdauer ist dabei wichtig.
– Jenseits der PPI gibt es wenige therapeutische Optionen – H_2-Blocker sind derzeit (hoffentlich nur zeitweise) nicht verfügbar, für Alginate liegen insbesondere für Säuglinge und Kleinkinder keine guten Daten vor.
– Nach „erfolgreicher Behandlung" haben einige Kinder/Jugendliche anhaltende Beschwerden, ohne dass sich ein organisches Korrelat findet. Hier muss an funktionelle Beschwerden gedacht werden.
– Starkes Übergewicht erhöht das Risiko für einen pathologischen Reflux, sodass adipöse Kinder auch bei moderater Gewichtsabnahme zu einer Besserung der Beschwerden beitragen können.

Literatur

[1] Rosen R, Vandenplas Y, Singendonk M, et al. Pediatric Gastroesophageal Reflux Clinical Practice Guidelines: Joint Recommendations of the North American Society for Pediatric Gastroenterology, Hepatology, and Nutrition and the European Society for Pediatric Gastroenterology, Hepatology, and Nutrition. J Pediatr Gastroenterol Nutr. 2018;66(3):516–554.

[2] Quitadamo P, Papadopoulou A, Wenzl T, et al. European pediatricians' approach to children with GER symptoms: survey of the implementation of 2009 NASPGHAN-ESPGHAN guidelines. J Pediatr Gastroenterol Nutr. 2014;58(4):505–509.

[3] Singendonk M, Goudswaard E, Langendam M, et al. Prevalence of Gastroesophageal Reflux Disease Symptoms in Infants and Children: A Systematic Review. J Pediatr Gastroenterol Nutr. 2019;68(6):811–817.

[4] Pashankar DS, Corbin Z, Shah SK, et al. Increased prevalence of gastroesophageal reflux symptoms in obese children evaluated in an academic medical center. J Clin Gastroenterol. 2009;43(5):410–413.

[5] Rosen R, Mitchell PD, Amirault J, et al. The Edematous and Erythematous Airway Does Not Denote Pathologic Gastroesophageal Reflux. J Pediatr. 2017;183:127–131.

[6] Koop H, Fuchs KH, Labenz J, et al. SK2 Leitlinie: Gastroösophageale Refluxkrankkheit. Unter Federführung Deutschen Gesellschaft für Gastroenterologie, Verdauungs- und Stoffwechselkrankheiten (DGVS), AWMF-Register Nr. 021/013.

[7] Hassall E, Israel D, Shepherd R, et al. Omeprazole for treatment of chronic erosive esophagitis in children: a multicenter study of efficacy, safety, tolerability and dose requirements. International Pediatric Omeprazole Study Group. J Pediatr. 2000;137(6):800–807.

[8] Salvatore S, Ripepi A, Huysentruyt K, et al. The Effect of Alginate in Gastroesophageal Reflux in Infants. Paediatr Drugs. 2018;20(6):575–583.

22 Gastritis, Ulkuskrankheit und Helicobacter pylori

22.1 Einleitung

Das klinische Spektrum der Gastritis ist sehr breit. Zwar gibt es durchaus „typische Patienten", z. B. den Jugendlichen, der über epigastrische Schmerzen, Völlegefühl und Inappetenz klagt, oftmals sind die Beschwerden aber vage und unspezifisch und insbesondere jüngere Kinder können diese kaum in typischer Weise angeben.

Normalerweise schützt sich die gesunde Magenschleimhaut durch Bildung einer Schleimschicht vor Säure, Verdauungsenzymen und Mageninhalt. Dieses System kann durch verschiedene Faktoren gestört werden. Allen voran durch Medikamente (z. B. NSAR oder Steroide), gefolgt von Infektionen mit Helicobacter pylori (H. p.) oder seltener beispielsweise CMV oder Herpesviren. Seltener sind andere Noxen wie ein Gallereflux oder entzündliche Erkrankungen wie ein Morbus Crohn ursächlich. Dabei kommt es dann entweder zu einer – meist oberflächlichen – Gewebeschädigung mit Erosionen, also einer erosiven Gastritis – gelegentlich aber auch zu tieferen Läsionen bis in die Submukosa, die dann als Ulzera bezeichnet werden. Häufig findet sich aber eine Gastritis auch, ohne dass eine klare Ursache oder bekannte Risikofaktoren vorliegen. In diesem Fall ist weder die Frage nach der Pathophysiologie gut zu beantworten, noch gibt es klare Empfehlungen für die Behandlung. Im Gegensatz dazu ist die Behandlung der H.p.-assoziierten Erkrankungen durch Leitlinien klar geregelt.

Epidemiologische Daten zu H.p.-assoziierten Erkrankungen zeigen große Unterschiede der Prävalenz in unterschiedlichen Regionen und Bevölkerungsgruppen. In Europa kann man als grobe Faustregel sagen, dass die jeweilige Prävalenz in Prozent ungefähr dem entsprechenden Alter in Jahren entspricht. Kinder mit Migrationshintergrund haben aber teilweise ein deutlich höheres Risiko. Beispielsweise wird die Prävalenz für die Schweiz mit 19 % angegeben, während sie in Nigeria bei 88 % liegt. Insgesamt ist etwa die Hälfte der Weltbevölkerung infiziert [1].

Systematische Daten zu nicht-H.p.-assoziierten Erkrankungen sind rar. In einer älteren amerikanischen Studie wurde eine primäre Antrumgastritis bei ca. 20 % der oberen Endoskopien im Kindesalter und Jugendalter gefunden [2]. In der eigenen Erfahrung findet sich bei Patienten die wegen Oberbauchschmerzen endoskopiert werden recht häufig in der Histologie zumindest eine geringgradige nicht errosive Gastritis ohne Hinweise auf H. p. oder einen anderen spezifischen Auslöser. Dabei stellt sich oftmals die Frage, inwieweit ein solcher Befund die klinischen Beschwerden auch erklärt. Oder anders ausgedrückt: Es ist für den Gastroenterologen oft schwer zu beurteilen, wie groß hier die Schnittmenge zu den funktionellen dyspeptischen Beschwerden und wo im Einzelfall genau die Grenze anzulegen ist.

Ulzera sind deutlich seltener als die Gastritis. In einer prospektiven europäischen Studie fanden sich Ulzera in Magen oder Duodenum bei etwa 8 % aller oberen Endoskopien. Sie waren deutlich häufiger bei älteren Kindern (> 10 Jahre), wobei duode-

https://doi.org/10.1515/9783110411881-022

nale Ulzera im Gegensatz zu gastralen Ulzera häufiger mit Helicobacter pylori assoziiert waren. Andere Risikofaktoren waren vor allem Behandlungen mit NSAR, Steroiden oder immunsuppressive Therapien (z. B. mit Sirolimus). Ein Großteil der Kinder – ca. 40 % – hatte aber weder eine Infektion mit H. p. noch andere Risikofaktoren [3].

22.2 Definition

Gastritis: histologische Diagnose mit Nachweis entzündlicher Infiltrate der Magenschleimhaut, z. B. durch Infektion, chemischen Reiz, autoimmun oder toxisch.

H.p.-positive Gastritis: Gastritis mit gleichzeitigem Nachweis von Helicobacter pylori.

Erosive Gastritis: Gastritis mit oberflächlicher Gewebeschädigung.

Ulkus: Große (in der Regel > 5 mm) und tiefe Erosion der Magenschleimhaut, die histologisch bis in die Submucosa reicht.

Metaplasie/Atrophie der Magenschleimhaut: Beide werden meist in Folge einer chronischen Gastritis gefunden und zeigen entsprechend der Gastritis-Atrophie/Metaplasie-Dysplasie-Karzinom-Sequenz ein erhöhtes Risiko für die Entstehung von Malignomen an.

Stressgastritis/Stressulkus: betrifft typischerweise schwer kranke Patienten, die intensivmedizinisch betreut werden. Multifaktoriell durch akuten schweren Stress (Hypoxie, Durchblutungsstörung, Medikamente, Hypercortisolismus mit vermehrter Säureproduktion ...) ausgelöste erosive Gastritis, nicht selten auch mit Ulzera.

Autoimmune Gastritis/Typ-A-Gastritis: insbesondere bei Kindern und Jugendlichen seltene autoimmune Entzündung mit Bildung von Antikörpern gegen Parietalzellen (syn. Belegzellen). Durch deren Verlust wird weniger oder keine Säure mehr sezerniert und es resultiert eine Achlorhydrie mit folgender schwerer Eisenmangelanämie als führendem Symptom. Der sich im späteren Alter entwickelnde Vitamin-B_{12}-Mangel mit megaloblastärer Anämie spielt bei Kindern und Jugendlichen meist keine wesentliche Rolle [4].

Riesenfaltengastritis/Morbus Ménétrier: sehr seltene Gastritisform bei Kindern/Jugendlichen. Histologisch besteht eine foveoläre Hyperplasie und Hypertrophie des Epithels, was zur Verbreiterung der Schleimhautfalten führt. Durch vermehrte Schleimproduktion kommt es zum Eiweißverlust (Durchfälle, Hypoproteinämie, Ödeme), durch Reduktion der Parietalzellen zur Hypochlorhydrie und später auch zum Vitamin-B$_{12}$-Mangel mit Anämie. Bei Assoziation mit H. p. wird eine Eradikation durchgeführt.

Kollagene Gastritis: im Kindesalter extrem seltene Erkrankung mit chronischem Verlauf und histologischem Nachweis von typischer subepithelialer Kollagenablagerung. Häufig assoziiert mit kollagener Kolitis und Eisenmangel-Anämie [5].

Eosinophile Gastritis (siehe auch Kap. 25): seltene Form einer Gastritis, die ebenso wie die eosinophile Ösophagitis durch typische eosinophile Zellinfiltrate der Mukosa charakterisiert ist und in aller Regel mit Nahrungsmittelallergien assoziiert ist.

22.3 Klinik

Das klinische Bild einer Gastritis ist variabel und auch hier gilt wieder: je jünger die Patienten, desto unspezifischer die Beschwerden. Oftmals werden Appetitlosigkeit, Völlegefühl, Übelkeit, dyspeptische Beschwerden sowie mehr oder weniger umschriebene Oberbauchschmerzen berichtet. Bei der Untersuchung kann ein epigastrischer Druckschmerz auffallen. Rein klinisch ist eine Gastritis damit nicht gut von anderen Erkrankungen wie der Refluxkrankheit, funktionellen Beschwerden oder anderen Erkrankungen des Oberbauchs abzugrenzen.

Ähnlich gilt dies auch für die Ulkuskrankheit, die allerdings im typischen Fall mit stärkeren, als nagend beschriebenen Schmerzen einhergeht. Eine kurzfristige Besserung der Schmerzen durch Nahrungsaufnahme soll für duodenale Ulzera typisch sein, während bei gastralen Ulzera eine Verschlechterung berichtet wird. Sowohl eine schwere Gastritis als auch ein Ulkus kann durch eine mehr oder weniger akute obere GI-Blutung symptomatisch werden.

22.4 Diagnostik

22.4.1 Endoskopie

Bei klinischem Verdacht auf eine Gastritis/Ulkuskrankheit liegt es nahe, direkt eine Endoskopie anzustreben. Gründe, die für die frühzeitige Endoskopie sprechen, sind beispielsweise:
– umschriebener epigastrischer Druckschmerz/dyspeptische Beschwerden
– eindeutiger zeitlicher Zusammenhang mit der Nahrungsaufnahme (sowohl Besserung als auch Verschlechterung)
– Hinweise auf eine Ulkuskrankheit wie z. B. Anämie, starke Oberbauchschmerzen, blutiges Erbrechen, okkultes Blut im Stuhl bzw. Teerstühle

- Nachweis von H.p.-Ag im Stuhl
- junges Alter des Patienten
- lange Anamnese
- Gedeihstörung

Der typische endoskopische Aspekt einer H.p.-Gastritis wird als ein sog. Gänsehautrelief der Schleimhaut (siehe Abb. 22.1) beschrieben.

Ein Ulkus imponiert als Defekt der Schleimhautoberfläche, der oft von einem Randwall umgeben ist. Eine erosive Gastritis zeigt sich als stark hyperäme, gelegentlich auch hämorrhagische Schleimhaut. Bei einer geringgradigen Gastritis ist das makroskopische Erscheinungsbild allerdings oft wenig aussagekräftig und Beschreibungen „normal/reizlos", „verquollen", „punktförmige Rötung" sind unspezifisch und eine zuverlässige Interpretation ist ohne histologischen Befund kaum möglich.

Generell ist für die histologische Aufarbeitung empfohlen, dass fünf bis sechs Biopsien aus dem Magen genommen werden (entsprechend der Sydney-Klassifikation: Antrum – große und kleine Kurvatur, Corpus – große und kleine Kurvatur, Incisura angularis). Bei unklarer Ursache zusätzlich zwei Biopsien aus dem Fundus. Biopsien für die H.p.-Diagnostik (Kultur/Urease-Schnelltest) erfolgen zusätzlich aus der großen Kurvatur.

In der Sydney-Klassifikation werden neben dem (vermuteten) Auslöser auch die Lokalisation bzw. die Ausdehnung der Entzündung und die Morphologie der Entzündung (makroskopisch und histologisch) berücksichtigt, um die Gastritis zu charakterisieren (siehe Tab. 22.1) [6]. Dabei wird auch zwischen einer akuten/aktiven und einer chronischen Gastritis unterschieden.

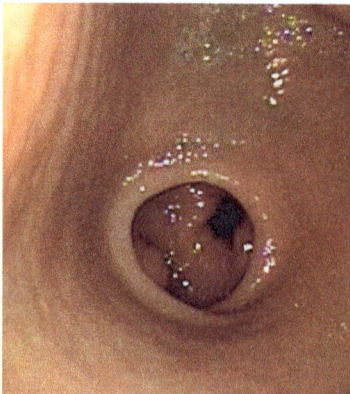

Abb. 22.1: Gänsehautrelief bei H.-pylori-Gastritis.

Tab. 22.1: Einteilung entsprechend der Sydney-Klassifikation. Adaptiert nach [6].

Lokalisation	Pangastritis
	Korpusgastritis
	Antrumgastritis
endoskopisches Bild	erythematös/exsudativ
	flache Erosionen
	erhabene/polypoide Erosionen
	atrophische Gastritis
	hämorrhagische Gastritis
	galliger Reflux/Refluxgastritis
	Riesenfaltengastritis
Ätiologie	autoimmun
	erregerinduziert/bakteriell
	chemisch-toxisch
	andere Formen
Grading	histologisches Bild: akut, chronisch oder chronisch-akut
	Schweregrad: gering – mittel – hochgradig
	Vorhandensein von Atrophie oder Metaplasie

22.4.2 H.p.-Diagnostik

Für die Diagnose der H.p.-positiven Gastritis/Ulkuskrankheit ist entweder der direkte Nachweis in der Kultur oder in der Histologie oder die Kombination aus zwei indirekten Nachweisverfahren (PCR/Urease-Schnelltest aus Biopsat bzw. Antigen-Test im Stuhl) gefordert. In dem seltenen Fall eines Ulkus duodeni wird jeder positive Test als Nachweis der Infektion gewertet.

H.p.-Antigenbestimmung im Stuhl: Die H.p.-Diagnostik aus dem Stuhl hat den früher durchgeführten C_{13}-Atemtest weitgehend abgelöst. Sie ist einfacher durchzuführen und überall verfügbar und mit einer Sensitivität von ca. 90 % bei einmaliger Bestimmung recht zuverlässig. Wichtig hierbei ist, dass ELISA-Tests mit monoklonalem Antikörper eingesetzt werden. Der positive Nachweis weist aber lediglich die Besiedlung nach! Die Bestimmung sollte nur dann erfolgen, wenn sie auch eine therapeutische Konsequenz hat, ist also beispielsweise nicht bei unspezifischen periumbilikalen Bauchschmerzen empfohlen. Andererseits ist sie bei epigastrischem Druckschmerz und V. a. Gastritis eine sinnvolle Untersuchung und gleichzeitig die einfachste Methode, um den Therapieerfolg nach Eradikation zu dokumentieren.

H.p.-Kultur: Grundsätzlich ist bei Zunahme der Resistenzen eine H.p.-Kultur dringend anzuraten. Die Anzucht von Helicobacter pylori aus einem einzelnen Biopsat aus der großen Kurvatur (nach Maßgabe des Labors entweder in physiologischer NaCl-Lösung oder in einem Spezialmedium) gelingt in der überwiegenden Mehrzahl der Fälle und bietet die Möglichkeit der Resistenztestung für eine antibiogrammgerechte Behandlung.

Durch eine vorherige Behandlung mit einem PPI kann die Keimdichte erniedrigt und die Anzucht in der Kultur erschwert sein. Insofern ist eine mindestens zweiwöchige PPI-Pause vor der ÖGD zu empfehlen. Auch eine Resistenztestung per PCR (Clarithromycin, Chinolone) aus Biopsat oder Magensaft ist inzwischen möglich und zukünftig könnte auch eine entsprechende Testung per Stuhl-PCR verfügbar werden.

Urease-Schnelltest/PCR: Die Methode beruht auf dem Nachweis der Urease-Reaktion, die hochspezifisch für Helicobacter ist und erfolgt aus einem zusätzlichen Schleimhautbiopsat. Dabei kommt es zu einer Farbreaktion im Reagenz, die bereits nach Minuten auftreten kann, im Falle der Negativität aber erst nach einigen Stunden endgültig beurteilt wird. Da die Anzucht von H. p. in der Kultur nicht immer gelingt, erhöht der Schnelltest gegebenenfalls die diagnostische Sicherheit. Alternativ wird zunehmend der Nachweis mittels PCR angewendet (siehe oben).

Histologie: Wie immer ist die Beurteilung durch den Pathologen maßgeblich auch von der ihm vorliegenden Information/Fragestellung abhängig und eine gute Kommunikation verbessert die Diagnostik.

Nachweis der Entzündung und Beurteilung bezüglich akut (eher neutrophiles Infiltrat) oder chronisch (eher mononukleäre Zellen/lymphozytäres Infiltrat) bzw. anderer Ursachen (eosinophile Entzündung, granulomatöse Gastritis).

Der Nachweis von H. p. kann bereits in der HE-Färbung gelingen, zusätzlich erfolgen aber weitere Färbungen.

> **Merke:** In Fällen, in denen eine Gastritis als passend zu einer H.p.-Gastritis, aber ohne H.p.-Nachweis beschrieben wird, sollte nach anderen möglichen Ursachen wie z. B. einer CED gesucht werden.

Metaplasien und Atrophie sind Folge chronischer Entzündungen und zeigen ein anfangs nur gering, aber mit der Zeit möglicherweise zunehmend erhöhtes Risiko für eine maligne Entartung an (siehe Definitionen). Insbesondere wenn sie nicht nur in einer Region (Antrum/Corpus) gefunden werden, sollten regelmäßige endoskopische Kontrollen erfolgen [7].

Nicht empfohlene Diagnostik: Es werden eine ganze Reihe von Tests auf H. p. angeboten, die im Vergleich mit der oben aufgeführten Diagnostik eine geringe Sensitivität und Spezifität haben. Unter anderem serologische Testung auf H.p.-Antikörper oder auch Diagnostik aus Urin sind daher nicht empfohlen.

22.5 Therapie

22.5.1 Behandlung der H.p.-positiven Gastritis

Eine Eradikation „auf Verdacht", beispielsweise bei unspezifischen Bauchschmerzen und positivem H.p.-Nachweis im Stuhl, sollte aufgrund möglicher Resistenzen bzw. Resistenzentwicklung und wegen möglicher Nebenwirkung der Therapie nicht erfolgen. Stattdessen sollte bei Kindern und Jugendlichen eine antibiogrammgerechte Therapie angestrebt werden. Bei symptomatischer H.p.-positiver Gastritis sollte ebenso wie bei jeder H.p.-assoziierten Ulkuskrankheit eine Eradikation erfolgen. Bei asymptomatischer H.p.-Besiedelung (auch als Zufallsbefund) kann sie angeboten werden. Bei positivem Befund im Urease-Schnelltest kann ggf. umgehend eine symptomatische Behandlung mit einem Protonenpumpenhemmer begonnen werden. Eine verminderte Eradikationsrate durch diese PPI-Vorbehandlung ist in zahlreichen Studien mit neueren Therapieschemata nicht belegt [8,9]. Nach Eingang des histologischen/bakteriologischen Befundes kann die antibiogrammgerechte Eradikation gestartet werden. In der Regel besteht diese in der Kombination aus einem hochdosierten PPI und zwei antibiotisch wirksamen Substanzen (Tripeltherapie). Bei unklarer Resistenzlage – beispielsweise in Fällen, in denen die Kultur nicht gelungen ist, oder bei erhöhtem Risiko im Zusammenhang mit einer Endoskopie – sollte aufgrund der Häufigkeit möglicher Resistenzen eine Tripeltherapie *ohne* Clarithromycin erfolgen [10].

Die empfohlenen Dosierungen hierzu sind in Tab. 22.2 aufgeführt. Nebenwirkungen wie Übelkeit, Bauchschmerzen oder antibiotikaassoziierte Durchfälle treten in etwa der Hälfte der Fälle, also recht häufig, auf und sollten vorab als mögliche Nebenwirkungen angesprochen werden. Ggf. sollte eine Verlaufskontrolle/Rücksprache angeboten werden, um vermeidbare Therapieabbrüche zu verhindern. Die zusätzliche Gabe von Probiotika wie Saccharomyces boulardii oder Lactobazillen wurde bei Erwachsenen bereits in Meta-Analysen als hilfreich beschrieben, bei Kindern sind die Studienergebnisse bisher noch nicht eindeutig [10].

Tab. 22.2: Empfohlene Dosierungen der Tripeltherapie aus [10].

Körpergewicht (kg)	PPI (mg)		Amoxicillin (mg)*		Clarithromycin (mg)*		Metronidazol (mg)*	
15–25	20	10	750	750	250	250	250	250
25–35	20	20	1.000	1.000	500	250	500	250
35–50	40	20	1.500	1.500	500	500	500	500
> 50	40	40	1.500	1.500	500	500	500	500

* Bei Gabe einer Suspension können die Dosen gleich verteilt werden.

Beim Nachweis von Doppelresistenzen kann eine hochdosierte Tripeltherapie mit Amoxicillin und Metronidazol oder (besser) eine Kombinationstherapie mit Bismuth (ab 12 Jahre) erwogen werden. Gegebenenfalls muss das bislang einzige Bismuth enthaltende Präparat (Pylera®) in der Dosis (< 50 kg) angepasst werden.

Wichtig ist die Kontrolle des Erfolgs mittels Antigentest im Stuhl. Dabei sollte ein Abstand von mindestens 4 Wochen nach Beendigung der antibiotischen Behandlung und mindestens 2 Wochen nach Absetzen des PPI eingehalten werden.

Da die klinischen Beschwerden oft über mehrere Wochen nach der Eradikation anhalten, ist ggf. die Fortführung der Behandlung mit dem PPI üblich – erfolgt aber streng genommen außerhalb der Zulassung.

22.5.2 Behandlung der H.p.-negativen Gastritis

Zahlenmäßig häufiger als eine H.p.-positive Gastritis findet sich histologisch eine mehr oder weniger milde Gastritis ohne Nachweis von H. p. Wie bereits angesprochen, sind allgemein anerkannte therapeutische Empfehlungen für diesen Fall kaum verfügbar, was angesichts der relativen Häufigkeit und im Vergleich zu der Literaturdichte im Zusammenhang mit H.p.-positiven Erkrankungen bemerkenswert ist.

Zunächst ist in jedem Fall zu empfehlen, dass mögliche Auslöser/Noxen wie NSAR, Steroide, Tabakrauch, Alkoholkonsum etc. gemieden werden und erfahrungsgemäß gilt: Je akuter das Geschehen, desto eher heilt eine Gastritis spontan ab.

Im Fall einer histologisch gering ausgeprägten Gastritis ist ein Behandlungsversuch mit Alginaten oder Sucralfat (jeweils > 12 Jahre, zeitlich begrenzt auf 2[–4] Wochen, Cave: Aluminiumgehalt bei Sucralfat), Antazida (meist nur kurzer Effekt, aber bei eindeutiger Wirksamkeit hinweisend auf säurebedingte Beschwerden) oder bei ausgeprägten Beschwerden auch einem PPI (für eine Dauer von 6–8 Wochen, in Anlehnung an die Behandlung der Refluxerkrankung, aber letztlich außerhalb der Zulassung) zu erwägen. Die Abgrenzung zur funktionellen Dyspepsie ist aber oftmals schwierig und ggf. kann es sinnvoll sein, dies bereits vor Beginn eines Therapieversuchs zu thematisieren.

Bei funktionellen dyspeptischen Beschwerden kann z. B. ein Behandlungsversuch mit Iberogast® erwogen werden (das aber unlängst in Zusammenhang mit Hepatopathien gebracht wurde), bei ausgeprägten Beschwerden oder langer Anamnese ggf. auch die Empfehlung zur gleichzeitigen Anbindung beim Psychotherapeuten (Evaluation möglicher Auslöser/Erlernen von Bewältigungsstrategien). Und bei anhaltenden Beschwerden kann eine erneute Evaluation im Verlauf sinnvoll sein.

22.5.3 Behandlung der Ulkuskrankheit

Im Falle eines H.p.-positiven Befundes wird die Eradikation wie oben beschrieben angestrebt. Da die Heilungsrate nach erfolgreicher Tripeltherapie sehr hoch ist, wird eine weitere Behandlung mit dem PPI zwar nur bei anhaltenden Beschwerden empfohlen, in der Praxis ist dies aber recht häufig auch der Fall.

Bei negativem Nachweis von H. p. muss gezielt nach anderen, auch seltenen Ursachen gesucht werden [11]. Zunächst sind hier Infektionen zu nennen: Eine Besiedlung mit Helicobacter heilmannii zeigt sich in der Regel in der Histologie wie ein H. p., wobei der Urease-Schnelltest ggf. negativ ausfällt. Die Behandlung entspricht der Therapie der H.p.-Virusinfektionen, mit VZV, CMV oder EBV können mittels PCR-Diagnostik aus einem Biopsat nachgewiesen werden. Außerdem sind andere entzündliche Erkrankungen und insbesondere der Morbus Crohn möglich. Eine granulomatöse Gastritis kann zwar selten auch isoliert auftreten, weist aber häufiger auf einen zugrundeliegenden Morbus Crohn hin. Bei multiplen oder wiederkehrenden duodenalen Ulzera muss an ein Gastrinom gedacht und der Gastrin-Spiegel im Serum (morgens nüchtern, möglichst vor Therapiestart mit PPI) gemessen werden.

Die weitere Behandlung der Ulkuserkrankung erfolgt dann einerseits entsprechend der Ursache und zusätzlich wird ein PPI für 2–3 Monate in hoher Dosis und verteilt auf 2 tägliche Dosen gegeben. In Fällen, in denen kein spezifischer Auslöser gefunden wird, wird die Behandlung auch längerfristig fortgeführt, da das Rezidivrisiko hoch ist. Vor Absetzen des PPI wird in der Regel erstmalig z. B. nach 2–3 Monaten eine endoskopische Kontrolle erfolgen. Ein Ausschleichen z. B. über 2 Wochen zum Vermeiden eines Rebound-Phänomens mit überschießender Säureproduktion ist in der Praxis üblich.

22.6 Verlaufskontrollen

Nach der Diagnose eines Ulkus erfolgt mittelfristig im Anschluss an die Therapie regelhaft eine endoskopische Kontrolle des Befundes. Nach erfolgreicher H.p.-Eradikation kann bei beschwerdefreiem Patienten jedoch darauf verzichtet werden.

Wichtig ist die Erfolgskontrolle nach H.p.-Eradikation mittels H.p.-Ag-Test aus dem Stuhl (frühestens 4 Wochen nach Ende der antibiotischen Behandlung bzw. 2 Wochen nach Absetzen des PPI). Nur so kann später zwischen Therapieversagern und möglicher späterer Neuinfektion unterschieden werden.

> **Take-Home-Message und „aus der täglichen Praxis"**
> Beim klinischen Verdacht auf eine Gastritis sollte eine endoskopische Abklärung erfolgen, um ungezielte Behandlungen zu vermeiden.
> Eine H.p.-Eradikation sollte möglichst immer nach Antibiogramm durchgeführt werden.
> Bei ungewöhnlicher Präsentation/Histologie muss man auch andere (seltene) Ursachen im Blick haben.
> Bei lange bestehenden Beschwerden und bei funktioneller Dyspepsie ist in vielen Fällen eine Anbindung an einen Psychotherapeuten hilfreich. Da die Grenze zwischen rein funktionell und möglicherweise doch somatisch fließend ist, kann eine „zweigleisige" Betreuung sinnvoll sein.

Literatur

[1] Hooi JKY, Lai WY, Ng WK, et al. Global Prevalence of Helicobacter pylori Infection: Systematic Review and Meta-Analysis. Gastroenterology. 2017;153(2):420–429.

[2] Snyder JD, Hardy SC, Thorne GM, Hirsch BZ, Antonioli DA. Primary antral gastritis in young American children. Low prevalence of Helicobacter pylori infections. Digestive diseases and sciences. 1994;39(9):1859–1863.

[3] Kalach N, Bontems P, Koletzko S et al. Frequency and risk factors of gastric and duodenal ulcers or erosions in children: a prospective 1-month European multicenter study. European journal of gastroenterology & hepatology. 2020;22(10):1174–1181.

[4] Moreira-Silva H, Silva G, Costa E, et al. Insights Into Pediatric Autoimmune Gastritis: Is There a Role for Helicobacter pylori Infection? J Pediatr Gastroenterol Nutr. 2019;68(6):e99–e104.

[5] Matta J, Alex G, Cameron DJS, et al. Pediatric Collagenous Gastritis and Colitis: A Case Series and Review of the Literature. J Pediatr Gastroenterol Nutr. 2018;67(3):328–334. 10.1097/MPG.0000000000001975. PMID: 29601434.

[6] Dixon MF, Genta RM, Yardley JH et al. Classification and grading of gastritis. The updated Sydney System. International Workshop on the Histopathology of Gastritis, Houston 1994. Am J Surg Pathol. 1996;20(10):1161–1181.

[7] Langner C. Vorstufen des Magenkarzinoms: Dysplasie und Adenom [Precursors of gastric cancer : Dysplasia and adenoma]. Pathologe. 2017;38(2):67–74.

[8] Janssen MJ, Laheij RJ, de Boer WA, Jansen JB. Meta-analysis: the influence of pre-treatment with a proton pump inhibitor on Helicobacter pylori eradication. Aliment Pharmacol Ther. 2005;21 (4):341–345. doi: 10.1111/j.1365-2036.2005.02329.x. PMID: 15709984.

[9] Yoon SB, Park JM, Lee JY, et al. Long-term pretreatment with proton pump inhibitor and Helicobacter pylori eradication rates. World J Gastroenterol. 2014;20(4):1061–1066. doi: 10.3748/wjg.v20.i4.1061. PMID: 24574779; PMCID: PMC3921530.

[10] Fischbach W, Malfertheiner P, Lynen Jansen P, et al. S2k-Leitlinie Helicobacter pylori und gastroduodenale Ulkuskrankheit. Z Gastroenterol. 2016;54(4):1.

[11] Lauwers GY, Fujita H, Nagata K, Shimizu M. Pathology of non-Helicobacter pylori gastritis: extending the histopathologic horizons. J Gastroenterol. 2010;45(2):131–145.

23 Akute Gastroenteritis

23.1 Einleitung

Die akute Gastroenteritis ist im Kindesalter eine sehr häufige Erkrankung. Für Kinder unter 3 Jahren wird die Häufigkeit mit 0,5–2 Episoden pro Kind und Jahr angegeben [1]. Während sie in Entwicklungsländern eine der häufigsten Todesursachen für Kinder ist, verläuft sie bei gut ernährten Kindern meist harmlos und selbstlimitierend. Trotzdem können Flüssigkeitsverluste und Elektrolytverschiebungen auch in unseren Breiten bedrohlich werden.

In über zwei Drittel der Fälle sind Viren und hier insbesondere Noro- und Rotaviren die Ursache. Rotaviren führen am häufigsten zu einem schweren Verlauf. Bakterielle Erreger machen weniger als 10 % der Fälle aus, wobei am häufigsten Salmonellen und Campylobacter nachgewiesen werden. Die relativ häufigen nosokomialen Infektionen sind in aller Regel viral bedingt und auch hier sind Noroviren die häufigsten Erreger [1].

23.2 Definition

Akute Gastroenteritis: Akute Durchfallerkrankung – auch „Magen-Darm-Grippe". Bedingt durch eine akute Störung der Funktion der Schleimhaut von Magen und Darm kommt es neben den Durchfällen häufig auch zu Erbrechen und in manchen Fällen auch zu Fieber. Der Begriff wird meist mit der infektiösen Gastroenteritis gleichgesetzt, wobei auch andere Ursachen wie Bakterientoxine (Lebensmittelvergiftung) oder auch allergische Reaktionen eine akute Gastroenteritis auslösen können. Die wichtigsten Auslöser sind in Tab. 23.1 aufgeführt.

Chronische Diarrhö: Anhaltende Durchfälle über mehr als 2 Wochen, unabhängig von der Ätiologie.

23.3 Klinik

Das Leitsymptom einer Gastroenteritis sind Durchfälle, also eine plötzlich geminderte Stuhlkonsistenz und eine gesteigerte Stuhlfrequenz mit mehr als drei Stühlen täglich (bzw. mindestens zwei Stühlen mehr als üblich). Begleitend können Übelkeit, Erbrechen und Fieber auftreten. Das Erbrechen ist typischerweise in den ersten Stunden bis maximal 3 Tagen nach Erkrankungsbeginn relevant, während der Durchfall häufig etwas später einsetzt und bis zu 7 (Faustregel 3–5) Tage anhält. Wenn Durchfälle über mehr als 2 Wochen anhalten, spricht man definitionsgemäß bereits von chronischen Durchfällen.

https://doi.org/10.1515/9783110411881-023

Da die genannten Symptome auch im Rahmen anderer Erkrankungen auftreten, besteht ein gewisses Risiko, sie als Gastroenteritis fehlzudeuten. Insbesondere beim akuten Erbrechen können auch andere, potenziell gefährliche Erkrankungen vorliegen. Ebenso kommt es nicht selten vor, dass Säuglinge mit z. B. fieberhaften Harnwegsinfekten gleichzeitig dünne Stühle haben und sich diese Fälle klinisch wie eine Gastroenteritis präsentieren.

Auch eine Nahrungsmittelintoxikation, die meist durch Staphylokokkentoxine ausgelöst wird, kann eine sehr ähnliche Klinik zeigen. Oft ergeben sich dann anamnestische Hinweise mit zeitgleichem hochakutem Krankheitsbeginn bei mehreren Betroffenen nach gemeinsamer Mahlzeit und der Verlauf der Erkrankung ist meist kürzer (von wenigen Stunden bis 2 Tage).

Tab. 23.1: Durchfallerreger und nicht-infektiöse Auslöser.

Viren	Bakterien	Parasiten	Andere Ursachen
Norovirus	Salmonellen spp.	Giardia lamblia	Staphylokokkentoxine
Rotavirus	Shighella spp.	Kryptosporidien	Pilze – bei Immundefekt
Adenovirus	Yersinien	Amöben	allergische Reaktionen
Astrovirus	Campylobacter jejuni	Mikrosporidien	Kohlenhydrat-Malabsorption
CMV (insbes. bei Immundefekt)	E. coli (EHEC, ETEC, EPEC)		
	Aeromonas		
	Clostridium spp. (Clostridioides difficile/Clostridium perfringens)		
	Bacillus cereus (bei Immundefekt)		
	Vibrio cholerae		

23.4 Diagnostik und Differentialdiagnose

Anamnestisch sollte immer nach ähnlichen Erkrankungen in der Umgebung gefragt werden sowie nach Auslandreisen und oder Kontakt mit Tieren bzw. dem Verzehr von Rohmilchprodukten oder rohen Eiern bzw. Fleisch. Bei typischer Klinik und nur leichter Dehydratation ist keine spezifische Diagnostik notwendig und die Behandlung kann ambulant erfolgen. Nur bei schwerem Verlauf mit höhergradiger Dehydratation oder kompletter Trinkverweigerung bzw. unstillbarem Erbrechen kann eine stationäre Behandlung notwendig werden. Ebenso im Falle von Komorbiditäten wie z. B. einer Niereninsuffizienz oder anderen schweren Grunderkrankungen. In diesen Fällen sollte dann initial auch eine Labordiagnostik erfolgen, die eine Blutgasanalyse, die Serumelektrolyte (Na, K, Cl) sowie Blutzucker und Kreatinin und Harnstoff sowie ein Blutbild einschließt.

Erregerdiagnostik ist in der Regel bei unkompliziertem Verlauf ebenfalls nicht notwendig, kann aber aus krankenhaushygienischen oder epidemiologischen Erwägungen sinnvoll sein. Bei ungewöhnlich schwerem bzw. langem Verlauf, bei blutigen Stühlen (häufiger z. B. bei Salmonellen) oder bei Risikofaktoren wie Immundefekten/einer immunsuppressiven Therapie oder bei chronischer Darmerkrankung sollte eine Erregerdiagnostik erfolgen.

Eine bildgebende Diagnostik, also in allererster Linie die Sonographie, ist nur in Ausnahmefällen, insbesondere zur Abgrenzung von Differentialdiagnosen wie bei V. a. Invagination oder Appendizitis, notwendig.

Meldepflicht. Der Nachweis von Noro- und Rotaviren, Salmonellen, Shigellen, Yersinien, Lamblien und Campylobacter muss vom Labor in Deutschland an das Robert Koch-Institut (RKI), in Österreich und der Schweiz an die entsprechenden Institutionen gemeldet werden. Bei Cholera, HUS und Typhus hat zusätzlich der behandelnde Arzt die Verpflichtung zur Meldung, dies gilt auch für die oben genannten Erreger, wenn es zu einer Häufung von Fällen auf Station bzw. in Einrichtungen kommt („Ausbruch").

23.5 Therapie

An erster Stelle der Behandlung steht die Behandlung der Dehydratation. Hierfür wurde in den bisherigen Empfehlungen eine Rehydrierung empfohlen, die sich nach dem bisherigen Flüssigkeitsverlust richtet. Wenn kein Ausgangsgewicht bekannt ist, muss der Flüssigkeitsverlust nach klinischen Kriterien geschätzt werden (siehe Tab. 23.2). Dabei wurde eine leichte Dehydratation mit 3–5 %, eine mittlere mit 5–8 % und eine schwere mit > 8 % Gewichtsverlust gleichgesetzt. Allerdings ist diese Abschätzung im Einzelfall sehr ungenau und so lautet die aktuelle Empfehlung, die enterale Rehydratation immer mit 40–50 ml/kgKG über 4 Stunden durchzuführen.

Eine stationäre Aufnahme sollte primär erfolgen, wenn entweder eine schwere Dehydratation bzw. ein deutlich reduzierter Allgemeinzustand oder aber Risikofaktoren wie zum Beispiel Grunderkrankungen (Immundefekt, Niereninsuffizienz etc.) vorliegen. Auch junge Säuglinge (Alter < 8 Wochen oder Gewicht < 3.500 g) sind besonders gefährdet.

Andernfalls ist in der Regel eine ambulante Behandlung möglich und es empfiehlt sich zunächst immer eine hypotone orale Rehydratationslösung (ORL, Na-Gehalt 40–60 µmol/l), die anfangs schluckweise oder löffelweise (5 ml alle 1–2 Minuten) gegeben wird. Nicht ganz selten lehnen Kinder diese aufgrund des salzigen Geschmackes aber ab. In Fällen leichter Dehydratation kann dann versucht werden, die ORL entweder im Wechsel oder auch verdünnt mit anderen Getränken wie Kräutertee, verdünntem Apfelsaft o. ä. anzubieten. Die Gabe von (koffeinhaltigen) Limonaden („Cola und Salzstangen") ist zwar noch recht verbreitet – wird aber nicht empfohlen.

Bei Säuglingen und Kleinkindern wird die Anlage einer nasogastralen Sonde empfohlen. Dies kann bereits im ambulanten Setting sinnvoll sein, um eine stationäre Aufnahme zu vermeiden, wird aber so kaum praktiziert. Ebenso sollte sie bei minderschweren Fällen auch in der Klinik einer intravenösen Rehydratation vorgezogen werden (siehe unten). Gängige Praxis ist aber noch vielerorts, dass bei stationären Patienten die Entscheidung zur primär intravenösen Flüssigkeitsgabe sehr großzügig getroffen wird.

Tab. 23.2: Klinischer Score zum Schweregrad der Dehydratation (Kinder bis 8 Jahre) aus [1].

klinische Befunde	0 Punkte	1 Punkt	2 Punkte
allgemeines Erscheinungsbild	normal	durstig, unruhig oder lethargisch, aber irritabel, wenn berührt	taumelig, kaltschweißig, komatös
Augen	normal	leicht eingesunken	extrem eingesunken
Schleimhäute, Zunge	feucht	klebrig	trocken
Tränen	vorhanden	wenig Tränen	keine Tränen

Es werden die Punktwerte addiert: 0 Punkte = keine Dehydratation; 1–4 Punkte = leichte bis milde Dehydratation; 5–8 Punkte = moderate bis schwere Dehydratation.

Im Anschluss an die Rehydrierung richtet sich die Flüssigkeitsmenge nach dem Tagesbedarf (siehe Tab. 23.3) und den laufenden Verlusten. Pro Stuhlgang oder Erbrechen kann man etwa 10 ml/kg rechnen. Bei großen Mengen laufender Verluste empfiehlt es sich, den Patienten zweimal täglich zu wiegen und die Flüssigkeitszufuhr entsprechend anzupassen.

Bei schwerer Dehydratation bzw. Schock wird eine umgehende notfallmäßige intravenöse Rehydratation notwendig (siehe Abb. 23.1). Auch das Scheitern der oralen Behandlung macht nicht selten einen Wechsel notwendig. Nach initialer Bolusgabe bzw. zügiger Rehydratation mit isotoner NaCl-Lösung erfolgt im weiteren Verlauf (bei ausgeglichenen Serumelektrolyten) die Infusion mit einer Zweidrittel-Elektrolytlösung mit 5 % Glukose.

Anamnese

Leitsymptome der akuten infektiösen Gastroenteritis

Red Flags für Arztvorstellung: Säugling, Trinkverweigerung > 4 h, persistierendes Erbrechen, schwere Malnutrition, relevante Grunderkrankung (z. B. Darmresektion, Immundefizienz, Stoffwechselerkrankung, Typ-1-Diabetes), Lethargie, hohes Fieber, starke Bauchschmerzen, großvolumiger, blutiger oder anhaltender Durchfall

klinische Untersuchung

klinische Evaluation
u. a. Gewichtsverlust, KFZ, KDS

Faktoren für stationäre Versorgungsbedürftig-keit: Säuglinge < 3500 gKG od. jünger als 2 Monate, nicht gesicherte ambulante Umsetzung, gescheiterte orale Rehydrierung; Schock/schwere Acidose; Hypo-/Hyper-natriämie (Na$^+$ < 130 bzw. > 150 mmol/l); neurologische Symptome (Lethargie/Koma); schwere (chronische) Grunderkrankung, Malnutrition oder Gedeihstörung; v. a. Ileus/intestinale Transportstörung; anhaltend blutige Diarrhö; v. a. andere Ursache der Symptomatik

Grad der Dehydration (Tab. 23.2)

Therapie der Dehydratation

keine **Dehydratation**

leicht-/mittelgradige **Dehydratation**

Schock, schwere **Dehydratation**

Prävention der Dehydratation
· Stillen bzw. altersgemäße Nahrung
· ausreichend Flüssigkeitszufuhr
· ggf. ORL

orale/nasogastrale Rehydrierung
· bei Erbrechen 5 ml ORL alle 1–2 min
· 40–50 ml/kgKG über 4 h
· Verluste ersetzen
· bei Verweigerung NG-Sonde

i. v.-Volumen-Gabe
1. Laborparameter (Na$^+$, K$^+$, Krea, HSt, Gluc, BB, SBS)
2. 20–40 ml/kgKG 0,9 %-ige NaCl-Lösung über 15–30 min
3. Intensivarzt hinzuziehen
4. Differenzialdiagnosen

häusliche Versorgung
· Information zu Krankheitsverlauf, Flüssigkeitszufuhr
· Rezept für ORL
· evtl. Verlaufs-kontrolle
· altersgemäße Ernährung

Reevaluation nach 1 h

ORT erfolgreich?
Volumen ersetzt
kein Erbrechen
✓ ✗

ORT fortführen **NG-Rehydrierung**

Reevaluation nach 3 h

Rehydrierung erfolgreich?
✓ ✗

stationäre Versorgung, ggf. Intensivstation

i. v.-Rehydrierung
1. Laborparameter (Na$^+$, K$^+$, Krea, HSt, Gluc, BB, SBS)
2. 20 ml/kgKG 0,9 %-ige NaCl-Lösung über 2–4 h
3. dann 2/3- od. Vollelektrolytlösung
4. K$^+$-Ausgleich nach Beginn Diurese
5. Erregerdiagnostik

Reevaluation

ORT weiter, bis rehydriert

✓ **ORT möglich?** ✗

i. v.-Rehydrierung

Ambulant

Krankenhaus

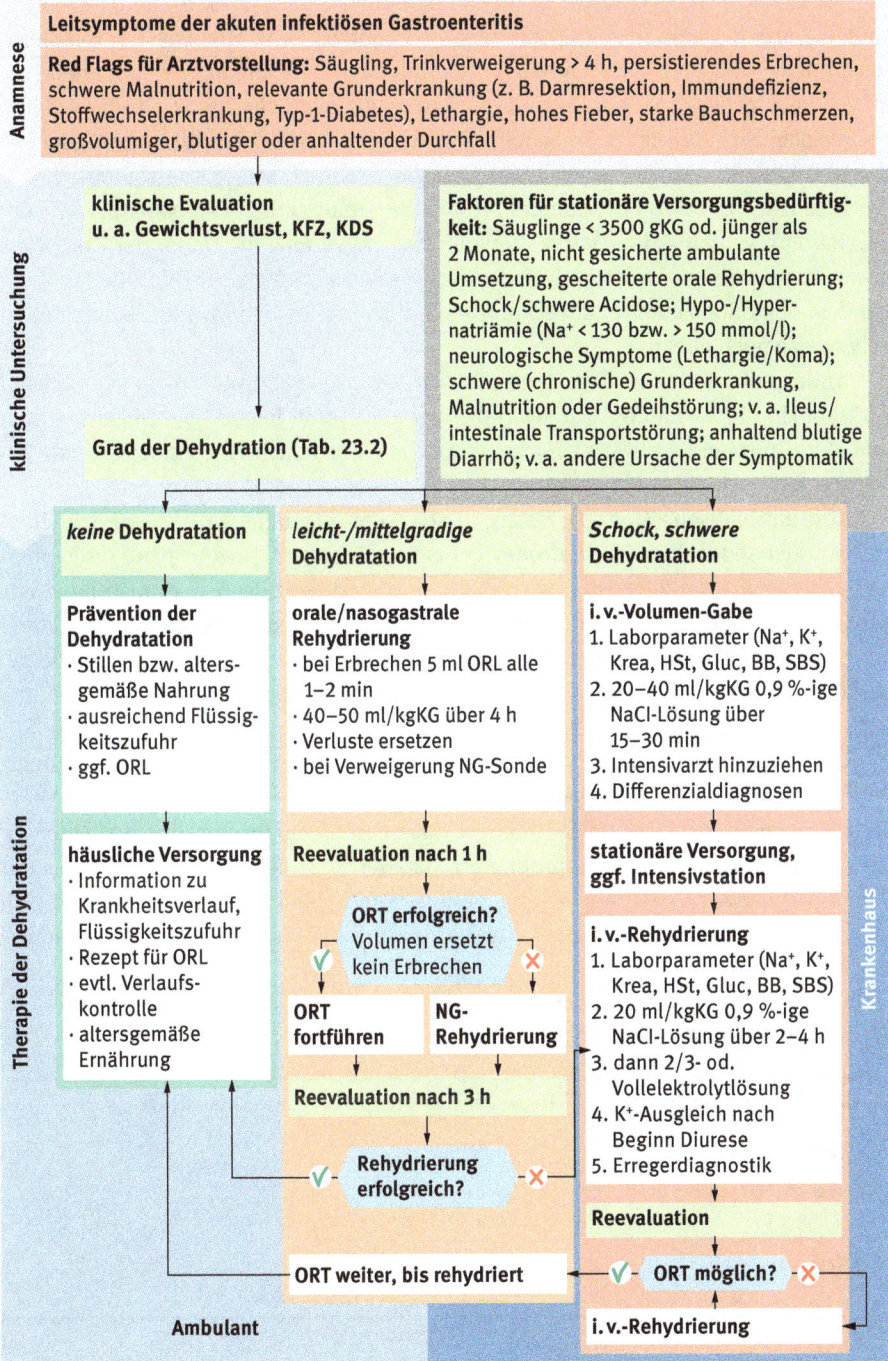

Abb. 23.1: Schema zu den Handlungsempfehlungen nach der aktuellen Leitlinie aus [3].

Hypotone oder hypertone Dehydratation und andere Elektrolytentgleisungen sind potenziell bedrohliche Zustände und benötigen ein angepasstes Infusionsregime (Na < 130 bzw. ≥ 150 mmol/l) und eine enge Überwachung – ggf. auch eine intensivmedizinische Behandlung. Die anfangs oft deutliche metabolische Azidose normalisiert sich regelhaft unter der Rehydratation und bedarf bei günstigem klinischem Verlauf meist keiner weiteren Therapie und auch keiner Kontrollen.

Eine frühe Gabe von bestimmten Probiotika – namentlich Lactobacillus GG oder Saccharomyces boulardii – kann sinnvoll sein und vermag die Dauer der Durchfälle etwas zu reduzieren (Faustregel: um etwas weniger als einen Tag). Die Behandlung mit dem Sekretionshemmer Racecadotril kann ebenso erwogen werden und ist möglicherweise noch effektiver.

Antiemetika sollen nicht angewendet werden, da sie entweder nicht ausreichend wirksam sind bzw. ein ungünstiges Nebenwirkungsprofil haben (wie Dimenhydrinat und Metoclopramid) oder trotz nachgewiesener Wirksamkeit eine entsprechende Zulassung fehlt, wie für Ondansetron.

Eine antibiotische Therapie ist nur in absoluten Ausnahmefällen bei hochfieberhaftem oder septischem Verlauf oder bei eingeschränkter Abwehr bzw. prolongiertem schwerem Krankheitsverlauf sinnvoll. Auch bei spezifischem Erregernachweis kann im Einzelfall eine Behandlung sinnvoll sein, dabei kann aber die Ausscheidung einiger Erreger durch eine Behandlung sogar verlängert werden. Entsprechende detaillierte Empfehlungen finden sich im DGPI-Handbuch und der aktuellen Leitlinie [2,1].

Die normale orale Nahrungsaufnahme sollte gar nicht oder ggf. nur kurz unterbrochen werden und es gibt keine Notwendigkeit, eine bestimmte Diät einzuhalten. Die früher geforderte „Teepause" oder die Gabe von „Heilnahrung" ist nicht sinnvoll. Insbesondere gestillte Kinder profitieren von der kontinuierlichen Ernährung mit Muttermilch. Allerdings kann es bei prolongierten Durchfällen jenseits des Säuglingsalters sinnvoll sein, Laktose zeitweise zu meiden. Dies sollte aber nicht präemptiv geschehen.

Tab. 23.3: Tagesbedarf nach Körpergewicht.

Säuglinge 2 bis 6 Monate	ein Sechstel des Körpergewichtes (166 ml/kg)
Körpergewicht < 10 kg	100 ml/kg
Körpergewicht 10–20 kg	1.000 ml (für die ersten 10 kg) + jeweils 50 ml/kg für jedes kg > 10 kg
Körpergewicht > 20 kg	1.500 ml (für die ersten 20 kg) + jeweils 20 ml/kg für jedes kg > 20 kg

Take-Home-Message und „aus der täglichen Praxis"

Eine enterale Flüssigkeitstherapie ist, wenn möglich, gegenüber der intravenösen Rehydratation zu bevorzugen (sicherer, effektiver).

Die orale Nahrungsaufnahme soll parallel fortgeführt bzw. wieder früh eingeführt werden.

Schonkost ist nicht notwendig. Nur bei prolongierten Durchfällen kann eine laktosereduzierte Diät sinnvoll sein.

Bei der enteralen Rehydratation werden zunächst die bisherigen Verluste ersetzt, um dann den Grundbedarf und die laufenden Verluste zu substituieren.

Erregerdiagnostik ist vor allem bei besonders schweren oder langen Verläufen sinnvoll.

Ergänzende Behandlungsmöglichkeiten sind die Anwendung von Racecadotril oder Probiotika wie z. B. Lactobacillus GG bzw. Saccharomyces boulardii.

– Für die Beratung der Eltern ist auch der Hinweis auf das online verfügbare Infoblatt der DGKJ oft hilfreich: https://www.dgkj.de/eltern/dgkj-elterninformationen/elterninfo-durchfall – Elterninfo DGKJ „Mein Kind hat Durchfall".

Literatur

[1] Leitlinie Akute infektiöse Gastroenteritis im Säuglings-, Kindes- und Jugendalter. AWMF-Registernummer: 068-003, 2019.

[2] DGPI Handbuch – Infektionen bei Kindern und Jugendlichen. 7. Auflage. Deutsche Gesellschaft für Pädiatrische Infektiologie DGPI, 2018.

[3] Posovszky C, Buderus S, Claßen M, et al. Handlungsempfehlung nach der „S2k-Leitlinie akute infektiöse Gastroenteritis im Säuglings-, Kindes- und Jugendalter". Monatsschr Kinderheilkd. 2020;168:842–844.

24 Habituelle Obstipation

24.1 Einleitung

Wie in Teil I ausgeführt, kann diese Patientengruppe ganze Kindergastroenterologensprechstunden füllen und die Kunst besteht darin, bei unkomplizierten Verläufen die nötige Geduld zu besitzen, die Therapie lange genug durchzuführen und für etwaige Rückschläge in Phasen von wenig Bewegung, ungewohnter Umgebung oder stopfender Ernährung zu präparieren (unter diesem Aspekt stellen die Patienten und ihre Eltern eine besonders dankbare Gruppe dar). Bei den hartnäckigen Verläufen wiederum müssen diejenigen Patienten identifiziert werden, die womöglich einer weitergehenden Begleitung (Uro-/Stuhltherapie, Psychologie/Kinder- und Jugendpsychiatrie) bedürfen. Und selbstverständlich gilt es, diejenigen Patienten möglichst rasch zu entdecken, die kein funktionelles Problem haben, sondern bei denen die Obstipation Ausdruck einer internistischen oder – sehr selten – nur chirurgisch zu behebenden Erkrankung ist.

24.2 Epidemiologie, Pathophysiologie und klinisches Bild

Die funktionelle Obstipation ist in der typischen Altersgruppe (Kleinkinder, gerne in Zeiten der Sauberkeitserziehung) häufig (10 %). Es findet sich in der Anamnese oft eine Phase mit schmerzhafter Defäkation und in der Folge Hochschaukeln der Klinik. Der „Teufelskreis" ist in der folgenden Abb. 24.1 dokumentiert.

Insbesondere bei Patienten abseits dieser Altersgruppe bzw. im Falle anderer Probleme (Trisomie 21, Autoimmunerkrankungen in der Familie, neurologische Grundproblematik etc.) muss man auch andere Differentialdiagnosen ins Kalkül ziehen.

Circulus vitiosus der funktionellen Obstipation

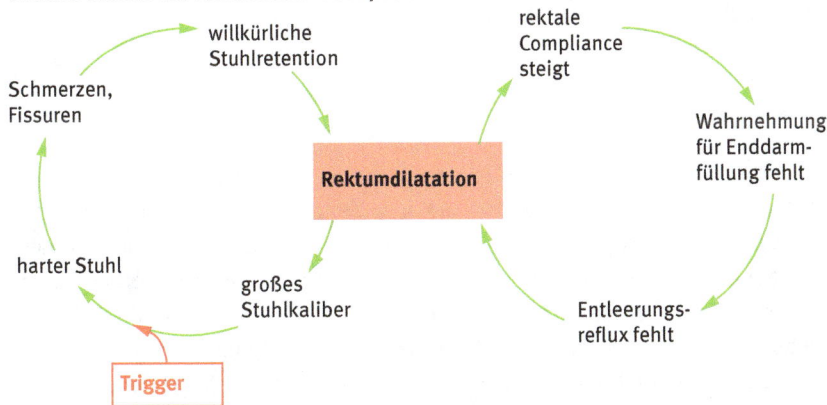

Abb. 24.1: Pathogenese der funktionellen Obstipation; Quelle: modifiziert nach [1].

https://doi.org/10.1515/9783110411881-024

24.3 Diagnostik und Differentialdiagnose

Ist bereits in Kap. 8 des ersten Teils beschrieben, wobei letztlich im Verlauf die Frage nach einem Transportproblem im Sinne einer nervalen Problematik (M. Hirschsprung, M. Zuelzer-Wilson) oder einer internistischen Ursache zu beantworten ist. Zu letzteren gehören:

- Hypothyreose
- Zöliakie – 10 % der Patienten präsentieren sich mit einer Verstopfung
- Myopathie
- Pankreasinsuffizienz
- Kuhmilchunverträglichkeit

Sehr viel seltener findet sich eine intestinale Pseudoobstruktion (PIPO). Hierunter subsumiert man eine Reihe von Störungen der enterischen Muskeln oder Nerven. Die Erkrankungen können erblich oder erworben sein, wobei erstere prognostisch besonders schlecht sind (siehe Kap. 30 in Teil III) [2,3].

Die Differentialdiagnose einer Innervationsstörung im Sinne eines M. Hirschsprung wird immer dann relevant, wenn entweder die Anamnese (verspäteter Abgang des Mekoniums, explosionsartige Entleerung der Stühle, gerne nach Manipulation „bis zur Tapete gegenüber", ein aufgetriebenes Abdomen, oft früher Beginn im ersten Lebensjahr), aber auch eine frustrane Behandlung trotz guter Compliance dieses wahrscheinlich machen. Hier wird nun eine Rektumstufenbiopsie erfolgen– es werden tiefe Biopsien durch Zange, Saugkapsel oder im Rahmen einer starren Rektoskopie chirurgisch entnommen bei 2, 4, 6 bzw. 1, 3, 5 cm ab ano. Der Kontrasteinlauf (immer ohne abführende Maßnahmen vorher, um nicht den diagnostischen Kalibersprung am Übergang zwischen ganglionärem und aganglionärem Bereich zu übersehen) kann zwar auch die Diagnose wahrscheinlicher machen, oftmals liefert er keinen spezifischen Befund, findet aber eher zur Bestimmung der Ausdehnung seine Anwendung, die rektale Manometrie mit ausbleibender Relaxation nach Dehnung im Rektum wird nicht verbreitet eingesetzt.

24.4 Therapie

Im Falle der funktionellen Obstipation leicht und schwer zugleich, denn sie erfordert Geduld („dauert so lange wie die Klinik bis zum Zeitpunkt der Therapieeinleitung ging") und Verständnis. Konkret müssen zunächst die „Stuhlmassen" aus dem Rektum entfernt werden (Desimpaktation). Wenn nicht große Kotsteine vorliegen, die nur in Sedierung rektal digital entfernt werden können, wird mittlerweile insbesondere jenseits des Säuglingsalters auf jede vermeidbare Manipulation von rektal verzichtet, um eine weitere Traumatisierung zu vermeiden und sofern möglich ausschließlich von oral behandelt, während man der „alten Schule" folgend an 3 auf-

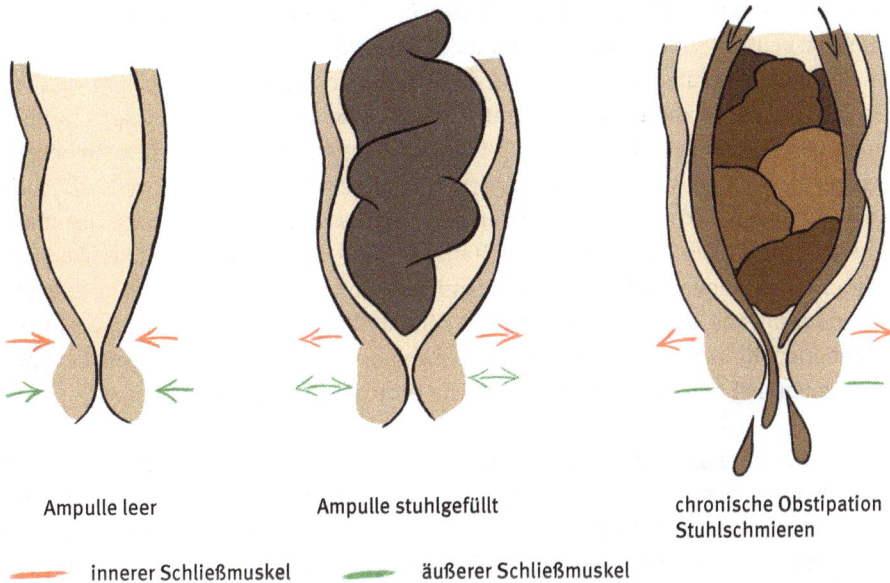

| Ampulle leer | Ampulle stuhlgefüllt | chronische Obstipation Stuhlschmieren |

— innerer Schließmuskel   — äußerer Schließmuskel

Abb. 24.2: Situation bei chronischer Obstipation und bei „paradoxer Diarrhö" (Stuhlschmieren) infolge chronischer Obstipation (gezeichnet von Dr. Johannes Knierer).

einander folgenden Tagen einen Einlauf geben und gleichzeitig mit oraler Gabe eines Abführmittels (in der Regel Macrogol) beginnen würde.

Praktisch heißt das: Zunächst anhand eines Schaubildes den Eltern den Teufelskreis der chronischen Obstipation erläutern (siehe Abb. 24.1), dann die anatomischen Verhältnisse (Abb. 24.2).

Hochdosierte orale Gabe von Macrogol (z. B. 1,5 g/kg/d über 3–4 Tage), potenzielles Problem: Tagelang „Überlauf" mit Retention fester Skybala (siehe unten).

Ist eine distale Begleitung bzw. Einleitung der Therapie erforderlich, kommen zum Einsatz für

- Säuglinge: Microlax® (früher Microklist®)
- Kleinkinder: Suppositorien, z. B. Lecicarbon – oder Microlax (früher Microklist), evtl. wiederholen. Parallel orale Stuhlweichmacher – Macrogol – beginnen
- Schulkinder: wie bei Kleinkindern oder alternative Phosphatklysmata 30 ml/ 10 kg Körpergewicht (Kontraindikation Niereninsuffizienz)

Merke: Keine phosphathaltigen Klysmata bei Säuglingen und Kleinkindern – Gefahr der Phosphatintoxikation.

In jedem Falle ist auch hier das zentrale Moment der Behandlung die Gabe von stuhlauflockernden Medikamenten (heutzutage meist Macrogol, mittlerweile bereits ab dem 6. Lebensmonat zugelassen). Einzelne Präparate sind weitestgehend geschmacksneutral, sodass der Problempunkt, dass ein anderer Teil geschmacklich als unangenehm empfunden wird und mit den Eltern auch „Tricks" besprochen werden, wie man die Medikation „an den Mann" bringt (Gabe mit etwas Saft, Suppe, anderweitig untergemischt ... Himbeersirup überdeckt viele unangenehme Geschmäcker), weniger Bedeutung besitzt (aber trotzdem immer aktiv angesprochen gehört). Auch die Alternativen Laktulose – weniger effektiv, teilweise durch Meteorismus als unangenehm empfunden, Wirkverlust im Verlauf – und Paraffinöl – der Klassiker, als Gleitmittel mit einem anderen Wirkungsprinzip, durch Einzelfälle mit Paraffinomen in der Darmwand und Hepatopathien in Misskredit gekommen, problematisch bei behinderten Kindern durch die Aspirationsgefahr – sind über die langen Behandlungszeiten nicht immer gut tolerabel. – Die Umsetzung sieht wie folgt aus:

Macrogol. Beste Evidenz (Level I), keine gravierenden bekannten NW auch bei Dauertherapie über Monate (selten Übelkeit, BS, Allergie). Dosierung nach Wirkung mit 0,4–0,8 g/kgKG, schrittweise anpassen; mit Flüssigkeit geben (elektrolytfrei sind z. B. Laxofalk®, Forlax®, Macrogol 4000 als Rezeptur; elektrolythaltig u. a. Movicol [junior/junior aromafrei]®, Kinderlax®)

Laktulose (1–3 ml/kg/d). Kaum NW (Flatulenz), eher schwach wirksam.

Paraffinöl (1–3 ml/kg/d). Kontraindikation Alter unter 2 Jahre, gastroösophagealer Reflux, Schluckstörung; mögliche (sehr seltene) Nebenwirkungen: Mangel fettlöslicher Vitamine, Fremdkörpergranulome, somit nur Reserve bei Ablehnung, Wirkungslosigkeit von Macrogol, Lactulose.

Es ist elementar wichtig, den Eltern zu signalisieren, dass Ungeduld bei der Therapie mit eigenmächtigen Auslassversuchen die Therapiedauer regelhaft verlängert. Stattdessen sollte Schritt für Schritt die Dosis langsam zurückgeführt werden. Dies in der Bereitschaft, dass beim nächsten Urlaub oder nach opulenten Weihnachts- und Osterschokoladenbombardements durch die liebende Anverwandtschaft es immer wieder zu einer Verschlechterung kommen kann, auf die dann mit einem raschen Anheben der Medikamente (sowie meist nach kurzer Zeit wieder Rückkehr auf die zuletzt wirksame Dosis) reagiert werden soll. Rezidive mit Defäkationsschmerz wenn irgend möglich vermeiden (jeder Rückfall mit Negativerfahrung fürs Kind kann einen Neustart bedeuten).

Obgleich keine Studien zu dem Thema vorliegen, bieten eine gesunde, ausgewogene Ernährung mit hinreichend vielen Ballaststoffen und das Trinken von Wasser oder ungesüßtem Tee (die früher so im Fokus stehende hohe Trinkmenge gilt als obsolet) zum einen die Chance auf eine anhaltend gesunde Ernährung und auch das Gefühl, beeinflussend tätig werden zu können. Es gilt herauszuhorchen, inwieweit Familien eher bereits zu den „Alles-Richtigmachern" gehören, bei denen das eh schon besetzte Thema nun noch weiter an Leichtigkeit verliert oder aber es sich um eine der oben skizzierten Familien handelt, bei denen eine Ernährungsberaterin ein sehr breites Betätigungsfeld findet (hier unbedingt die Chance auf eine Ernährungsberatung nutzen, um „zu retten, was zu retten ist").

Ähnlich wenig erforscht, aber gerade während der „Coronakrise" nochmal empirisch bewiesen ist die Notwendigkeit von ausreichend körperlicher Bewegung. Man ist verwundert, mit wie wenig Schritten manch einer durch seinen Tag geht. Und man kann nicht nur für die Verdauung viel Gutes tun, wenn man die kleinen Patienten (und ihre beispielgebenden Eltern) ein wenig auf die Straße, in den Park und zum Sport bringt.

Ein spannendes, wenn auch womöglich überschätztes Gebiet ist die gute Kuhmilch. Hat man einen blassen kleinen Jungen mit einer Eisenmangelanämie und Trinkmengen von über einem Liter Kuhmilch vor sich, ist es evident, dass Milch Nahrung ist und dramatisch reduziert werden muss, um den Darm nicht noch träger zu machen, aber offensichtlich gibt es auch Kinder, bei denen trotz nur moderaten Kuhmilchkonsums durch Weglassen von Milchprodukten es zu einer im Einzelfall dramatischen Besserung der Klinik kommen kann. Es bietet sich hier ein Auslassversuch von 2–3 Wochen an, die entsprechenden Arbeiten zum Thema sehen ein rasches Ansprechen, besondere Erfolgsaussichten scheinen bei Kindern unter 3 Jahren und bei behinderten Kindern zu bestehen [4].

Zusammenfassend gilt es zu vermitteln, dass in der Zeit der Therapie man unter den genannten Maßnahmen auf das gewünschte Verhalten (ein schmerzfreier Stuhl, gerne in einer Häufigkeit von zwei Mal pro Tag bis zweitägig, aufgelockerte Konsistenz) hinarbeitet und so ganz allmählich den Teufelskreis durchbricht, das Kind den Stuhlgang wieder als Erleichterung und nicht als Qual empfindet. Dadurch dass es eben nicht mit einem „Lass mal locker" funktioniert, sondern zunächst lediglich auf das gewünschte Verhalten gehofft werden muss, kann dies viel Geduld erfordern.

Wenn die beschriebenen Maßnahmen nicht hinreichend erfolgreich sind, besteht bei therapieresistenten Patienten mit Stuhlinkontinenz oder hartnäckiger Obstipation die Möglichkeit einer uro-/stuhltherapeutisch angeleiteten Schulung, ggf. mit Nutzung von Physiotherapie oder Biofeedback.

Die Therapie des M. Hirschsprung bzw. ausgedehnter Aganglionosen ist chirurgisch. Gefürchtet ist die Komplikation eines toxischen Megakolons vor einer etwaigen Diagnosestellung (selten kann sie aber auch noch nach der Resektion eines aganglionären Segmentes auftreten).

Vor der Diagnosestellung und der Operation ist ein effektives *bowel-management* unbedingt notwendig und ggf. muss ein protektiver Anus praeter erwogen werden. Aber auch in der Nachsorge hat ein großer Teil der Patienten noch erhebliche Probleme mit Obstipation und/oder Inkontinenz und ggf. müssen langfristig regelmäßige Darmspülungen erfolgen – auch um Komplikationen wie Enterokolitiden zu vermeiden. Bei persistierender oder rekurrierender Obstipation muss auch an die Möglichkeit eines aganglionären Rest-Segmentes, Striktur der Anastomose(n), Verwachsungen oder eine Achalasie des inneren Analsphinkters gedacht werden [5]. Bei blutigen Stühlen muss endoskopisch auf mögliche Ursachen wie Enterokolitiden oder Probleme im Bereich der Anastomose untersucht werden.

24.5 Verlaufskontrollen

Bei der funktionellen Obstipation ist dies eine Achillesferse, weil die Durchführung der Behandlung viel Geduld und Konsequenz bei den Eltern erfordert und zu große Kontrollintervalle womöglich eine Resignation und damit Therapieabbrüche oder eigenmächtige, frustrane Therapieänderungen nach sich zieht. Im Idealfall führen die Eltern ein „Obstipationsprotokoll", das zum Folgetermin mitgebracht wird und dem Stuhlkonsistenz und Häufigkeit zu entnehmen ist, ferner die Dosierung der stuhlauflockernden Medikation. Da die initiale Phase, unabhängig davon, ob mit rektaler Applikation von desimpaktierenden Medikamenten oder „nur" oral gearbeitet wird, kritisch sein kann (sowohl, weil nun die Dosis der oralen Medikation zu hoch sein kann, aber auch, weil „es gar nichts gebracht hat"), ist es insbesondere bei problematischem Verlauf hilfreich, nach ca. einer Woche eine kurze Rückmeldung über Erfolg oder Misserfolg der Maßnahme zu erhalten (Telefonat, Mail) oder zumindest eine „Hotline" zu vereinbaren. Verlaufskontrolle nach 1–2 Monaten, die im Verlauf dann verlängert werden können.

Take-Home-Message und „aus der täglichen Praxis"

Harmloses, aber teilweise zu extremem Verlust an Lebensqualität für Eltern und Kinder führendes Problem.

Im typischen Fall Behandlung *vor* Diagnostik.

„Therapie dauert so lange, wie zuvor die Klinik gedauert hat".

„Eine chronische Obstipation ist eine schlecht behandelte akute Obstipation"

Konsequente, enge Führung sehr hilfreich.

Initiale Aufklärung zeitaufwendig, aber Basis für eine erfolgreiche Behandlung.

Für therapierefraktäre Fälle von Stuhlinkontinenz und Obstipation urotherapeutische Schulung erwägen.

Die Behandlung und Nachsorge des Morbus Hirschsprung sollte durch erfahrene Chirurgen und Kindergastroenterologen in enger Absprache erfolgen. Oft ist auch nach der operativen Therapie eine langfristige Behandlung mit abführenden Maßnahmen und nicht selten auch regelmäßigen Darmspülungen sinnvoll.

- Der Erfolg der Behandlung hängt zu einem großen Teil vom Erklären und Abstecken der Erwartungen ab.
- Wirkprinzip und fehlendes Abhängigkeitspotential der Stuhlweichmacher erklären, damit nicht aus Angst vor NW unterdosiert wird.
- Gastrokolischen Reflex nutzen – nach einer Mahlzeit mit Ruhe 5–15 Minuten später auf die Toilette gehen.
- Geduld – „die Therapie wird so lange dauern, wie das klinische Problem vorher bestand".
- Schimpfen hilft nichts.
- Prinzip der positiven Verstärkung.

- Manchmal Rückschritt (Windel erlauben) zur Situationsentspannung zulassen.
- Großzügig zeitnahe Rückkopplung in die Therapie einbauen (z. B. nach einer Woche), um Fehlschläge wie „das Kind nimmt das Medikament nicht" oder „das Kind hat nun Durchfall und keine Stuhlkontrolle mehr" etc. zu vermeiden.
- Bei älteren Kindern kann es trotzdem manchmal sinnvoll sein, die Unterhosen selbst auswaschen zu lassen (*kein* Aspekt der Primärbehandlung bei Überlaufenkopresis).

Hilfreich: „*The Poo in you*" (Erklärungsfilm der Fachgesellschaft GPGE)!

Literatur

[1] Claßen M. Obstipation. Monatsschrift Kinderheilkunde. 2015;163:269–282.
[2] Goulet O, Sauvat F, Jan D. Surgery for Pediatric Patients with chronic intestinal Pseudo-Obstruction Syndrome. JPGN. 2005;41:S66–S68.
[3] Rudolph CD, Hyman PE, Altschuler SM, et al. Diagnosis and Treatment of Chronic Intestinal Pseudo-Obstruction in Children: Report of Consensus Workshop. JPGN. 1997;24:102–112.
[4] Miceli Sopo S, Monaco S, Greco M, Scala G. Chronic food protein-induced enterocolitis syndrome caused by cow's milk proteins passed through breast milk. Int Arch Allergy Immunol. 2014;164:137–139.
[5] Metzger R. Morbus Hirschsprung. Monatsschrift Kinderheilkunde. 2017;165,347–362.

Weiterführende Literatur

Benninga MA, Faure C, Hyman PE, et al. Childhood Functional Gastrointestinal Disorders: Neonate/Toddler. Gastroenterology. 2016;150:1443–1455.
Hyams JS, Di Lorenzo C, Saps M, Shulman RJ. Childhood Functional Gastrointestinal Disorders: Child/Adolescent. Gastroenterology. 2016;150:1456–1468.

25 Nahrungsmittelallergien, eosinophile Erkrankungen und FPIES

25.1 Einleitung

Nahrungsmittelallergien können sich in jedem Alter manifestieren und sehr unterschiedliche Gestalt annehmen. Häufig werden sie von Patienten oder noch eher von deren Eltern als Auslöser verschiedener Missempfindungen und Beschwerden vermutet, wobei aber bei genauer Überprüfung nur ein kleiner Bruchteil auch reproduzierbare Symptome zeigt [1]. Zudem sind viele Nahrungsmittelunverträglichkeiten nicht-allergischer Natur, wie beispielsweise die viel häufigeren Kohlenhydrat-Malabsorptionen (siehe Kap. 19). In der Praxis geht es daher nicht selten darum, Patienten von einer selbstdiagnostizierten Allergie „zu erlösen", während in anderen Fällen eine Allergie mit unspezifischen Symptomen nicht übersehen werden sollte.

Grundsätzlich zu unterscheiden sind dabei die „klassischen" IgE-vermittelten Allergien und die nicht-IgE-, also überwiegend zellulär vermittelten Allergien, bei denen keine spezifischen Antikörper gefunden werden, wie beispielsweise bei der allergischen Kolitis des Säuglings. Allerdings sind Überlappungen im klinischen Bild nicht selten und entsprechend lassen sie sich nicht immer zuverlässig voneinander trennen.

Bei den IgE-vermittelten Nahrungsmittelallergien findet sich häufig eine kurze Latenz zwischen Exposition und Beginn der Beschwerden. Bei passender Klinik kann mit dem Nachweis spezifischer IgE-Antikörper (ggf. auch mit einem Prick-Test) die Diagnose gestellt werden.

Die Beschwerden bei einer nicht-IgE-vermittelten nahrungsproteininduzierten Enteropathie zeigen hingegen häufig eine größere zeitliche Latenz und sind wenig spezifisch. Neben allgemeinen Beschwerden wie Bauchschmerzen oder Durchfällen können auch Motilitätsstörungen wie ein gastroösophagealer Reflux oder eine chronische Obstipation beispielsweise im Rahmen einer Kuhmilcheiweißallergie auftreten. Diagnostisch spielen dann Eliminationsdiäten bzw. gezielte Nahrungsmittelprovokationen eine zentrale Rolle.

Als „enger Verwandter" der Nahrungsmittelallergien soll hier auch die Gruppe der sogenannten eosinophilen Erkrankungen des Magen-Darm-Traktes besprochen werden. Sie sind durch das auffällige eosinophile Infiltrat der Mukosa (und/oder tieferer Wandschichten) charakterisiert und häufig liegen auch hier (nicht-IgE-vermittelte) Nahrungsmittelunverträglichkeiten zugrunde. Mit der immer häufiger auftretenden eosinophilen Ösophagitis, die die häufigste Manifestation dieser Erkrankungsgruppe darstellt, sind sie zunehmend in den Blick der Therapeuten gerückt und werden entsprechend häufiger diagnostiziert. Auch hier finden sich Schnittmengen zu anderen Nahrungsmittelallergien – insbesondere zu den bereits angesprochenen nahrungsproteininduzierten Enteropathien.

https://doi.org/10.1515/9783110411881-025

Eine weitere Manifestation der nicht-IgE-vermittelten Nahrungsmittelallergien stellt das sogenannte FPIES –*food protein induced enterocolitis syndrome* – oder nahrungsproteininduzierte Enterokolitis-Syndrom dar. Dieses betrifft in den allermeisten Fällen junge Säuglinge und kann ein akutes Krankheitsbild bis hin zum bedrohlichen Kreislaufschock auslösen. Bei chronischem Verlauf kann es der allergischen Kolitis des Säuglingsalters sehr ähnlich sein – aufgrund der potenziell gefährlichen Reaktion ist die Abgrenzung jedoch wichtig.

Tab. 25.1 zeigt eine Aufstellung immunologisch vermittelter Nahrungsmittelunverträglichkeiten.

Tab. 25.1: Verschiedene Manifestationen der Nahrungsmittelallergie; modifiziert nach [2].

Pathomechanismus	Diagnose	Klinik	typisches Alter	Prognose
IgE-vermittelt	akute Urtikaria/Angioödem	nach Ingestion oder direktem Hautkontakt	Kinder > Erwachsene	abhängig vom auslösenden Nahrungsmittel
	Rhinokonjunktivitis/Asthma bronchiale	als Begleiterscheinung bei Nahrungsmittelallergie, selten isolierte Atemwegssymptome (bei Inhalation eines Aerosols)	Säugling > Erwachsener	
	Anaphylaxie	rasch progrediente Multisystemreaktion	jedes Alter	
	verzögerte nahrungsmittelinduzierte Anaphylaxie gegen Säugetierfleisch	Anaphylaxie (3–6 h) nach Ingestion; durch AK gg. Galactose-α-1,3-Galactose	Erwachsene > Kinder	unklar
	nahrungsabhängige, risikofaktorabhängige Anaphylaxie	tritt nur im Zusammenhang mit Augmentationsfaktoren (Anstrengung, Alkohol, ASS) auf	Beginn im späten Kindes-/Erwachsenenalter	vermutlich dauerhaft
	sekundäre Kreuzallergie (vorwiegend pollenassoziierte Nahrungsmittelallergien)	Juckreiz bzw. mildes Ödem oropharyngeal, selten Urtikaria perioral/generalisiert oder Atemwegssymptome, nur selten systemische Reaktionen (inkl. Anaphylaxie)	Beginn nach der Manifestation der Pollenallergie (Erwachsener > junges Kind)	kann persistieren; kann mit den Jahreszeiten variieren
	gastrointestinale allergische Sofortreaktion	rasch nach Ingestion Erbrechen, später Koliken und Diarrhö	jedes Alter	abhängig vom auslösenden Nahrungsmittel

Tab. 25.1: (fortgesetzt)

Pathome-chanismus	Diagnose	Klinik	typisches Alter	Prognose
gemischt IgE- und zellver-mittelt	atopisches Ekzem/ Dermatitis	ein moderates/schweres Ekzem ist in 30 bis 40 % mit Nahrungs-mittelallergien assoziiert	Säugling > Kind > Erwachsene	in der Regel Toleranzentwicklung
	eosinophilenassoziierte Erkrankungen des Gastrointestinaltraktes (EGID)	Symptome variieren; abhängig von Lokalisation und dem Grad der eosinophilen Entzündung	jedes Alter	unklar, nicht selten persistierend
zellver-mittelt	nahrungsproteininduzierte Proktitis/ Proktokolitis	schleimige, blutige Stühle bei Säuglingen	Säuglinge	in der Regel Toleranzentwicklung
	nahrungsproteininduziertes Enterokolitis-Syndrom (FPIES)	akut: teilweise schwere Manifestation mit Erbrechen, (blutiger) Diarrhö und Exsikkose bis Schock; chronisch: Lethargie(!), Erbrechen, Diarrhö, Gedeihstörung	Säuglinge – Kleinkinder	in der Regel Toleranzentwicklung
	nahrungsproteininduzierte Enteropathie	Diarrhö, Erbrechen, Gedeihstörung, Ödeme; keine Kolitis	Säuglinge – Kleinkinder > Erwachsene	in der Regel Toleranzentwicklung bei Kindern

25.2 Definition

Allergie: eine immunologisch vermittelte überschießende Reaktion gegen Fremdeiweiße.

IgE-vermittelte Sofortreaktion: Die Allergie geht in diesem Fall mit der Bildung spezifischer IgE-Antikörper gegen das auslösende Allergen her. Die zirkulierenden Antikörper lösen nach Bindung an das Allergen eine rasche Reaktion aus, die typischerweise mit der Ausschüttung von Histamin und entsprechenden Zeichen an Haut und/oder Schleimhäuten (Erythem, Schwellung, Urtikaria) einhergeht.

Nicht-IgE-vermittelte Allergien: insbesondere die nahrungsproteininduzierte Enteropathie – nicht-IgE-vermittelte Nahrungsmittelallergie, die vor allem Säuglinge und

Kleinkinder betrifft und die sich an unterschiedlichen Stellen des Magen-Darm-Traktes manifestieren kann. Teilweise werden in der Literatur das FPIES bzw. die allergische Kolitis des Säuglingsalters subsumiert, teilweise aber auch Ersteres als umschriebene (nicht-IgE-vermittelte) Krankheitsbilder davon abgehoben. Auf jeden Fall existieren in den Grenzbereichen auch hier erhebliche Überlappungen auch zu den eosinophilenassoziierten Erkrankungen.

Anaphylaxie: schwere, lebensbedrohliche, systemische allergische Reaktion mit plötzlichem Beginn und potenziell lebensbedrohender Beeinträchtigung von Atmung und Kreislauf. Üblicherweise, aber nicht immer ist sie assoziiert mit allergischen Symptomen an Haut und Schleimhäuten.

Eosinophilenassoziierte Erkrankungen des Magen-Darm-Traktes: eine Gruppe von Erkrankungen, die durch eine eosinophile Entzündung in der Mukosa und/oder in tieferen Schichten der Wand des Magen-Darm-Traktes charakterisiert ist. Diese kann in verschiedenen Etagen des Verdauungsapparates auftreten. Allgemein anerkannte Diagnosekriterien existieren bislang nur für die eosinophile Ösophagitis (EOE), nicht jedoch für die eosinophile Gastritis, die eosinophile Gastroenteropathie oder die eosinophile Kolitis.

FPIES: Der Begriff *food protein induced enterocolitis syndrome* beschreibt eine nicht-IgE-vermittelte Nahrungsmittelallergie, die sich bei regelmäßiger Allergen-Exposition als chronisches – bei nur gelegentlicher oder intermittierender Exposition auch als hochakutes Krankheitsbild manifestiert. In aller Regel sind junge Säuglinge betroffen und bei schwerem Verlauf kann es in einen hypovolämen Schock führen und damit akut bedrohlich werden. Seit 2017 gibt es erstmals eine Leitlinie, die Diagnosekriterien festlegt und Behandlungsempfehlungen gibt [3].

25.3 IgE-vermittelte Nahrungsmittelallergien

25.3.1 Gastrointestinale allergische Sofortreaktion, sekundäre Kreuzallergie und Anaphylaxie

Allgemeines und Klinik
Etwa 2–4 % der Menschen in Deutschland haben eine IgE-vermittelte Sensibilisierung gegen Nahrungsmittelallergene. Kinder sind etwas häufiger betroffen als Erwachsene [1,4]. Pathophysiologisch handelt es sich um eine IgE-vermittelte Reaktion vom Soforttyp mit kurzer Latenz (Minuten bis wenige Stunden) zwischen Exposition und Beginn der Beschwerden.
– Im Kindesalter sind die häufigsten Auslöser Kuhmilch und Ei, gefolgt von Soja, Erdnuss, Weizen und Baumnüssen (primäre Nahrungsmittelallergien).

- Im Jugend- und Erwachsenenalter sind Kreuzallergien nach Sensibilisierung gegen Inhalationsallergene häufig: Apfel und andere Kernobst-Sorten, Steinobst, Sellerie und andere (sog. sekundäre Nahrungsmittelallergien).

Neben gastrointestinalen Beschwerden wie Übelkeit, Erbrechen oder Fremdkörpergefühl treten oft begleitend (selten auch isoliert) Symptome an der Haut (Urtikaria, Flush, Ödeme) oder Schleimhaut (Rhinitis, Konjunktivitis, Laryngitis) auf. Die Ausprägung der Beschwerden reicht von einem milden oralen Allergie-Syndrom bei einer Kreuzallergie mit Kribbeln bzw. Taubheitsgefühl der Zunge bis zum schweren anaphylaktischen Schock.

Solche schweren Reaktionen treten meist nur im Zusammenhang mit bestimmten Allergenen und häufiger bei primären Allergien auf, am häufigsten bei Erdnuss oder Kuhmilcheiweiß. Teilweise ist es möglich, anhand des Musters der spezifischen Antikörper das Risiko für eine schwere Reaktion abzuschätzen.

Zur klinischen Beschreibung und für Therapieentscheidungen bietet sich die Einteilung der Schwere in Grade an (siehe Tab. 25.2).

Tab. 25.2: Schweregrad der Anaphylaxie nach Messmer und Ring [5]: Die Einteilung erfolgt nach dem schwersten Symptom – andere Symptome können fehlen. Jede Tachykardie ist verdächtig auf eine frühe Phase des Kreislaufschocks.

Schwere-grad	Symptom			
	kutan	**gastrointestinal**	**respiratorisch**	**kardiovaskulär**
°I	Juckreiz, Flush, Urtikaria	keine	keine	keine
°II		Übelkeit, Bauchkrämpfe	Rhinorrhoe, Dyspnoe, Heiserkeit	Tachykardie, Hypotonie
°III		Erbrechen, Defäkation	Larynxödem, Bronchospasmus, Zyanose	Schock
°IV			Atemstillstand	Kreislaufstillstand

Der stärkste Risikofaktor für die Entwicklung einer Allergie ist eine genetische Prädisposition und häufig sind Familienanamnese und/oder Eigenanamnese bezüglich atopischer Erkrankungen positiv. Etwa jedes dritte Kind mit atopischem Ekzem hat eine relevante IgE-vermittelte Nahrungsmittelsensibilisierung. Umweltfaktoren spielen eine geringere Rolle. Schützend kann das frühe Einführen von Beikost ab dem 5. Lebensmonat wirken – insbesondere, wenn das Kind gleichzeitig weiter gestillt wird.

Diagnostik

Bei entsprechendem Verdacht mit typischen Symptomen kann bereits eine einfache Diagnostik mit Bestimmung von Gesamt-IgE und spezifischem IgE gegen das verdächtigte Agens die Diagnose bringen. Weitere Diagnostik (weitergehende IgE-Diagnostik, Prick-Test) gehört ggf. in die Hände eines Allergologen. Grundsätzlich gilt immer: Je spezifischer der Verdacht, desto erfolgversprechender die Abklärung. Daher ist in allen Fällen ohne klaren Hinweis auf einen Auslöser ein sorgfältig geführtes Symptom- und Nahrungsmittelprotokoll zu empfehlen, um „Schrotschussdiagnostik" zu vermeiden.

Epikutantests haben nur in ausgewählten Fällen einen diagnostischen Wert. Sie sind nicht standardisiert und werden nicht als Standarddiagnostik empfohlen. Eine gezielte Nahrungsmittelprovokation kann notwendig sein, um die Diagnose zu sichern oder um eine mögliche Toleranzentwicklung im Verlauf zu überprüfen.

Merke: Von einer Testung auf spezifische IgG/IgG-4-Antikörper wird ausdrücklich abgeraten! Sie erbringt sehr häufig unspezifische positive Ergebnisse, die nicht mit klinischen Symptomen korrelieren.

Therapie

Die Behandlung von Nahrungsmittelallergien besteht insbesondere im Meiden des Allergens. Gegebenenfalls kann eine Ernährungsberatung sinnvoll sein – auch um einer Fehl- bzw. Mangelernährung vorzubeugen.

Patienten, die in der Vorgeschichte eine anaphylaktische Reaktion hatten oder eine Allergie gegen potente Allergene wie Erdnüsse, Baumnüsse oder Sesam, erhalten einen Notfallausweis und werden in der Anwendung eines Adrenalin-Pens geschult. Ebenso auch Patienten mit Asthma bronchiale und systemischer allergischer Reaktion und ggf. auch Patienten mit sehr ausgeprägter Sensibilisierung.

Sofern sich die akute Reaktion auf Haut bzw. Schleimhäute beschränkt, kann primär die Gabe von einem Antihistaminikum sinnvoll sein.

Merke: Sobald weitere Symptome hinzutreten, also ab einer Anaphylaxie °II, oder wenn das Risiko für eine schwere Anaphylaxie besonders hoch ist, besteht die *First-Line*-Therapie in der intramuskulären Gabe von Adrenalin, die gegebenenfalls alle 5–15 Minuten wiederholt werden muss. Weitere eventuell notwendige Maßnahmen sind die Gabe von Sauerstoff, Inhalation mit Beta-2-Mimetika und intravenöse Volumengabe. Ergänzend kann die Gabe von Antihistaminika und Glukokortikoiden erwogen werden – dies sollte aber die Anwendung von Adrenalin nicht verzögern.

Eine spezifische Immuntherapie erfolgt bislang lediglich im Rahmen von Studien. Insbesondere bei Kindern und abhängig vom Allergen besteht eine gewisse Chance, dass die Allergie über den Verlauf von Jahren wieder verschwindet und das entsprechende Nahrungsmittel wieder toleriert wird.

25.4 Nicht-IgE-vermittelte Nahrungsmittelallergien

25.4.1 Nahrungsproteininduzierte Enteropathie/nicht-IgE-vermittelte Nahrungsmittelallergien allgemein

Allgemeines und Klinik

Die nicht-IgE-vermittelten Nahrungsmittelallergien werden über zelluläre Reaktionen vermittelt und sind entsprechend langsamer als die IgE-vermittelte Sofortreaktion. Beschwerden treten Stunden (bis Tage) nach Exposition auf – allerdings im Einzelfall auch schon nach 30–60 Minuten. Dabei fehlen aber die typischen Begleiterscheinungen an Haut und Schleimhäuten. Betroffen sind meist Säuglinge oder Kleinkinder – sehr viel seltener ältere Kinder oder Erwachsene.

Mögliche Symptome sind Übelkeit, Erbrechen, Bauchschmerzen, Durchfälle, seltener auch Eiweißverlust und Gedeihstörung. Die häufigsten Auslöser sind abhängig von der Ernährungsweise – hierzulande vor allem Kuhmilch, Soja, Getreide (selten auch Reis) und Ei.

Diagnostik

Bei nicht-IgE-vermittelten Nahrungsmittelallergien hat die IgE-RAST-Diagnostik naturgemäß keine Bedeutung und auch ein PRICK-Test wird nur beim Vorliegen einer allergischen Akutreaktion positiv. Allerdings kann beides differentialdiagnostisch sinnvoll sein.

Bei ausgeprägter Symptomatik – insbesondere mit Gedeihstörung oder Eiweißverlust – ist eine endoskopische Abklärung sinnvoll, um andere spezifische Ursachen differentialdiagnostisch auszuschließen (z. B. eosinophile Gastroenteropathie).

Da es in der klinischen Routine kein Diagnostikum gibt, mit dem eine entsprechende Allergie direkt nachgewiesen werden kann, bleibt nur der Weg einer diagnostischen Eliminationsdiät bzw. die gezielte Exposition – optimal als doppelblind-plazebokontrollierte Nahrungsmittel-Provokation. Bei unklarem Auslöser und vor allem auch bei Säuglingen kann es sinnvoll sein, eine sogenannte oligoallergene Basisdiät (siehe unten) einzuführen, bei der die Nahrungsmittelauswahl stark eingeschränkt wird, um mögliche Allergene auf ein Minimum zu reduzieren. Falls die Beschwerden unter der Diät sistieren, werden in der Folge einzelne Nahrungsmittel schrittweise wiedereingeführt, um den Auslöser beim Auftreten erneuter Beschwerden identifizieren zu können.

Merke: Diagnostischen Diätversuche sollten immer ärztlich begleitet werden und das Ergebnis mittels gezielter Provokation überprüft werden. Andernfalls besteht die Gefahr, dass betroffene Familien am Ende davon überzeugt sind, dass multiple Sensibilisierungen vorliegen und eine sehr einschneidende Diät notwendig ist, was aber nur selten vorkommt.

Beispiele für eine oligoallergene Basisdiät:
- Jugendliche/Erwachsene: Reis, Lamm, Pute, Blumenkohl, Brokkoli, Gurke, raffiniertes Pflanzenöl, milchfreie Margarine, Mineralwasser, (ggf. schwarzer Tee), Salz, Zucker
- Säuglingsalter/Kleinkinder: Formulanahrung + ggf. zusätzlich Beikost wie oben

Therapie

Die Therapie besteht auch hier in einer Eliminationsdiät nach entsprechender Beratung. Die Prognose hängt vom Alter des Kindes ab und von dem spezifischen Nahrungsmittel. Je jünger das Kind, desto eher wird sich wie bei der allergischen Kolitis oder dem FPIES mit der Zeit volle Toleranz entwickeln. Ggf. ist eine geplante Re-Exposition sinnvoll.

25.4.2 Allergische (Prokto-)Kolitis des Säuglings

Allgemeines und Klinik

Das häufigste Symptom, das meist auch zur zeitnahen Vorstellung beim Kinderarzt führt, ist die Beobachtung blutig-schleimiger Beimengungen im Stuhl. Gelegentlich wird auch von Durchfällen oder vermehrter Unruhe bzw. Bauchschmerzen berichtet. In den meisten Fällen ist das Kind gut gediehen und klinisch allenfalls gering beeinträchtigt. Der Beginn der Beschwerden liegt meist im 2.–4. Lebensmonat und häufig sind auch voll gestillte Kinder betroffen, da eine Sensibilisierung auch über die Muttermilch erfolgen kann. In der Mehrzahl der Fälle ist Kuhmilcheiweiß (> 70 %) der Auslöser. Seltener sind es Hühnerei (16 %), Soja (insbesondere in den USA) oder Getreide (2 %). In manchen Fällen (8 %) können mehrere Unverträglichkeiten gleichzeitig vorliegen [6].

Wenn sich betroffene Säuglinge schwerer erkrankt zeigen, mit akuten Symptomen wie starken Durchfällen, einer Gedeihstörung, einer Anämie und insbesondere mit Erbrechen oder auffälliger Lethargie, muss differentialdiagnostisch an andere Ursachen – wie ein FPIES (siehe unten), Infektionen und IgE-vermittelte Allergien bzw. eine eosinophile Gastroenteropathie – gedacht werden.

Diagnostik

Beim ansonsten gesund wirkenden Säugling mit geringen blutig-schleimigen Stuhlbeimengungen ist die Diagnose so naheliegend, dass ggf. keine Labordiagnostik notwendig ist und gegebenenfalls direkt der Versuch der konsequenten Kuhmilcheiweißkarenz unternommen werden kann. Alternativ kann bei geringem Leidensdruck zunächst eine vierwöchige „watch and wait"-Strategie vereinbart werden, da die Symptome sich auch spontan (häufig mit Einführen der Beikost) normalisieren können [7]. Meist wird aber der Versuch einer Eliminationsdiät folgen: Bei gestillten Kindern wird die Mutter angeleitet, Kuhmilch für mindestens 2–4 Wochen konsequent zu meiden. Formula-ernährte Kinder werden auf eine extensiv hydrolysierte Formula- (oder aminosäurenbasierte Elementar-)Nahrung umgestellt. Bei fehlender Besserung unter Kuhmilchkarenz der stillenden Mutter beim voll gestillten Säugling kann eine zusätzliche Elimination von Hühnerei gegenüber einer Umstellung der Ernährung auf eine extensiv hydrolysierte Nahrung erwogen werden. Nur bei Kindern mit schwerem Krankheitsbild, Gedeihstörung, ausgeprägter Hämatochezie oder bei fehlendem Ansprechen auf eine extensiv hydrolysierte Nahrung ist es sinnvoll, eine endoskopische Diagnostik durchzuführen und/oder eine aminosäurebasierte Formula einzuführen.

Zur sicheren Diagnosestellung ist nach Besserung unter der zwei bis vierwöchigen Diät eine erneute Exposition notwendig, da in einem Teil der Kinder – in einer kleinen Studie immerhin bei 7 von 22 Kindern – andere Ursachen vorliegen können, die sich möglicherweise spontan normalisieren [8].

Differentialdiagnostisch sollte bei Durchfällen eine infektiöse Ursache (virale/ bakterielle Enteritiserreger) ausgeschlossen werden. Bei klinisch krankem Kind, einer Gedeihstörung oder ungewöhnlicher Anamnese sollten auch andere Ursachen für blutige Stühle in Betracht gezogen werden und eine Blutentnahme zur Abklärung einer möglichen Anämie sowie ggf. auch endoskopische Diagnostik erfolgen. Bei Hinweisen auf eine allergische Sofortreaktion oder begleitende Ekzeme sollte auch eine RAST-Diagnostik erfolgen, auch im Hinblick auf die spätere Re-Exposition.

Therapie

Wie oben bereits erwähnt ist eine längerfristige Eliminationsdiät nicht in allen Fällen notwendig. Bei unbeeinträchtigtem Allgemeinbefinden kann zunächst zugewartet werden, da sich die Symptome im Verlauf oftmals bessern. Wenn allerdings Leidensdruck besteht oder die Eltern es wünschen ist eine konsequente Allergenkarenz sinnvoll. Bei gestillten Kindern wird die Mutter dazu angehalten, ihre Ernährung strikt kuhmilcheiweißfrei zu gestalten und möglichst weiter zu stillen. Dabei sollte sie vor allem bei längerfristiger Diät professionell beraten werden, um einem Nährstoffmangel vorzubeugen. Kinder, die mit einer Formula ernährt werden, sollten auf eine extensiv hydrolysierte (oder aminosäurenbasierten Elementar-)Nahrung umgestellt werden. Überbrückend kann es sinnvoll sein, dass die stillende Mutter zeitweise abpumpt und die Milch verwirft, um im Verlauf unter konsequenter Diät erneut stillen zu können. Bei problemlosem Verlauf besteht kein Grund, die Einführung einer kuhmilcheiweißfreien Beikost hinauszuzögern,– sie kann im Gegenteil sogar förderlich sein.

Anders als bei den meisten Allergien jenseits des Kleinkindalters ist die Kuhmilchallergie beim Säugling meist nur ein passageres Problem. Häufig entwickeln die Kinder relativ rasch wieder volle Toleranz. Die überwiegende Mehrzahl der Kinder verträgt Kuhmilch wieder zum Ende des ersten Lebensjahres, wobei weniger optimistische Zahlen von 85–90 % Toleranzentwicklung zum Ende des 3. Lebensjahres berichten [9].

Praktisch erfolgt meist nach 6–12 Monaten Diät bzw. rund um den ersten Geburtstag eine erneute Exposition. Sollten sich klinisch oder anamnestisch Hinweise auf eine Sofortreaktion oder ein FPIES (z. B. Urtikaria, Rhinitis, Larynxödem, Bronchoobstruktion bzw. Erbrechen, auffällige Lethargie oder Kreislaufreaktionen nach Exposition) ergeben, sollte vor der Exposition ggf. weitere Diagnostik (IgE-RAST, ggf. Prick-Test) erfolgen und die Re-Exposition muss dann unter stationärer Überwachung erfolgen.

Im Fall erneuter Symptome nach Exposition wird die Diät fortgeführt und ein weiterer Expositionsversuch kann nach 6 –12 Monaten unternommen werden.

Beispiele für eine Reexposition:

- Bei Kindern, die einen typischen unkomplizierten Verlauf ohne Hinweis auf ein FPIES oder eine IgE-vermittelte Allergie haben, kann die probatorische Kuhmilch-Reexposition zu Hause erfolgen.
- Stillende Mütter führen Kuhmilch wieder in ihre Ernährung ein. Beispielsweise über 4 Tage mit 50, 100, 150 und 200 ml Milch tägl.
- Bei Formula-ernährten Kindern kann z. B. eine Flaschenmahlzeit tägl. zu einem Viertel mit normaler Formula (z.B.: Pre-Nahrung) ersetzt/gemischt werden. Wenn dies über 3 Tage keine Symptome hervorruft, kann die Menge verdoppelt werden und nach weiteren 3 Tagen kann die Diät ganz normalisiert werden.

25.4.3 FPIES – nahrungsmittelinduziertes Enterokolitis-Syndrom

Allgemeines und Klinik

Betroffen sind in den meisten Fällen junge Säuglinge. Jenseits des 9. Lebensmonats ist es selten, wobei einzelne Fälle sogar im Erwachsenenalter beschrieben sind [3,10]. Beim akuten FPIES steht rezidivierendes Erbrechen im Vordergrund, das 1–4 Stunden nach Nahrungsaufnahme einsetzt. Typische Zeichen einer IgE-vermittelten Allergie wie Reaktionen an Haut oder Schleimhäuten fehlen dabei. Im Verlauf können Durchfälle (teilweise schleimig -blutig) hinzukommen und häufig sind betroffene Kinder auffällig blass und ausgeprägt apathisch. Das klinische Bild kann damit einer akuten Gastroenteritis ähneln – die Erholung erfolgt aber meist deutlich rascher. Schwere Verläufe sind relativ häufig (15–30 %) und können in einen akuten hypovolämen Schock führen.

Bei chronischer Allergen-Exposition kann sich ein chronisches FPIES entwickeln. Dabei tritt das Erbrechen intermittierend oder im Verlauf zunehmend auf. Ansonsten kann das klinische Bild der allergischen Säuglingskolitis stark ähneln, wobei aber das Erbrechen, ggf. auch die auffällige Lethargie und die Gedeihstörung den Unterschied machen. Betroffene Kinder können im Falle einer Re-Exposition nach Diätbeginn auch ein akutes FPIES entwickeln.

Häufigster Auslöser ist im Säuglingsalter wiederum Kuhmilcheiweiß – meist kurz nach Einführen einer kuhmilchbasierten Formula. Seltener sind Soja (mit ca. 20 % Kreuzallergien zur Kuhmilch) oder nach Einführen der Beikost auch Reis, Hafer und andere feste Nahrungsmittel.

Diagnostik

Im Labor findet sich akut eine deutliche Leukozytose mit Linksverschiebung und gelegentlich auch eine Thrombozytose, was dazu führt, dass das Krankheitsbild nicht selten als infektiös/septisch oder auch als Lebensmittelvergiftung fehlgedeutet wird. In der Blutgasanalyse kann zudem eine Methämoglobinämie auffallen.

Die Diagnose wird durch die Anamnese und das klinische Bild gestellt. Daher ist es essenziell, die lange Liste möglicher Differentialdiagnosen im Blick zu haben und ggf. abzuklären (siehe auch Kap. 5). Tab. 25.3 listet die Diagnosekriterien für das akute FPIES auf. Für das chronische FPIES existieren solche Kriterien noch nicht, typische Aspekte sind aber ebenfalls aufgeführt.

Tab. 25.3: Diagnosekriterien für Patienten mit V. a. FPIES [aus 3].

akutes FPIES

Hauptkriterium	Nebenkriterien
Erbrechen innerhalb von 1–4 Stunden nach Ingestion des auslösenden Nahrungsmittels ohne klinische Hinweise auf eine IgE-vermittelte Allergie an Haut oder Respirationstrakt	– mindestens eine zweite Episode mit Erbrechen nach Exposition – erneute Episode mit Erbrechen nach einem anderen Nahrungsmittel – extreme Lethargie – ausgeprägte Blässe – Notwendigkeit einer Notfallbehandlung – Notwendigkeit einer parenteralen Flüssigkeitssubstitution – Durchfall innerhalb von 24 h (meist 5–10 h) – erniedrigter Blutdruck – Hypothermie

Die Diagnose kann als sicher angenommen werden, wenn Hauptkriterium und ≥ 3 Nebenkriterien erfüllt sind. Nach einer einzelnen Episode ist ein (stationär überwachter) Expositionsversuch zu erwägen, da differentialdiagnostisch eine akute virale Gastroenteritis möglich und in dem Alter häufig ist. Nach Beginn einer Eliminationsdiät muss der Patient asymptomatisch sein und normal gedeihen.

chronisches FPIES

Schwere Präsentation: Wenn das auslösende Nahrungsmittel regelmäßig aufgenommen wird, entwickeln sich anfangs intermittierendes aber im Verlauf zunehmendes Erbrechen und Durchfälle (teilweise blutig). Außerdem können Dehydratation und metabolische Azidose resultieren.	Das wichtigste Merkmal des chronischen FPIES ist die Normalisierung der Beschwerden nach Elimination des Auslösers und das akute Auftreten erneuter Symptome nach Re-Exposition (Erbrechen nach 1–4 Stunden, Durchfälle innerhalb 24, meist 5–10 Stunden). Ohne den Nachweis erneuter Beschwerden nach Re-Exposition ist die Diagnose nicht sicher.
Mildere Präsentation: Geringere Mengen des auslösenden Nahrungsmittels (z. B. bei gestillten Kindern) führen zu intermittierendem Erbrechen und/oder Durchfällen und oft auch einer Gedeihstörung (ohne Dehydratation/Azidose).	

Spezifische Labordiagnostik ist für die Diagnosestellung nicht notwendig. Da aber ein kleiner Teil der Patienten gleichzeitig spezifische IgE gegen das auslösende Eiweiß oder auch Sensibilisierungen gegen andere Nahrungsmittel haben, kann eine Testung sinnvoll sein.

Therapie

Bei der Behandlung des akuten FPIES steht zunächst die Stabilisierung des Kreislaufs mit offensivem intravenösem Flüssigkeitsmanagement und die intensivmedizinische Behandlung im Vordergrund. Eine einzelne Gabe von Methylprednisolon und für Säuglinge jenseits des ersten Lebenshalbjahres auch eine Behandlung mit Ondansetron kann erwogen werden, ohne dass es dazu gute Daten gibt.

Außerdem muss eine konsequente Eliminationsdiät begonnen werden, wobei möglichst (unter strikter mütterlicher Diät) weiter gestillt werden sollte.

Ähnlich wie bei der allergischen Kolitis entwickeln viele Kinder im längerfristigen Verlauf wieder normale Toleranz – vor allem bei früher Manifestation mit Unverträglichkeit gegen Kuhmilch oder Soja, aber möglicherweise auch bei anderen Auslösern. Eine Re-Exposition muss aber ggf. unter enger stationärer Beobachtung erfolgen.

25.5 Eosinophile Erkrankungen des Magen-Darm-Traktes

Die sogenannten eosinophilen Erkrankungen des Magen-Darm-Traktes sind eine Gruppe relativ seltener Erkrankungen, die durch ein eosinophiles Entzündungsinfiltrat gekennzeichnet sind, das an unterschiedlicher Stelle auftreten kann. Es betrifft meist die Mukosa – kann auch (oder ausnahmsweise ausschließlich) in tieferen Wandschichten zu finden sein. Die Symptomatik ist sehr variabel und hängt von der Lokalisation und der Ausprägung der Entzündung ab. In der Endoskopie finden sich häufig Ulzera und selten wurde sogar von spontanen Perforationen berichtet. Eine typische Präsentation sind Passagestörungen (z. B. akute Bolusereignisse bei der eosinophilen Ösophagitis) und in einigen Fällen entwickeln sich hochgradige fibrotische Stenosen. Wenn die Serosa des Darms betroffen ist, kann sich Aszites entwickeln.

Mit einer jährlichen Inzidenz von ca. 7/100.000 ist die eosinophile Ösophagitis (EOE) in dieser Gruppe am häufigsten und daher auch am besten untersucht [11]. Daneben werden die eosinophile Gastritis (EG), die eosinophile Gastroenteritis (EGE) und die eosinophile Kolitis (EC) unterschieden. Bei der Mehrzahl der Patienten normalisieren sich die Beschwerden unter einer aminosäurenbasierten Elementarnahrung und entsprechend häufig findet sich auch eine allergische Sensibilisierung. Insofern ist davon auszugehen, dass ursächlich meist Nahrungsmittelallergien zugrunde liegen. Interessanterweise kann auch die Ingestion aerogener Allergene, also beispielsweise das Verschlucken von Pollen in der entsprechenden Saison, eine Rolle spielen.

Bislang existieren nur für die EOE allgemein gültige Diagnosekriterien für das Kindesalter und es gibt keinen Labortest oder Befund, der für sich genommen diagnostisch spezifisch wäre – explizit auch nicht das eosinophile Infiltrat in der Histologie [12]. Trotzdem ist die Histologie wichtiger Bestandteil der Diagnostik. Eine IgE-Diagnostik aus dem Blut kann zwar möglicherweise eine Sensibilisierung anzeigen – die Ergebnisse korrelieren aber nicht zuverlässig mit der Klinik. Daher ist es essenziell, andere mögliche Ursachen eosinophiler Infiltrate sicher auszuschließen, bevor die Diagnose gestellt wird. Differentialdiagnostisch sind es vor allem chronisch-entzündliche Darmerkrankungen und Infektionen. Selten können auch Kollagenosen, Vaskulitiden, Hypereosinophilie-Syndrome oder Neoplasien ursächlich sein.

Histologische Kriterien, die das Vorliegen einer eosinophilen Erkrankung vermuten lassen, sind in Tab. 25.4 aufgeführt.

Tab. 25.4: Histologische Befunde eosinophiler gastrointestinaler Erkrankungen [12].

Eosinophile Infiltrate von Lamina propria und/oder Submucosa, Muscularis oder Serosa. Da die Infiltrate unregelmäßig/fleckförmig verteilt sind, werden die Regionen des dichtesten Infiltrats gewertet. Sorgfältige Biopsien mehrerer Regionen sind notwendig.	
EOE	≥ 15 Eosinophile (Eos)/*high power field* (hpf)
EG	≥ 30 Eos/hpf in > = 5 hpf *
EGE	≥ 50 Eos/hpf *
EC	≥ 50 Eos/hpf Coecum/C. ascendens*
	≥ 30 Eos/hpf C. transversum/linkes Hemikolon*
Weitere passende Befunde: eosinophile Ablagerungen an der Schleimhautoberfläche; eosinophile Degranulationen; eosinophile Kryptenabszesse; Hyperplasie der Basalzellschicht; erweiterte Interzellularräume; Fibrose der Lamina propria	
* in der Literatur vorgeschlagene Zahlen ohne wissenschaftlichen Konsens	

25.5.1 Eosinophile Ösophagitis

Allgemeines und Klinik

Symptome sind typischerweise Fütterprobleme, Erbrechen, Reflux-Beschwerden, Gedeihstörung, Bauchschmerzen, Dysphagie oder Bolusereignisse. Bei Säuglingen und Kleinkindern sind die Beschwerden meist unspezifisch, während beim älteren Schulkind und Jugendlichen (wie beim Erwachsenen) am häufigsten Schluckbeschwerden oder Bolusereignisse berichtet werden.

Merke: Bei jedem Bolusereignis sollte auch an eine EOE gedacht werden. Wenn bei einer Bolusimpaktation eine Endoskopie notwendig wird, sollte immer entsprechend auch eine Histologie mit der spezifischen Frage angefordert werden.

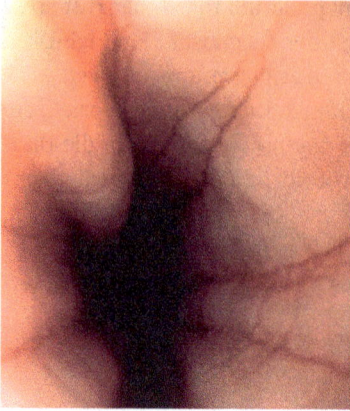

Abb. 25.1: Eosinophile Ösophagitis, endoskopischer Aspekt.

Auslöser für die Erkrankung ist am häufigsten Kuhmilch – bei Säuglingen in bis zu 70 % der Fälle, bei Kindern bis etwa 60 %. Bei Jugendlichen und Erwachsenen ist die Rolle deutlich geringer. Weitere Auslöser sind Weizen, Soja und Hühnerei.

Diagnose

Sie wird durch eine obere Endoskopie mit mindestens sechs Biopsien im Ösophagus (aus verschiedenen Etagen) und entsprechender Histologie gestellt. Wichtig ist dabei, andere mögliche Ursachen auszuschließen (siehe oben).

Bereits der makroskopische Befund kann (aber muss nicht) richtungsweisend sein (siehe Abb. 25.1), charakteristisch sind eine longitudinal gerichtete Furchung, die die Schleimhaut wie „getigert" erscheinen lässt. Gelegentlich finden sich auch konzentrische Ringe (sog. Trachealisierung des Ösophagus, da der Aspekt an den endoskopischen Befund der Trachea erinnern kann). Weniger spezifisch ist eine ödematös verquollene Schleimhaut, weißliche Exsudate oder Strikturen oder Stenosen.

Therapie

Es stehen drei mögliche Strategien zur Verfügung.

Eliminationsdiät: Noch vor wenigen Jahren war eine übliche Strategie, möglichst viele mögliche Auslöser aus der Diät zu eliminieren, um zunächst histologische Remission zu erreichen und dann wieder schrittweise einzelne Nahrungsmittel einzuführen. Dabei wäre theoretisch eine aminosäurebasierte Formula (AF) oder auch eine oligoallergene Basisdiät am effektivsten – allerdings sind diese so einschränkend, dass sie nur schwerlich zuzumuten sind und oft an der Compliance scheitern. Außerdem war dieser Ansatz sehr aufwändig, da beim schrittweisen Wiedereinführen von Nahrungsmitteln zahlreiche Kontrollendoskopien notwendig waren. Daher wird inzwischen eher eine *Step-up*-Strategie verfolgt, bei der zunächst nur die häu-

figsten Auslöser eliminiert werden und nur bei ausbleibendem Erfolg weitere diätetische Auslassversuche erwogen werden. Neueste Daten zeigen sogar, dass im Kindesalter bereits durch die alleinige Elimination von Kuhmilch in der Hälfte der Fälle histologische Remission erreicht werden kann, sodass dies inzwischen als First-Line-
Therapie vorgeschlagen wird [13]. Weitere mögliche Auslassdiäten, die als Option in
der Leitlinie aufgeführt werden, sind die folgenden [14]:

- *Six-food-elimination-diet* (SFED): Meiden von Kuhmilch, Weizen, Hühnerei, Soja,
  Nüsse und Fisch/Meeresfrüchte
- *Four-food-elimination-diet* (FFED): Adaptation der SFED mit Elimination von
  Kuhmilch, Weizen, Ei und Hülsenfrüchten mit ähnlichen Ansprechraten wie die
  SFED bei Kindern (jeweils ca. 70 %)
- *Two-food-elimination-diet*: Elimination von tierischer Milch und glutenhaltigen
  Nahrungsmitteln (Ansprechrate ca. 50 % bei Erwachsenen); möglicher Ansatz
  als Start einer sogenannten *Step-up*-Strategie mit Anwendung der FFED/SDED
  nur bei fehlendem Ansprechen

Als zweite Option – insbesondere z. B. für Patienten, die gleichzeitig die Symptome
eines GÖR berichten – kann eine **Behandlung mit einem PPI** (z. B. Omeprazol
2 mg/kgKG/d in 2 ED, max. 2 × 40 mg) erwogen werden. Etwa die Hälfte pädiatri-
scher Patienten erreicht nach 8 Wochen klinische und histologische Remission [15].
Da Rückfälle nach Ende der Behandlung aber sehr häufig sind, wird eine längerfristige, niedriger dosierte Behandlung (z. B. 1 mg/kg, 1 × tgl.) angeschlossen. Hierbei
sind auch die möglichen Nebenwirkungen einer langfristigen Behandlung mit PPI zu
bedenken (Osteoporose, Hypomagnesiämie, Infektionen etc.).

Die dritte Option ist eine **topische Behandlung mit Budesonid** (1 × tägl. 1 mg
als flüssige Emulsion oder als Schmelztablette) oder auch Fluticason (Inhalations-
spray, das in die geschlossene Mundhöhle appliziert wird und dann geschluckt). Diese ist nebenwirkungsarm und ähnlich effektiv wie eine systemische Behandlung mit
Steroiden und dieser daher auf jeden Fall vorzuziehen.

Reserveoption ist ein Behandlungsversuch mit systemischen Steroiden.

Das Schema in Abb. 25.2 skizziert die Behandlungsstrategie.

Merke: Gemeinsam ist den verschiedenen Vorgehensweisen, dass nach jeder therapeutischen
Maßnahme (aber später auch bei der Rückführung der Therapie) eine Kontrolle des Befundes
(inkl. Histologie) nach (6–)12 Wochen empfohlen wird.

Nach heutigem Wissen und aus Sicht des Pädiaters scheint für das

- Säuglings- und Kindesalter primär eine Diät mit Elimination von Kuhmilch-
  eiweiß sinnvoll.
- Bei Schulkindern/Jugendlichen kann abhängig von Symptomatik/Befund bzw. nach
  Präferenz des Patienten entschieden werden, wobei bei langfristiger medikamentö-
  ser Therapie insbesondere für die PPIs erhebliche Nebenwirkungen möglich sind.
  Insofern ist auch hier primär eine Eliminationsdiät zu bevorzugen.

EOE im Säuglings-/Kindesalter

Stenose(n)/Strikturen? ——ja→ Ballondilatation + topische Steroide

↓ nein

Kuhmilch-Eliminationsdiät ←——

endoskopische Kontrolle nach (6–)12 Wochen histologische Remission? ——ja→ Diät fortführen Kontrollen in größeren Abständen (z.B. jährlich)

↓ nein

Therapieoptionen abwägen
– weitere Eliminationsdiäten „step up"
– topisches Budesonid
– PPI

↓

endoskopische Kontrolle nach (6–)12 Wochen histologische Remission? ——ja→ langfristige Therapie planen Kontrollen in größeren Abständen (z.B. jährlich)

↓ nein

erneut Therapieoptionen abwägen wie oben/ ggf. Reserveoptionen bzw. individuellen Heilversuch erwägen: z.B. Elementarnahrung (aminosäurebasierte Formula); systemische Steroide, Immunmodulatoren, IL4/IL13 AK

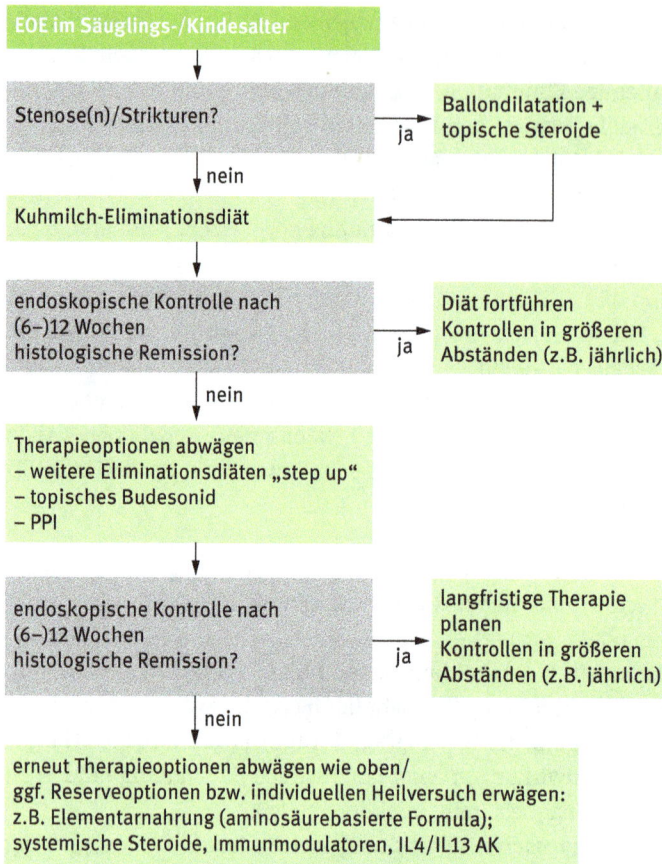

Abb. 25.2: Behandlungsalgorithmus der eosinophilen Ösophagitis.

Bei Patienten mit Schluckbeschwerden – insbesondere beim Vorliegen von Strikturen oder Stenosen – sollte eine effektive entzündungshemmende Therapie mit topischem Steroid und ggf. eine endoskopische Ballondilatation des stenotischen Bereiches erfolgen. Auch bei einer begleitenden Allergie gegen Inhalationsallergene scheint der Versuch mit topischem Budesonid nahezuliegen. Für erwachsene Patienten wird lt. Leitlinie primär die Behandlung mit einem PPI vorsichtig favorisiert, ggf. auch als längerfristige Therapie nach dem Erreichen einer Remission unter Steroid oder Diät [14]. Allerdings geht der praktische Trend aufgrund des Nebenwirkungsprofils der PPIs zunehmend wohl eher zum topischen Budenosid.

Bei fehlendem Ansprechen werden neben systemischen Steroiden auch Immunmodulatoren (Azathioprin, 6-MP) diskutiert. Für den Einsatz von antiallergischen Medikamenten oder Biologika im Kindesalter gibt es keine Evidenz – wobei erste Daten bei Erwachsenen ein gutes Ansprechen auf einen IL4/IL13-Antikörper (Dupilumab) zeigen [16].

Voraussichtlich werden die Therapieempfehlungen in den nächsten Jahren konkretisiert und angepasst. Da es zur Langzeitprognose bislang wenige Daten gibt und ein chronischer bzw. rezidivierender Verlauf häufig zu sein scheint, sollten die Patienten auch nach Erreichen einer klinischen Remission angebunden bleiben und es werden regelmäßige endoskopische Kontrollen (z. B. jährlich) empfohlen.

25.5.2 Eosinophile Gastritis, eosinophile Gastroenteritis und eosinophile Kolitis

Wenn der obere Magen-Darm-Trakt betroffen ist, entsprechen die Symptome oft dyspeptischen Beschwerden, teilweise mit Übelkeit und Erbrechen oder epigastrischen Schmerzen. Auch Passagestörungen bei Stenosierung bzw. Invagination oder symptomatische Eiweißverluste bei langstreckiger Beteiligung des Dünndarms können auftreten. Bei Beteiligung des Dickdarms werden Tenesmen und schleimige oder blutige Durchfälle berichtet.

Die Therapie entspricht in weiten Teilen der Behandlung der EOE. Vor allem Eliminationsdiäten sowie topische, ggf. aber auch systemische Steroide kommen zur Anwendung. Konsentierte Behandlungsempfehlungen für das Kindesalter existieren noch nicht.

Die topisch wirkenden Steroide werden abhängig von der Lokalisation gewählt. Für die Gastritis können wie bei der EOE, flüssiges Budesonid bzw. Schmelztabletten eingesetzt werden. Bei Befall des distalen Ileums bzw. des Kolons kommt entsprechend retardiert freigesetztes Budesonid (Budenofalk® oder Budenosid-MMX – Cortiment®/außerhalb der Zulassung) zum Einsatz. Die verfügbaren Daten zeigen, dass die Ansprechraten für Diäten oder lokale Steroide niedriger sind als bei der EOE [14].

> **Take-Home-Message und „aus der täglichen Praxis"**
> Nahrungsmittelallergien können sich auf sehr unterschiedliche Art und Weise manifestieren und zwischen den verschiedenen Krankheitsbildern gibt es jeweils Schnittmengen. Während für die IgE-vermittelten Allergien bei spezifischem Verdacht mit dem IgE-RAST meist eine leicht verfügbare Diagnostik zur Verfügung steht, sind die nicht-IgE-vermittelten Allergien nur durch Eliminationsdiäten bzw. durch eine gezielte Provokation zur fassen.
> IgG- bzw. IgG-4-Antikörper-Diagnostik ist grundsätzlich nicht zu empfehlen! Sie erbringt sehr häufig unspezifische positive Ergebnisse, die nicht mit klinischen Symptomen korrelieren.
> Das chronische FPIES ist eine wichtige Differentialdiagnose zur allergischen (Prokto-)Kolitis des Säuglings und unterscheidet sich durch Symptome des oberen Magen-Darm-Traktes (insbes. Erbrechen) und durch die oft auffällige Lethargie, die für mehrere Stunden nach Exposition anhalten kann. Die Re-Exposition muss hier unter stationären Bedingungen erfolgen, da sie ein akutes FPIES bis hin zu schweren Kreislaufreaktionen auslösen kann.
> Für die eosinophilen-assoziierten Erkrankungen gibt es zunehmend strukturierte Therapieempfehlungen – wenngleich konsentierte Leitlinien bislang nur für die EOE existieren.
> Zur Kontrolle des Therapieerfolges sind anfangs meist zahlreiche Endoskopien notwendig. Und aufgrund des hohen Rezidivrisikos sollte auch eine längerfristige Anbindung erfolgen.

Literatur

[1] Zuberbier T, Edenharter G, Worm M, et al. Prevalence of adverse reactions to food in Germany – a population study. Allergy. 2004;59:338–345.

[2] Worm M, Reese I, Ballmer-Weber B, et al. AWMF Leitlinie: Leitlinie zum Management IgE-vermittelter Nahrungsmittelallergien. Allergo J Int. 2015;24:256.

[3] Nowak-Węgrzyn A, Chehade M, Groetch ME, et al. International consensus guidelines for the diagnosis and management of food protein-induced enterocolitis syndrome: Executive summary-Workgroup Report of the Adverse Reactions to Foods Committee, American Academy of Allergy, Asthma & Immunology. J Allergy Clin Immunol. 2017;139:1111–1126.

[4] Roehr CC, Edenharter G, Reimann S, et al. Food allergy and non-allergic food hypersensitivity in children and adolescents. Clin Exp Allergy. 2004;34:1534–1541.

[5] Ring J, Messmer K. Incidence and severity of anaphylactoid reactions to colloid volume substitutes. Lancet. 1977;1(8009):466–469.

[6] Lake AM. Food-induced eosinophilic proctocolitis. J Pediatr Gastroenterol Nutr. 2000;30 Suppl: S58–60.

[7] Meyer R, Chebar Lozinsky A, Fleischer DM, et al. Diagnosis and management of Non-IgE gastrointestinal allergies in breastfed infants-An EAACI Position Paper. Allergy. 2020;75(1):14–32.

[8] Xanthakos SA, Schwimmer JB, Melin-Aldana H, et al. Prevalence and outcome of allergic colitis in healthy infants with rectal bleeding: a prospective cohort study. JPGN. 2005;41:16–22.

[9] Høst A. Frequency of cow's milk allergy in childhood. Ann Allergy Asthma Immunol. 2002;89 (6 Suppl 1):33–37.

[10] Fernandes BN, Boyle RJ, Gore C, Simpson A, Custovic A. Food protein-induced enterocolitis syndrome can occur in adults. J Allergy Clin Immunol. 2012;130:1199–1200.

[11] Arias Á, Pérez-Martínez I, Tenías JM, Lucendo AJ. Systematic review with meta-analysis: the incidence and prevalence of eosinophilic oesophagitis in children and adults in population-based studies. Aliment Pharmacol Ther. 2016;43(1):3–15.

[12] Koutri E, Papadopoulou A. Eosinophilic Gastrointestinal Diseases in Childhood. Ann Nutr Metab. 2018;73 Suppl 4:18–28.

[13] Wechsler JB, Schwartz S, Arva NC, et al. A Single Food Milk Elimination Diet is Effective for Treatment of Eosinophilic Esophagitis in Children. Clin Gastroenterol Hepatol. 2021 Apr 3:S1542-3565(21)00384-0.

[14] Lucendo AJ, Molina-Infante J, Arias Á et al. Guidelines on eosinophilic esophagitis: evidence-based statements and recommendations for diagnosis and management in children and adults. United European Gastroenterol J. 2017;5(3):335–358. doi: 10.1177/2050640616689525. Epub 2017 Jan 23. PMID: 28507746; PMCID: PMC5415218.

[15] Gutiérrez-Junquera C, Fernández-Fernández S, Cilleruelo ML et al. High Prevalence of Response to Proton-pump Inhibitor Treatment in Children With Esophageal Eosinophilia. J Pediatr Gastroenterol Nutr. 2016;62(5):704–710.

[16] Hirano I, Dellon ES, Hamilton JD, et al. Efficacy of Dupilumab in a Phase 2 Randomized Trial of Adults With Active Eosinophilic Esophagitis. Gastroenterology. 2020;158(1):111–122.e10.

26 Chronisch-entzündliche Darmerkrankungen

26.1 Einleitung

Chronisch-entzündliche Darmerkrankungen (CED) nehmen im Alltag des Kindergastroenterologen eine besonders wichtige Rolle ein und sind gewissermaßen eine „Königsdisziplin".

Bei etwa einem Viertel aller Patienten mit CED wird die Diagnose bereits im Kindes- und Jugendalter gestellt, hiervon wiederum bei einem Viertel unter einem Alter von 10 Jahren. Etwa zwei Drittel der Kinder und Jugendlichen haben einen Morbus Crohn, ca. 10 % sind zunächst weder einem Morbus Crohn noch einer Colitis ulcerosa, der zweiten großen Gruppe, zuzuordnen. In der neueren Nomenklatur wird dann von einer nicht klassifizierten chronisch-entzündlichen Darmerkrankung (*inflammatory bowel disease-unclassified* – IBD-U, früher Colitis indeterminata) gesprochen. Oft ist die Ausdehnung der Erkrankung größer und der Schweregrad höher als bei Diagnose im Erwachsenenalter.

Insbesondere beim Morbus Crohn liegen trotzdem zwischen Beginn der oft unspezifischen Symptome und der Diagnosestellung im Einzelfall sogar Jahre. Dabei können alle Abschnitte des Magen-Darm-Traktes befallen sein, wobei oft Bauchschmerzen das führende Symptom sind. Zusätzlich aber sorgen zum Teil blutige Durchfälle und systemische Auswirkungen wie zum Beispiel Kleinwuchs, Pubertätsverzögerung, Leistungseinschränkung und Abgeschlagenheit dafür, dass die Lebensqualität erheblich eingeschränkt sein kann.

In den letzten Jahren haben aktuelle Leitlinien [1–3] zur Vereinheitlichung der Therapieempfehlungen abhängig von einer Risikostratifizierung beigetragen. Trotzdem zeigt ein Teil der Patienten schwer behandelbare Verläufe und im Einzelfall misslingt auch die Umsetzung der Therapieempfehlungen aufgrund von Complianceproblemen oder aus Sorge der Familien vor Nebenwirkungen.

Die Fachgesellschaft der Kindergastroenterologen (GPGE) betreibt seit vielen Jahren ein Register für Kinder und Jugendliche mit chronisch-entzündlichen Darmerkrankungen (CEDATA), das als Qualitätssicherung, aber auch zur klinischen Auswertung der variablen Verläufe herangezogen wird.

26.2 Definition

Unter dem Begriff **chronisch-entzündliche Darmerkrankungen** werden der Morbus Crohn, die Colitis ulcerosa und die nicht einzuordnende chronisch-entzündliche Darmerkrankung (IBD-U) zusammengefasst. Während bei sehr früher Diagnose (*very early onset inflammatory bowel disease* [VEO-IBD] – Diagnosestellung vor Vollendung des sechsten Lebensjahres) häufiger (mono-)genetisch verursachte Immundefekte gefunden werden, geht man bei der Entstehung der Erkrankung grundsätz-

https://doi.org/10.1515/9783110411881-026

lich von einem komplexen Wechselspiel von Umwelt- und Ernährungsfaktoren („westlicher Lebensstil") sowie Barrieredefekt, Autoimmunität, genetischen und immunologischen Faktoren aus. Insbesondere beim Morbus Crohn sind in den letzten Jahren Hunderte mitverantwortliche Gene beschrieben worden (u. a. [4]). Dies spiegelt sich in der höheren Häufigkeit der Erkrankung bei eineiigen Zwillinge (Konkordanz ca. 50 %) wider. Andererseits gibt es Familien, in denen sowohl Fälle von Morbus Crohn als auch von Colitis ulcerosa auftreten. Auf dieser Basis wird immer wieder diskutiert, dass beide Krankheiten einem weitgehend identischen ätiologischen und/oder pathogenetischen Mechanismus unterliegen.

26.3 Klinik

Die häufigsten Symptome, die zur Diagnose chronisch-entzündlicher Darmerkrankung bei Kindern und Jugendlichen führen sind
–   Bauchschmerzen,
–   Durchfälle und
–   blutige Stühle (von hoher Frequenz),

wobei beim M. Crohn nur etwa ein Viertel der Patienten zum Zeitpunkt der Diagnose tatsächlich alle drei Symptome aufweist. Typischerweise verläuft die chronisch-entzündliche Darmerkrankung in Schüben: Phasen mit höherer Krankheitsaktivität („Schub") wechseln sich mit solchen geringer oder – besser – fehlender Krankheitsaktivität („Remission") ab.

Beim Morbus Crohn werden entzündliche, stenosierende (zunächst entzündlich und im Verlauf dann narbig-bindegewebig) und penetrierende Verläufe mit Fistelbildung unterschieden. Daten aus Studien bei Erwachsenen belegen, dass sich die Verteilung mit zunehmender Krankheitsdauer von immer weniger „nur entzündlich" zu immer mehr penetrierend verschiebt [5] (s. Abb. 26.4).

Dem Umstand der „späten Komplikation" ist es wohl auch geschuldet, dass trotz der bekanntermaßen aggressiveren Klinik im Kindes- und Jugendalter so manches Kindergastroenterologen-Team in der Vergangenheit einen (zu) positiven Bias bzgl. des Verlaufs bekommen und aus heutiger Sicht zurückhaltend therapiert hat.

Typisch beim M. Crohn ist eine diskontinuierliche und transmurale Entzündung, bei der sich betroffene und nicht betroffene Areale abwechseln. Dies führt bei einem Dünndarmbefall zu unspezifischen Symptomen wie Inappetenz, Untergewicht und Kleinwuchs. Letzteres ist eine Besonderheit in dieser Altersgruppe, die daher gelegentlich trotz wenig eingeschränktem Allgemeinzustand eine besonders offensive Therapie erfordert, da andernfalls mehr als ein Fünftel der Patienten eine Einschränkung ihrer Endgröße erfahren werden.

Bei der Colitis ulcerosa wiederum stehen aufgrund des Dickdarmbefalls blutige Stühle, Stuhldrang und Tenesmen, also krampfartige Bauchschmerzen im zeitlichen

Kontext zur Defäkation, im Vordergrund. Hier ist die Entzündung typischerweise auf die Mukosa beschränkt und das Verteilungsmuster ist kontinuierlich und distal akzentuiert. Im Gegensatz zum Erwachsenenalter – hier ist die Entzündung meist auf das Rektum bzw. das Rektosigmoid beschränkt – hat die Mehrzahl der jungen Patienten bei Diagnosestellung eine Pankolitis.

Unabhängig von der späteren Zuordnung zu einer Colitis ulcerosa oder einem Morbus Crohn präsentieren sich junge Patienten bei Diagnosestellung oft mit einer isolierten Kolitis. In diesem Alter ist die im Erwachsenenalter typische Präsentation des Morbus Crohn als Ileitis terminalis die Ausnahme.

Anders als bei funktionellen Beschwerden finden sich gehäuft Symptome wie Gelenkbeschwerden, Erythema nodosum, subfebrile Temperaturen und – wichtig beim M. Crohn – orale (Aphthen, Cheilitis granulomatosa) und perianale bzw. anale Veränderungen wie Fissuren, Marisken und Fisteln.

Sowohl zu Beginn der Erkrankung als auch im Verlauf ist wichtig zu wissen, dass insbesondere junge Patienten teilweise dissimulieren und auf die Frage, wie es geht, wird oftmals mit einem kurzen „gut" geantwortet. Daher ist es wichtig, die typischen Symptome bzw. Auswirkungen direkt zu erfragen/zu objektivieren:
- Bauchschmerzen
- Anzahl/Konsistenz des Stuhls
- Blut im Stuhl ja/nein
- nächtliche Toilettengänge/morgendlicher Stuhldrang
- allgemeine Leistungsfähigkeit, Schulfehlzeiten, Teilnahme am sozialen Leben
- Gewichtsentwicklung und Wachstum

Neben der Palpation des Abdomens sollten auch Haut, Schleimhäute, Gelenke und Analregion gezielt untersucht werden.

Chronisch-entzündliche Darmerkrankungen beeinflussen abhängig von der Krankheitsaktivität die Lebensqualität nachhaltig. So wundert es nicht, dass psychiatrische Komorbiditäten häufig vorkommen. Immer dann, wenn die Krankheitsaktivität gering, aber die Lebensqualität schlecht ist, muss besonders an solche Komorbiditäten gedacht werden [6].

Insbesondere bei der Colitis ulcerosa besteht eine Korrelation zur (teilweise zeitlich versetzt auftretenden) sklerosierenden Cholangitis, beim Morbus Crohn wiederum gibt es u. a. eine Überlappung zur Cheilitis granulomatosa.

Exkurs extraintestinale Manifestationen. Diese sind insgesamt nicht selten (je nach Literatur bei 10–20 %) und es ist wichtig, sie zu erkennen, weil sie fast immer akute oder/und langfristige Gefahren in sich bergen (Uveitis, Iridozyklitis, sklerosierende Cholangitis, autoimmune Hepatitis) oder zumindest Hinweise dafür liefern, dass ein schwererer Verlauf zu erwarten ist (sklerosierende Cholangitis, Erythema nodosum, Pyoderma gangraenosum). Zwei vergleichsweise aktuelle Studien aus Dänemark [12] und der Schweiz [13] beschreiben im Laufe eines mehrjährigen Beobachtungszeitraums besonders häufig Gelenkprobleme (die teilweise aufgrund der Antigenverwandtschaft mit dem Dickdarm als periphere Arthritis zu beobachten sind) und solche der Leber, während Auge und Haut seltener Symptome aufweisen. Regelmäßige augenärztliche Kontrollen müssen routinemäßig erfolgen (ein- bis zweijährig), bzw. bei entsprechenden Symptomen rasch eingeleitet werden. Bzgl. der anderen Organsysteme muss aktiv gefragt/untersucht werden (Haut, Gelenke) bzw. Laboranalytik erfolgen (Leber).

26.4 Diagnostik

Der Umfang der initialen Diagnostik hängt zum erheblichen Teil von der Wahrscheinlichkeit des Vorliegens einer chronisch-entzündlichen Darmerkrankung ab. Passen die Resultate der Diagnostik nicht zu einer CED, d. h., fehlen Hinweise auf eine relevante Erkrankung – kann bereits ein negatives Calprotectin oder Lactoferrin im Stuhl ausreichen, die Diagnostik zu beenden.

Wenn klinisch ein Verdacht auf eine CED besteht oder auch im Falle eines erhöhten Risikos bei positiver Familienanamnese, ist es sinnvoll, „streng nach Schema" zu arbeiten (siehe Tab. 26.1).

Tab. 26.1: Labordiagnostik bei V. a. chronisch-entzündliche Darmerkrankung.

Parameter	Indikation
BSG, Blutbild und Differenzierung, CRP, GOT, GPT, gGT, Lipase, Kreatinin, Albumin, Eisenstatus (löslicher Transferrin-Rezeptor, Ferritin, Transferrinsättigung)	immer
Stuhlentzündungswert (z. B. Calprotectin)	immer
Stuhldiagnostik auf pathogene Keime (Salmonellen, Shigellen, Yersinien, Campylobacter)	immer
Urinstatus	immer
Tuberkulosediagnostik (Quantiferontest ± RT 23 intrakutan)	immer
ASCA und pANCA	großzügig
erweiterte Stuhldiagnostik	
– Cl.-difficile-Toxin	nach vorangegangener Antibiotikagabe
– Entamoeba histolytica, ggf. weitere Parasiten	nach „Fernreisen"
Ausschluss Immundefekt (pädiatrischer Immunologe)	Kinder unter 6 Jahre immer, sonst bei Verdacht (s. u.)
Ausschluss monogenetische Erkrankung	Kinder unter 2 Jahre großzügig

Während beim Morbus Crohn regelhaft eine Thrombozytose, eine mikrozytäre Anämie, ein leicht- bis mittelgradig erhöhtes CRP und nicht selten auch eine leicht erhöhte Serumlipase oder geringgradig erhöhte Transaminasen, bisweilen auch eine Hypalbuminämie (Ausdruck der Mangelernährung und/oder des intestinalen Eiweißverlustes) vorliegen, zeigt sich bei der Colitis ulcerosa nicht selten ein (bis auf eine Anämie) unauffälliges Labor.

Besteht der Verdacht auf eine chronisch-entzündliche Darmerkrankung fort bzw. hat sich womöglich erhärtet (regelhaft bei positiven Stuhlentzündungsmediatoren, hinreichend langer Anamnese und negativer Erregerdiagnostik), bedarf es einer Endoskopie. Es ist obligat, eine Ileokoloskopie und eine Ösophagogastroduodenoskopie inkl. Stufenbiopsien durchzuführen. Auch wenn keine Symptome auf eine Beteiligung des oberen GI-Traktes hindeuten, so finden sich hier in mehr als einem Drittel der Fälle die zur Einordnung als Morbus Crohn notwendigen epitheloidzelligen Granulome [10]. Deren fehlender Nachweis schließt einen Morbus Crohn allerdings nicht aus. Sie können sich im Verlauf ggf. bei Folgeendoskopie nachweisen lassen. Es folgt die Bildgebung des Dünndarms als Hydro-MRT. Zunehmend öfter – bei Verdacht auf isolierten Dünndarm-Crohn obligat – wird die Videokapselendoskopie bei älteren Kindern und Jugendlichen eingesetzt, insbesondere wenn der klinische Verdacht fortbesteht, die Stuhlentzündungsparameter erhöht, aber Endoskopie und MRT unauffällig sind. Bei Verdacht auf eine Stenose kann eine Kapselendoskopie erst nach Hydro-MRT und Voruntersuchung mit einer Dummy-Kapsel (die sich bei fehlendem Abgang nach kurzer Zeit auflöst, um einen Passagestop der Kapsel möglichst zu verhindern) durchgeführt werden. Immer wieder wird diskutiert, ob nicht auch ein Abdominalultraschall ausreicht. Dieser ist zwar in der Verlaufsdiagnostik und -beurteilung unverzichtbar,

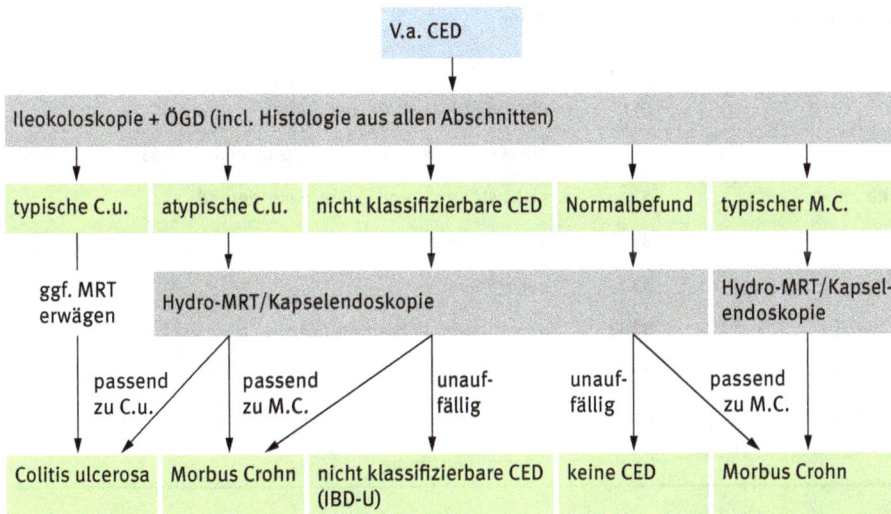

Abb. 26.1: Diagnostisches Vorgehen entsprechend den sogenannten Portokriterien; modifiziert nach [10].

wegen der Untersucherabhängigkeit sollte aber auf die leitlinienkonforme Initialdiagnostik gedrängt werden (Portokriterien, siehe Abb. 26.1).

Am Ende der Diagnostik sollen die Fragen beantwortet sein, ob eine chronisch-entzündliche Darmerkrankung vorliegt, wie deren Ausbreitungsmuster ist, wie ausgeprägt die Entzündung ist und um welchen Typ (Morbus Crohn, Colitis ulcerosa oder nicht klassifizierte chronisch-entzündliche Darmerkrankung) es sich handelt.

Für einen Morbus Crohn sprechen ein diskontinuierlicher Befall, eine transmurale Entzündung und typische makroskopische Charakteristika wie z. B. Schneckenspurulzerationen und Aphthen. Noch spezifischer sind der Nachweis einer Dünndarmbeteiligung (Ausnahme *Backwash*-Ileitis bei Pancolitis ulcerosa) bzw. Stenosen/Fisteln sowie der histologische Nachweis von epitheloidzelligen Granulomen (Ausnahmen Tuberkulose/Immundefekt).

Formal korrekt ist es nun, CED bei Kindern und Jugendlichen nach der Paris-Klassifikation (Tab. 26.2) einzuteilen, die für den M. Crohn die bereits beschriebenen Kriterien Alter bei Diagnosestellung, Lokalisation, entzündlich/strikturierend/penetrierend, Perianalbefall und Wachstumsstörung aufnehmen, aus denen sich teilweise auch prognostische Kriterien ergeben (siehe *Predictors of poor outcome*).

Tab. 26.2: Paris-Klassifikation für Patienten mit M. Crohn [11].

Alter bei Diagnose	A1a	0 bis < 10 Jahre
	A1b	10 bis < 17 Jahre
	A2	17 bis 40 Jahre
Lokalisation	L1	dist. Drittel Ileum ± Zökum
Schwere	L2	Kolon
	L3	Ileum und Kolon
	L4a	oberer GI-Trakt proximal Treitz
	L4b	oberer GI-Trakt distal Treitz/proximal unteres Drittel Ileum
Charakter	B1	nicht strikturierend, nicht penetrierend
	B2	strikturierend
	B3	penetrierend
	B2B3	penetrierend und strikturierend
	P	Perianalbefall
Wachstum	G0	leine Wachstumsstörung
	G1	Wachstumsstörung

Weiter gilt, dass die distal akzentuierte, oberflächliche Entzündung mit Krypten-architekturstörung auf eine Colitis ulcerosa hindeutet.

Es gibt aber eine Reihe von Auffälligkeiten, die häufig bei einem Morbus Crohn gesehen werden, aber explizit auch bei einer Colitis ulcerosa auftreten können [2]:

- *rectal sparing* – Aussparen des Rektums bei sonst typischen Veränderungen
- kurze Erkrankungsdauer mit noch fehlender Kryptenarchitekturstörung
- *cecal patch* – linksseitige Kolitis mit Entzündung im Zökum, meist um die Appendix
- milde Ulzerationen/Gastritis ohne Granulome
- akute schwere Kolitis mit teilweise transmuraler Entzündung und tiefen Ulzerationen

Bei der Colitis ulcerosa unterscheidet die Paris-Klassifikation nur zwei Kriterien: Ausdehnung der Erkrankung und Schwere (siehe Tab. 26.3; der Aktivitätsindex PUCAI ist in Tab. 26.6 beschrieben) [11].

Tab. 26.3: Paris-Klassifikation für Patienten mit Colitis ulcerosa [11].

Ausdehnung	E1	Proktitis
	E2	linksseitig (distal der li. Flexur)
	E3	extensiv (distal der re. Flexur)
	E4	Pankolitis
Schwere	S0	nie „schwer" (PUCAI über 65)
	S1	jemals „schwer" (s. o.)

In einigen Fällen kann die Bestimmung von pANCA (bei zwei Dritteln der Patienten mit Colitis ulcerosa positiv) und ASCA (bei zwei Dritteln der Patienten mit Morbus Crohn positiv) die Zuordnung erleichtern. Im Zweifelsfall wird von einer nicht klassifizierten chronisch-entzündlichen Darmerkrankung (IBD-U) gesprochen, die in der Erfahrung im Verlauf häufiger einem Morbus Crohn zuzuordnen ist, aber eben nicht immer.

Bei Kindern unter 6 Jahren bei Diagnosestellung, noch mehr bei jenen unter 2 Jahren muss gezielt nach möglichen Zeichen eines Immundefektes gesucht werden. Hinweise für einen Immundefekt entsprechend der S2k-Leitlinie der Pädiatrischen Fachgesellschaft sind im Folgenden zusammengefasst [7].

Anamnestische Hinweise für einen angeborenen Immundefekt – ELVIS – Anfälligkeit für Infektionen [7]:

- mehr als zwei Lungenentzündungen pro Jahr
- mehr als zwei schwere Nasennebenhöhlenentzündungen im Jahr
- mehr als acht neue Infektionen im Ohr innerhalb eines Jahres

- Knochenmark- und Hirnhautentzündungen oder schwere Infektionen
- dauerhafter Pilzbefall im Mund oder anderswo nach dem ersten Lebensjahr
- Erkrankungen durch normalerweise ungefährliche Bakterien
- unklare chronische Rötungen bei Säuglingen an Händen und Füßen
- wiederkehrende tiefe Haut- oder Organabszesse
- mehr als 2 Monate Antibiotikatherapie ohne Effekt
- Immundefekte in der Familie
- Komplikationen bei Impfungen mit Lebendimpfstoffen
- geringes Wachstum, geringes Körpergewicht

Akronyme ELVIS und GARFIELD als Warnzeichen für einen angeborenen Immundefekt gemäß AWMF-Leitlinien [7]: Warnzeichen können in der Erkennung angeborener Immundefekte hilfreich sein (AWMF-Leitlinien, Kernaussage 4). Die Akronyme ELVIS und GARFIELD beschreiben jeweils einen Aspekt der Klinik bei angeborenen Immundefekten: die erhöhte Anfälligkeit für Infektionen (AWMF-Leitlinien, Kernaussage 1) sowie die Immundysregulation, die auch ohne Infektanfälligkeit auf einen angeborenen Immundefekt hinweisen kann (AWMF-Leitlinien, Kernaussage 2).

Hierbei stehen die Buchstaben ELVIS für:
- E = ungewöhnlicher Erreger
- L = ungewöhnliche Lokalisation
- V = ungewöhnlicher Verlauf
- I = ungewöhnliche Intensität
- S = ungewöhnliche Summe = Anzahl von Episoden

Hierbei stehen die Buchstaben GARFIELD für:
- G = Granulome
- A = Autoimmunität
- R = rezidivierendes FI = Fieber
- E = ungewöhnliche Ekzeme
- L = Lymphoproliferation
- D = chronische Darmentzündung

Einer früh beginnenden Kolitis kann pathogenetisch eine Störung der epithelialen Barrierefunktion, der Phagozytose, der Funktion verschiedener Signalwege und/oder der Entwicklung und Funktion des adaptiven Immunsystems zugrunde liegen [8]. Für Letzteres ist das IPEX-Syndrom ein Beispiel, für die Phagozytosedefizienz die septische Granulomatose, für eine Störung der intestinalen Barrierefunktion der NEMO-Defekt sowie die XIAP-Defizienz bei der Dysfunktion der autoimmunen entzündlichen Signalwege. Grundsätzlich kann aber die chronische Darmerkrankung Symptom einer Vielzahl von Störungen sein, sodass gerade bei den jungen Patienten wie oben ausgeführt immer eine immunologische/genetische Abklärung vonnöten ist [4,7–9].

Steht die Diagnose nach der invasiven Diagnostik fest, ist ein erläuterndes Gespräch bereits nach der Endoskopie obligat, zumal oftmals schon erste therapeutische Schritte eingeleitet werden. In jedem Falle muss spätestens nach Eingang aller Befunde eine Besprechung mit Diagnoseeröffnung erfolgen. Die Modalitäten der weiteren Betreuung sollen hierbei detailliert erläutert und prognostische Aussagen nur mit Zurückhaltung getroffen werden, denn „jeder Patient hat seine eigene CED". Nähere Aussagen zur Prognose können erst nach Monaten getroffen werden, wenn absehbar ist, wie die remissionsinduzierende und -erhaltende Therapie wirken. An dieser Stelle ist es sinnvoll, auch proaktiv auf die Negativselektion bzgl. des Krankheitsverlaufs im Internet hinzuweisen. Aufklärungsbroschüren wie die des Patientenverbandes DCCV (Deutsche Morbus Crohn/Colitis Vereinigung) sind hier hilfreich, um objektiv zu informieren. Exemplarisch sei hier eine kleine Checkliste für das „Ärztliche Aufklärungsgespräch" angeführt:

Checkliste „Ärztliches Aufklärungsgespräch bei Diagnose einer CED":
– Benennung der Diagnose, Sicherheit, dass diese Diagnose stimmt
– betroffene Areale anhand von Skizze oder Bildern
– Warnung vor unselektierten Betroffenenberichten im Internet, Benennung der DCCV mit ihren entsprechenden Foren
– Pathophysiologie („Warum gerade ich?", Nord-Süd-Gefälle, Hygienehypothese, Genetik, Mikrobiom, Epithelbarriere, Autoimmuncharakter mit erhöhter Wahrscheinlichkeit anderer AI-Erkrankungen)
– Begriffe Schub und Remission erläutern
– Therapieoptionen (unter Verwendung des Schaubildes zu Risiken [Abb. 26.2], um mögliche Ängste vor einer medikamentösen Therapie einzuordnen), Zeitrah-

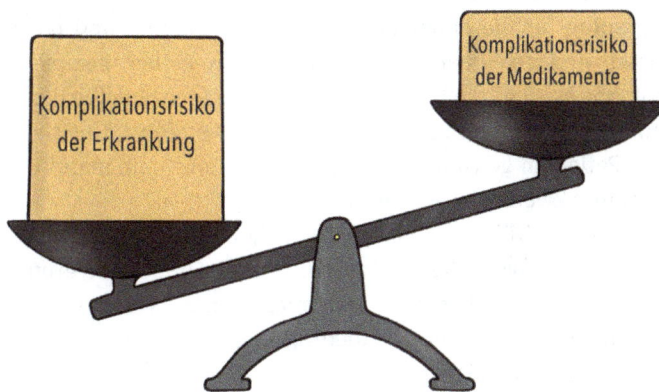

Abb. 26.2: Abwägen von Risiken der Erkrankung und der Therapie (gezeichnet von Dr. Johannes Knierer; nach einer Idee von Dr. M. Claßen).

men bis zum klinischen Ansprechen benennen, alternative Optionen, wenn Ansprechen nicht gleich erreicht wird

- Ernährung (Ernährungstherapie bei Morbus Crohn, CDED bei Morbus Crohn – Spannungsbogen zwischen Lust auf Essen und zu Symptomen oder gar Verschlechterung der CED führender Kost (Junk-Food/prozessierte Nahrung, zu fett, zu viel raffinierter Zucker) – cave: Unterschiedliche Vorstellungen Patient/Eltern – beide „abholen", ermuntern zur Beobachtung, was man verträgt oder eben nicht, aber: keine selbst auferlegten komplexen Diäten!
- Schule, Sport (Angebot zu vermitteln) – Themen wie Sorge, rechtzeitig eine Toilette zu finden (besonders Colitis ulcerosa), beim Sport überfordert zu werden (Möglichkeit eines Attests, ggf. auch Behindertenausweis), Nachteilsausgleich – wichtig Ausdauersport zu betreiben
- Lebensqualität, Psychologie. Benennen, dass einige Patienten sich hier schwertun, Hilfe anbieten. In diesem Zusammenhang auch Notwendigkeit der Compliance ansprechen und Gefahren benennen
- ermuntern auf Gelenkbeschwerden, Augenprobleme und die Haut zu achten
- Kontrollintervalle – Grunderkrankung (meist dreimonatlich), Augenarzt (ein bis zweijährig), ggf. auch Knochengesundheit

26.5 Therapie

26.5.1 Allgemeines

Erfahrungsgemäß empfiehlt es sich, bei Therapieführung drei Grundsätze zu beherzigen.

- Die Therapie soll zielgerichtet und effektiv erfolgen. Um dies zu erreichen, sollte jeweils Behandlungsziel und Zeitpunkt benannt und passende Kontrollintervalle festgelegt werden (neudeutsch „Treat-to-Target").
- Die Therapieführung sollte für die Patienten möglichst transparent und nachvollziehbar sein. In schwierigen Situationen wie beispielsweise bei therapierefraktären Verläufen lohnt es sich, die Behandlungsstrategie (einschließlich chirurgischer Optionen) im Rahmen von Fallbesprechungen zu erörtern. Unsichere bzw. schwer führbare Patienten gewinnen bisweilen Vertrauen, wenn man frühzeitig die Möglichkeit einer Zweitmeinung vorschlägt.
- Da die Mehrzahl der Patienten früher oder später auch alternative Behandlungen in Anspruch nimmt, ist es sinnvoll, dies aktiv anzusprechen und keine grundsätzlich ablehnende Haltung einzunehmen. Andernfalls kann es vorkommen, dass begleitende Therapien verschwiegen werden und eine sachliche und ggf. auch kritische Beratung gar nicht möglich ist.

Das erste Ziel der Behandlung bei Diagnosestellung (wie im Verlauf auch bei Schüben der Erkrankung) ist die effektive Therapie des akuten Entzündungszustandes, die Remissionsinduktion. In der Mehrzahl der Fälle sollte auch direkt eine längerfristige remissionserhaltende Therapie begonnen werden. Weiterhin müssen, ebenso vor allem für den Langzeitverlauf von Bedeutung, Komorbiditäten erkannt und ggf. auch behandelt werden. Dies können Mangelzustände (Ernährungszustand, Vitamine, Spurenelemente), eine Wachstumsverzögerung, extraintestinale Manifestationen (z. B. Arthritis, Uveitis, Pankreatitis, sklerosierende Cholangitis) und psychosoziale oder psychiatrische Probleme (z. B. Depressionen, oft Anpassungsstörungen) sein.

Um das Risiko von Komplikationen durch die chronische Erkrankung effektiv zu reduzieren, ist gerade im Kindes- und Jugendalter oftmals eine recht intensive bzw. „offensive" Therapie notwendig. Gleichzeitig haben Eltern häufig erhebliche Sorgen vor möglichen Therapienebenwirkungen, die offen angesprochen und ernst genommen werden müssen, damit sie eine effektive Therapie nicht verzögern oder unmöglich machen.

Ein Bild sagt mehr als tausend Worte ...: Bei der Argumentation für eine hinreichend effektive Behandlung kann das weiter oben abgebildete Schaubild (Abb. 26.2) gegenüber Eltern didaktisch sehr hilfreich sein.

Exkurs Remission. In der Vergangenheit war das Therapieziel, eine klinische Remission (Beseitigung oder zumindest Verbesserung der Krankheitssymptome, altersentsprechende körperliche Entwicklung, einschließlich normaler Entzündungsparameter) zu erzielen. Mit der Ära der Biologika kamen zusätzlich die Begriffe des *mucosal healing* (deutliche Verbesserung bzw. Normalisierung des makroskopischen/histologischen Befundes bei der Endoskopie) und der der tiefen Remission (klinische Remission, *mucosal healing*) auf und diese haben die alleinige klinische Remission als Behandlungsziel zunehmend abgelöst. Als einfache praktische Parameter in der Routine haben sich die fäkalen Entzündungsparameter (Calprotectin, Laktoferrin) bewährt.

Exkurs Aktivitätsindizes. Anders als der eigentlich nur bei wissenschaftlichen Erhebungen gebräuchliche PCDAI (*Pediatric Crohn's disease activity index*) [14] kann bei Kolitispatienten der PUCAI (*Pediatric ulcerative colitis activity index*) [15] als Aktivitätsindex in der klinischen Versorgung Einsatz finden. Er nimmt alle klinisch relevanten Faktoren auf. Es werden dabei das Vorhandensein von Bauchschmerzen, Blut im Stuhl, Zahl und Konsistenz der Stühle, nächtlicher Stuhlgang, Einschränkung im täglichen Leben erfragt und Punktwerten zugeordnet, aufgrund derer die Krankheitsaktivität festgelegt wird (siehe Tab. 26.7).

26.5.2 M. Crohn

Das aktuelle Update der gemeinsamen Leitlinie von ECCO und ESPGHAN aus dem Jahr 2020 gibt klare Empfehlungen zum therapeutischen Vorgehen bei Kindern und Jugendlichen mit M. Crohn [16]. Noch mehr als zuvor werden einerseits die Risiko-stratifizierung (wer sind die Patienten mit potenziell schlechter Prognose?) und andererseits das Prinzip des „Treat-to-Target" (Reevaluation nach einer vorher festgelegten Zeit der Therapie, um so eine „Kurskorrektur" bzgl. der Behandlung nach Möglichkeit nicht zu verzögern) in den Vordergrund (siehe Abb. 26.3) gerückt.

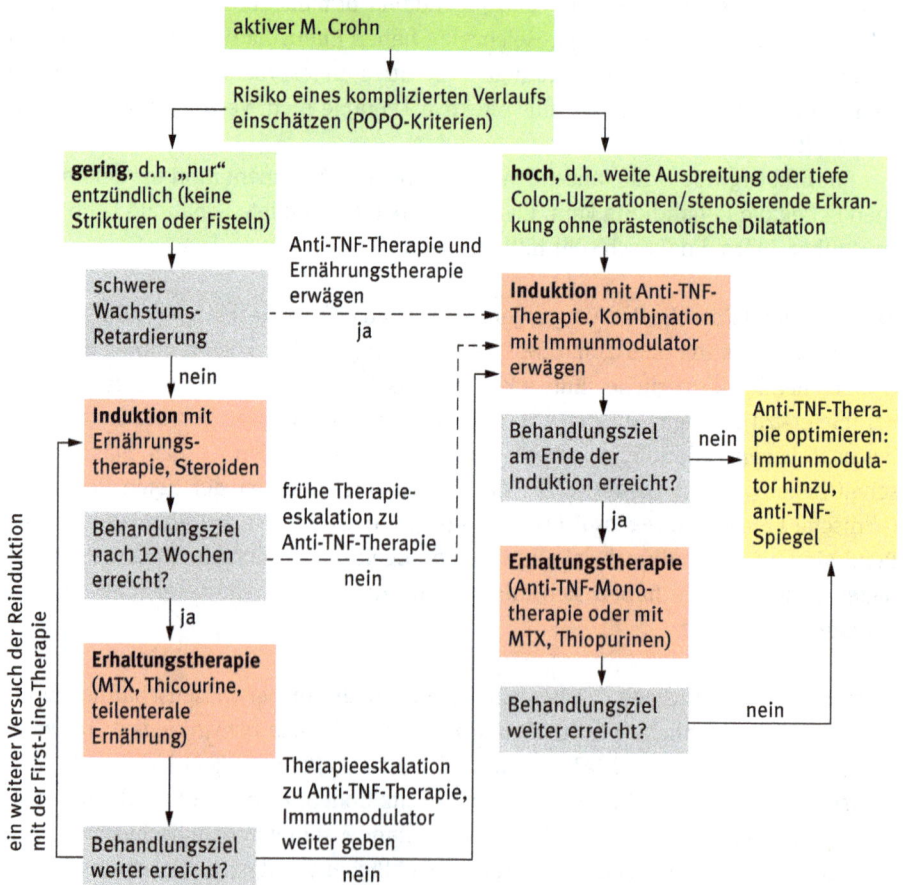

Abb. 26.3: Algorithmus der medikamentösen Behandlung bei M. Crohn im Kindes- und Jugendalter [16]. Für Patienten mit Perianalbefall ist für gewöhnlich die „Maximaltherapie" zuzüglich einer Lokaltherapie erforderlich (siehe weiter unten liegender Fließtext).

Remissionsinduktion. Zum Erreichen einer Remission des M. Crohn stehen die enterale Ernährungstherapie, systemische und topische Steroide und eine Behandlung mit Biologicals zur Verfügung. Keine klare Evidenz gibt es für den Einsatz von Antibiotika und 5-ASA/Sulfasalazin. Bedeutend für die Therapieentscheidungen sind folgende Faktoren:

- Aktivität und Lokalisation der Erkrankung
- Alter des Patienten und individuelle Risikofaktoren (siehe unten POPO-Kriterien)
- Hinweise für Komplikationen oder extraintestinale Probleme (z. B. Abszesse, Fisteln, Gelenkbeteiligungen, Pankreatitis)
- bisherige Therapien und ggf. Unverträglichkeiten

Wichtige Risikofaktoren für einen eher ungünstigen Verlauf (und somit Kriterien für eine intensivere Therapie – siehe unten) sind die sogenannten POPO-Kriterien („Predictors of poor outcome") [1].

- tiefe Kolonulzerationen
- persistierende schwere Erkrankung trotz adäquater Induktionstherapie
- extensiver (panenterischer) Befall
- Wachstumsretardierung um mehr als 2,5 Längen Z-Scores
- schwere Osteoporose
- strikturierende oder penetrierende Erkrankung bei Diagnosestellung
- schwere perianale Erkrankung

Remissionsinduktion bei geringer Aktivität und umschriebenem Befall (ohne POPO-Kriterien): Nur Ileum bzw. Ileozökalbefall (anders als im Erwachsenenalter nur ca. 10 %) – hier kann im Einzelfall ein Behandlungsversuch mit topischem Budesonid (p. o. – 4 Wochen 9 mg bzw. 0,45 mg/kg, dann Ausschleichen über weitere 4 Wochen) unternommen werden [17–19]. Bei einem isolierten Kolonbefall kommen nicht selten die eigentlich nicht leitliniengerechten Salicylate (Mesalazin 30–70 mg/kg, Sulfasalazin – insbesondere bei Gelenkbeteiligung – 50 mg/kg – Dauertherapie über Minimum 2 Jahre) zum Einsatz. Es gibt diesbezüglich keine einheitliche Empfehlung, aber jeder Kindergastroenterologe hat einzelne Patienten, bei denen hiermit erfolgreich behandelt wurde. Als ein mögliches Problem dieser Behandlung wird aufgeführt, dass die Wirkung bei transmuraler Entzündung nur die oberflächlichen Areale erreicht und damit die Symptome möglicherweise gebessert – aber die Entzündung nicht ausreichend behandelt wird.

(Leichte oder) Mittelschwere Aktivität: Meist ist bei Diagnosestellung eine exklusive enterale Ernährungstherapie (EEN) im Kindes- und Jugendalter die Therapie der Wahl. Da diese über 6–8 Wochen laufende Therapie zum einen ein *mucosal healing* bei mehr als 80 % der Patienten erreicht und das günstigste Nebenwirkungsprofil aufweist, sollte alles unternommen werden, um die Patienten hierzu zu motivieren. Eine erfolgreiche Therapie ist nur zu erwarten, wenn sich binnen 1–2 Wochen klinisch eine deutliche Besserung zeigt. Ist diese Behandlung nicht möglich oder nicht erfolgreich, ist die Alternative – wie in der Erwachsenenmedizin üblich – eine systemische Steroidtherapie. Die europäischen Leitlinien geben eine einheitliche Empfehlung, mit welcher Prednisolondosis gestartet und wie diese im Verlauf „ausgeschlichen" werden soll (Tab. 26.4).

Tab. 26.4: Therapieschema für die Remissionsinduktion mit Prednisolon [1]. Tagesdosis in mg in einer ED morgens.

Woche 1 + 2	Woche 3	Woche 4	Woche 5	Woche 6	Woche 7	Woche 8	Woche 9	Woche 10	Woche 11
40	30	30	25	25	20	15	10	5	0
35	30	30	25	20	15	15	10	5	0
30	30	25	20	15	15	10	10	5	0
25	25	20	20	15	15	10	5	5	0
20	20	15	15	12,5	10	7,5	5	2,5	0
15	15	12,5	10	10	7,5	7,5	5	2,5	0

Schwere Aktivität oder beim Vorliegen von einem oder mehreren der POPO-Kriterien und insbesondere beim Vorliegen von Fisteln ist primär der Einsatz eines TNF-alpha-Antagonisten indiziert. Diese Therapie hat den Vorteil, dass sie auch als längerfristige Therapie zum Remissionserhalt fortgeführt werden kann.

Merke: Bei Fisteln ist es im Einzelfall sinnvoll, das Vorgehen vor Einleitung der konservativen Therapie mit einem in der Fistelchirurgie erfahrenen Chirurgen abzusprechen. Ggf. kann vorab die Einlage einer Fadendrainage sinnvoll sein.

Exkurs enterale Ernährungstherapie (EEN), Crohn-Eliminationsdiät (CDED).
Wie oben ausgeführt, gilt die EEN als *First-Line*-Therapie der Erkrankung, interessanterweise allerdings nur im Kindes- und Jugendalter. Diese fußt ursprünglich auf Beobachtungen in den 1960er/70er Jahren an schwer mangelernährten Patienten, die vor einer nötigen Operation ihres Morbus Crohn über eine Sonde mit einer Elementardiät realimentiert werden sollten, jedoch „nebenbefundlich" eine Remission der entzündlichen Erkrankung erreichten. Mittlerweile gibt es Spezialvollproteinnahrungen, für deren Wirksamkeit Studien vorliegen (Modulen IBD®, Alicalm®), aber auch herkömmliche Trinknahrungen scheinen wirksam zu sein. Somit ist nicht allein der Proteinanteil für die Wirksamkeit von Bedeutung. Mit Beginn der Ernährungstherapie dürfen die Patienten keinerlei normale Nahrung mehr aufnehmen und die flüssige Spezialnahrung wird über 3–5 Tage eingesteigert. Am Ende der (6–)8 Wochen kann rasch wieder eine normale Mischkost eingeführt werden. Es spielt keine Rolle,

ob die Nahrung getrunken oder sondiert wird. Wichtig ist, dass die Gesamtmenge verzehrt wird (110–130 % des geschätzten oder besser ermittelten Grundbedarfs). Spätestens nach den ersten 1–2 Wochen kommt es regelhaft zum klinischen Ansprechen, d. h., bei ausbleibender Besserung kann man die Therapie beenden. (Nicht nur) in der eigenen Erfahrung ist neben der Überzeugungskraft des Behandlers ein stationäres Einleiten der Ernährungstherapie mit Unterstützung einer Ernährungsberaterin von großer Bedeutung für eine erfolgreiche Umsetzung. Wie auch bei der Behandlung mit Steroiden erleidet ein großer Teil der Patienten auch nach erfolgreicher Therapie mit der Ernährungstherapie ein Rezidiv. Deshalb wird der Einsatz einer remissionserhaltenden Therapie (typischerweise Thiopurine, seltener ggf. Methotrexat) bereits in dieser ersten Phase mehrheitlich empfohlen.

Neben der exklusiven enteralen Ernährungstherapie sind inzwischen auch modifizierte Strategien mit partieller enteraler Ernährungstherapie in Kombination mit einer speziellen Ausschlussdiät entwickelt worden und es wurde gezeigt, dass hiermit sowohl Remission induziert als auch erhalten werden kann [20,21]. Im Rahmen dieser sogenannten CDED (*Crohn's disease exclusion diet* oder Crohn-Eliminationsdiät) werden u. a. Milch und Getreide strikt gemieden, Fleisch ist nur in geringen Mengen erlaubt während der Anteil von Fisch in der Ernährung gesteigert wird. Zudem sind keine Geschmacksverstärker oder prozessierte Nahrungsmittel erlaubt. Im Rahmen von Analysen des Mikrobioms fand sich unter der Diät eine weitergehende Normalisierung der intestinalen Darmflora, was mit einem besseren Langzeitabschneiden der CDED-Gruppe einherging.

Kontrolle der Remissionsinduktion mit Reevaluation nach 12 Wochen. Wie eingangs des Kapitels beschrieben, wird – folgt man den neuen europäischen Leitlinien [16] – zum Zeitpunkt „12 Wochen" eine Reevaluation unternommen. Dabei sind die Kriterien PCDAI > 5, CRP > 20 mg/l sowie Calprotectin > 400 µg/g Stuhl (angestrebt sind Werte unter 250) mit einem höheren Rezidivrisiko verbunden und sollten eine Therapieeskalation erwägen lassen.

Remissionserhalt. Wie bereits erwähnt, wird aufgrund des hohen Risikos für Rezidive und/oder Komplikationen im längerfristigen Verlauf (siehe Abb. 26.4) in aller Regel bereits frühzeitig eine immunmodulatorische remissionserhaltende Therapie begonnen [22], Abbildung aus [5]. Sofern diese nicht erfolgt, ist ein Rezidiv in einer Frist von einem Jahr eine klare Indikation, sie zweizeitig zu beginnen.

Im Anschluss an bzw. besser „überlappend" und optimal simultan mit Beginn einer EEN oder einer systemischen Steroidtherapie ist die orale Therapie mit Azathioprin (AZA; 2–3 mg/kg) als langfristige Behandlung die *First-Line*-Therapie für den Remissionserhalt zu beginnen. Bei intestinalen Nebenwirkungen kann alternativ 6-Mercaptopurin (6-MP; 1–1,5 mg/kg; p. o.) eingesetzt werden oder bei Myelosuppression oder Unverträglichkeit (Pankreatitis, Hepatitis, zuweilen „nur" gastrointestinale Probleme) auch ein Wechsel auf Methotrexat (MTX; 10–15 mg/m^2 Körperoberfläche;

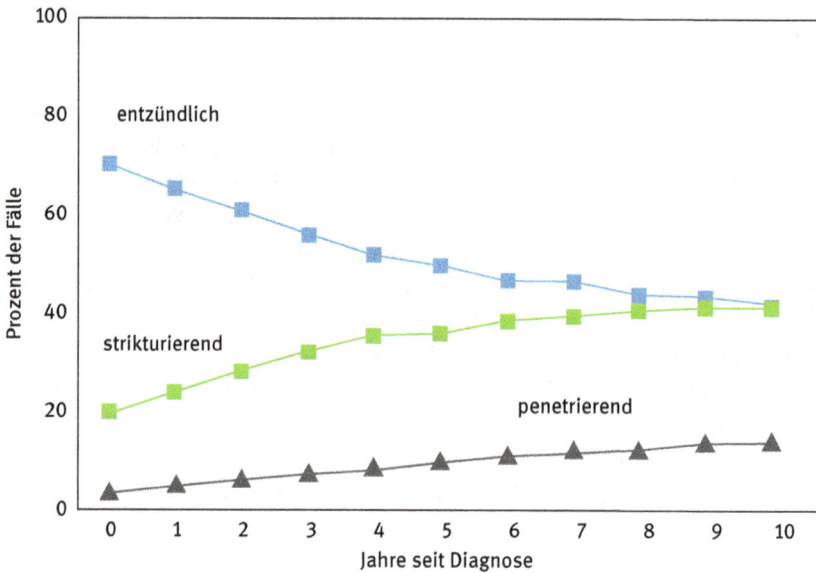

Abb. 26.4: Verlauf der Erkrankung bei Patienten mit Diagnose im Kindes- und Jugendalter [5].

einmal pro Woche, subkutan) erfolgen. Auch hier ist es sinnvoll, den Effekt der Therapie nach einem zeitlich definierten Intervall zu überprüfen (AZA/6-MP 3–4 Monate, MTX 6 Monate), um nicht an einer wirkungslosen Therapie festzuhalten. Gerade bei dieser Therapiesäule und insbesondere im Jugendalter finden sich leider beeindruckende Noncomplianceziffern, sodass bei ausbleibender oder schlechter Wirkung ein *Drug Monitoring* erfolgen sollte (z. B. Metabolite bei den Thiopurinen).

Die Behandlung mit Thiopurinen ist in den letzten Jahren etwas in Misskredit geraten, nachdem eine Reihe von Lymphomen bei männlichen Jugendlichen und jungen Erwachsenen aufgetreten sind, die mit einer vorherigen EBV-Infektion in Verbindung gebracht werden [23]. Es wird von einem vier- bis fünffach erhöhten Risiko dieser sehr seltenen Komplikation berichtet, das erst ab einer Behandlungsdauer von 12 Monaten erhöht ist und sich nach Absetzen des Medikamentes wieder normalisiert [24].

Dies hat dazu geführt, dass in einigen Zentren bei männlichen Patienten der EBV-Status kontrolliert wird um bei EBV-negativen Patienten (ca. 50 % der Fälle) primär eher MTX einzusetzen [25].

Eine alternative Strategie zum Remissionserhalt bei eher geringem Risiko kann auch die oben erwähnte Ernährungstherapie sein.

Remissionsinduktion und Remissionserhalt mit Biologika. Fällt der Entschluss, aufgrund möglicher Risikofaktoren für einen ungünstigen Verlauf oder aber, weil die oben erwähnten Therapien nicht ausreichend wirksam sind, ein Biologikum einzusetzen, dann besteht die Wahl zwischen Infliximab, das unter Überwachung intravenös als Infusion gegeben werden muss, und Adalimumab, das subkutan verabreicht wird, was auch zu Hause mittels Pen möglich ist (Infliximab: 5 mg/kg i. v. als Infusion; Woche 0, 2 und 6, dann alle 8 Wochen; Adalimumab: Körpergewicht über 40 kg Initialdosis 160 mg s. c., gefolgt von 80 mg nach 2 Wochen und dann 40 mg alle 2 Wochen; bei einem Körpergewicht unter 40 kg Initialdosis 80 mg, dann 40 mg, dann 20 mg).

Ein mögliches Problem bei der Behandlung mit Biologicals ist die Bildung von *anti-drug*-Antikörpern, also Antikörpern, die sich gegen den jeweiligen Antikörper richten. Diese können neutralisierend wirken und gehen dann mit einem Wirkverlust einher. Sie treten deutlich häufiger bei Infliximab als bei Adalimumab auf. Das Risiko ist besonders groß bei niedrigen Wirkspiegeln bzw. zu langem Dosierungsintervall und es ist geringer unter einer Co-Medikation mit Azathioprin. In Abb. 26.5 ist das empfohlene Vorgehen im Zusammenhang mit solchen Antikörpern skizziert.

Die Behandlung erfolgt entweder als Monotherapie oder in Kombination mit einem der genannten Immunsuppressiva über mindestens 6 Monate, um eine Antikörperbildung gegen das Fremdeiweiß zu verhindern (hierbei scheinen auch niedrige Dosen von Azathioprin bzw. Methotrexat zu reichen). Unter der Vorstellung, dass die therapeutischen Antikörper bei langstreckigem Befall und hoch entzündlich verändertem Darm auch ins Darmlumen verloren gehen können, ist es zu Beginn der Therapie besonders wichtig, ausreichend hoch zu dosieren und ggf. auch die Antikörperspiegel zu kontrollieren. Dies scheint besonders wichtig, weil niedrige Spiegel öfter die Bildung von *anti-drug*-Antikörpern und in der Folge einen sekundären Wirk-

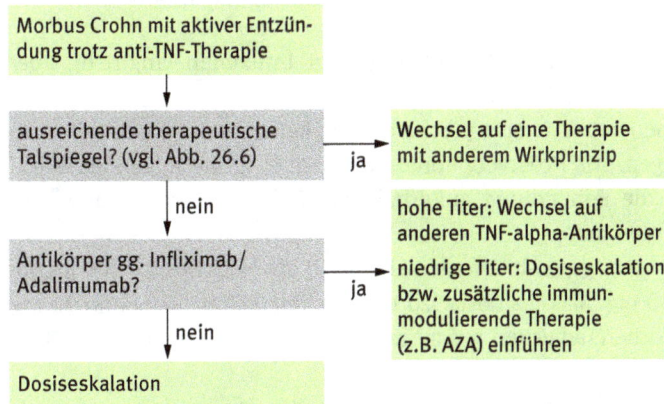

Abb. 26.5: Vorgehen bei unterschiedlichen Medikamentenspiegel/Antikörperkonstellationen [26,27].

Infliximab

Zieltalspiegel

Infusionszeitpunkt

Woche nach 1. Gabe

> 2,5 µg/ml > 15 µg/ml > 5 µg/ml

I II III IV

0 2 4 6 8 10 12 14 16 weeks

Adalimumab

Zieltalspiegel

Zeitpunkt der subkutanen Gabe

Woche nach 1. Gabe

> 7,5 µg/ml > 7,5 µg/ml

I II III IV V VI VII VIII IX

0 2 4 6 8 10 12 14 16 weeks

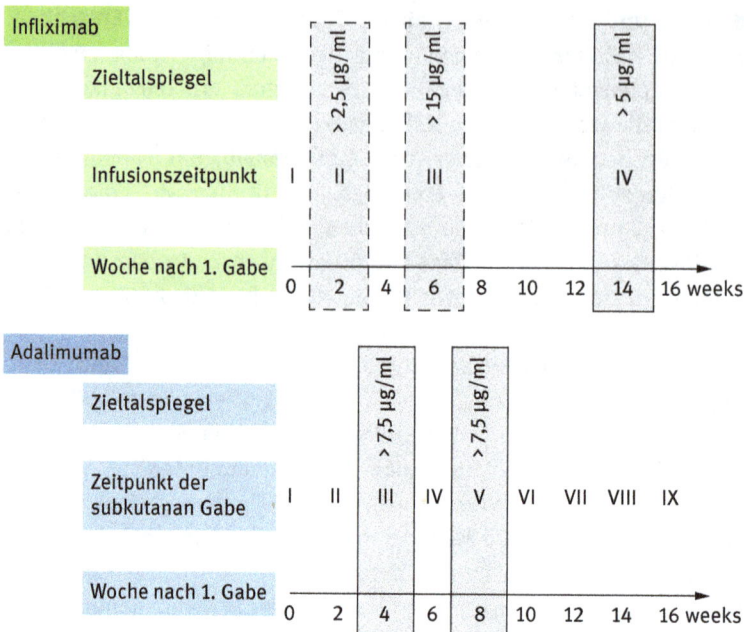

Abb. 26.6: Zielspiegel für Infliximab und Adalimumab [16].

verlust mit sich bringen. Der Trend geht zunehmend hin zu einer individualisierten bzw. adaptierten Therapie. So werden bei Kindern unter 30 kg, denen mit einem ausgedehnten Befall oder niedrigem Serum-Albumin Infliximab-Dosen von 10 mg/kg empfohlen/erwogen. Ähnliches gilt bei Fisteln (siehe unten).

In Abb. 26.6 sind die Empfehlungen zu den Talspiegeln von Infliximab und Adalimumab gezeigt.

Bei fistelnden Verläufen sollten die Talspiegel für Infliximab langfristig aber z. B. höher sein (12,7 µg/ml statt 5) [16].

Jenseits der beschriebenen Therapie gibt es bislang keine für das Kindesalter zugelassenen Behandlungen. Als Reserveoptionen kommen u. a. die folgenden Wirkstoffe in Frage, wobei die Behandlung außerhalb der Zulassung erfolgt und engmaschig überwacht werden muss.

- Ustekinumab (Antikörper gegen Interleukin 12 und 23) mit einer Dosis von 6 mg/kg (aufgerundet auf 130 mg, Maximaldosis 520 mg) als initiale Infusion, dann 90 mg Dosis s. c. alle 8 Wochen (adjustiert auf m² KOF – Dosis von 90 mg ist für 1,73 m² KOF berechnet) [32] und
- Vedolizumab (darmspezifischer Integrinantikörper, der das *homing* – „Einwandern" von Immunzellen blockiert) mit einer Dosis von 300 mg oder 6 mg/kg zum Zeitpunkt 0, 2 und 6 Wochen und dann achtwöchentlich

– Golimumab und Certolizumab sind jeweils TNF alpha Antikörper, die eher selten als Reservetherapeutika eingesetzt werden.

Andere Medikamente. Eine Reihe von Medikamenten bzw. Substanzen haben im Laufe der Jahre Einsatz beim M. Crohn gefunden, darunter traditionelle Entzündungshemmer wie Weihrauch, Myrrhe, Omega-3-Fettsäuren in Fischölpräparaten, ferner Schweinepeitschenwurmeier (in der Annahme, die Immunantwort der Hygienehypothese folgend „umzukehren" bzw. abzulenken), aber auch Probiotika. Letztlich hat keiner dieser Ansätze vermocht, mehr als die 20–30 % Besserung, die mit einem Placebo „bewirkt" werden, zu überflügeln, wenngleich man im Einzelfall positive Effekte sicher meinte zu erkennen. Obwohl zuletzt auch neue Entwicklungen wie der Hoffnungsträger Mongersen – ein Antisense-Oligonukleotid – in der klinischen Prüfung durchfielen, sind im Verlauf neue Therapeutika mit günstigerem Wirkung-Nebenwirkungsprofil zu erwarten.

In der Folge sind die möglichen Nebenwirkungen, die unter den üblichen medikamentösen Behandlungen auftreten können, und etwaige Maßnahmen tabellarisch aufgelistet (Tab. 26.5).

Tab. 26.5: Arzneimittelnebenwirkungen/mögliche Maßnahmen.

Wirkstoff	mögliche Nebenwirkungen	Maßnahme
Mesalazin, Sulfasalzin	Pankreatitis	Pausieren, zu einem späteren Zeitpunkt nochmals einschleichen
Mesalazin, Sulfasalzin	Nephritis	Absetzen
Mesalazin, Sulfasalzin, MTX, Azathioprin	Hepatitis	Absetzen
MTX	Leukozytopenien	Folsäure
	Übelkeit	Ondansetron, Verhaltenstherapie
Azathioprin	Pankreatitis	Absetzen (gilt auch für 6-MP) – dies allerdings nur bei entsprechender Klinik, nicht bei ausschließlicher Erhöhung der Lipase
	Übelkeit	Wechsel auf 6-MP
	Leukozytopenie	Dosisreduktion, -verteilung
Infliximab, Adalimumab	Wirkverlust	Dosiserhöhung und/oder Intervallverkürzung Adalimumab oder vice versa
Infliximab, Adalimumab, Vedolizumab	Hautveränderungen, z. B. im Sinne einer Psoriasis	dermatologische Behandlung, ggf. Präparatewechsel
Infliximab, Vedolizumab	Infusionsreaktion	Vorbehandlung mit Steroid, Antihistaminikum

Operatives Vorgehen. Nachdem ja ein Chirurg der Namensgeber der Erkrankung ist, wurde im Laufe der Zeit klar, dass durch das Verteilungsmuster regelhaft eine Heilung durch OP nicht möglich ist. Die folgerichtige Zurückhaltung hinsichtlich einer chirurgischen Therapie ist zwar grundsätzlich richtig – sie darf aber nicht dazu führen, dass nebenwirkungsbeladene konservative Regimes gegenüber einer Operation immer bevorzugt werden. Mögliche Indikationen sind:
- eine Ileozökalresektion zum Erreichen einer Remission – also bei isoliertem Befall,
- eine Behandlung von Komplikationen wie Fisteln, Abszessen oder Stenosen, aber auch
- „*Salvage*" – Prozeduren wie eine subtotale Kolektomie bei schwerer refraktärer Kolitis oder Dünndarmresektion bei therapierefraktärer Jejuno-/Ileitis neben
- Notfalloperationen bei Perforation und/oder Peritonitis.

Die Entscheidung fällt eher leichter, wenn bei einem (prä-)pubertären Kind zuletzt Wachstums- und Gewichtsentwicklung deutlich eingeknickt sind. Elementar ist dabei, dass vor einem Eingriff eine sorgfältige Evaluation erfolgt, um das operative Vorgehen und die medikamentöse Therapie möglichst detailliert vorzuplanen. Nach einer Operation wird vor dem Hintergrund einer erheblichen Gefahr einer Zweit-OP im Laufe der Zeit eine remissionserhaltende Therapie gewählt, deren Zusammensetzung bzw. Auswahl anhand des Ansprechens auf Medikamente vor der OP und des sogenannten Rutgeerts-Scores [33] (Vorhandensein von mehr als fünf Aphthen bei der Kontrollendoskopie 9–12 Monate nach OP) festzulegen ist (Faustregel – geringes Risiko Mesalazin, mittleres Risiko Thiopurin, hohes Risiko TNF-alpha-Blocker). Sollte eine Fistel-OP erwogen werden, ist es von großer Bedeutung, einen erfahrenen CED-Chirurgen hinzuzuziehen und medikamentöse und chirurgische Therapie abzustimmen.

26.5.3 Colitis ulcerosa

Da es für die Colitis ulcerosa keine wirksame Ernährungstherapie gibt, ist hier das therapeutische „Arsenal" kleiner als beim M. Crohn. Andererseits ist bei einem Teil der Patienten durch die vergleichsweise nebenwirkungsarme Behandlung mit Mesalazin oder Sulfasalzin eine Remission zu erreichen. Grundsätzliche Überlegungen zu den einzelnen Medikamenten sind schon im Abschnitt über die beim Morbus Crohn verwendeten Präparate angeführt.

Der PUCAI-Index (siehe Tab. 26.6) kann in der Therapieführung hilfreich sein. Er unterscheidet zwischen den Gruppen Remission (< 10), leichte Aktivität (10–34), moderate Aktivität (35–64) und schwere Aktivität (> 65) anhand der klinischen Symptome Stuhlhäufigkeit, -konsistenz, Blut im Stuhl, nächtlichem Erwachen, Bauchschmerzen und Einschränkung im täglichen Leben.

Tab. 26.6: PUCAI-Index [15], zitiert bei [34].

Kriterium	Merkmal		Punktwert
Bauchschmerzen	–	keine	0
	–	können ignoriert werden	5
	–	können nicht ignoriert werden	10
rektale Blutung	–	keine	0
	–	nur kleine Mengen mit < 50 % der Stühle	10
	–	kleine Mengen mit den meisten Stühlen	20
	–	große Mengen (> 50 % der Stuhlmenge)	30
überwiegende Stuhlkonsistenz	–	geformt	0
	–	teilweise geformt	5
	–	komplett ungeformt	10
Anzahl der Stühle (in 24 h)	0–2		0
	3–5		5
	6–8		10
	> 8		15
nächtlicher Stuhlgang	–	nein	0
	–	ja	10
Aktivitätsgrad	–	keine Einschränkungen	0
	–	gelegentliche Einschränkungen	5
	–	schwere Einschränkungen	10
Summe (0–85 Punkte)	< 10 Punkte: Remission		
	10–40 Punkte: milde Aktivität		
	40–65 Punkte: moderate Aktivität		
	65–85 Punkte: hohe Aktivität		

Milde und moderate Aktivität. Bei den in der Mehrzahl der Fälle milden Verläufen mit wenig ausgedehntem Befall „reicht" Mesalazin oral 60–80 mg/kg und Tag (maximal 4,8 g), je nach Galenik auf ein bis drei Einzelgaben verteilt. Die nach Studien bei Erwachsenen inzwischen etablierte Gabe von Mesalazin einmal abends scheint aber sogar eine bessere Wirksamkeit zu haben. Beim im Kindesalter selteneren isoliert distalen Befall kann Mesalazin zusätzlich (unter Berücksichtigung der oralen Dosis) oder ggf. auch ausschließlich rektal als Einlauf, Rektalschaum oder Suppositorium gegeben werden.

> **Merke:** Suppositorien wirken auf den letzten drei bis fünf Zentimetern, Schaum im Rektosigmoid, Einläufe bis maximal zur linken Flexur

Alternativ kann auch Budesonid rektal verabreicht werden.

Sulfasalazin 40–70 mg/kg (max. 4 g) wird häufig bei begleitenden Gelenkbeschwerden anstelle von Mesalazin eingesetzt. Es sollte zu Beginn der Behandlung eingesteigert werden.

Im Falle einer Unverträglichkeit gegenüber Mesalazin/Sulfasalazin besteht eine Zulassung für eine orale Behandlung mit dem Probiotikum Mutaflor® (E. coli Stamm Nissle). Bei fehlendem Ansprechen kommt Prednisolon bzw. Prednison zum Einsatz (1 mg/kg, maximal 40 mg, siehe Tab. 26.6). Bei steroidrefraktärem Verlauf können ggf. Infliximab oder Adalimumab (Dosis bzw. Ablauf siehe M. Crohn) oder in Analogie zur schweren steroidrefraktären Kolitis auch Calcineurininhibitoren (Cyclosporin A, Tacrolimus) angewendet werden.

Bei moderater Aktivität, aber ausgedehntem Befall (Pankolitis oder Linkskolitis) mit deutlicher Rektumentzündung und auf jeden Fall bei hoher Aktivität behandelt man in der Regel primär mit Steroiden (p. o.) – zur Remissionsinduktion – und simultan mit Thiopurinen für den Remissionserhalt (Dosierungen siehe oben); wenn nach 1–2 Wochen kein Effekt eingetreten ist, kann ein Teil der Patienten mit intravenös applizierten Steroiden (Methylprednisolon 1,5 mg/kg, maximal 40 mg) noch in eine Remission gebracht werden. Wenn auch dies nicht erfolgreich ist, dann sollten Infliximab bzw. Adalimumab (siehe oben) oder ggf. Calcineurininhibitoren zum Einsatz kommen (siehe oben).

Für das Kindesalter hat der Integrinantikörper Vedolizumab (ebenfalls Biological) bis dato keine Zulassung, wird aber in der Erwachsenenmedizin teilweise sogar vor der Gabe von TNF-alpha-Antagonisten angewendet [31]. In der Akutsituation ist es jedoch nicht unmittelbar hilfreich, da die volle Wirkung erst nach 2–3 Monaten zu erwarten ist [28,29,30].

In der Tab. 26.5 finden sich mögliche Nebenwirkungen der medikamentösen Behandlungen und sich daraus ergebende Maßnahmen.

Mögliche Reservemedikamente ohne Zulassung im Kindesalter können andere TNF-alpha-Antagonisten wie Golimumab (mit Zulassung in der Erwachsenenmedizin), aber auch Ustekinumab sein (siehe M. Crohn).

Bei therapierefraktärer Kolitis kann eine Kolektomie mit ileoanaler Pouchanlage eine gute Therapiealternative sein.

Sonderfall schwere Colitis ulcerosa. Charakterisiert durch einen PUCAI von über 65 wird bei dieser mit einem hohen Komplikationsrisiko einhergehenden Form direkt mit intravenösem Methylprednisolon bis 1,5 mg/kg auf ein bis zwei ED (max. 60 mg) begonnen. Wenn es nicht zur Remission binnen weniger Tage kommt, wird hier eine endoskopische Suche nach anderen Ursachen empfohlen (CMV-Kolitis, Pseudomembranöse Kolitis durch Cl. difficile). Bei fehlendem Ansprechen erfolgt die Therapieeskalation (TNF-alpha Antagonist vs. Calcineurin-Inhibitor) und bei ausbleibender Wirksamkeit wird eine Kolektomie mit Anlage eines Ileostomas empfohlen, in der Praxis werden dabei regelhaft die lt. Leitlinie empfohlenen 1,5–2 Wochen überschritten. Trotzdem ist das toxische Megakolon, die gefürchtetste Komplikation mit hoher

schwere akute Colitis ulcerosa

intravenöse Steroidbehandlung

klinisches Ansprechen an Tag 3
(PUCAI < 45)?

ja → Umstellung auf orale
Steroidbehandlung +
Azathioprin

nein

klinisches Ansprechen an Tag 5
(PUCAI < 45)?

ja

nein

Second-Line-Therapie
Infliximab vs. Cyclosporin A i.v.

klinisches Ansprechen an Tag 5–7?

ja → Therapie fortführen
CyA: oralisieren (3 Monate)
Infliximab: Induktion
komplettieren, dann als
remissionserhaltende
Therapie

nein

Kolektomie mit endständigem
Ileostoma

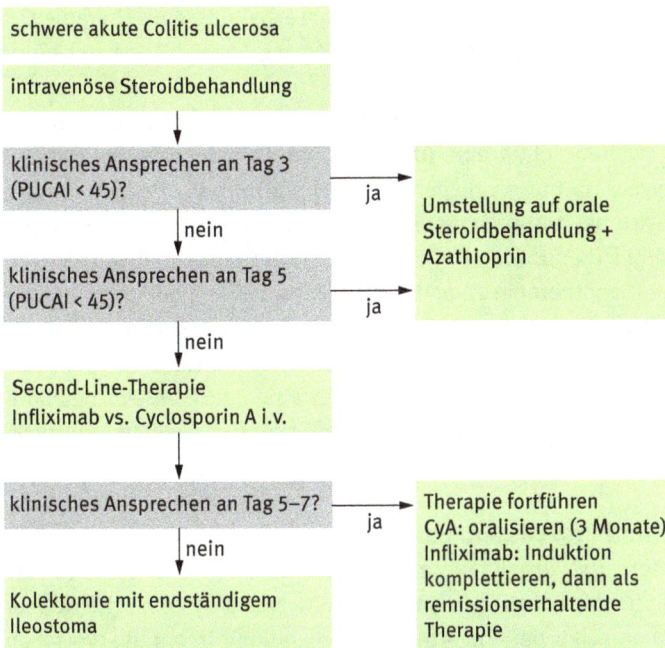

Abb. 26.7: Vorgehen bei schwerer akuter Colitis ulcerosa [35].

Mortalität, eine Rarität. Dies ist zu vermuten bei schwerem Krankheitsgefühl, hohem Fieber, distendiertem Abdomen mit Abwehrspannung bei klinischem Bild eines Ileus und beginnendem Kreislaufschock. Die Röntgen-Aufnahme des Abdomens zeigt freie Luft und/oder eine Kolonweite von über 6 cm.

Das weitere Vorgehen ist in der vorangehenden Abbildung skizziert (Abb. 26.7). Es ist insofern von großer praktischer Bedeutung, weil es in dieser kritischen Situation die jeweiligen „Treat-to-Target" benennt und damit dem Behandler eine Struktur liefert.

In der klinischen Praxis erfolgt bei schwer erkrankten Patienten mit hohen Entzündungsparametern meist auch eine antibiotische Behandlung aufgrund der Möglichkeit einer bakteriellen Infektion mit Durchwanderung der Darmwand. Dabei kommen meist Metronidazol und Cephalosporine der dritten Generation zum Einsatz.

Remissionserhalt. Um den Therapieeffekt bezüglich des Remissionserhalts zu kontrollieren, sollte etwa 3 Monate nach Diagnosestellung eine Reevaluation erfolgen (z. B. [36]). Wie beim M. Crohn gibt es auch bei der Colitis ulcerosa Hinweise auf einen komplizierten Verlauf, wie z. B. eine Hypalbuminämie [23,37} oder einen weiter aktiven Verlauf (objektivierbar über den PUCAI-Index) [36].

Bei der Mehrzahl der Patienten reicht zur Remissionserhaltung eine Therapie mit Mesalazin aus, dann mit einer Dosis von mindestens 40 mg/kg und Tag bzw. 2,4 g/kg und Tag.

War initial eine Steroidbehandlung erforderlich, so wird entweder direkt, spätestens aber nach einem zweiten Schub eine Immunsuppression/-modulation parallel hierzu eingeleitet. Langzeiterfahrungen liegen für Azathioprin bzw. 6-Mercaptopurin vor. Diese Medikation wird nach Absetzen der Steroide fortgeführt. Bei Patienten mit einer Zweifachmedikation (Aminosalicylate, Thiopurine) wird man im längerfristigen Verlauf versuchen, eine Monotherapie zu etablieren, wobei beide Medikamente über Jahre (zwei, oft drei bis vier) gegeben werden, ehe man sich unter engmaschigem Monitoring des Calprotectins zum Reduzieren und dann Ausschleichen entschließt. Nur wenig Zahlen gibt es zu Methotrexat, das bei gleichzeitig auftretenden rheumatischen Beschwerden sinnvoll sein kann. Eine Reihe von Patienten bleiben langfristig unter einer Biologika-Therapie nach erfolgreicher Remissionsinduktion.

Andere Medikamente und Prozeduren. Einsatz findet das oral gegebene, spät freigesetzte und einem hohen *First-Pass*-Effekt unterliegende topische Budesonid (Budesonid-MMX), das besser als Mesalazin wirken soll, und weniger systemische Nebenwirkungen als Prednisolon zeigt. Bei längerfristiger Behandlung treten die typischen systemischen Nebenwirkungen der Steroidtherapie allerdings nicht selten auf.

Auch bei der Colitis ulcerosa finden sich eine Anzahl alternativer Behandlungsmöglichkeiten. Große Hoffnung wurde auf verkapseltes Lecithin gelegt, das die gestörte mukosale Barriere verbessern sollte. Leider blieb der therapeutische Effekt hinter den Erwartungen zurück. Viele Patienten wenden Weihrauchpräparate, Curcuma oder Präparate mit Omega-3-Fettsäuren an, ohne dass hierfür Daten zur Verfügung stehen.

Viele Untersuchungen beschäftigen sich mit dem fäkalen Mikrobiom-Transfer als Therapieoption, wobei bislang weder Empfehlungen zur praktischen Durchführung noch ausreichende Daten zur Sicherheit bzw. Wirksamkeit vorliegen. Entsprechende Behandlungen sollten daher möglichst im Rahmen von Studien erfolgen. Kleinere Studien gibt es für Thalidomid als Reservemedikament. Perspektivisch werden zunehmend weitere Biologika Verwendung finden, jedoch auch hier oft mit mehrjähriger Latenz zur Einführung in die Erwachsenenmedizin (z. B. JAK-Inhibitoren wie Tofacitinib).

Chirurgisches Vorgehen. Hier geht es in der Regel um eine komplette Kolektomie mit ileoanaler Pouch-Anlage. Nur selten kann bei ausschließlich distalem Befall auch eine Hemikolektomie erwogen werden. Teilweise werden chirurgische Eingriffe schon recht früh im Krankheitsverlauf (siehe oben) notwendig, häufiger aber elektiv bei therapierefraktärem Verlauf. In aller Regel erfolgt die Pouchanlage im Rahmen eines zwei- oder sogar dreizeitigen Vorgehens. Wie oben ausgeführt, ist es hierbei besonders wichtig, vor Anlage eines Pouchs hinreichende Sicherheit zu besitzen, dass kein Morbus Crohn vorliegt [38], wobei es selten Fälle gibt, in denen sich zwei-zeitig doch eine transmurale Entzündung manifestiert und sich damit ein Diagnose-wechsel ergibt.

Notfallmäßige Operationen sind selten notwendig wie beispielsweise beim toxi-schen Megakolon oder bei einer Perforation.

Exkurs Pouch, Pouchitis. Nach erfolgreicher Anlage eines Pouches (mehrzeitige Anlage eines aus dem terminalen Ileum konstruierten Reservoirs, das für gewöhnlich im Analbereich anastomosiert wird) wurde früher von einer „Heilung" der Colitis ul-cerosa gesprochen. Tatsache ist, dass die meisten Patienten zunächst noch hochfre-quente, später dann mit einer Häufigkeit von drei bis fünf, meist willkürlich gut steu-erbaren Stühle am Tag und auch nächtlichem Stuhlgang eine wesentlich bessere Le-bensqualität haben. Problematisch kann eine Pouchitis sein, also die Entzündung des Reservoirs, die gerade bei jungen Kindern sehr häufig [39], aber auch bei älteren Patienten im Laufe der Zeit in bis zu 50 % auftritt. Sie imponiert klinisch mit gestei-gerter Stuhlfrequenz, blutigen Stühlen, imperativen Stuhlgang und Tenesmen. Bei entsprechendem klinischen Verdacht muss die Diagnose endoskopisch gesichert und andere mögliche Ursachen (Infektionen einschließl. CMV) ausgeschlossen wer-den.

Frauen haben ein erhöhtes Risiko einer Infertilität nach der OP, was bei der Ent-scheidung berücksichtigt werden sollte [40].

Die Behandlung der akuten Pouchitis erfolgt antibiotisch (z. B. Metronidazol und Ciprofloxacin für 2 Wochen) bzw. antiphlogistisch (Budesonid Einläufe), die chronische Pouchitis mit den gleichen Medikamenten, ggf. ebenfalls mit einer an-tiphlogistischen Dauerbehandlung (Mesalazin, ggf. auch Immunmodulatoren oder Biologicals). Analog zur Situation bei Erwachsenen kann eine erreichte Remission durch das probiotische Kombinationspräparat VSL#3 erhalten werden.

26.5.4 Chronisch-entzündliche Darmerkrankung, nicht klassifiziert

Die Behandlung orientiert sich letztlich an den Leitlinien für die Colitis ulcerosa und den Morbus Crohn. Ist der Befall ausschließlich bzw. vornehmlich im Kolon mit mil-der bis mäßiger Aktivität, so wird meist wie bei einer Colitis ulcerosa behandelt. In den übrigen Fällen richtet sich die Therapie eher am Vorgeben bei einem Morbus Crohn, auf den es ja in der Mehrzahl der Fälle auch „hinausläuft".

26.5.5 Verlaufskontrollen

Je nach Verlauf und Therapie sind die Verlaufskontrollen in Intervall und Umfang geringfügig unterschiedlich. Es wird nach Symptomen der Erkrankung zu fragen sein, dabei sind die anthropometrischen Daten (Größe, Gewicht), aber auch der Blutdruck nicht nur bei einer Behandlung mit Steroiden zu bestimmen. Pubertätsentwicklung und vor allem perianale Veränderungen sind „peinliche Themen", aber wegen der Tendenz zur Dissimulation regelmäßig zu erheben.

Als „Blaupause" für einen Vorstellungstermin mag die folgende Checkliste dienen.

Checkliste „Verlaufskontrolle bei CED":
– Gewichtsverlauf, Längenwachstum?
– gastrointestinale Symptome (Bauchschmerzen, Stuhlfrequenz, Stuhlkonsistenz, Blutbeimengungen, nächtlicher Stuhlgang, Tenesmen, Meteorismus)
– Frage nach Funktionieren im täglichen Leben (Freizeitaktivitäten, Schulfehlzeiten)
– Frage nach Gelenkschmerzen, Aphthen, perianalen Veränderungen, Erythema nodosum, Appetit, Belastungsfähigkeit
– Lebensqualität (man kann auch die sogenannte 100-mm-Skala auslegen – „wie geht es Dir auf einer Skala von 0–100 – 100 perfekt), Stimmung, ggf. psychische Belastung
– Medikamente?
– Laborkontrolle (z. B. BSG, Blutbild und Differenzierung, Eisen, Ferritin, Kalzium, Phosphat, AP, Vitamin D, GOT, GPT, GGT, Kreatinin, Lipase, ggf. Vitamin B_{12}, Folsäure, ggf. Medikamentenspiegel bzw. Antikörper – ggf. Urinstatus)
– ggf. Ultraschall

Für gewöhnlich werden bei stabilem Verlauf Dreimonatsintervalle gewählt, bei denen neben der klinischen Einschätzung Entzündungs-, Leber-, Bauchspeicheldrüsen und Nierenwerte sowie Vitamin D- und Eisenhaushalt dokumentiert werden, bei Morbus Crohn mit Befall des (terminalen) Ileums auch Vitamin B_{12} und Folsäure, in jedem Fall aber das Calprotectin (oder ein anderer fäkaler Entzündungsparameter). Bei Symptomen bieten sich Ultraschalluntersuchungen an.

Kontrollendoskopien sind einerseits vor neuen Therapieentscheidungen bzw. bei unklaren Situationen erforderlich. Seltener ist auch eine erneute Bildgebung im Sinne einer Hydro-MRT notwendig, wobei im Kindes- und Jugendalter die Indikation für beides sicher zurückhaltender gestellt wird als im Erwachsenenalter. Im längerfristigen Verlauf gibt es klare Empfehlungen zu endoskopischen Kontrollen mit dem Ziel, Komplikationen (insbesondere Malignome) frühzeitig zu erkennen. Dies gilt insbesondere für die Colitis ulcerosa und ganz besonders für Patienten, die neben der chronischen Darmentzündung eine sklerosierende Cholangitis aufweisen. Ansonsten ist bei unkomplizierten Verläufen eine erste Endoskopie 5–10 Jahre nach der Diagnosestellung zu empfehlen. Bei zusätzlich bestehender PSC oder bei chronisch aktivem Verlauf sollten diese alle 1–2 Jahre durchgeführt werden [1,2]. Patienten mit einer PSC müssen aufgrund des Risikos für ein Cholangiokarzinom zusätzlich in regelmäßigen Abständen eine MRCP erhalten.

Die Lebensqualität kann im Rahmen der Erkrankung erheblich eingeschränkt sein und sekundär können sich nicht selten auch psychiatrische Komorbiditäten entwickeln. Der wichtigste Einflussfaktor für die Lebensqualität ist schlicht und einfach die Krankheitsaktivität. In aller Regel verbessert sich also die Lebensqualität durch eine effektive Behandlung der Erkrankung. Gleichwohl gibt es unter Kindern und Jugendlichen nicht wenige Patienten, bei denen die Krankheitsaktivität nur gering bis mittelschwer ist und die Lebensqualität dennoch erheblich eingeschränkt ist. Nicht selten zeigen diese Patienten auch eine eingeschränkte Compliance/Adhärenz und zusätzlich unspezifische Anpassungsstörungen, depressive Reaktionen oder Ängste. Als einfaches Instrument zur Beurteilung der Lebensqualität kann die 100-mm-Skala (VAS-visuelle analog-Skala) sehr hilfreich sein. Dabei wird einfach gefragt: „Wie gut geht es Dir auf einer Skala von 0–100? (0 sehr schlecht/100 sehr gut). Wer eine Lebensqualität unter deutlich unter 85 von 100 angibt und dabei aber nur wenig Krankheitsaktivität hat, bei dem ist mit großer Wahrscheinlichkeit eine psychologische Unterstützung sinnvoll.

Ein weiteres wichtiges Thema in der Betreuung chronisch kranker Kinder und Jugendlicher ist die Compliance. Während sie im Kleinkind- und Grundschulalter in der Regel sehr gut ist, tut sich die Mehrheit der jugendlichen Patienten mit der regelmäßigen Medikamenteneinnahme schwer (Faustregel: „Je mehr Medikamente einzunehmen sind, desto öfter wird die Einnahme vergessen"). Das kann doppelt problematisch werden, denn teilweise werden Therapien für unwirksam gehalten, die schlichtweg nicht eingenommen werden. Hilfreich sind hier für 6-Mercaptopurin und Azathioprin Spiegelbestimmungen (siehe Tab. 26.7), die darüber hinaus auch Behandlungsansätze wie Dosiskorrekturen oder eine Ko-Medikation mit Allopurinol nach sich ziehen können. Maßnahmen, die die Medikamentencompliance verbessern können, sind z. B. programmierbare Erinnerungen für das Mobiltelefon oder auch Arzneimittel-Apps.

Tab. 26.7: Interpretation 6-TGN- und 6-MMP-Spiegel bei Thiopurintherapie [1].

6-TGN [pmol/8 × 10⁸ RBC]	6-MMP [pmol/8 × 10⁸ RBC]	dosisabhängige Nebenwirkung	Interpretation	Empfehlung
niedrig (> 230*)	niedrig-normal (< 5.700*)		unterdosiert/ geringe Compliance	Compliance überprüfen, ggf. Dosis anpassen
niedrig (> 230*)	hoch (> 5.700*)	Hepatotoxizität u. a.	TPMT Hyper-Metabolismus	Co-Medikation mit Allopurinol bei gleichzeitiger Dosisreduktion um 25–30 % erwägen
im Zielbereich (230–450*)	normal (< 5.700*)	Hepatotoxizität u. a.	–	bei fehlendem Ansprechen oder relevanten Nebenwirkungen ggf. Therapiewechsel
hoch (> 450*)	normal (< 5.700*)	Myelosuppression	niedrige TMPT-Aktivität (homozygot/ heterozygot)	Homozygot/keine TMPT-Aktivität: Therapiewechsel Heterozygot/gering erniedrigte TMPT-Aktivität: Dosis halbieren, zunächst unter engmaschigen Spiegelkontrollen
hoch (> 450*)	hoch (> 5.700*)	Myelosuppression und Hepatotoxizität	Überdosierung	Dosis reduzieren und bei Persistenz ggf. Therapiewechsel

*Die angegebenen Grenzwerte beziehen sich auf die Bestimmung nach der Methode von Lennard. Bei anderen Labormethoden gelten ggf. höhere Werte (Methode nach Devieux und Boulieu – 6TGN: 600–1.200 pmol/8 × 10⁸ RBC).

Zur frühen Erkennung eines Wirkverlusts von Biologika ist eine regelmäßige Bestimmung der Talspiegel und bei unzureichender Talspiegelkonzentration die Bestimmung von Antikörpern sinnvoll [41] (siehe oben).

In der langfristigen Betreuung ist der geplante Übergang in die Erwachsenenmedizin, also die Transition, von großer Bedeutung (siehe Kap. 52).

Take-Home-Message und „aus der täglichen Praxis"

Aufgrund der oft unspezifischen Symptomatik besteht vor allem beim M. Crohn oft eine lange Latenz zwischen dem Auftreten der ersten Symptome und der Diagnosestellung. Bei klinischem Verdacht erfolgt daher niederschwellig und großzügig die Bestimmung fäkaler Entzündungsmarker und ggf. auch eine weitere Abklärung mit oberer und unterer Endoskopie mit Stufenbiopsien und einer Dünndarmbildgebung mit Sonographie und Hydro-MRT.

Insbesondere bei jungen Patienten erfolgt die Suche nach genetisch vermittelten Immundefekten.

Therapieziel ist die Remission mit weitgehender Normalisierung fäkaler Entzündungsmarker. Dabei sollten im Sinne einer *Treat-to-Target*-Strategie Therapieziele und Kontrollintervalle definiert werden, um die Behandlung bei nicht ausreichendem Behandlungserfolg anzupassen bzw. zu intensivieren.

Die Ernährungstherapie gilt als *First-Line*-Therapie zur Remissionsinduktion bei Morbus Crohn. Sie stellt eine Besonderheit im Kindes- und Jugendalter dar.

Auch jenseits der Remissionsinduktion kann die Ernährung bei Morbus Crohn eine wichtige Rolle spielen. Bislang haben sich aber weder die sogenannte Crohn's-Disease-Eliminationsdiät noch eine partielle Ernährungstherapie, bei der dauerhaft ein Teil der Ernährung als spezielle Trinknahrung gegeben wird, durchgesetzt und sind somit keine Standardtherapie.

Eine frühzeitige/initiale Immunsuppression ist sowohl bei Morbus Crohn als auch bei Colitis ulcerosa fast immer indiziert.

Wichtige Aspekte im Rahmen der langfristigen Betreuung von Kindern und Jugendlichen sind die Compliance und das Risiko psychischer Komorbiditäten (insbesondere Anpassungsstörungen, Ängste und depressive Reaktionen) und die Transition, die frühzeitig vorbereitet werden muss.

Ein Teil der Patienten zeigt hochaktive und teilweise auch therapierefraktäre Verläufe. In komplexen Situationen lohnt es sich oftmals, Fallbesprechungen zum Beispiel mit Kollegen aus der GPGE anzustreben („Landkarte" unter https://www.gpge.eu).

Literatur

[1] Ruemmele F, Veres G, Kolho KL, et al. Consensus guidelines of ECCO/ESPGHAN on the medical management of pediatric Crohn's disease. J Crohns Colitis. 2014;8:1179–1207.

[2] Turner D, Ruemmele FM, Orlanski-Meyer E, et al. Management of Paediatric Ulcerative Colitis, Part 1: Ambulatory Care – An Evidence-based Guideline From European Crohn's and Colitis Organization and European Society of Paediatric Gastroenterology, Hepatology and Nutrition. JPGN. 2018;67:257–291.

[3] Turner D, Ruemmele F, Orlanski-Meyer E, et al. Management of Paediatric Ulcerative Colitis, Part 2: Acute Severe Colitis – An Evidence-based Consensus Guideline From the European Crohn's and Colitis Organization and the European Society of Paediatric Gastroenterology, Hepatology and Nutrition. JPGN. 2018;67:292–310.

[4] Uhlig HH, Schwerd T, Koletzko S, et al. The Diagnostic Approach to Monogenic Very Early Onset Inflammatory Bowel Disease. Gastroenterology. 2014;147:990–1007.

[5] Vernier-Massouille G, Balde M, Salleron J, et al. Natural history of pediatric Crohn's disease: a population-based cohort study. Gastroenterology. 2008;135:1106–1113.

[6] Engelmann G, Erhard D, Petersen M, et al. Health-related quality of life in adolescents with inflammatory bowel disease depends on disease activity and psychiatric comorbidity. Child Psychiatry Hum Dev. 2015;46:300–307.

[7]   Farmand S, Baumann U, von Bernuth H, et al. AWMF Leitlinie Klasse 2k „Diagnostik auf Vorlie-
      gen eines primären Immundefekts" – Abklärung von Infektionsanfälligkeit, Immundysregulati-
      on und weiteren Symptomen von primären Immundefekten aktueller Stand 10/2017. Reg.-
      Nr. 112-001.

[8]   Kelsen JR, Sullivan KE, Rabizadeh S, et al. North American Society for Pediatric Gastroenterolo-
      gy, Hepatology, and Nutrition Position Paper on the Evaluation and Management for Patients
      With Very Early-onset Inflammatory Bowel Disease. JPGN. 2020;70:389–403.

[9]   Cunningham-Rundles C, Bodian C. Common variable immunodeficiency: Clinical and immunolo-
      gical features of 248 patients. Clin Immunol. 1999;92:34–48.

[10] Levine A, Koletzko S, Turner D, et al. ESPGHAN Revised Porto Criteria for the Diagnosis of Inflam-
      matory Bowel Disease in Children and Adolescents. JPGN. 2014;58:795–806.

[11] Levine A, Griffiths A, Markowitz J, et al. Pediatric modification of the Montreal classification for
      inflammatory bowel disease: the Paris classification. Inflamm Bowel Dis. 2011;17:1314–1321.

[12] Jansson S, Malham M, Paerregaard A, Jakobsen C, Wewer V. Extraintestinal Manifestations are
      Associated with Disease Severity in Pediatric Onset Inflammatory Bowel Disease. JPGN.
      2020;71:40–45.

[13] Greuter T, Bertaldo, F, Rechner R, et al. Extraintestinal manifestations of pediatric inflammatory
      bowel disease: Prevalence, presentation, and anti-TNF-Treatment. JPGN. 2017;65:200–206.

[14] Hyams JS, Ferry GD, Mandel FS, et al. Development and validation of a pediatric Crohn's disease
      activity index. JPGN. 1991;12:439–447.

[15] Turner D, Otley AR, Mack D, et al. Development, validation, and evaluation of a pediatric ulcera-
      tive colitis activity index: a prospective multicenter study. Gastroenterology. 2007;133:423–
      432.

[16] van Rheenen PF, Aloi M, Assa A, et al. ECCO Guideline/Consensus Paper. The Medical Manage-
      ment of Paediatric Crohn's Disease: an ECCO-ESPGHAN Guideline Update. J Crohns Colitis
      2020 Oct 7;jjaa161. doi: 10.1093/ecco-jacc/jjaa161.

[17] Escher JC, European Collaborative Research Group on Budesonide in Paediatric IBD. Budesonide
      versus prednisolone for the treatment of active Crohn's disease in children: a randomized, dou-
      ble-blind, controlled, multicentre trial. Eur J Gastroenterol Hepatol. 2004;16:47–54.

[18] Levine A, Kori M, Dinari G, et al. Comparison of two dosing methods for induction of response
      and remission with oral budesonide in active pediatric Crohn's disease: a randomized placebo-
      controlled trial. Inflamm Bowel Dis. 2009;15:1055–1061.

[19] Levine A, Broide E, Stein M, et al. Evaluation of oral budesonide for treatment of mild and mode-
      rate exacerbations of Crohn's disease in children. J Pediatr. 2002;140:75–80.

[20] Sigall-Boneh R, Pfeffer-Gik T, Segal I, et al. Partial enteral nutrition with a Crohn's disease ex-
      clusion diet is effective for induction of remission in children and young adults with Crohn's
      disease. Inflamm Bowel Dis. 2014;20:1353–1360.

[21] Levine A, Wine E, Assa A, et al. Crohn's Disease Exclusion Diet Plus Partial Enteral Nutrition In-
      duces Sustained Remission in a Randomized Controlled Trial. Gastroenterology. 2019;157:440–
      450.

[22] Cosnes J, Cattan S, Blain A, et al. Long-term evolution of disease behavior of Crohn's disease.
      Inflamm Bowel Dis. 2002;8:244–250.

[23] Kelley-Quon LI, Jen HC, Ziring DA, et al. Predictors of proctocolectomy in children with ulcerative
      colitis. JPGN. 2012;55:534–540.

[24] Kotlyar DS, Lewis JD, Beaugerie L, et al. Risk of lymphoma in patients with inflammatory bowel
      disease treated with azathioprine and 6-mercaptopurine: A meta-analysis. Clinical Gastroente-
      rology and Hepatology. 2015;13:847–858.e4.

[25] Gordon J, Ramaswami A, Beuttler M, et al. EBV Status and Thiopurine Use in Pediatric IBD. JPGN.
      2016;62:711–714.

[26] Jossen J, Dubinsky M. Therapeutic drug monitoring in inflammatory bowel disease. Curr Opin Pediatr. 2016;5:620–625.

[27] Lega S, Bramuzzo M, Dubinsky MC. Therapeutic Drug Monitoring in Pediatric IBD: Current Application and Future Perspectives. Current Medicinal Chemistry. 2018;25:2840.

[28] Yacoub W, Williet N, Pouillon L, et al. Early vedolizumab trough levels predict mucosal healing in inflammatory bowel disease: a multicentre prospective observational study. Aliment Pharmacol Ther. 2018;47:906–912.

[29] Dreesen E, Verstockt B, Bian S, et al. Evidence to Support Monitoring of Vedolizumab Trough Concentrations in Patients With Inflammatoy Bowel Diseases. Clin Gastroenterol Hepatol. 2018;12:1937–1946.

[30] Guidi L, Pugliese D, Panici Tonucci T, et al. Early vedolizumab trough levels predict treatment persistence over the first year in inflammatory bowel disease. United European Gastroenterol J. 2019;7:1189–1197.

[31] Aardoom MA, Jongsma MME, de Vries A, et al. Vedolizumab Trough Levels in Children with Anti-TNF Refractory Inflammatory Bowel Disease. JPGN. 2020 Jul 6. DOI: 10.1097/MPG.0000000000002833.

[32] Dayan JR, Dolinger M, Benkov K, et al. Real World Experience With Ustekinumab in Children and Young Adults at a Tertiary Care Pediatric Inflammatory Bowel Disease Center. JPGN. 2019;69:61–67.

[33] Rutgeerts P, Geboes K, Vantrappen G, et al. Predictability of the postoperative Course of Crohn's disease. Gastroenterology. 1990;99:956–963.

[34] Däbritz J, Gerner P, Enninger A, Claßen M, Radke M. Inflammatory bowel disease in childhood and adolescence – diagnosis and treatment. Dtsch Ärztebl Int. 2017;114:331–338.

[35] Romano C, Syed S, Valenti S, Kugathasan S. Management of Acute Severe Colitis in Children with Ulcerative Colitis. Pediatrics. 2016;137(5):e20151184.

[36] Schechter A, Griffiths C, Cristóbal Gana J, et al. Early endoscopic, laboratory and clinical predictors of poor disease course in paediatric ulcerative colitis. Gut. 2015;64:580–588.

[37] Moore JC, Thompson K, Lafleur B, et al. Clinical variables as prognostic tools in paediatric onset ulcerative colitis. A retrospective cohort study. Inflamm Bowel Dis. 2011;17:15–221.

[38] Turner D, Levine A, Escher JC, et al. Management of Pediatric Ulcerative Colitis: Joint ECCO and ESPGHAN Evidence-based Consensus Guidelines. JPGN. 2012;55:340–361.

[39] Alexander F, Sarigol S, DiFiore J, et al. Fate of the pouch in 151 pediatric patients after ileal pouch anal anastomosis. J Pediatr Surg. 2003;38:78–82.

[40] Waljee A, Waljee J, Morris AM, Higgins PDR, et al. Threefold increased risk of infertility: a meta-analysis of infertility after ileal pouch anal anastomosis in ulcerative colitis. Gut. 2006;55:1575–1580.

[41] Pinto Pais I, Espinheira MC, Trindade E, Amil Dias J. Optimizing Antitumor Necrosis Factor Treatment in Pediatric Inflammatory Bowel Disease With Therapeutic Drug Monitoring. JPGN. 2020;71:12–18.

Weiterführende Literatur

Bernstein CN. Treatment of IBD: where we are and where we are going. Am J Gastroenterol. 2015;110:114–26.

Buderus S. Chronisch entzündliche Darmerkrankungen – Aktuelles zu Diagnose, Klassifikation und Therapie. Pädiatrie hautnah. 2015;27:33–38.

Clarkston K, Tsai YT, Jackson K, et al. Development of infliximab target conentrations during induction in pediatric Crohn disease patients. JPGN. 2019;69:68–74.

Feuerstein JD, Nguyen GC, Kupfer SS, et al. American Gastroenterological Association Institute Guideline on therapeutic drug monitoring in inflammatory bowel diease. Gastroenterology. 2017;153:827–834.

Kandiel A, Fraser AG, Korelitz BI, Brensinger C, Lewis JD. Increased risk of lymphoma among inflammatory bowel disease patients treated with azathioprine and 6-mercaptopurine. Gut. 2005;54:1121–1125.

Papamichael K, Baert F, Tops S, et al. Post-induction adalimumab concentration is associated with short-term mucosal healing in patients with ulcerative colitis. J Crohns Colitis. 2017;11:53–59.

Papamichael K, Casteele NV, Ferrante M, et al. Therapeutic drug monitoring during induction of antitumor necrosis factor therapy in inflammatory bowel disease: defining a therapeutic drug window. Inflamm Bowel Dis. 2017;23:1510–1515.

Papamichael K, Cheifetz AS. Use of anti-TNF drug levels to optimise patient management. Frontline Gastroenterol. 2016;7:289–300.

Papamichael K, Van Stappen T, Vande Casteele N, et al. Infliximab concentration thresholds during induction therapy are associated with short term mucosal healing in patients with ulcerative colitis. Clin Gastroenterol Hepatol. 2016;14:543–549.

Yarur AJ, Jain A, Sussman DA, et al. The association of tissue anti-TNF drug levels with serological and endoscopic disease activity in inflammatory bowel disease: the ATLAS study. Gut. 2016;65:249–255.

27 Perianale Veränderungen und im Analbereich sichtbare Strukturen

27.1 Einleitung

Perianale Veränderungen bzw. Auffälligkeiten im Analbereich im Kindesalter sind häufig und reichen von einer harmlosen Windeldermatitis bis zum fistelnden M. Crohn, von der streptokokkenassoziierten Dermatitis bis zum Lichen sclerosus [1]. Die Anamnese ist bereits wegweisend. Es werden Schmerzen (in Ruhe, bei der Defäkation) und Juckreiz angegeben, gegebenenfalls wird auch von Nässe und Sekretionen sowie Blutungen berichtet. Da der Bereich schambesetzt ist, muss insbesondere bei jugendlichen Patienten in der Regel aktiv nach Beschwerden gefragt werden.

Die Inspektion mit vorsichtiger Spreizung des Gesäßes und der Aufforderung zum Pressen lassen bereits typische Leitsymptome auf den ersten Blick erkennen. Dabei gibt es diagnostisch und therapeutisch sehr unterschiedlich anzugehende Differentialdiagnosen, die vom Prolaps des Rektums über Hämorrhoiden bis zum intermittierend sichtbar werdenden juvenilen Polypen (Abb. 27.8 und 27.9) reichen. Oft hilft eine häusliche Fotodokumentation dabei, die Diagnose rasch stellen zu können.

Es schließt sich eine vorsichtige digitale Untersuchung an, immer unter Verwendung eines Gleitgels und/oder Vaseline oder auch einer fetthaltigen Creme mit einem Lokalanästhetikum.

Da bei den zu besprechenden Krankheitsbildern die genaue Beschreibung und auch die Optik von großer Bedeutung ist, liegt ein besonderer Schwerpunkt auf den „Definitionen" und einem am Ende des Kapitels zu findenden kleinen „Atlas".

27.2 Definition

Windeldermatitis: eine der häufigsten Hauterkrankungen überhaupt, der Begriff ist von der Ursache zunächst unabhängig. Sie gilt als Zivilisationserkrankung und entsteht durch ein Zusammenspiel aus „feuchter Kammer" im Windelbereich, Irritation durch Urin und Stuhl oder auch in Folge von Antibiotikatherapien. Sie ist eine Mischinfektion verschiedener Bakterien und Hefepilze.

In seltenen Fällen auch Folge einer angeborenen Analatresie als kongenitale Anomalie, die in unterschiedlichen Ausprägungen auftreten kann, Jungen sind stärker betroffen als Mädchen.

Oxyuriasis (Maden-/Fadenwurmerkrankung): weit verbreitet. Insbesondere in der Altersgruppe der Kleinkinder mit noch unzureichender Hygiene kommt es aufgrund des fäkal-oralen Übertragungsweges immer wieder zu teilweise hartnäckigen Infektionen. Klinisch führt oft ein analer, häufig nächtlicher Juckreiz.

https://doi.org/10.1515/9783110411881-027

Perianale Streptokokkendermatitis: öfter bei kleinen Jungen, hat einen (flammend) roten, kreisförmigen Aspekt (Abb. 27.12) und ist schmerzhaft. Sie kann zum Hochschaukeln einer Obstipationsproblematik führen.

Lichen sclerosus: ebenfalls oft eine Blickdiagnose. Es gibt eine deutliche Mädchenwendigkeit (3:1 bis 10:1) der Autoimmunerkrankung. Typisch ist der Aspekt einer „8" durch eine blasser erscheinende Haut um den Anus und die Vulva herum (Abb. 27.13), sie beginnt meist im Alter von 5–8 Jahren mit dem Leitsymptom Pruritus und hat einen chronisch-rezidivierenden Verlauf bis zur Pubertät. Weitere Symptome sind Schmerzen und eine pergamentartige Haut. Anders als im Erwachsenenalter ist diese Erkrankung keine Präkanzerose und kann sich zurückbilden.

Fisteln (Abb. 27.2 und 27.3): Granulationsgewebe, meist zwischen zwei epithelialen Oberflächen, außer bei inkompletten Fisteln. Ein Sinus pilonidalis grenzt sich durch seine Lage über dem Steißbein direkt oder in der Umgebung der Rima ani ab. Man unterscheidet bei den Fisteln die blande und eventuell chronisch verlaufende Form mit Hauteinziehungen, in der Tiefe liegendem Fistelbausystem und gegebenenfalls äußeren Fistelöffnungen von der abzedierenden Form mit schmerzhafter und geröteter Vorwölbung oder der eitrigen Perforation.

Fisteln entwickeln sich bei Säuglingen und Kleinkindern oft als Folge einer Windeldermatitis mit perianaler Pustel, die sich in den intersphinkterischen Raum ausbreitet/fistulös abszediert, dann rupturiert und so eine Fistel bildet. Diese liegt meist unterhalb der Linea dentata. Fisteln entstehen häufig aber auch durch eine infizierte Proktodealdrüse, die meist von der Linea dentata ausgeht und unterschiedliche, zum Teil komplizierte Verläufe nehmen kann.

Man unterscheidet simple Fisteln, die distal lokalisiert sind, eine einzelne Öffnung haben und weder mit Schmerzen einhergehen noch eine auf eine Abszessbildung hindeutende Fluktuation aufweisen bzw. Hinweise für eine rektovaginale Fistel zeigen. Sie sind bei (insbesondere) männlichen Säuglingen nicht selten und werden abgegrenzt zur komplexen Fistel, die viele äußere Öffnungen haben kann und evtl. mit einem perianalen Abszess, einer rektovaginalen Fistel, einer anorektalen Striktur oder einer aktiven rektalen Erkrankung einhergeht.

Analfissur: Bei der akuten, oft sehr schmerzhaften Fissur liegt ein oberflächlicher Riss des Anoderms vor, der scharf begrenzt ist, keine verhärtete Ränder aufweist und für gewöhnlich in der anterioren oder posterioren Mittellinie liegt. Chronische Fissuren (Abb. 27.4), die auch an eine chronisch-entzündliche Darmerkrankung oder Immundefekte denken lassen müssen, haben oft verhärtete Ränder und sind teilweise nicht in der Mittellinie gelegen [2]. Chronische Fissuren haben eine äußere Vorpostenfalte und am kranialen Fissurende meist eine hypertrophe Papille/Analpolyp.

Mariske (Abb. 27.5 und 27.6): Hautläppchen im Analbereich, die in ihrer Position bleiben, sich beim Drücken nicht mit Blut füllen. Wenn sie groß sind, kann die Analhygiene problematisch sein und Juckreiz oder ein Analekzem resultieren. Wenn sie sich (rezidivierend) entzünden, kann es wiederum zu Schmerzen kommen. Meist entstehen sie ohne ersichtlichen Grund, sie können aber auch Folge von Analfissuren oder Hämorrhoiden sein. Liegen sie nicht in der Mittellinie, steigt ebenfalls das Risiko, dass sie in Zusammenhang mit einer chronisch-entzündlichen Darmerkrankung stehen. Eine Rückbildung der Marisken ist nicht zu erwarten, dennoch müssen sie nur entfernt werden, wenn sich tatsächlich Probleme bei der Analhygiene entwickeln. Nicht verwechseln kann man den Befund mit einer hypertrophen anodermalen Papille (Normalbefund) (Abb. 27.14).

Hämorrhoidalleiden: Die Hämorrhoiden (synonym: das hämorrhoidale Gefäßpolster) sind ein schwammartiges, arteriovenöses Gefäßpolster in der Wand des Analkanals, proximal der Linea dentata gelegen und unsensibel, also schmerzfrei. Es gewährleistet das zuverlässige Abdichten im Analbereich. Sie können sich beim Pressen in unterschiedlichem Ausmaß vorwölben („fallen aus dem Kanal heraus"), in den höheren Stadien auch vorgewölbt bleiben (im Volksmund: „Hämorrhoiden haben") und dann zu Beschwerden im Sinne von Nässen, Jucken und Schmerzen sowie Blut am Toilettenpapier (oder auf dem Stuhl) führen. Dies ist bei Kindern *wesentlich* seltener als im Erwachsenenalter. Sie sind Folge eines erhöhten intraabdominellen Drucks und oft in Zusammenhang mit einer Obstipation bzw. einem falschen Defäkationsverhalten im Sinne von zu langen Toilettensitzungen mit zu langem Drücken zu sehen. Seltene Ursachen sind ein portaler Hypertonus und chronisch-entzündliche Darmerkrankungen.

Analvenenthrombose (Abb. 27.7): In Abgrenzung zum Hämorrhoidalleiden (aber häufig damit verwechselt) befinden sich die Analvenen am Analrand und das Leitsymptom ist die oft plötzlich auftretende, sehr schmerzhafte Schwellung in Form eines blau-roten oder fast schwarzen Knotens. Es handelt sich hier um einen harmlosen Bluterguss. Die Knotenbildung entsteht durch eine umgebende Kapsel, die auf Grund des erhöhten Drucks perforieren kann. In diesem Fall kann es vorübergehend zu einer heftigen, aber harmlosen Entleerung von koaguliertem Blut kommen. Diese Blutung steht meist selbständig nach wenigen Tagen. Ohne Perforation hält die Schwellung über Tage an, bis sich das Koagel aufgelöst hat. Kann wiederholt auftreten, sollte dann aber eine Ursachensuche zur Folge haben. Reizlose prominente Analvenen verursachen hingegen keine Beschwerden.

Condylomata accuminata (Abb. 27.10): Anogenitale Feigwarzen. Meistens durch Gegenstände (z. B. Waschlappen) übertragen, je nach Typ (z. B. 6, 11) auch durch sexuellen Missbrauch. Bei letzterem Verdacht sollte auch ein HPV-Bürstenabstrich intraanal erfolgen und über eine frühzeitige Impfung nachgedacht werden. Während im Erwachsenenalter eine Spontanheilung selten ist und deshalb oft eine Entfernung mit engmaschigen Verlaufskontrollen, womöglich auch eine Rezidivprophylaxe erforderlich ist, gibt es im Kindesalter eine relativ hohe Spontanremissionsrate.

Anal-/Rektumprolaps (Abb. 27.11): Hierbei fallen nur die inneren Wandschichten mit dem Hämorrhoidalpolster (Analprolaps) oder der Mastdarm mit allen Wandschichten (Rektumprolaps) vor. Den Analprolaps erkennt man anhand der Gefäße, er tritt oft in Folge einer chronischen Verstopfung oder zahlreicher Diarrhöen auf. Den Rektumprolaps diagnostiziert man durch seine glatte Begrenzung und radiäre Fältelung – er entsteht eher durch einen geschwächten Beckenboden.

27.3 Klinik

Leitsymptome sind Schmerzen/Brennen (bei der Defäkation), Juckreiz, lokale Hautveränderungen oder der Austritt von Strukturen aus dem Anus, teilweise mit Blutauflagerungen auf dem Stuhl.

27.4 Diagnostik

Zunächst ist es wichtig, sich über Stuhlverhalten (Verstopfung; möglicherweise dünne/blutige Stühle als Hinweis für eine chronisch-entzündliche Darmerkrankung) bzw. Hinweise für eine systemische Erkrankung zu informieren. Vor der Diagnostik steht die sorgfältige Inspektion des Lokalbefundes. Hierfür ist eine entspannte Lage wichtig (Steinschnittlage mit angewinkelten Beinen, Seitenlage mit angezogenen Knien). Beim Säugling ist dies regelhaft kein großes Problem, hier ist die Windeldermatitis häufig, aber auch Fissuren, Fisteln und Perianalabszesse können auftreten. Bei Kleinkindern und Adoleszenten erfordert die Untersuchung deutlich mehr Fingerspitzengefühl. Im Kleinkindalter und bei jungen Schulkindern, besonders Jungen, findet sich oft eine perianale Streptokokkendermatitis mit perianal kreisrund flammendrot entzündeter Haut, die sich meist mit scharfer Grenze gegen die gesunde abzeichnet. Die Diagnose erfolgt über einen simplen Abstrich. Eine Fadenwurminfektion (Oxyuriasis) macht als führendes Symptom meist nur Juckreiz, der insbesondere abends oder nachts auffällt. Bei der Inspektion fällt eine unscharf begrenzte, trockene, perianale Dermatitis mit nur mehr oder weniger starker Rötung als immunologische Reaktion auf das fremde Eiweiß der Wurmeier auf. Oft berichten die Eltern, bereits die wenige Millimeter kleinen weißen Würmer im Stuhl gesehen zu haben. Ansonsten gelingt der lichtmikroskopische Nachweis der Wurmeier zuverlässig in einem einfachen Abklatsch-Präparat der Perianalhaut mit klarem Tesafilm (möglichst direkt morgens vor dem Aufstehen).

Fisteln (siehe unten) sind oft eine Blickdiagnose, können in ihrer Ausdehnung durch vorsichtiges Sondieren untersucht werden. Sie finden sich nicht selten bei Säuglingen, hier regelhaft als „einfache Fisteln".

Im Verlauf des Schulalters kann man wie bei Erwachsenen Fissuren, Fisteln, Marisken und Abszesse sehen, wobei immer auch die Differentialdiagnose eines M. Crohn bedacht werden sollte. Immer dann, wenn Fisteln in ihrer Ausdehnung nicht eindeutig sind, muss eine weiterführende Bildgebung des kleinen Beckens mittels Ultraschall, oft auch mit MRT, erwogen werden. Teilweise ist eine Rektosigmoidoskopie (flexibel) oder eine Rektoskopie (starr) erforderlich.

Der Lichen sclerosus ist selten, stellt aber bei Kenntnis des Krankheitsbildes oft eine Blickdiagnose mit dem hellen, trockenen, pergamentartigen Aspekt dar.

Wenn die Diagnose durch die Inspektion nicht bereits klar ist oder falls Strukturen aus dem Analkanal prolabieren (die einem beim Valsalvamanöver nicht entgegentreten), ist eine rektal-digitale Untersuchung sinnvoll, ggf. ein Foto, wenn der Befund nur zeitweilig zu sehen ist.

Besteht der Verdacht auf eine chronisch-entzündliche Darmerkrankung, ist die Bestimmung von fäkalen Entzündungsmarkern erforderlich, ggf. ein Ultraschall und eine Endoskopie, die beim Crohn-Verdacht auch immer eine obere Endoskopie einschließen sollte.

Bei Verletzungen und/oder lokalen Infektionen mit Herpesviren oder genitalen Warzen muss im Einzelfall auch ein Missbrauch als Erklärung erwogen werden. Bei diesem hochsensiblen Thema ist immer auch auf das Verhalten des Kindes zu achten, das teilweise extrem abwehrend oder aber als „distanzlos" imponieren kann.

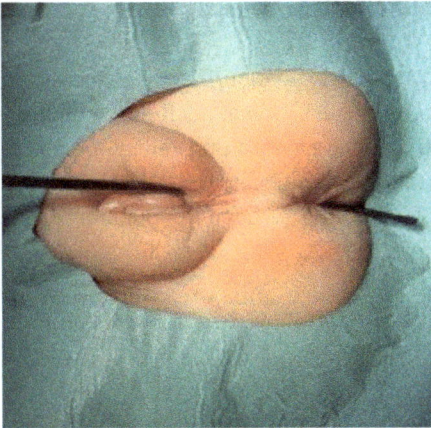

Abb. 27.1: Rectovaginale Fistel bei einem weiblichen Säugling mit sondiertem Fistelgang (mit freundlicher Erlaubnis von Dr. R. Werbeck, Hamburg).

> **Merke:** Schwellung mit Verfärbung des Analbereichs, Nachweis von sexuell übertragbaren Erregern (Syphilis, Chlamydien, Gonorrhö, Condylomata accuminata, HSV 2), aber auch ein bei wachem Patienten klaffender Anus von mehr als 20 mm ohne Stuhl in der Ampulle sollte an einen sexuellen Missbrauch denken lassen. Allerdings ist gerade der klaffende Anus in weniger starker Ausprägung oft in Narkose, bei chronischer Obstipation und neurologischen Erkrankungen auch „physiologisch".

Bei einem Rektumprolaps ist immer auch eine Mukoviszidose (Schweißtest) auszuschließen. Andererseits können auch parasitäre Erkrankungen (3 × Stuhl auf Parasiten) und Polypen (großzügige Indikation zur unteren Endoskopie, wenn keine anderen Ursachen gefunden werden) die Klinik erklären. Anamnestisch sind andere seltene Ursachen wie ein Keuchhusten, eine Meningozele oder ein Ehlers-Danlos-Syndrom auszuschließen. Ferner muss das Toilettenverhalten erfragt werden (siehe Foto aus dem Atlas, bei dem ein Kleinkind infolge eines zu großen Toilettensitzes einen Rektumprolaps entwickelte, wie am Sitzabdruck sichtbar – Abb. 27.12).

27.5 Therapie

Windeldermatitis. Grundsätzlich möglichst „trocken legen", also ggf. Kind auch unbekleidet lassen und bei Windelwechsel Haut immer gut trocknen. Bei florider nässender Entzündung/offenen Stellen gerbende Lösungen (z. B. Schwarzteeumschläge oder z. B. Tannolact®), okkludierende Behandlung mit Zinkpaste, ggf. in Kombination mit antimykotischer Therapie, ggf. auch kurzfristige Anwendung einer hydrokortisonhaltigen Salbe. Bei Therapieresistenz Ausschluss einer Streptokokkeninfektion notwendig, dann antibiotische Behandlung nach Antibiogramm.

Analfissur. Behandlung der zugrunde liegenden Obstipation/Diarrhö, Ausspülen mit warmem Wasser nach den Toilettengängen (Sitzbad – dient auch der Sphinkterrelaxation nach dem Schmerzreiz), Vermeidung von Kosmetika und Seifen. Wenn nötig schmerzstillende Salben („Hämorrhoidensalben mit Lidocainanteil"), muskelrelaxierende Salben (Kalziumantagonisten wie Diltiazem 2 % oder NO-Donatoren wie Glyceroltrinitrat 0,4 %), ggf. topische Steroide.

Marisken. Siehe Analfissur, „typische" reizlose Marisken bei 6 h/12 h SSL bedürfen keiner Therapie.

Oxyuriasis. Anthelminthika, z. B. Pyrantel, Mebendazol, Albendazol. Adjuvant Fingernägel schneiden, Bettwäsche und Körperwäsche (Unterwäsche, Schlafzeug, Waschlappen, Handtücher) wechseln. Ggf. Therapiewiederholung nach 2 und 4 Wochen. Bei häufigen Rezidiven ggf. auch wiederholte Therapie (z. B. alle 4 Wochen über 6 Monate), ggf. Mitbehandlung ebenfalls infizierter Familienangehöriger.

Perianale Streptokokkendermatitis. Sitzbäder (Tannosynt®, Tannolact®), Lotio alba lokal, Antibiotikatherapie mit einem Penicillin oder Cephalosporin.

Lichen sclerosus. Sitzbäder (Tannosynt®, Tannolact®), topische Steroide (Clobetasol) bzw. Calcineurininhibitoren, lokal fettend.

Hämorrhoiden. Stuhlauflockernde Maßnahmen, sonst wie Analfissur. Cave: Vermeidung einer langandauernden Therapie (Sensibilisierung, Steroidresorption). Ein operatives Vorgehen ist fast nie erforderlich. Und es braucht Geduld.

Analvenenthrombose. Lokal schmerzlindernde Therapie („Hämorrhoidensalbe mit Lidocainanteil"). Beckenbodengymnastik mit Kontrastentspannung des Sphinkters, um die Durchblutung und damit die Thrombolyse anzuregen. Bei Kindern ist die im Erwachsenenalter häufige akute Analvenenthrombose und eine deshalb notwendige chirurgische Inzision und Thrombusentfernung extrem selten.

Fisteln. Je nachdem, ob „einfach" oder kompliziert, isoliert topisch oder systemisch, ggf. in Absprache mit dem Chirurgen. Dabei haben die einfachen Fisteln im Säuglingsalter eine hohe Spontanrückbildungstendenz unter konservativer Therapie, dies allerdings erst nach einem längeren Zeitraum (ca. 6 Monate) [3]. Bei komplizierten Fisteln im Rahmen eines M. Crohn sollte ebenfalls großzügig ein fistelerfahrener (Kinder-)Chirurg hinzugezogen werden, teilweise ist ein zweizeitiges Vorgehen mit z. B. Anlage eines Fadens erforderlich. Antibiotika und Biologicals (hier insbesondere TNF-alpha-Blocker wie Infliximab) erforderlich [4]. Während früher bei komplizierten Verläufen die Ausleitung des Dünndarms im Sinne eines Ileostomas (zum Verhindern der Passage des hochaggressiven „Crohn-Stuhls" mit entzündungsförderndem Effekt) als *Ultima Ratio* mit für die Fisteln sehr gutem Effekt zur Verfügung stand, ist in den letzten Jahren ein ganz neuer, vielversprechender Therapieansatz gefunden worden, bei dem lokal Stammzellen injiziert werden [5]. Wenngleich für das Kindesalter noch nicht zugelassen, besteht für das Erwachsenenalter bei therapierefraktären komplexen Analfisteln bereits eine Zulassung (Alofisel®, Fa. Takeda Pharma) in wenigen Zentren.

Rektumprolaps. Manuelle Reposition (Vaseline), Behandlung der auslösenden Ursache (Obstipationstherapie, regelmäßige, kurze (!) Toilettensitzungen, Toilettensitzverkleinerung), Geduld seitens der Bezugspersonen! Sehr selten chirurgische Intervention mit Pexie erforderlich.

27.6 Verlaufskontrollen

Kontrolle des Lokalbefundes je nach Chronifizierungsgefahr (also z. B. bei Lichen, Fissuren/Fisteln länger). Systemische/Chirurgische Therapie bei chronisch-entzündlichen Darmerkrankungen mit entsprechenden Kontrollintervallen (siehe Kap. 26).

27.7 Kleiner Atlas der Veränderungen im Analbereich

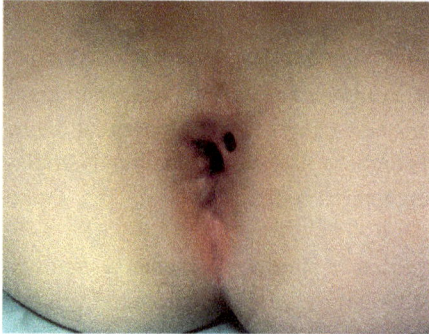

Abb. 27.2: Fistel (mit freundlicher Genehmigung von Dr. R. Werbeck, Hamburg).

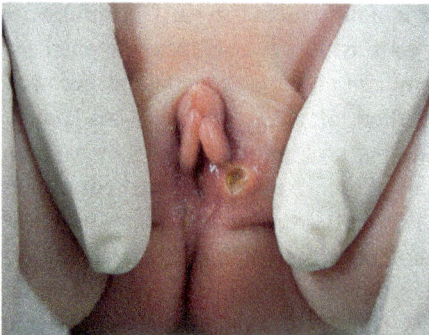

Abb. 27.3: Fistel (mit freundlicher Genehmigung von Dr. R. Werbeck, Hamburg).

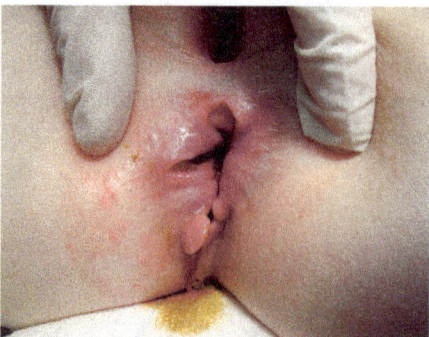

Abb. 27.4: Chronische tiefe Analfissuren bei M. Crohn (mit freundlicher Genehmigung von Dr. R. Werbeck, Hamburg).

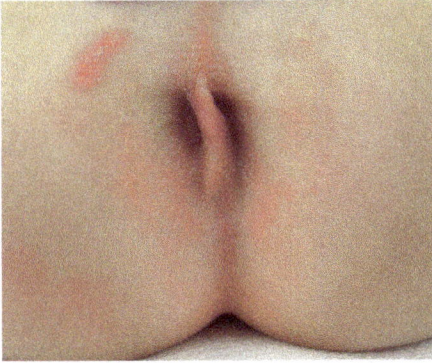

Abb. 27.5: Mariske (mit freundlicher Genehmigung von Dr. R. Werbeck, Hamburg).

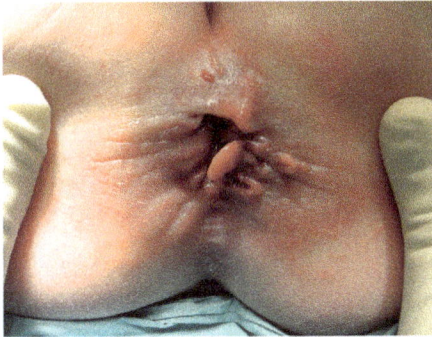

Abb. 27.6: Mariske (mit freundlicher Genehmigung von Dr. R. Werbeck, Hamburg).

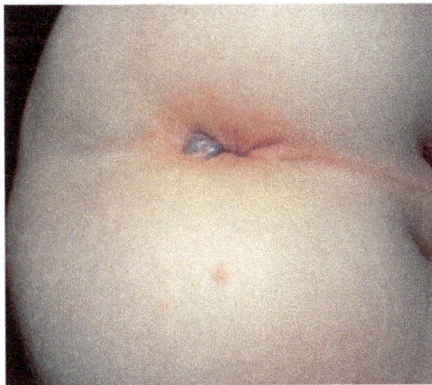

Abb. 27.7: Analvenenthrombose (mit freundlicher Genehmigung von Dr. R. Werbeck, Hamburg).

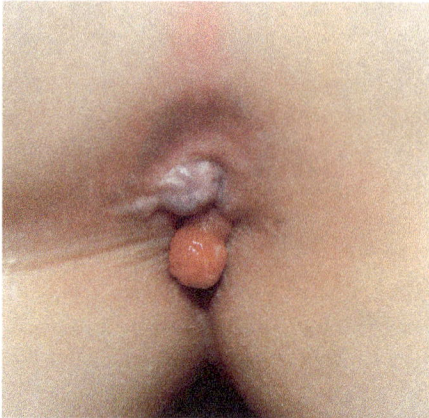

Abb. 27.8: Juveniler Polyp (mit freundlicher Genehmigung von Dr. R. Werbeck, Hamburg).

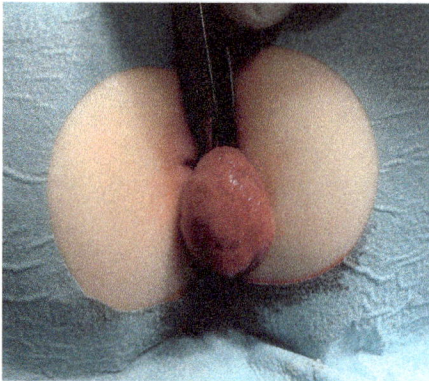

Abb. 27.9: Juveniler Polyp (mit freundlicher Genehmigung von Dr. R. Werbeck, Hamburg).

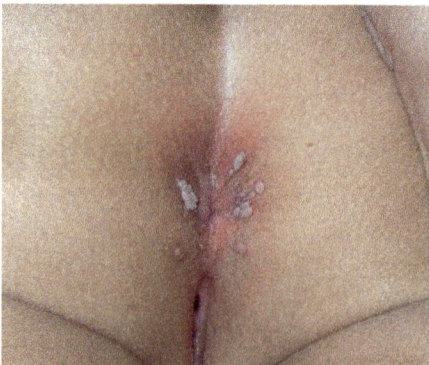

Abb. 27.10: Anogenitale Warzen/Condylomata acuminata (mit freundlicher Genehmigung von Prof. P. Höger, Hamburg).

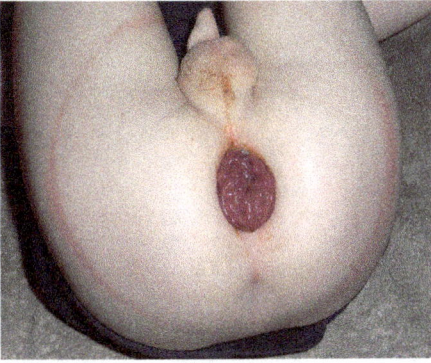

Abb. 27.11: Rektumprolaps (mit freundlicher Genehmigung von Dr. R. Werbeck, Hamburg).

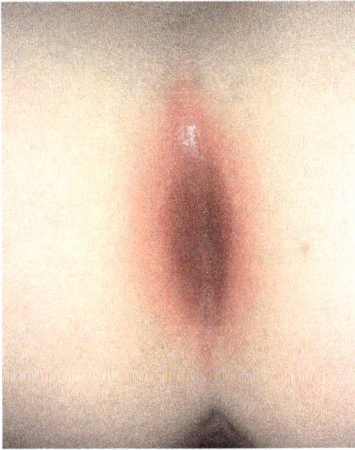

Abb. 27.12: Perianale Streptokokkendermatitis.

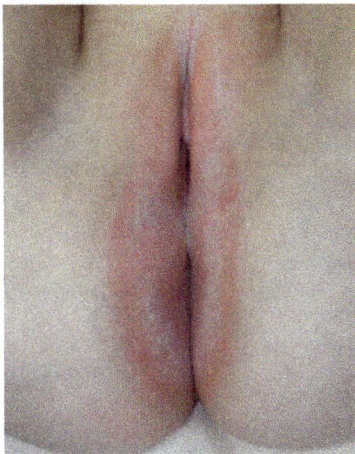

Abb. 27.13: Lichen sclerosus (mit freundlicher Genehmigung von Prof. P. Höger, Hamburg).

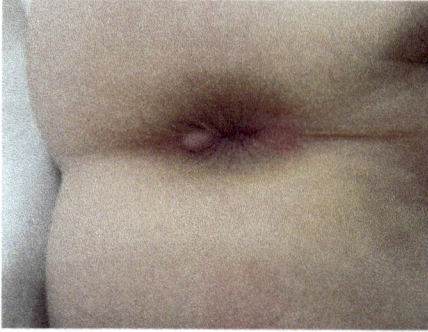

Abb. 27.14: Hypertrophe anodermale Papille (Normalbefund als Differentialdiagnose zu Mariske und Hämorrhoide).

Take-Home-Message und „aus der täglichen Praxis"

Oft sind Blickdiagnosen möglich und es kann umgehend eine spezifische Therapie eingeleitet werden.

Bei „Strukturen", die aus dem Anus heraustreten, hilft meist die Fotodokumentation durch die Eltern.

Bei entzündlichen Veränderungen immer auch an chronisch-entzündliche Darmerkrankungen oder einen Immundefekt denken und diese ggf. sorgfältig abklären.

Bei Rektumprolaps eine Mukoviszidose ausschließen.

Bestimmte perianale/anale Veränderungen wie ein klaffender Anus oder das Vorhandensein von für die Altersgruppe untypischen Erregern können Hinweis für einen sexuellen Missbrauch sein.

– Bei Jugendlichen wird in einem hohen Prozentsatz das Problem nicht oder nur indirekt benannt.

– Oxyuren und teilweise auch ein streptokokkenassoziiertes Perianalekzem weisen ein hohes Rezidivrisiko auf.

– Der Hämorrhoidalplexus liegt als natürlicher Schwellkörper im unteren Enddarm und gewährleistet die Feinkontinenz. Das Vorhandensein von „Hämorrhoiden" im Kindes- und Jugendalter, aber auch die Tatsache, dass diese nicht Anlass für ein operatives Vorgehen sind, löst großen Erklärungsbedarf aus.

Literatur

[1] Pfefferkorn MD, Fitzgerald JF. Disorders of the Anorectum: Fissures, Fistulae, Prolapse, Hemorrhoids, and Tags. Aus Wyllie R, Hyams JS, Kay M. Pediatric Gastrointestinal and Liver Disease. 5. Ausgabe. Amsterdam: Elsevier; 2011.

[2] Patkova B, Wester T. Anal Fissure in Children. Eur J Pediatr Surg. 2020;30:391–394.

[3] Gosemann JH, Lacher M. Perianal Abscesses and Fistulas in Infants and Children. Eur J Pediatr Surg. 2020;30:386–390.

[4] de Zoeten EF, Pasternak BA, Mattei P, et al. Diagnosis and Treatment of Perianal Crohn Disease: NASPGHAN Clinical Report and Consensus Statement. JPGN. 2013;57:401–412.

[5] Franco DL, Holubar SD, Lightner AL, Lashner BA, Shen B. Local Stem Cell Therapy for Crohn's Perianal Fistulae. Inflammatory Bowel Diseases. 2019;25:816–819.

28 Polypen und Polyposissyndrome

28.1 Einleitung

Polypen werden im Kindes- und Jugendalter oft erst spät erkannt, da sie lange asymptomatisch bleiben oder nur durch milde und unspezifische Symptome auffallen. Der häufigste Grund zur endoskopischen Untersuchung sind blutige Stühle, seltener eine Anämie oder auch eine Invagination bzw. Obstruktion durch Polypen. Auch können erhöhte fäkale Entzündungsmarker wie das Calprotectin oder eine positive Familienanamnese Grund für die endoskopische Abklärung sein.

Die weitaus überwiegende Mehrzahl der Polypen im Kindesalter sind harmlose, meist singuläre juvenile Polypen im Rektum bzw. Rekto-Sigmoid typischerweise bei einem Kind im Vorschulalter mit Blut im Stuhl. Diese sind nicht mit einem erhöhten Risiko für eine bösartige Erkrankung assoziiert [1]. Sobald aber mehrere Polypen gefunden werden oder diese an untypischer Stelle – z. B. im oberen Magen-Darm-Trakt – auftreten oder wenn das histologische Bild ungewöhnlich ist, sollte an die Möglichkeit eines Polyposissyndroms gedacht und dieser Verdacht abgeklärt und der klinische Verlauf kontrolliert werden. Zum Beispiel treten gastrointestinale Adenome im Kindesalter fast ausschließlich im Zusammenhang mit einer familiären adenomatösen Polyposis (FAP) auf [2].

28.2 Definitionen

Polyp: makroskopisch erkennbare Wucherung der Schleimhaut. Die Polypen werden nach dem Erscheinungsbild (breitbasig aufsitzend, gestielt), der Histologie (hyperplastisch, adenomatös, hamartomatös, angiomatös etc.) und nach der Lokalisation im GI-Trakt eingeteilt.

Juvenile Polypen: kommen am häufigsten im Kleinkind- und Grundschulalter als solitäre Polypen im Kolon vor. Sie bestehen histologisch vor allem aus Lamina propria und Drüsenzysten. Finden sich mehr als vier Polypen, besteht der Verdacht auf ein juveniles Polyposissyndrom (JPS).

Polyposissyndrome: Überbegriff für eine Gruppe seltener vererbbarer Erkrankungen, die vor allem durch die Entwicklung multipler gastrointestinaler Polypen gekennzeichnet sind. Gemeinsam ist ihnen ein hohes Entartungsrisiko, das mit dem Alter zunimmt. Die häufigsten Vertreter sind die familiäre adenomatöse Polyposis (FAP), das juvenile Polyposissyndrom (JPS), das Peutz-Jeghers-Syndrom (PJS) und das PTEN-Hamartom-Tumor-Syndrom (PHTS). Darüber hinaus gibt es mehrere sehr seltene Syndrome (siehe Tab. 28.1)

https://doi.org/10.1515/9783110411881-028

Adenom: vom Drüsengewebe ausgehende gutartige Neoplasie, die in ein Adenokarzinom übergehen kann (fakultative präkanzeröse Läsion). Histologisch werden tubuläre, villöse, tubulo-villöse und serratierte Adenome unterschieden.

Hamartomatöse Polypen: Polypen, die aus differenziert erscheinenden Zellen verschiedener Gewebeanteile bestehen. Diese sind dabei nicht im üblichen Gewebeverband organisiert. Sie entstehen durch eine embryonale Fehlentwicklung von Keimgewebe und zeigen in der Regel keine starke Wachstumstendenz. Beispiele sind juvenile Polypen und Peutz-Jeghers-Polypen.

Pseudopolypen (Synonym: inflammatorische Polypen): sind keine Polypen im eigentlichen Sinne, sondern zeigen nur makroskopisch diesen Aspekt.

28.3 Klinik, spezifische Diagnostik und Follow-up der einzelnen Krankheitsbilder

Sporadisch auftretende Polypen finden sich in aller Regel im distalen Kolon als solitäre gestielte Polypen (siehe Abb. 28.1), können aber in etwa einem Drittel der Fälle auch proximal des Treitz'schen Bandes auftreten. Histologisch handelt es sich dann meist um juvenile Polypen, die (als sporadische Polypen) nicht mit einem erhöhten Tumorrisiko einhergehen. Der typische Patient ist ein (häufiger männliches) Kleinkind mit schmerzlosem Blutabgang mit dem Stuhl. Ab dem Jugendalter finden sich selten auch hyperplastische Polypen, die im höheren Erwachsenenalter dann die häufigste Entität unter den Polypen darstellen.

Im Gegensatz hierzu sind genetisch bedingte Syndrome, die mit dem gehäuften Auftreten von hamartomatösen oder im Falle der familiären adenomatösen Polyposis (FAP) mit adenomatösen Polypen einhergehen, selten und betroffene Patienten ha-

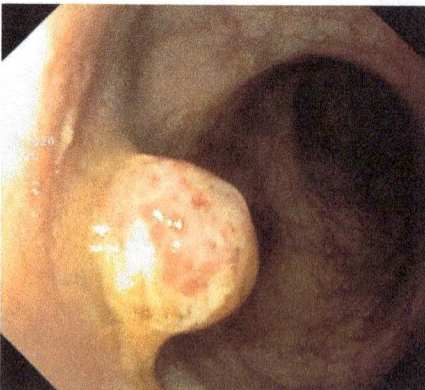

Abb. 28.1: Juveniler Polyp, Endoskopiebild.

ben ein deutlich erhöhtes (im Falle des klinischen Vollbildes der FAP bis zu 100% iges) Tumorrisiko [3]. In Tab. 28.1 sind diese nebeneinandergestellt.

Die Symptomatik ist anfangs meist sehr unspezifisch: (Krampfartige) Bauchschmerzen, Durchfälle, schleimige Stuhlbeimengungen, chronische Anämie und rektaler Blutabgang. Spezifischer ist eine akute Invagination, die im Zusammenhang mit großen (hamartomatösen) Polypen bzw. einer hohen Anzahl von Polypen häufig auftreten kann.

28.3.1 Familiäre adenomatöse Polyposis (FAP)

(Siehe auch Tab. 28.1.)

Durch Mutationen im *APC*-Gen (APC = adenomatöse Polyposis Coli) kommt es zur Entwicklung von Hunderten (bis Tausenden) von Adenomen im Gastrointestinaltrakt (siehe Abb. 28.2). Dabei ist das Kolon meist bereits in der Kindheit und damit deutlich früher betroffen als weiter oben gelegene Abschnitte.

Neben den Polypen gibt es eine Reihe weiterer möglicher Manifestationen an Knochen oder Zähnen, Haut und Bindegewebe und Augen (Hypertrophie des retinalen Pigmentepithels) oder auch Adenome der Schilddrüse oder der Nebennierenrinde. Die FAP ist eine obligate Präkanzerose und bedarf daher einer frühen und aggressiven Therapie, die eine komplette Kolektomie einschließt. Der optimale Zeitpunkt der Kolektomie hängt insbesondere vom Befund, aber auch von weiteren individuellen Faktoren ab und liegt meist vor dem 20. bis 25. Lebensjahr. Im Säuglings- und frühen Kindesalter besteht ein erhöhtes Risiko für Hepatoblastome und Medulloblastome. Im späteren Leben treten neben intestinalen Karzinomen gehäuft Desmoid-Tumore (im Bereich der Mesenterialwurzel), Malignome von Schilddrüse und Nebennieren auf [2].

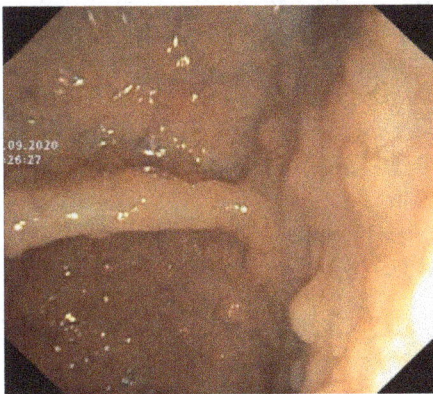

Abb. 28.2: Multiple kleine Adenome („Polypenrasen") bei FAP.

28.3.2 Juveniles Polyposissyndrom (JPS)

(Siehe auch Tab. 28.1.)

Klinisch wird von einem JPS gesprochen, wenn
- fünf oder mehr juvenile Polypen im Kolon nachgewiesen werden und/oder
- beim Nachweis juveniler Polypen auch proximal des Kolons
- bereits beim Nachweis einzelner Polypen bei positiver Familienanamnese für juvenile Polypen [4].

In etwa der Hälfte der Fälle lassen sich Mutationen im *SMAD4*- oder *BMPR1A*-Gen nachweisen. Aber auch *PTEN*-Mutationen (siehe unten) können zunächst (nur) mit juvenilen Polypen auffallen. Das Karzinomrisiko ist abhängig von der Anzahl und der Größe der Polypen und wird mit 10–50 % angeben. Polypen, die größer als 10 mm sind, sollten konsequent entfernt werden. Dabei kann auch eine Kolektomie notwendig werden, wenn die endoskopische Behandlung (meist aufgrund der hohen Anzahl der Polypen) nicht mehr möglich ist.

Ab dem Jugendalter (12–15 Jahre) sollten regelmäßige Endoskopien (obere und untere) alle 1–3 Jahre erfolgen [3]. Patienten, die eine *SMAD4*-Mutation aufweisen, können gleichzeitig Gefäßmalformationen einer hereditären hämorrhagischen Teleangiektasie (Morbus Osler) mit einem hohen Risiko für schwere gastrointestinale Blutungen, aber auch Komplikationen anderer Lokalisation (z. B. ZNS) entwickeln und sollten darauf gezielt untersucht werden.

28.3.3 Peutz-Jeghers-Syndrom (PJS)

(Siehe auch Tab. 28.1.)

Polypen, die sich im Rahmen eines PJS entwickeln, haben histologisch einen typischen Aspekt und können sehr groß werden. Entsprechend häufig verursachen sie mechanische Komplikationen. Das Risiko für eine Invagination im Kindes- oder Jugendalter liegt bei 70 % [5]. Oft wird die Diagnose jedoch vor solchen Komplikationen gestellt, wenn eine positive Familienanamnese vorliegt oder wenn das typische „freckling", also multiple kleine Pigmentflecke an Haut bzw. Schleimhäuten meist perioral, an den Lippen (siehe Abb. 28.3), der Wangenschleimhaut, aber auch an Händen, Füßen und Genitalien/perianal, auffällt.

Klinisch gilt die Diagnose als gesichert, wenn mindestens zwei PJS-typische Polypen gefunden werden bzw. wenn zwei der drei bereits genannten Kriterien erfüllt sind [6]
- PJS-typische Polypen (einer oder mehrere)
- typische Pigmentflecken
- positive Familienanamnese

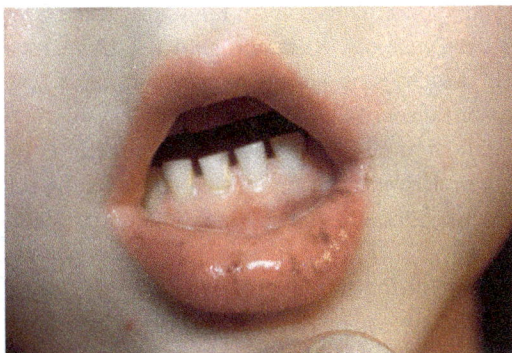

Abb. 28.3: „Freckling", typische Hautveränderungen bei Peutz-Jeghers-Syndrom.

Bei über 90 % der Patienten findet sich eine Mutation im Tumorsuppressorgen *STK11*.

Aufgrund der Komplikationen durch die großen Polypen, weniger des hohen Risikos für bösartige Erkrankungen (im Erwachsenenalter) werden endoskopische Kontrollen einschließlich der Darstellung des Dünndarms mittels MRT oder Kapselendoskopie bereits im Grundschulalter begonnen. Bei Polypen < 5 mm sollte eine Kontrolle nach 2–3 Jahren erfolgen. Bei größeren Polypen (5–10 mm) in kürzerem Intervall (1–2 Jahre) und bei Polypen mit mehr als 15 mm Durchmesser müssen diese endoskopisch oder chirurgisch entfernt werden [3].

Ein Teil der Patienten entwickelt Zeichen einer Pubertas praecox, die teilweise Symptom eines hormonproduzierenden Malignoms sein kann und entsprechend abgeklärt werden muss. Im Erwachsenenalter ist das Risiko für Karzinome von Brust, Ovarien/Testes, Pankreas und Lunge erhöht und ein entsprechendes Screening wird dann notwendig.

28.3.4 *PTEN*-Hamartom-Tumor-Syndrom (PHTS)

(Siehe Tab. 28.1.)

Der Begriff bezeichnet eine Gruppe von Erkrankungen, die ein breites klinisches Spektrum aufweist und durch entsprechend breit gefächerte klinische Kriterien definiert wird [7]. Hauptkriterien sind eine
- meist konnatale Makrozephalie [8] in Kombination mit
- einer Reihe maligner wie auch benigner Tumor-Manifestationen (Mammakarzinome, follikuläre Schilddrüsenkarzinome, epitheliale Endometriumkarzinome, Trichilemmome, seltene Hamartome des Kleinhirns, Hamartome des Magen-Darm-Traktes, mukokutane Neurinome, orale Papillome u. a.).

In diese Gruppe gehören z. B. Cowden-Syndrom, Bannayan-Riley-Ruvalcaba-Syndrom, Proteus-Syndrom und *Proteus-like-Syndrome*. Klinische sind die Übergänge zwischen diesen Syndromen fließend. Ursache sind jeweils Mutationen des *PTEN*-Gens, einem wichtigen Tumor-Suppressor-Gen.

Die überwiegende Mehrzahl der Patienten mit PHTS entwickeln multiple Polypen im Kolon, aber auch proximal davon. Histologisch findet sich dabei häufig ein buntes Bild verschiedener Polypen einschließlich Adenomen, Ganglioneuromen, Hamartomen, inflammatorischen Polypen u. a.

Aufgrund des hohen Risikos für verschiedenste maligne Erkrankungen (siehe oben) sollte frühzeitig im Erwachsenenalter ein entsprechendes Screening begonnen werden. Da das klinische Bild stark variiert, gibt es für das Kindesalter bislang keine klaren Empfehlungen zum Screening. Wegen der schon vor dem Erwachsenenalter möglichen Schilddrüsenerkrankungen (Hashimoto-Thyreoiditis, Adenome u. a.) und Tumormanifestationen an Haut/Unterhaut sollten entsprechende (interdisziplinäre) Kontrollen erfolgen.

28.3.5 Seltene Polyposissyndrome und nicht zuzuordnende Polyposis

([3]; siehe auch Tab. 28.1.)

Über die bereits angesprochenen hinaus gibt es mehrere sehr seltene Polyposissyndrome, ebenso wie Fälle, in denen gehäuft auftretende Polypen keinem bekannten Krankheitsbild zugeordnet werden können. Die *Constitutional Mismatch Repair Deficiency* ist ein Krankheitsbild, das mit sehr früher Manifestation einer Polyposis, *Café-au-lait*-Flecken und sehr frühen Malignomen einhergeht. Ähnliche Krankheitsbilder können durch Mutationen in anderen Genen, die in DNA-Reparatur-Mechanismen involviert sind, ausgelöst sein. Größere Deletionen im Bereich 10q23 betreffen unter anderem das *PTEN*- und *BMPR1A*-Gen und führen zu einer frühen Manifestation einer Polyposis teilweise bereits im Kleinkindalter. Ferner sind für das Erwachsenenalter verschiedene Polyposissyndrome bekannt, die im Einzelfall bereits im Kindesalter auffallen können.

Tab. 28.1: Charakteristika häufiger Polyposissyndrome adaptiert nach [3].

	Genetik	Polypen/ Histologie	Begleitmanifestationen/Karzinomrisiko	Therapie/Screening
FAP	Mutationen im *APC* Gen autosomal-dominant 20–30 % *de-novo*-Mutationen!	multiple Adenome insbesondere im Kolon, aber auch weiter proximal	Tumore/Zysten an Knochen, Zähnen, Haut, Bindegewebe, Augen; z. B. Osteome, Fibrome, Desmoidtumoren, Hamartome etc. Adenome von Schilddrüse, Nebennierenrinde obligate Präkanzerose – Kolonkarzinomrisiko 100 % im Säuglings-/Kleinkindalter: Medulloblastom/Hepatoblastom	Kolektomie meist vor dem 20.(-25.) Lebensjahr Koloskopie ab 10. Lebensjahr erwägen auch nach Kolektomie regelmäßige Rektoskopie regelmäßige ÖGD nicht vor 25. Lebensjahr [2] MRT Abdomen im Säuglings-Kleinkindalter: neurologische Untersuchung ggf. Sonographie der Leber/ Alpha-Fetoprotein i. S., aber keine allgemeine Empfehlung zu spez. Screening auf Hepatoblastom [2]
JPS	Mutationen in *SMAD4* oder *BMPR1A* in 40–60 % der Fälle autosomal dominant	multiple (≥ 5) juvenile Polypen (Hamartome) im Kolon und (später) auch im oberen Magen-Darm-Trakt	Patienten mit *SMAD4*-Mutation sollten auf einen Morbus Osler untersucht werden. Karzinomrisiko abhängig vom Phänotyp 10–50 % gering erhöhtes Risiko für intestinale Tumore und Tumore des Pankreas	ÖGD und Koloskopie ab dem 15. Lebensjahr (mindestens alle 1–3 Jahre), um Polypen > 10 mm konsequent zu entfernen. (Kolektomie erwägen, sofern nicht endoskopisch zu beherrschen)
PJS	Mutationen im *STK11*-Gen in > 90 % der Fälle; auch *de novo*-Mutationen möglich autosomal dominant	multiple Polypen des oberen und unteren GI-Traktes mit typischem histologischem Bild mit baumartig verästelter Lamina muscularis mucosae häufig Invagination/Obstruktion durch große Dünndarm-Polypen	kleinfleckige Hyperpigmentierungen perioral, an Lippen, Wangenschleimhaut, perinasal, perianal, an Hand-/Fußrücken bzw. Fingern/ Zehen ab dem Erwachsenenalter zunehmend erhöhtes Risiko für Karzinome (Kolon, Magen, Dünndarm, Brust, Pankreas, Uterus u. a.) ggf. bereits im Kindes-/ Jugendalter Risiko für Tumoren von Hoden/ Ovarien	ÖGD, Koloskopie und Darstellung des Dünndarms mit Kapselendoskopie/MRT initial zwischen 8. und 10. Lebensjahr. Danach beim Nachweis von Polypen regelmäßig alle 2–3 Jahre, sonst erneut mit 18 Jahren. bei klinischen Zeichen für eine Pubertas praecox zeitnahe Abklärung

Tab. 28.1: (fortgesetzt)

	Genetik	Polypen/ Histologie	Begleitmanifestationen/Karzinomrisiko	Therapie/Screening
PHTS	Mutationen im *PTEN*-Gen autosomal dominant	verschiedenste Polypen des Magen-Darm-Traktes: juvenile Polypen (Hamartome), inflammatorische Polypen, Ganglioneurome, Lipome etc.	meist kongenitale Makrozephalie sowie verschiedene maligne/benigne Tumormanifestationen erhöhtes Risiko für maligne Tumoren erst im Erwachsenenalter: Brust, Uterus, Schilddrüse, Kolon, Kleinhirn u. a.	endoskopische Diagnostik/ Therapie abhängig von Symptomen und Vorbefunden; bislang keine allgemeinen Empfehlungen für ein Screening vor dem Erwachsenenalter Erkrankungen von Haut und Schilddrüse treten nicht selten bereits im Kindesalter auf.

28.4 Diagnostik – allgemein

Beim Verdacht auf Polypen erfolgt eine endoskopische Abklärung und bei sporadischen Polypen gelingt in der Regel die endoskopische Entfernung mit der Schlinge. Standardmäßig sollte die histologische Aufarbeitung erfolgen, um ungewöhnliche Befunde – auch Hinweise auf Dysplasien oder maligne Entartung – erkennen zu können. In jedem Fall sollte auch bei vermeintlich solitären gestielten Polypen eine komplette Koloskopie angestrebt werden, um mögliche weitere Polypen zu erkennen – immerhin wurden in einer alten Übersichtsarbeit ein Drittel proximal der li. Flexur gesehen und eine Reihe von Kindern und Jugendlichen hatten mehr als einen Polypen [9].

Wenn es sich um einzelne Polypen in Kolon/Rektum mit unverdächtiger Histologie – also um juvenile Polypen – handelt und klinisch keine weiteren Verdachtsmomente bestehen, ist nach der Entfernung der Polypen keine weitere Therapie notwendig. Im Falle mehrerer Polypen (≥ 2) sind Kontrollen in größeren Abständen z. B. in Form einer erneuten Koloskopie nach 5 Jahren oder auch gelegentliche Stuhldiagnostik (Blut/Calprotectin) zu erwägen [9].

Folgende Befunde sind aber auf ein Polyposissyndrom verdächtig und sollten zur weiteren Abklärung führen:
1. Polypen im oberen GI-Trakt
2. multiple Polypen
3. auffällige Histologie: Adenome machen das Vorliegen einer FAP wahrscheinlich, PJS-typische Polypen zeigen eine charakteristische Architektur, gemischte Polypen finden sich im Kindesalter meist im Rahmen eines PHTS.
4. positive Familienanamnese für Polypen oder Darmkrebserkrankungen in jungem Alter

In vielen Fällen ergibt sich rasch eine Verdachtsdiagnose: Multiple juvenile Polypen kommen insbesondere beim JPS und seltener im Rahmen eines PHTS vor. Adenome sind stark hinweisend auf eine FAP und beim PJS zeigen die Polypen ein typisches histologisches Bild.

Die Diagnosestellung erfolgt dann entsprechend der oben genannten Kriterien. Allerdings gibt es auch Krankheitsbilder, die letztlich trotz genetischer Abklärung nicht eindeutig zugeordnet werden können. In solchen Fällen orientiert sich das klinische Vorgehen an den bekannten Empfehlungen (siehe Tab. 28.1).

Aufgrund der dominanten Vererbung sollte immer angestrebt werden, zumindest erstgradig Verwandte ebenfalls zu untersuchen. Es hat sich bewährt, frühzeitig Spezialambulanzen für Polyposissyndrome einzubinden, um die Weiterbetreuung des Patienten zu optimieren und ggf. betroffene Familienangehörige zu erkennen und zu beraten.

28.5 Therapie

Ziel der Therapie ist die Vermeidung von Komplikationen wie Blutungen, Invaginationen (insbesondere bei PJS) und maligner Entartung.

Take-Home-Message und „aus der täglichen Praxis"

Einzelne, in der Histologie typische juvenile Polypen treten in Kolon und Rektum sporadisch recht häufig auf und sind dann nicht mit einem erhöhten Tumorrisiko verbunden. Es ist keine Nachbetreuung notwendig, lediglich auf das Symptom Blut im Stuhl ist zu achten.

Polypen, die in großer Zahl (≥ 5) oder an ungewöhnlicher Stelle (im oberen Magen-Darm-Trakt) auftreten, sind genauso verdächtig auf ein Polyposissyndrom wie Polypen, die eine ungewöhnliche Histologie (z. B. PJS-typische Polypen oder Adenome) zeigen. Diese Patienten müssen strukturiert überwacht und abgeklärt werden. Mögliche andere Manifestationen müssen gezielt gesucht werden und ggf. sollte eine multidisziplinäre Betreuung etabliert werden.

- Beim Nachweis und auch bereits beim Verdacht auf ein Polyposissyndrom sollte immer auch die gezielte Untersuchung weiterer Familienmitglieder empfohlen werden.
- Bei gesicherter Diagnose eines Polyposissyndroms sind Wahrscheinlichkeit der Kolektomie, der erfahrungsgemäß wahrscheinliche Zeitraum und weitere in der Betreuung zu überwachende, mögliche Organmanifestationen zu benennen.
- Für eine optimale Betreuung sollten frühzeitig Genetiker und auf Polyposissyndrom spezialisierte Zentren eingebunden werden.

Literatur

[1] Nugent KP, Talbot IC, Hodgson SV, Phillips RK. Solitary juvenile polyps: not a marker for subsequent malignancy. Gastroenterology. 1993;105:698–700.

[2] Hyer W, Cohen S, Attard T, et al. Management of Familial Adenomatous Polyposis in Children and Adolescents: Position Paper From the ESPGHAN Polyposis Working Group. J Pediatr Gastroenterol Nutr. 2019;68:428–441.

[3] MacFarland SP, Zelley K, Katona BW, et al. Gastrointestinal Polyposis in Pediatric Patients. J Pediatr Gastroenterol Nutr. 2019;69:273–280.

[4] Jass JR, Williams CB, Bussey HJ, Morson BC. Juvenile polyposis–a precancerous condition. Histopathology. 1988;13:619–630.

[5] Hinds R, Philp C, Hyer W, Fell JM. Complications of childhood Peutz-Jeghers syndrome: implications for pediatric screening. J Pediatr Gastroenterol Nutr. 2004;39:219–220.

[6] Beggs AD, Latchford AR, Vasen HF, et al. Peutz-Jeghers syndrome: a systematic review and recommendations for management. Gut. 2010;59(7):975–986.

[7] Pilarski R. PTEN Hamartoma Tumor Syndrome: A Clinical Overview. Cancers (Basel). 2019;11:844.

[8] Plamper M, Gohlke B, Schreiner F, Woelfle J. Phenotype-Driven Diagnostic of PTENHamartoma Tumor Syndrome: Macrocephaly, But Neither Height nor Weight Development, Is the Important Trait in Children. Cancers (Basel). 2019;11:975.

[9] Gupta SK, Fitzgerald JF, Croffie JM, et al. Experience with juvenile polyps in North American children: the need for pancolonoscopy. Am J Gastroenterol. 2001;96:1695–1697.

29 Achalasie

29.1 Einleitung

Die Achalasie ist eine seltene Erkrankung, bei der es durch eine Ganglionitis zu einer Degeneration von Teilen des Plexus myentericus kommt. Es resultiert eine schwere Motilitätsstörung des Ösophagus mit erhöhtem Tonus im unteren Ösophagussphinkter und gestörter Peristaltik, die die Boluspassage erschwert oder sogar unmöglich macht. Die überwiegende Mehrzahl der Patienten erkrankt im Erwachsenenalter (> 25 Jahre) und eine Erkrankung vor dem Jugendalter oder sogar im Kleinkindesalter ist selten. Die mehr oder weniger langsam zunehmenden Beschwerden führen zu großem Leidensdruck, da die lebensnotwendige und normalerweise genussvolle Nahrungsaufnahme immer mehr zu einem belastenden und teilweise angstauslösenden Akt wird. Bei den betroffenen Kindern und Jugendlichen besteht die Gefahr, dass das zunehmend gestörte Essverhalten (und bisweilen merkwürdig anmutende Bewältigungsstrategien) als primäre Essstörung oder ein anderes psychogenes Problem verkannt werden. Außerdem sind die Patienten durch mögliche Aspirationen und Mangelernährung gefährdet, während im langfristigen Verlauf das Risiko für Ösophaguskarzinome ansteigt. Für die Prognose ist eine möglichst frühe Diagnose und eine konsequente Behandlung ausschlaggebend. Gleichzeitig ist das niederschwellige Angebot einer psychologischen Begleitung oftmals hilfreich, zumal auch sämtliche therapeutische Optionen mehr oder weniger invasiv und belastend sind.

29.2 Definition

Achalasie: Der Begriff bezeichnet eigentlich ganz allgemein die Störung der glatten Muskulatur von Hohlorganen mit fehlender Erschlaffung. Korrekterweise müsste man also eigentlich von der Ösophagusachalasie sprechen.

Die Erkrankung entsteht durch eine ätiologisch unklare, am ehesten autoimmune Entzündung im Bereich des Plexus myentericus. Dabei kommt es zur fortschreitenden Degeneration von Ganglienzellen. Da vorwiegend die inhibitorischen Anteile und weniger die aktivierenden cholinergen Neuronen betroffen sind, kommt es zu einer Tonussteigerung im unteren Ösophagussphinkter und zur Unfähigkeit einer ausreichenden Relaxation im Rahmen des normalen Schluckaktes. Obwohl auch andere Anteile des autonomen Nervengeflechts des Ösophagus betroffen sein können, was zum Beispiel zu einer schlaffen hypomotilen Bewegungsstörung im proximalen Ösophagus führen kann, ist es ganz überwiegend die Passagestörung im unteren Ösophagussphinkter, die die Symptome auslöst.

Die Inzidenz wird mit etwa 1–2 Neuerkrankungen/100.000 Einwohner pro Jahr beziffert [1–3]. Die Mehrzahl der Patienten wird im höheren Erwachsenenalter diag-

https://doi.org/10.1515/9783110411881-029

nostiziert, allerdings mit breiter Streuung. Erkrankungen vor dem Jugendalter sind selten – kommen aber vor. Kinder mit Trisomie 21 haben ein erhöhtes Risiko.

Triple-A-Syndrom: Eine Achalasie tritt im Kindes-/Jugendalter selten auch im Rahmen des sogenannten Triple-A-Syndroms mit **A**chalasie, **A**lakrimie und Nebennierenninsuffizienz – M. **A**ddison – auf. Eine entsprechende Abklärung insbesondere der Nebennierenfunktion sollte also großzügig (und gegebenenfalls auch wiederholt) erfolgen.

29.3 Klinik

Abhängig von Lokalisation und Ausmaß der Schädigung kann die Ausprägung der Störung stark variieren und die klinischen Symptome der Erkrankung sind mehr oder weniger unspezifisch. Also müssen auch immer andere Ursachen für eine Schluckstörung in Betracht gezogen werden und grundsätzlich gilt, dass jede Schluckstörung sorgfältig und offensiv abgeklärt werden sollte (siehe Kap. 6). Fast alle Patienten schildern einen mehr oder weniger schleichenden Beginn der Beschwerden mit Schluckbeschwerden – vorwiegend bei fester Nahrung, meist aber auch bei Flüssigkeiten. Viele berichten, dass unverdauter, nicht saurer Nahrungsbrei regurgitiert wird, was auch zu Aspirationen führen kann. In seltenen Fällen können pulmonale Beschwerden durch rezidivierende Aspirationen sogar im Vordergrund stehen.

Merke: Der Klassiker in der Anamnese sind unverdaute (nicht saure) Nahrungsreste auf dem Kopfkissen.

Etwa die Hälfte der Patienten gibt auch retrosternale bzw. epigastrische Schmerzen an, die im Einzelfall auch ausgeprägt sein können. Kinder und Jugendliche kompensieren die Probleme bei der Nahrungspassage oft lange durch verschiedene Manöver wie z. B. Überstrecken nach hinten oder auch Hüpfen. Sie essen in vielen kleinen Mahlzeiten, kauen sehr lange, trinken oftmals nach jedem Bissen viel nach. Manche berichten von Husten, wenn sie zu viel auf einmal essen. Oft schlafen sie mit deutlich erhöhtem Oberkörper und manche induzieren Erbrechen, um akute Symptome zu verbessern.

Viele Patienten sind zum Zeitpunkt der Diagnosestellung erheblich belastet und zeigen psychische Reaktionen: Angst, Rückzug, teilweise zwanghaft wirkende Angewohnheiten rund um die Nahrungsaufnahme können als Essstörung oder Angststörung fehlgedeutet werden.

Zusammenfassend sind Symptome und Befunde, die eine weitere Abklärung notwendig machen und an eine Achalasie denken lassen sollten, insbesondere die folgenden:

- ein gestörter Transport mit Schluckproblemen: lange Mahlzeiten, häufige kleine Mahlzeiten, viel Nachtrinken, Manöver wie Hüpfen, Überstrecken o. Ä. beim Essen
- retrosternale Schmerzen, anfangs oft auch epigastrische Beschwerden
- Hinweise auf Aspirationen: rezidivierende Pneumonien, Husten nach der Nahrungsaufnahme
- Regurgitieren von nicht saurem Nahrungsbrei (morgens auf dem Kopfkissen)
- ggf. auch passende Vorbefunde z. B. aus vorherigen Endoskopien: Nahrungsreste in der distalen Speiseröhre, ggf. dilatierte hypomotile Speiseröhre mit Enge im unteren Ösophagussphinkter – welche aber mit dem Endoskop mit geringem Druck passiert werden kann; distale Ösophagitis (durch Stase)

29.4 Diagnostik

29.4.1 Ösophago-Gastro-Duodenoskopie

Im Zusammenhang mit den klinischen Beschwerden liegt es sehr nahe, eine Endoskopie durchzuführen. Wenngleich bei dieser Untersuchung eine Achalasie nicht immer erkannt werden muss, ist sie ein notwendiger diagnostischer Baustein, um wichtige Differentialdiagnosen wie z. B. narbige Engen, peptische Strikturen oder eine eosinophile Ösophagitis (EOE) mit oder ohne Stenose zu erkennen bzw. auszuschließen. Da die Zangenbiopsie im Rahmen der ÖGD nur oberflächlich erfolgt und nicht die Muskularis erreicht, kann die Achalasie in der Histologie nicht erkannt werden. Trotzdem sind sorgfältige Biopsien in mehreren Etagen unbedingt notwendig (DD EOE).

Bei Verdacht auf eine Achalasie muss sowohl bei typischem Befund als auch bei einem unspezifischen Befund eine weitere Abklärung erfolgen.

Merke: Bei jeder Schluckstörung muss von einem erhöhten Aspirationsrisiko im Rahmen der Diagnostik – insbesondere bei jeder Analgosedierung bzw. Narkose – ausgegangen werden!

29.4.2 Ösophagus-Brei-Schluck

Zur Abklärung von Schluckstörungen ist der Breischluck ein wichtiger Baustein in der Diagnostik, mit einer Sensitivität von etwa 75 % [4]. Er zeigt im fortgeschrittenen Stadium einer Achalasie oft sehr eindrücklich die Dilatation vor der Enge im ösophago-gastralen Übergang. Im frühen Verlauf der Erkrankung kann allerdings auch dieser Befund unauffällig sein. Gleichzeitig können andere Diagnosen wie z. B. Divertikel oder Stenosen ausgeschlossen werden.

Für erwachsene Patienten setzt sich zunehmen die standardisierte und besser objektivierbare dynamische Breischluck-Diagnostik (*timed barium esophagram*) durch. Dabei wird nach der Einnahme einer definierten Menge Kontrastmittel zu festen Zeiten (nach 1, 2 und 5 Minuten) die Höhe und der Durchmesser der Kontrastmittelsäule beurteilt und dabei eine etwas bessere Sensitivität und Spezifität erreicht [5].

29.4.3 Ösophagus-Manometrie

Optimal als hochauflösende (HR-)Manometrie. Diese kann zuverlässig die fehlende Relaxation und den hohen Ruhedruck im unteren Ösophagussphinkter und ggf. auch die fehlende Peristaltik in der tubulären Speiseröhre zeigen. Darüber hinaus ermöglicht sie als einzige Untersuchung die Einteilung der Achalasie in drei definierte Typen. Diese haben sowohl prognostische als auch therapeutische Implikationen. Die absolute Höhe der Messwerte variiert etwas mit dem verwendeten System. Diagnostische Kriterien sind in Tab. 29.1 aufgeführt.

Allerdings ist eine HR-Manometrie nur an wenigen spezialisierten Zentren verfügbar und von der Kooperation des Patienten abhängig. Insbesondere für junge Patienten ist eine „kindgerechte" Durchführung der Untersuchung schwierig, da mit einliegender Drucksonde im Ösophagus (Durchmesser 2,75 mm) auf Kommando sowohl wiederholt Schluckmanöver durchgeführt als auch Ruhephasen eingehalten werden müssen.

Daher besteht die Diagnostik bei Kindern zunächst oft in den beiden erstgenannten Untersuchungen (Endoskopie und Breischluck), wobei erneut zu betonen ist, dass auch bei unauffälligen Befunden die Achalasie nicht sicher ausgeschlossen ist.

Tab. 29.1: Klinische Einteilung der Achalasie nach dem Befund der Bewegungsstörung.

	Beschreibung	Manometrie		therapeutische Implikationen und Prognose
		unterer Sphinkter	untere ⅔ des Ösophagus	
Typ 1	„klassische Achalasie"	inkomplette Muskelrelaxation; evtl. erhöhter Ruhetonus	fehlende Peristaltik	
Typ 2	Achalasie mit erhöhtem Tonus des Ösophagus		erhöhter Tonus ohne peristaltische Bewegung	Daten erwachsener Patienten weisen auf ein besonders gutes Ansprechen auf eine Ballon-Dilatation hin [6]
Typ 3	„spastische Achalasie"		vorzeitige langstreckige spastische Kontraktionen, die das Lumen verschließen können	bei Kindern und Jugendlichen sehr selten; vergleichsweise ungünstige Prognose

Die Sonographie hat in der Diagnose der Achalasie kaum einen Stellenwert. Allerdings kann sie zur Klärung von Differentialdiagnosen wie z. B. bei einer Kompression des Ösophagus von außen durch einen Gefäßring bzw. eine Arteria lusoria oder auch durch Lymphome beitragen. Eine Darstellung der Ösophaguswand mittels Endosonographie oder MRT bzw. CT kann notwendig sein, wenn sekundäre Motilitätsstörungen durch (maligne) Prozesse im Ösophagus abgegrenzt werden müssen.

29.5 Therapie

Die Behandlung einer Achalasie gehört insbesondere bei Kindern und Jugendlichen in erfahrene Hände. Wie bei anderen chronischen Erkrankungen ist das Behandlungsziel die Kontrolle der Symptome und die Vermeidung von Komplikationen. Als primäre Therapie kommen entweder eine endoskopische Ballon-Dilatation (mehrzeitig und schrittweise) oder eine Myotomie (laparoskopisch oder endoskopisch als POEM – Abkürzung für perorale endoskopische Myotomie) in Frage. Beide Verfahren haben ähnliche Ansprechraten bei vergleichbarem Risikoprofil. Jedoch muss sowohl bei der Ballondilatation als auch bei der Myotomie damit gerechnet werden, dass deutlich mehr als die Hälfte der Patienten innerhalb von Jahren erneut Beschwerden entwickeln [7,8]. Bei frühem/repetitivem Therapieversagen nach Ballondilatation sollte die Myotomie erfolgen, unter der Vorstellung, die zunehmende Dilatation des tubulären Ösophagus verhindern zu können.

Die Injektion von Botulinustoxin in den unteren Ösophagussphinkter hat in der *First-Line*-Therapie bei jungen Patienten wegen meist relativ raschen Rückfällen einen untergeordneten Stellenwert. Sie kann erwogen werden, wenn die oben genannten Behandlungen nicht möglich sind [9].

In der Erwachsenenmedizin werden ferner Kalziumantagonisten und Nitrate eingesetzt, um den Druck im unteren Ösophagussphinkter zu reduzieren und damit die Funktion zu verbessern, allerdings fehlen belastbare Daten und häufig führen Nebenwirkungen oder fehlende Wirksamkeit bei längerfristigem Einsatz zum Absetzen der Therapie, sodass es keine allgemeine Therapieempfehlung gibt [10].

Wie oben bereits angesprochen bringt die Erkrankung eine erhebliche psychische Belastung mit sich. Dies sollte frühzeitig angesprochen werden, um ggf. eine entsprechende Unterstützung zu ermöglichen.

29.6 Verlaufskontrollen

Die weitere Betreuung der Patienten erfolgt abhängig von initialem Befund und klinischem Verlauf. Sowohl nach Ballondilatation als auch nach einer Myotomie haben die Patienten aufgrund der anhaltend gestörten Motilität ein hohes Risiko für eine Refluxkrankheit. Es kann auch bei Beschwerdefreiheit sinnvoll sein, den Befund in größeren Intervallen mittels Ösophagus-Breischluck zu kontrollieren. Da junge Patienten eher einen ungünstigen Verlauf mit erneuten Beschwerden haben, müssen betroffene Familien darauf vorbereitet werden, dass endoskopische Kontrollen und ggf. auch erneute Interventionen notwendig werden können.

> **Take-Home-Message und „aus der täglichen Praxis"**
> Jede Schluckstörung im Kindes- und Jugendalter muss umfassend abgeklärt werden, um die Diagnose nicht zu verschleppen.
> Die Gefahr, eine Schluckstörung als ein psychogenes Problem zu verkennen, sollte dazu führen, dass die Diagnostik entsprechend sorgfältig erfolgt.
> Die Achalasie ist dabei insbesondere im Kindesalter zwar eine sehr seltene, aber wichtige Differentialdiagnose.
> Nicht immer ist sie im Rahmen einer einfachen Endoskopie zu erkennen und ggf. müssen weitere Untersuchungen wie ein Ösophagus-Breischluck oder sofern möglich auch eine Manometrie ergänzt werden.
> Stufenbiopsien des Ösophagus sind bei der Endoskopie obligat (Abgrenzung zur eosinophilen Ösophagitis).
> Therapeutisch kommen primär Ballondilatation oder Myotomie in Frage und die Behandlung gehört in erfahrene Hände.
> – Die Mehrheit der in den eigenen Kollektiven versorgten Patienten wurde zunächst kinder- und jugendpsychiatrisch behandelt und fand erst zweizeitig den Weg in die Kindergastroenterologie.

Literatur

[1] Sadowski DC, Ackah F, Jiang B, Svenson LW. Achalasia: incidence, prevalence and survival. A population-based study. Neurogastroenterol Motil. 2010;22(9):e256–261. doi: 10.1111/j.1365-2982.2010.01511.x. Epub 2010 May 11. PMID: 20465592.

[2] Sato H, Yokomichi H, Takahashi K, et al. Epidemiological analysis of achalasia in Japan using a large-scale claims database. J Gastroenterol. 2019;54(7):621–627. doi: 10.1007/s00535-018-01544-8. Epub 2019 Jan 3. PMID: 30607612.

[3] Gennaro N, Portale G, Gallo C, et al. Esophageal achalasia in the Veneto region: epidemiology and treatment. Epidemiology and treatment of achalasia. J Gastrointest Surg. 2011;15(3):423–428. doi: 10.1007/s11605-010-1392-7. Epub 2010 Nov 30. PMID: 21116729.

[4] Parkman HP, Maurer AH, Caroline DF, et al. Optimal evaluation of patients with nonobstructive esophageal dysphagia. Manometry, scintigraphy, or videoesophagography? Dig Dis Sci. 1996;41(7):1355–1368. doi: 10.1007/BF02088560. PMID: 8689912.

[5] Blonski W, Kumar A, Feldman J, Richter JE. Timed Barium Swallow: Diagnostic Role and Predictive Value in Untreated Achalasia, Esophagogastric Junction Outflow Obstruction, and Non-Achalasia Dysphagia. Am J Gastroenterol. 2018;113(2):196–203. doi: 10.1038/ajg.2017.370. Epub 2017 Dec 19. PMID: 29257145.

[6] Rohof WO, Salvador R, Annese V, et al. Outcomes of treatment for achalasia depend on manometric subtype. Gastroenterology. 2013;144(4):718–725; quiz e13-4. doi: 10.1053/j.gastro.2012.12.027. Epub 2012 Dec 28. PMID: 23277105.

[7] van Lennep M, van Wijk MP, Omari TIM, Benninga MA, Singendonk MMJ. Clinical management of pediatric achalasia. Expert Rev Gastroenterol Hepatol. 2018;12(4):391–404. doi: 10.1080/17474124.2018.1441023. Epub 2018 Feb 26. PMID: 29439587.

[8] Meyer A, Catto-Smith A, Crameri J, et al. Achalasia: Outcome in children. J Gastroenterol Hepatol. 2017;32(2):395–400. doi: 10.1111/jgh.13484. PMID: 27411173.

[9] Oude Nijhuis RAB, Zaninotto G, Roman S, et al. European guidelines on achalasia: United European Gastroenterology and European Society of Neurogastroenterology and Motility recommendations. United European Gastroenterol J. 2020;8(1):13–33. doi: 10.1177/2050640620903213. PMID: 32213062; PMCID: PMC7005998.

[10] Boeckxstaens GE, Zaninotto G, Richter JE. Achalasia. Lancet. 2014;383(9911):83–93. doi: 10.1016/S0140-6736(13)60651-0. Epub 2013 Jul 17. PMID: 23871090.

30 Chronisches Darmversagen, intestinale Insuffizienz

30.1 Einleitung

Das englischsprachige *Intestinal failure*, um das es sich in diesem Kapitel handeln soll, umfasst vornehmlich Kinder mit Kurzdarm – meist nach Darmresektionen im Säuglingsalter – und solche mit kongenitalen Enterozytenerkrankungen oder Störungen der gastrointestinalen Motilität. Gemeinsam ist ihnen die Notwendigkeit, einen Teil der (oder die gesamte) Ernährung über die Vene durchzuführen (Langzeit-, im Verlauf auch heimparenterale Ernährung).

Während noch vor 30 Jahren die Prognose dieser Patienten oft infaust war, ist heute bei denen mit einem Kurzdarm in bis zu 90 % eine Entwöhnung von der parenteralen Ernährung möglich [1] und auch die Prognose der anderen Erkrankungsgruppen ist deutlich gebessert. Grund hierfür sind die Optimierung der parenteralen Ernährung (z. B. Fette mit anderen Bestandteilen als Sojaöl, pädiatrische Aminosäurenlösungen), die Verbesserung des Umgangs mit zentralen Venenkathetern und einer drohenden hepatischen Komplikation (IFALD – *intestinal failure associated liver disease*), aber auch die Strukturierung der intestinalen Rehabilitation.

Statt der nur in seltenen Fällen sinnvollen Dünndarmtransplantation widmen sich die entsprechend spezialisierten Zentren heutzutage vornehmlich der Optimierung der Behandlung mit einem großen multiprofessionalen Team (Chirurg, Kindergastroenterologe, Ernährungsberater, Spezialschwester/-pfleger, Homecare-Unternehmen, Apotheke). Während in vielen Ländern die Betreuung ausschließlich an solchen Zentren erfolgt (u. a. Frankreich, Großbritannien), verteilen sich im deutschsprachigen Raum die Patienten auf eine Vielzahl von Betreuern. Umso wichtiger ist, dass möglichst schon vor dem Auftreten von Komplikationen besagte Zentren involviert werden.

30.2 Definition

Der Begriff **chronisches Darmversagen** bezeichnet einen Zustand der eingeschränkten resorptiven Kapazität des Darms und dadurch bedingten Unmöglichkeit, den Organismus mit ausreichend Nährstoffen und/oder Flüssigkeit zu versorgen. Darunter fallen bei Kindern folgende Krankheitsbilder:

Kurzdarmsyndrom (Z. n. Darmresektionen infolge erworbener oder angeborener Magen-Darm-Erkrankungen), in dessen Folge eine spezifische Ernährungstherapie erforderlich wird. Man spricht von einem Kurzdarmsyndrom, wenn die Restdünndarmlänge < 25 % der Altersnorm entspricht, von einem **Ultrakurzdarm** bei < 10 %.

https://doi.org/10.1515/9783110411881-030

Die „normale" Dünndarmlänge in den verschiedenen Altersgruppen [2,3] findet sich in der folgenden Tab. 30.1.

Tab. 30.1: Dünndarmlänge nach Alter [2,3].

Alter	mittlere Dünndarmlänge
24. bis 26. SSW	70 ± 6,3 cm
39. bis 40. SSW	157 ± 11,2 cm
6 Monate	239 ± 18,3 cm
12 Monate	284 ± 20,9 cm
2 Jahre	340 ± 16,9 cm
5 Jahre	424 ± 5,9 cm

Eine andere Einteilung [4] hat prognostische Bedeutung für eine zu erwartende intestinale Autonomie:
- Typ I: Endenterostomie
- Typ II: jejunokolonische Anastomose
- Typ III: jejunoileokolonische Anastomose
- kongenitale Enterozytenstörungen [5]

Kongenitale Diarrhoen Enterozytenerkrankungen mit dem Leitsymptom chronische Diarrhoe.

Störungen der gastrointestinalen Motilität. Von einer **PIPO** (intestinale Pseudoobstruktion) spricht man, wenn mindestens zwei von vier Kriterien erfüllt werden:
- objektive Messung einer neuromuskulären Beteiligung des Dünndarms (Manometrie, Histopathologie, Transit)
- rekurrierend und/oder persistierend erweiterte Dünndarmschlingen mit Spiegelbildung
- genetische und/oder metabolische Auffälligkeiten, die definitiv mit einer PIPO vergesellschaftet sind
- Unmöglichkeit, eine ausreichende Ernährung und/oder Wachstum mit oraler Zufuhr aufrecht zu erhalten, sodass eine spezielle enterale Ernährung und/oder parenterale Ernährung erforderlich ist) [6]

Klinisch steht beim Kurzdarmsyndrom und den Enterozytenerkrankungen meist die chronische Diarrhö und Gedeihstörung im Vordergrund, im Falle der pädiatrischen intestinalen Pseudoobstruktion (PIPO) aber die Transportstörung mit einem profus aufgetriebenen Abdomen, (galligem) Erbrechen und Obstipation, ohne dass ein anatomisch bedingter Passagestop nachweisbar ist.

Das Resultat ist die Reduktion der funktionalen Darmfläche unter die minimale Grenze, die für eine ausreichende Digestion und Absorption notwendig ist [7]. So können also die Bedürfnisse zum Wachsen und Gedeihen (sowie Hydratation und Homöostase [8]) nicht ausreichend erfüllt werden.

Für die Säuglingsperiode wurde als Definition die Notwendigkeit einer parenteralen (Teil-)Ernährung für mehr als 90 Tage gesetzt [9].

Ein Darmversagen wird als irreversibel bezeichnet, wenn sämtliche Möglichkeiten der intestinalen Rehabilitation ausgeschöpft sind und weiterhin der Bedarf zur intravenösen Substitution von Mikro- und Makronährstoffen sowie Flüssigkeit besteht.

30.3 Klinik

Ergänzend zur Definition hier zunächst noch einige vertiefende Informationen zu den beschriebenen Gruppen:

- Kurzdarmsyndrom: Neugeborene und junge Säuglinge, denen gemeinsam ist, dass aufgrund einer Abdominalpathologie eine operative Entfernung eines Teiles des Darms notwendig wurde. Grunderkrankung sind Bauchwanddefekte (z. B. Gastroschisis) und solche mit intraabdomineller Pathologie (NEC, Atresie, Malrotation mit Volvulus). Aufgrund des Ausmaßes der Verringerung der Dünndarmresorptionsfläche stehen Gedeihstörung und Durchfälle klinisch im Vordergrund. Gleiches kann auch im höheren Alter nach einem Abdominaltrauma, mesenterialen Thrombosen oder M. Crohn mit konsekutiver (Dünndarm-)Resektion der Fall sein.
- Kinder mit kongenitaler Diarrhö/Enterozytendefekten (z. B. Mikrovillusatrophiesyndrom, *tufting enteropathy*, Natriumdiarrhö, Chloriddiarrhö): Diese werden teilweise in Kap. 7 besprochen. Aufgrund der extrem dünnen Stühle ist direkt postpartal zuweilen zunächst gar nicht klar, dass sich in der Windel Durchfall und kein Urin befindet.
- Intestinale Pseudoobstruktion (PIPO – *pediatric intestinal pseudobstruction*): Hier steht das Unvermögen zur Stuhlpassage im Vordergrund, klinisch zeigt sich ein profus aufgetriebenes Abdomen und galliges Erbrechen. Auch hier manifestiert sich die Erkrankung oftmals direkt nach der Geburt (50 %) oder zumindest im ersten Lebensjahr (80 %) [5]. Diese letzte Gruppe ist oftmals am schwierigsten zuzuordnen und auch zu therapieren. Beispiel ist hier das Megazystis-Mikrokolon-intestinale Hypoperistaltik-Syndrom (MMIHS).

Eine weitere Gruppe sind diejenigen mit neurologischen Grunderkrankungen und im Verlauf sich entwickelndem chronischen Darmversagen [5].

Als typische Komplikationen der Erkrankungen können trotz enteraler und/oder parenteraler Ernährung Probleme [1] wie eine Unterversorgung mit Nährstoffen, eine Überwucherung des Dünndarms (SIBO – *syndrome of intestinal bacterial overgrowth*) – besonders wenn die Bauhin'sche Klappe bei der operativen Versorgung des Grundproblems entfernt wurde –, eine Dysmotilität des Dünndarms und eine mit dem Darmversagen assoziierte Lebererkrankung (IFALD – *intestinal failure associated liver disease*) hinzukommen – hierfür stellen Frühgeburtlichkeit, Infektionen, Phasen der Nüchternheit (mit fehlendem Stimulus für einen Gallefluss), aber auch eine fehlerhafte Zusammensetzung der parenteralen Ernährung Risikofaktoren dar.

Folgendes Schaubild (Abb. 30.1) zeigt die „Schauplätze des chronischen Darmversagens" für die Kinder mit einem Kurzdarm (bzw. bzgl. der sekundären Komplikationen auch für die anderen beiden Gruppen).

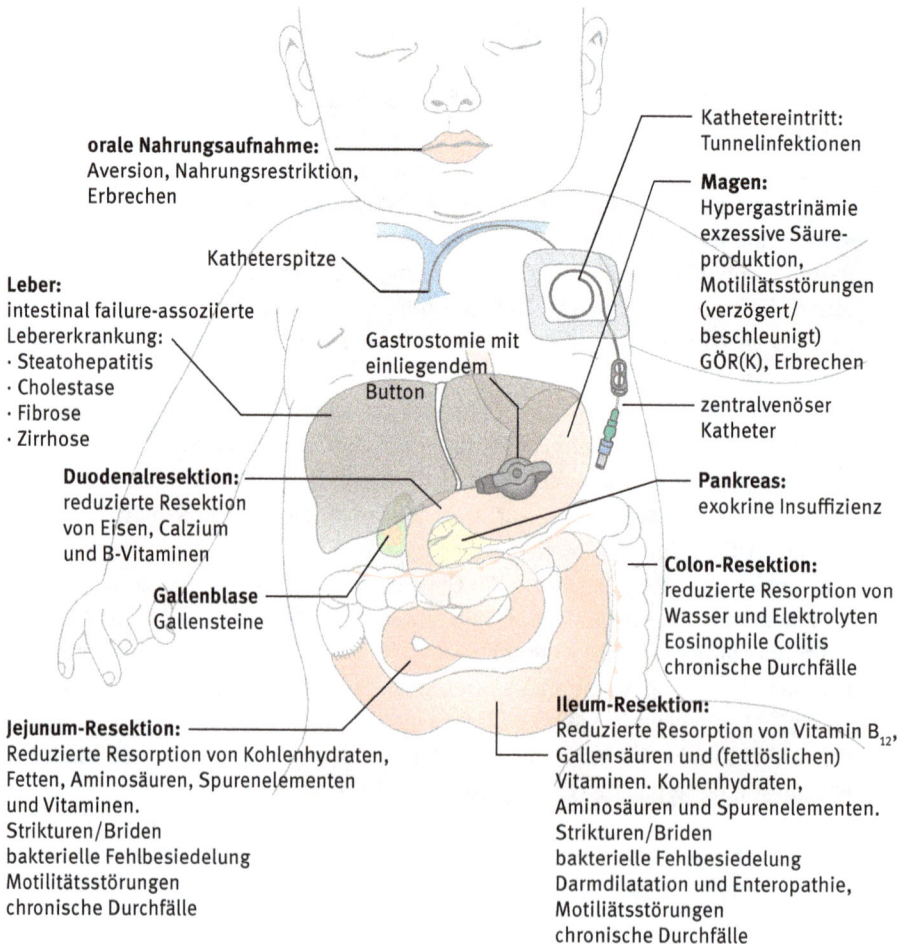

Abb. 30.1: Gastrointestinale Manifestationen bei Kindern mit Kurzdarm. Quelle: modifiziert nach [1].

Bei Kindern mit Enterozytenerkrankungen/kongenitaler Diarrhö findet sich oft ein Polyhydramnion bei Geburt, bei der entsprechenden Laboranalytik schwer(st)e Elektrolytentgleisungen und Verschiebungen in der Blutgasanalyse. Wenn auch nicht so klar bestimmten Arealen des Dünndarms zuordenbar wie beim Kurzdarm, kommt es gerade bei dieser Gruppe im Verlauf oft auch zu oraler Aversion, Gallenblase und Leber können zu weiteren Problemfeldern werden.

Wie aufgrund des Namens zu erwarten, imponiert bei Kindern mit PIPO die Gefahr einer Durchwanderungsinfektion, rund ein Drittel hat zusätzlich eine Malrotation, außerdem kann es durch Pooling von Flüssigkeit in den Darm zu schwerer Dehydratation und im Verlauf zur Mangelernährung kommen, dies nicht zuletzt in Folge von Bauchschmerzen und Inappetenz. Da viele Patienten auch eine Uropathie haben/entwickeln, sollte proaktiv auf Harnwegsinfekte, Blasenentleerungsstörungen und/oder eine eingeschränkte Nierenfunktion untersucht werden [6].

30.4 Diagnostik

Beim **Kurzdarm** steht zunächst eine gute Kommunikation zwischen Neonatologen, Chirurg und Kindergastroenterologen im Vordergrund (und ist leider nicht selbstverständlich). Der Chirurg muss dabei beantworten (und dies soll auch schriftlich/zeichnerisch dokumentiert werden):
– Wieviel Restdarm ist geblieben, welche Anteile des Darmes sind gefallen, wo liegt ein etwaiger Anus praeter (bzw. Ani praeteres), ist dieser endständig oder doppelläufig? Wünschenswert sind Längenangaben der verbliebenen Darmanteile. Ist die Bauhin'sche Klappe erhalten? Ist Kolon erhalten?
– Wann kann man damit beginnen, zunächst stillgelegte Darmareale durch Umfüllen von Chymus bzw. Stuhl zu stimulieren?
– Wie sieht die Planung bzgl. weiterer chirurgischer Interventionen aus (spätere Reanastomosierung)?

Im Verlauf können Kontrastmitteldarstellungen helfen, die im Verlauf entstandene Situation zu objektivieren.

Bei den Kindern mit **kongenitaler Diarrhö** bietet es sich an, den in Kap. 7 abgehandelten Abb. 7.1. und 7.2 zu folgen.

Pädiatrische intestinale Pseudoobstruktion. Für die PIPO wiederum, die diagnostisch besonders schwer zu fassen ist, werden primäre Formen [6] genannt mit
– Myopathie (der glatten Muskulatur) und/oder Neuropathie (ca. 70 %) (sogenannte sporadische oder familiäre Formen einer generellen viszeralen Myo- oder Neuropathie oder Mesenchymopathien)
– mitochondriale neurogastrointestinale Enzephalomyopathie (MNGIE) oder andere Mitochondriopathien

- Neuropathie assoziiert mit multipler endokriner Neoplasie Typ IIB
- M. Hirschsprung – ausgedehnt, z. B. im Sinne eines Zuelzer-Wilson-Syndroms [6]

Sie werden unterschieden von sekundären Formen, die infolge Affektion der glatten Muskulatur, der intestinalen Nervenzellen oder der Mesenchymzellen u. a. im Zusammenhang mit einer rheumatologischen (u. a. systemischer Lupus erythematodes, Sklerodermie), infektiösen (z. B. VZV, CMV) oder endokrinologischen Erkrankung (Schilddrüsenunterfunktion, Diabetes mellitus etc.) gesehen werden.

Im Jahr 2018 [6] hat ein Expertengremium Empfehlungen für die Diagnose aufgestellt (siehe oben bei Definitionen).

Vorausgesetzt, dass die initiale Präsentation nicht unmittelbar zu einem chirurgischen Eingriff führt, wird die Diagnostik zunächst laborchemisch zum Ausschluss anderer zugrundeliegender Erkrankungen begonnen (Entzündungswerte, Elektrolyte, Kreatinin, Harnstoff, TSH, Laktat, spezifische Antikörper, metabolische Parameter). Neben einer Röntgen-Abdomenübersicht, die typischerweise eine Spiegelbildung als unspezifisches Zeichen der Passagestörung zeigt, wird zur weiteren Abklärung weiterführende Funktionsdiagnostik notwendig. Aufgrund der Seltenheit und der Komplexität der Erkrankung ist beim Verdacht einer PIPO die Vorstellung in einer Klinik, die über Erfahrung und die diagnostischen Möglichkeiten verfügt, indiziert. Abhängig vom klinischen Bild kann dies manometrische Untersuchungen (Ösophagus, antroduodenal, Kolon, anorektal), selten szintigraphische Diagnostik (Magenentleerung, Kolontransit), elektrophysiologische Diagnostik wie eine Elektrogastrographie und Markeruntersuchungen (Hinton-Test zur Bestimmung der Kolon-Transitzeit) einschließen. Die Endoskopie kommt vor allem zum Einsatz, um mögliche Differentialdiagnosen abzuklären. Weitere diagnostische Kriterien stellen genetische Befunde und die Unfähigkeit, unter oraler Ernährung ausreichend zu gedeihen, dar.

Oftmals besteht aufgrund der Klinik die Notwendigkeit einen Anus praeter anzulegen. Die Laparotomie kann zur Gewinnung von Ganzwandbiopsien (Beurteilung von Nerven-, Muskel- und Cajal-Zellen) an verschiedenen Lokalisationen genutzt werden. Auch hier gilt, dass unbedingt ein entsprechend erfahrener Pathologe involviert werden sollte, um diagnostische und therapeutische Aussagen zu ermöglichen, und, dass idealerweise das Kind älter als vier bis sechs Monate alt sein sollte (vorher sind die Veränderungen oft unspezifischer).

Der diagnostische Work-up findet sich in der folgenden Abb. 30.2 [10].

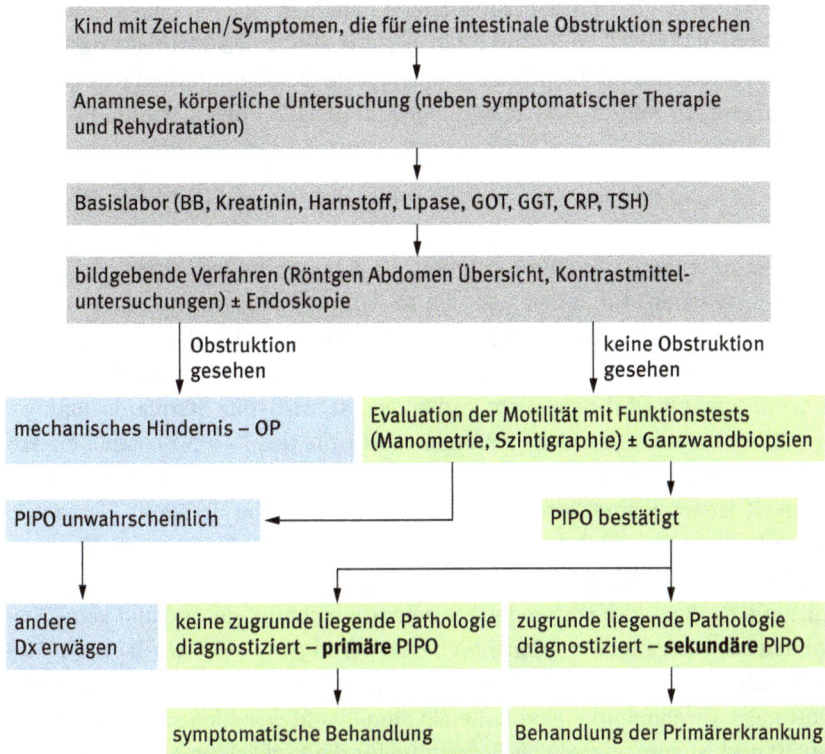

Abb. 30.2: Diagnostischer Work-up bei V. a. PIPO [10].

30.5 Therapie

Unabhängig von der Grundproblematik liegt der Fokus auf [5]
- dem Gedeihen,
- einer ausgeglichenen Flüssigkeitsbilanz und dem Elektrolythaushalt,
- möglichst früher Einführung und an die Darmfunktion angepasster optimierter oraler/enteraler Ernährung (Ziel Stimulation der enteralen Adaptation),
- optimaler Zusammensetzung der parenteralen Ernährung,
- der unbedingten Vermeidung von Katheterproblemen mechanischer (Dislokation, Defekt) oder infektiöser Natur (lokale Infektion, besonders aber assoziierte Septitiden) und einer Lebererkrankung (IFALD) sowie einer metabolischen Knochenerkrankung.

Sollte eines dieser Ziele nicht erreicht werden, gilt es, dieses möglichst rasch zu erkennen und zu (be-)handeln. Bei Kindern mit Kurzdarm und PIPO ist darüber hinaus die Frage nach einem möglichst guten Zeitpunkt etwaiger operativer Eingriffe zu beantworten.

Outcome-Kriterien sind für hier subsumierte Patienten Notwendigkeit einer LTX oder kombinierten ITX/LTX und Mortalität, bei der deutlichen Mehrheit der Kurzdarmpatienten und einem kleinen Teil der Enteropathien soll im Verlauf eine enterale Autonomie erreicht werden. Die gelingt regelhaft nicht bei den primären PIPO-Patienten.

Kurzdarm-Syndrom

Nur die orale und enterale Ernährung fördert die Adaptation des Darms und damit das Ziel einer enteralen Autonomie. Sie soll so früh wie *möglich begonnen werden*, dies bei Säuglingen mit Muttermilch oder Frauenmilch. Die darin enthaltenen Wachstumsfaktoren können durch keine Formelnahrung ersetzt werden. Wenn Muttermilch nicht toleriert wird bzw. nicht vorhanden ist, wird eine Standardsäuglingsnahrung gefüttert, da die komplexen Proteine und Fette das Darmwachstum effektiver stimulieren als partiell hydrolysierte Formelnahrungen mit MCT-Fetten. Je nach Verträglichkeit ist manchmal eine laktosereduzierte Nahrung sinnvoll. Elementar- oder extrem hydrolysierte Nahrung ist wegen der hohen Osmolarität und der mangelnden trophischen Wirkung nur bei einer nachgewiesenen Kuhmilcheiweißintoleranz indiziert [11]. Wenn der vorhandene Dünndarm nicht dilatiert ist und keine Stase vorhanden ist, wird eine Dauerinfusion besser vertragen als Bolusgaben. Die Fütterung von Nahrung als Bolus induziert andererseits die typische pulsatile Ausschüttung intestinaler Hormone (die eine Rolle als Stimulus für eine intestinale Adaptation bedeutet) und ist von essenzieller Bedeutung für die Entwicklung eines normalen Essverhaltens. Deshalb wird im Verlauf oft eine nächtliche Dauersondierung und tagsüber Bolusgaben als praktischer Kompromiss gewählt. Dafür ist eine Gastrostomie-Sonde erforderlich, die bereits im Rahmen einer erforderlichen Laparotomie angelegt werden kann. Sie muss nicht oder selten gewechselt werden und beeinflusst den Mund-Rachen-Raum bzgl. der oralen Zufuhr nicht weiter negativ. Mit Erreichen des vierten, spätestens sechsten Monats sollte die Beikosteinführung mit stuhlfestigenden und zuckerarmen Nahrungsmitteln erfolgen.

Die parenterale Ernährung ist meistens erforderlich, um ein adäquates Wachstum und Gedeihen zu ermöglichen. Sie wird früh zyklisiert, d. h. längere Infusionspausen angestrebt. Die Pausen sind notwendig, um eine IFALD (*intestinal failure associated liver disease*) zu vermeiden und bieten dem Kind und seiner Familie mehr Freiheiten. Zunächst wird stundenweise pausiert. Dabei ist das Primärziel, die parenterale Ernährung tagsüber möglichst lange „abzustöpseln". Die Dauer der Pause hängt u. a. von der enteralen Nahrungstoleranz und intestinalen Flüssigkeitsverlusten ab. Im Rahmen der Entwöhnung wird auch tageweise pausiert. Eine Entlassung mit heimparenteraler Ernährung wird angestrebt, wenn die Patienten mehrere Wochen stabil unter einem parenteralen Ernährungsregime sind.

Das Ziel einer intestinalen Autonomie sollte von Beginn an verfolgt werden und erfordert ein multiprofessionelles Team von Fachdisziplinen, die Erfahrung mit der intestinalen Rehabilitation haben. Intestinale Autonomie ist meist zu erreichen, sofern nach Darmresektion im Neugeborenenalter eine Restdünndarmlänge von mindestens 40 cm vorhanden ist. Falls die Bauhin'sche Klappe und zumindest ein Teil des Kolons anatomisch erhalten sind, reichen meist sogar 25 cm Dünndarm. Anhand dieser Eckdaten kann mit aller Vorsicht die Prognose abgeschätzt werden (in größeren Fallserien 90 % der Kinder mit enteraler Autonomie, Mortalität von kleiner 10 %, dann oft in den ersten 6 Monaten infolge von Katheterseptitiden, IFALD) [12]. Grundsätzlich positiv sind ein jüngeres Alter zum Zeitpunkt der Dünndarmresektion und das Nichtvorhandensein einer IFALD [1]. Ein weiteres Kriterium ist die Bestimmung des Serum-Citrullins (das vornehmlich in der intestinalen Mukosa synthetisiert wird und deshalb mit der Länge des Dünndarms korreliert). Wiederholte Werte von < 15 μmol/l korrelieren mit einem nicht erfolgreichen Entwöhnen von der parenteralen Ernährung [12,13]. Es spielen allerdings auch Faktoren eine Rolle, die in früheren Studien noch keinen Einfluss hatten, wie Darmverlängerungsverfahren und das Darmwachstum bzw. die Hyperplasie der Zotten und Krypten stimulierende Medikamente wie Teduglutid (siehe unten).

Bei der enteralen Ernährung gilt es eine Reihe von Aspekten zu bedenken. Dies ist neben den verbliebenen Darmanteilen und dem Alter bei Resektion die Frage nach den resezierten Darmanteilen (siehe Tab. 30.2).

Tab. 30.2: Überlegungen zu möglichen Problemen nach entferntem Anteil des Magen-Darm-Traktes.

resezierter Darmanteil	Folgen, therapeutische Überlegungen
(proximales) Jejunum	meist ohne größere Konsequenzen, teilweise gastrale Hyperazidität – Ansatz für PPI-Behandlung, besonders für die Fettresorption von Relevanz
(distales) terminales Ileum	Reabsorption von Gallensäuren nicht möglich mit der Folge einer chologenen Diarrhö – ggf. Therapie mit Colestyramin; auch Resorption Vitamin B_{12} und fettlösliche Vitaminen gestört – ggf. Monitoring und (parenterale) Substitution
Bauhin'sche Klappe	Verlust des *ileal brake* – Bauhin'sche Klappe und terminales Ileum sind die Grenzzone zwischen hoher Bakteriendichte (Kolon) und niedriger (Intestinum) – damit Gefahr des SIBO (bakterielle Überwucherung des Dünndarms)
Kolon	hohe Flüssigkeits- und Elektrolytverluste, die über die parenterale oder enterale Ernährung substituiert werden müssen Normalerweise ohne große Bedeutung für die Nährstoffresorption (20 % Kohlenhydrate, weniger Eiweiß und Fette [dann nur MCT]) – allerdings gewinnt ein verbliebenes Kolon an Bedeutung, wenn größere Teile des Dünndarms eingebüßt wurden: Durch Fermentierung durch Anaerobier werden Kohlenhydraten zu bioverfügbaren kurzkettigen Fettsäuren umgewandelt). Das Risiko für Ca-Oxalatsteine steigt mit der Länge des Kolons.

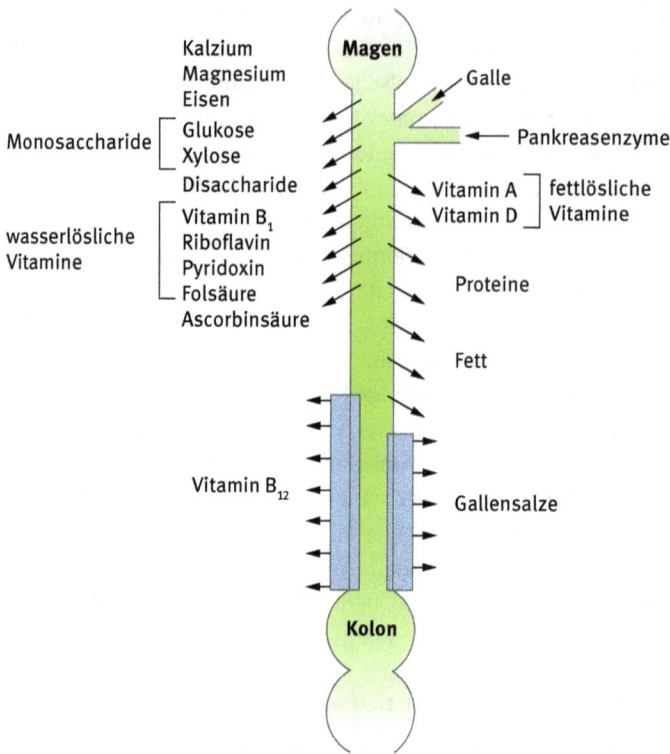

Abb. 30.3: Ort der Absorption aus dem Dünndarm [14].

Zum anderen ist es hilfreich, sich Gedanken zu machen, welcher Nährstoff wo im Dünndarm aufgenommen wird (Abb. 30.3).

Kongenitale Diarrhoe/Hereditäre Enteropathien

Grundsätzlich ist hier meist nicht eine komplette intestinale Adaptation (dies gelingt nie beim Mikrovillusatrophiesyndrom, sehr selten bei der *tufting enteropathy*) zu erreichen, also werden die meisten Kinder zeitlebens eine parenterale Ernährung als Teil ihrer Ernährung benötigen (wenn keine Dünndarmtransplantation erfolgt). Durch die teilweise erheblichen enteralen Verluste werden große Flüssigkeits- und Elektrolyt- (cave: Natrium) Mengen benötigt. Der Korridor zwischen der Verschlechterung der klinischen Situation unter einer freien Ernährung und dem Nicht-Erlernen einer altersentsprechenden Ernährung (für das es ein „Lernfenster" in den ersten 12 bis 18 Lebensmonaten gibt) kann so eng ausfallen, dass langfristig oft eine Aversion gegen die orale Nahrungsaufnahme resultiert.

Pädiatrische intestinale Pseudoobstruktion (PIPO)

Viele der therapeutischen Aspekte ähneln denen der beiden Vorgruppen. Allerdings wird der Verlauf oft überschattet durch Subileussituationen, die regelhaft zu einer Reduktion der enteralen Ernährung führen. Auch Antibiotikatherapien und chirurgische Interventionen (Anlage von Stomata zur Entlastung/zum Spülen) sind bei kompliziertem Verlauf häufig notwendig. Gerade die Erwägung chirurgischer Maßnahmen bedarf großer klinischer Erfahrung, weil jeder Eingriff wiederum ein hohes Risiko für Komplikationen birgt. Aufgrund der phasenweise sehr unterschiedlich ausfallenden enteralen Toleranz bzw. der Verluste bedarf die parenterale Ernährung engmaschiger Kontrollen und Anpassungen.

Weitere Überlegungen zur Ernährung

Der Aufbau der enteralen Ernährung hängt stark von der individuellen Situation ab, ist aber häufig erschwert durch Erbrechen, Durchfälle oder auch Verluste über Stomata. Verschiedene Nahrungsbestandteile werden aufgrund der Malabsorption oder durch Unverträglichkeiten mehr oder weniger gut vertragen. Deshalb ist es sinnvoll, immer nur kleine Änderungen vorzunehmen, anstelle des „Ziehens an vielen Strippen gleichzeitig". Gerade in der frühen bzw. in kritischen Phasen ist das Angebot von kleinen oralen Nahrungsmengen zum Erwerb der „feeding skills" von großer Bedeutung [5]. Ein schwieriges Thema ist dabei neben der Menge auch, welche Nahrung gefüttert (salopp ausgedrückt „Kekse statt Elementarnahrung") wird, denn eine freie Diät fördert womöglich eine osmotische Diarrhö und nebenbei auch noch ein SIBO (bakterielle Überwucherung des Dünndarms). Wenn irgend möglich, sollte so eine gute Dokumentation der Stühle und intestinalen Situation überhaupt erfolgen. Wie oben ausgeführt, ist die Muttermilch aufgrund von immunologisch wichtigen Bestandteilen besonders günstig für die Adaptation und die Verhinderung einer IFALD und nur wenn nicht möglich oder eben doch nicht vertragen, wird man Formelnahrungen wählen. Dabei ist eine Elementar- oder extrem hydrolysierte Nahrung vom Ernährungsaspekt schlechter als „intakte Makronährstoffe", aber in Bezug auf eine Allergisierung (Hypothese: Kinder sind aufgrund ihrer gestörten Barrierefunktion zu Nahrungsmittelallergien prädisponiert) manchmal erforderlich [1]. Auch bei optimierter enteraler und parenteraler Ernährung gelten folgende Nährstoffe als kritisch und sind folglich eng zu monitoren:

- Vitamin D
- Zink
- Eisen

Die detaillierten Aspekte der enteralen, insbesondere aber auch der parenteralen Ernährung werden im Kap. 49 bzw. 50 im Teil IV ausführlicher besprochen.

Konservative Therapie – Medikamente. Es kommen eine Reihe von Medikamentengruppen zum Einsatz. Diese sind in Tab. 30.3 zusammengefasst.

Tab. 30.3: Bei intestinaler Insuffizienz teilweise verwendete Medikamente.

Medikament	Ansatz, Indikation
Antacida (besonders PPI)	bei gastraler Hypersekretion – schaffen einen für die intestinalen Verdauungsenzyme besseren pH besonders i. d. frühen postoperativen Phase Langzeitanwendung: Cave SIBO, Infektionen, selten reduzierte Eisenresorption
antisekretorische Substanzen (Loperamid, Octreotid)	Hypersekretion des (proximalen) Dünndarms
Motilitätshemmer (Loperamid, Tinctura opii)	bei rascher Passage; kontraindiziert bei Stase
Breitband-/nicht resorbierbare Antibiotika (Metronidazol, Ciprofloxacin, Rifaximin)	SIBO; erhöht Risiko Kathetersepsis/Laktatazidose, deshalb teilweise zyklisch angewendet (z. B. einmal pro Monat für eine Woche)
Probiotika	angesichts von in der Literatur beschriebenen Fällen von Katheterseptitiden durch die Probiotikakeime eher zurückhaltend
Cholestyramin	bei chologener Diarrhö bei fehlendem terminalen Ileum; verschlechtern die Fettmalabsorption
Ursodesoxycholsäure	bei beginnender IFALD
Teduglutid	stimuliert das Schleimhautwachstum und erhöht die Resorptionsfläche

Exkurs Glucagon-like Peptide 2 (GLP-2)/Teduglutid. Das GLP-2 wird normalerweise in Ileum- und Kolonmukosa postprandial freigesetzt. Es induziert eine Epithel- und Mukosaproliferation im Dünndarm. Hierdurch kommt es zu einer Verbesserung der intestinalen Absorption mit einer konsekutiven Reduktion der Stuhlvolumina, ferner wird die Magenmotilität und die gastrale Sekretion reduziert. Schon 2011 wurden erste Daten zur Gabe des proteasestabilen GLP-2-Analogons (Teduglutid) bei Erwachsenen mit Kurzdarm vorgelegt [15], mittlerweile gibt es Fallserien aus dem Bereich der Pädiatrie [16,17], die darauf hinweisen, dass die tägliche subkutane Gabe bei ausgewählten Patienten zur Erlangung der intestinalen Autonomie oder zumindest zum Rückgang der benötigten parenteralen Ernährung beiträgt. Die Substanz ist für Kinder ab einem Jahr zugelassen, ersetzt jedoch nicht eine optimierte, an die Darmanatomie und -funktion angepasste Ernährung und ist nur im Rahmen eines intestinalen Rehabilitationsprogramms einzusetzen.

Bei Patienten mit PIPO finden teilweise Prokinetika Anwendung, wobei aufgrund des ungünstigen Nebenwirkungsprofils der Einsatz eine entsprechend enge Indikationsstellung haben sollte. Diese sind ausführlich in der Übersichtsarbeit von Thapar [6] abgehandelt.

Chirurgische Therapie. Ihr kommt bei Kindern mit chronischem Darmversagen eine extrem wichtige Rolle zu. Dies beginnt nach dem ersten chirurgischen Eingriff, der zum chronischen Darmversagen führt, mit der Anlage eines getunnelten Katheters (Broviac, Hickman) (siehe auch Kap. 50). Portkatheter sind für eine langzeit- oder heimparenterale Ernährung explizit nicht empfohlen [18,19].

Der Chirurg wird festlegen, inwieweit Stuhl vom Dünndarmstoma in den distalen Anteil (regelhaft Kolon) umgefüllt werden darf.

Im Verlauf sind teilweise chirurgisch angelegte Gastrostomata erforderlich (wenn eine PEG nicht angelegt werden kann).

Bei Kindern mit PIPO sind nicht selten zusätzlich Entlastungsstomata notwendig, um so einen Teil des Dünndarms für die Resorption zu nutzen, aber auch um weitere Subileuszustände zu verhindern oder zumindest zeitlich zu strecken. Auch regelmäßige antegrade Spülungen können sinnvoll sein. Im Zuge dieser Operationen wird auch versucht werden, durch Ganzwandbiopsien die Diagnose weiter einzugrenzen.

Beim Kurzdarmsyndrom wiederum sind im Verlauf der Erkrankung Operationen, die das Lumen verschmälern und die Darmlänge erhöhen, bei einem Teil der Patienten mit dilatiertem Dünndarm sinnvoll. Anwendung finden vor allem die Operationsverfahren nach Bianchi (LILT bzw. *longitudinal intestinal lengthening and tailoring*) und die *serial transverse enteroplasty* (STEP).

Königsdisziplin bleibt die Dünndarmtransplantation, die ggf. bei gleichzeitig bestehender fortgeschrittenen IFALD als kombinierte Leber-Dünndarmtransplantation erfolgen muss. Diese Therapie und auch die Nachsorge erfolgt an spezialisierten Darmtransplantationszentren. Aufgrund der nicht unerheblichen Morbidität und Mortalität ist die Indikation auf Patienten mit irreversiblem Darmversagen und zusätzlichen potenziell lebensbedrohlichen Komplikationen wie der Verlust von kathetertragenden Venen, rekurrierende lebensbedrohliche Katheterinfektionen oder einer irreversiblen IFALD beschränkt.

Übergang in die heimparenterale Ernährung. Nach Wochen bis Monaten kann eine heimparenterale Ernährung initiiert werden. Die Eltern werden intensiv im Umgang mit dem zentralen Katheter, den Infusionslösungen und allen Geräten geschult und gleichzeitig wird die häusliche Situation (Lagerung der notwendigen Materialien, steriles Arbeiten etc.) vorbereitet. Auch das Erkennen von Notsituationen (Katheteralarme, Fieber als Hinweis auf eine Kathetersepsis etc.) und entsprechende Maßnahmen müssen den Eltern geläufig sein. Eine mit der Herstellung von parenteraler Ernährung vertraute Apotheke bekommt den Auftrag, die Infusionslösungen herzustellen, ein Homecare-Unternehmen stellt das Equipment. Idealerweise gibt es für die Zeit des Übergangs (und bei Fragen auch noch später) eine Pflegekraft, die die Eltern in der Pflege der Kathetereintrittstelle, aber auch im Handling mit der Infusion begleitet. Im häuslichen Kontext kann man die Eltern über die nächsten Wochen langsam autark werden lassen (siehe auch Kap. 50).

Komplikationen. Der getunnelte ZVK ist „Lebenslinie". Er bedarf einer professionalen strikt aseptischen Pflege und sollte möglichst nie aspiriert werden, auch nicht für Blutabnahmen (Ausnahme Blutkultur bei V. a. Katheterinfektion). Für den Umgang mit Komplikationen wie der lokalen Infektion, der Dislokation, aber insbesondere auch Fieber (und damit Verdacht auf eine Kathetersepsis) sollten SOPs vorliegen. Die im Zusammenhang mit der Therapie der chronischen Darminsuffizienz auftretenden Probleme sind in der folgenden Tab. 30.4 aufgeführt.

Tab. 30.4: Probleme im Laufe der Therapie einer chronischen Darminsuffizienz, erkrankungs- und parenterale Ernährungs-bedingt.

Problem	Diagnose	Therapie	Weiterführende Literatur
Verarmung des Organismus an Natrium bei chronischen Durchfällen	Natrium im Urin < 20 mmol/l	Erhöhung der Zufuhr, bei hohem Stoma bereits Beginn mit hoher Zufuhrmenge	[20]
bakterielle Überwucherung des Dünndarms (SIBO)	Glukose-H_2-Atemtest, Folsäure im Serum exzessiv erhöht, Gallensäuren i. S. erhöht	antibiotische Therapie, z. B. Colistin, Humatin, Metronidazol, Rifaximin, Vancomycin, Ciprofloxacin ggf. auch zyklisch für 5–7 Tage einmal im Monat, bzw. zwei AB im Wechsel Reduktion von (einfachen) Kohlenhydraten und angepasste Ernährung an die Resorptionskapazität für einzelne Nährstoffe Beseitigung von Stenosen, Enteroplastik	[21]
D-Laktat-Azidose	D-Laktat im Urin erhöht	Unterbrechung der enteralen Zufuhr von Kohlenhydraten, ggf. Ampicillin	

Tab. 30.4: (fortgesetzt)

Problem	Diagnose	Therapie	Weiterführende Literatur
IFALD	Cholestasezeichen (Gesamtbilirubin > 1,2 mg/dl, Transaminasen- u./o. GGT × 1,5 über Norm) schwere IFALD – Bilirubin > 6 mg/dl, Erhöhung der PTT besonders gefährdet Kinder mit verzögertem oralem Kostaufbau, Durchwanderungen mit systemischen Infektionen, Operationen, Katheterseptitiden	UDCA 15–20 mg/kg frühe orale/enterale Ernährung Zyklisierung der parenteralen Ernährung und von Beginn an Lipidemulsionen mit Mischfetten, Begrenzung und tageweise Pausierung der Lipidzufuhr hochdosierte fischölhaltige Fettemulsion über 4–6 Wochen als „Rescue"-Therapie Rückverlagerung eines Stomas, Beseitigung von Stase, Behandlung der SIBO	[22]
metabolische Knochenerkrankung	Imbalanzen bei der Messung von Ca, Ph, AP, Vitamin D, (PTH), chronische metabolische Azidose. zusätzlich Bestimmung von Ca und Phosphatausscheidung i. Urin verringerte Knochendichte im DEXA-Scan	Vermeidung von Vitamin-D-, Phosphat-, Stickstoff-, Aminosäurenexzess in der PN in seltenen Fällen Bisphosphonate	[21]
Lokalinfektion Kathetereintrittstelle	Hautinfektion vs. Tunnelinfektion	Hautinfektion lokal antiseptisch, Tunnelinfektion meist Katheterentfernung notwendig	[18]
Katheterdislokation, -leck	Druckalarme, Extravasat, Leck	Leck ggf. Reparatur mit Reparaturset, Druckalarme DD Thrombose, bei Nachweis Dislokation Entfernung	[18]
Thrombose	Lokalisation – Katheter-Spitze, gesamter Katheter oder im katheterisierten Gefäß Ultraschall, ggf. KM- Untersuchung, ggf. MRT	Katheterverschluss: Gewebs-Plasminogenaktivator (z. B. Alteplase), zweite Wahl Urokinase – evtl. zukünftig Reteplase katheterassoziierte Thrombosen – Vollheparinisierung, ggf. wenn frisch ggf. Thrombolyse	[21]

Tab. 30.4: (fortgesetzt)

Problem	Diagnose	Therapie	Weiterführende Literatur
Kathetersepsis	Temp. > 38,5° C, Lethargie, Azidose, Hypoglykämie, Thrombozytopenie periphere *und* Katheter (bzw. Katheterspitze)-Blutkulturen – ggf. unter Verwendung von zeitlicher Differenz zur Positivität der Kultur/ Keimmenge (zur Differenzierung von Katheter-*assoziierter* zu Katheter-*verursachter* Sepsis häufigste Erreger: grampositive, koagulasenegative oder -negative Staphylokokken, gramnegative Bakterien, Pilze (ca. 5 %) oder polymikrobielle Flora	empirische Antibiotika-Therapie für grampositive insbes. Staphylokokken und gramnegative Bakterien 10–14 Tage Behandlung, klinisches Ansprechen nach 48–72 Stunden Behandlung, Entfernung des Katheters bei klinischer Verschlechterung, persistierender Bakteriämie, Komplikationen (Embolie, Endokarditis), Nichtansprechen der AB – Nachweis von Staph. Aureus, Pseudomonas spp., Candida Stilllegung für mehrere Tage, keine gute Datenlage für Alkoholinstillation, AB-Instillation in den Katheter parallel zur systemischen Gabe spätestens nach erster Kathetersepsis mit Taurolidin blocken	[18,23]

In der Zusammenschau sind die Kinder mit chronischem Darmversagen per se und durch die oftmals lange nötige parenterale Ernährung im Besonderen in der Betreuung aufwendig und bedürfen eines interdisziplinären Teams mit 24h-Erreichbarkeit.

30.6 Verlaufskontrollen

Zunächst mehrfach pro Woche, im Verlauf dann Intervall strecken – Elektrolyte, BGA, Leberwerte, Nierenretentionswerte, zusätzlich Natriumausscheidung im Urin sowie Ca/Krea- und Ph/Krea-Quotient, zumindest wöchentlich oder zweiwöchentlich auch Chemie wie bei „vierteljährlich" (siehe unten).

Bei (stabiler) langzeitparenteraler Ernährung:
– vierteljährlich
    – Gewicht, Länge, Kopfumfang (bis 2. Geburtstag), bei Säuglingen Beurteilung des Entwicklungsstatus, im Verlauf Pubertätsstadien nach Tanner

- Blutbild mit Differenzierung
- Glukose, Albumin, Kreatinin, Harnstoff, Harnsäure, Natrium, Kalium, Phosphat, Kalzium, Chlorid, Magnesium, CRP, GOT, GPT, GGT, AP, Lipase, Bilirubin gesamt und direkt, Triglyceride, Cholesterin, Quick, PTT
- (Sammel-)Urin mit Ca/Krea- und Ph/Krea-Quotient, Natrium (wichtig – bei erniedrigten Werten exzessiven intestinalen Verlust kompensieren!), Kalium, Oxalat, Eiweiß, Glukose, Aceton
- halbjährlich
  - zusätzlich Vitamin B_{12}, Vitamin A, E und D, Folsäure, Kupfer, Zink, Selen, TSH, fT3, fT4, Eisen, Ferritin, Gallensäuren, Carnitin, Acylcarnitine (Ratio AC zu FC – wenn < 0,4 – Substitution)
- jährlich
  - zusätzlich Ultraschall Nieren und ableitende Harnwege, Leber, Gallenblase
  - Ultraschall Katheterspitze (Lagekontrolle, Thrombusbildung?)
  - Röntgen li. Hand, ggf. DEXA-Scan (Knochenalter, Mineralisierung)

Take-Home-Message und „aus der täglichen Praxis"
Ein chronisches Darmversagen betrifft vor allem Kinder mit einem postoperativen Kurzdarmsyndrom, kongenitaler Diarrhö, intestinaler Pseudoobstruktion (PIPO) oder mit neurologischen Grunderkrankungen und intestinaler Insuffizienz.
Die Diagnosestellung erfolgt in enger Zusammenarbeit mit den Chirurgen (Kurzdarm), dem Pathologen und Genetiker (kongenitale Enteropathie) bzw. Chirurgen, Pathologen und Genetiker (PIPO).
Ziel der Therapie ist eine möglichst weitreichende enterale Rehabilitation, die bei ca. 90 % der Kinder mit Kurzdarm vollständig gelingt, hingegen nur teilweise bei den meisten Kindern mit kongenitaler Enteropathie und PIPO.
Nur in sehr wenigen Fällen ist eine Dünndarmtransplantation erforderlich/sinnvoll.
Die Betreuung erfolgt multiprofessionell (Chirurg, Kindergastroenterologe, Ernährungsberater, Spezialschwester/-pfleger, Sozialdienst, Homecare-Unternehmen, Apotheke).
Durch eine möglichst frühzeitige und individuell angepasste enterale Ernährung sowie eine optimierte parenterale Ernährung soll ein normales Gedeihen und eine normale psychomotorische Entwicklung des Kindes ermöglicht werden.
Essenziell ist die Vermeidung bzw. frühzeitige Behandlung von Komplikationen, allen voran Katheterproblemen.
Betroffene Patienten sollten an ein spezialisiertes Zentrum angebunden werden.
- Aufgrund der Komplexizität der Patienten ist es sinnvoll, für jeden Patienten einen „Steckbrief" jederzeit verfügbar zu haben. Dieser sollte folgende Informationen geben:
  - Skizze der anatomischen Situation: „Restdarm" (mit Längen) und etwaige Stomata (durch Chirurgen angefertigt) und Daten bisheriger Operationen
  - aktueller zentraler Zugang mit Gefäß, Anlagedatum, Füllvolumen, letzter Lagekontrolle
  - Auflistung der bisherigen Zugänge mit Gefäß, Anlagedatum und Grund des Verlusts
  - eine aktualisierte Wachstumskurve, ggf. mit Knochendichtemessungen bzw. Knochenalter
  - orale (Was kann das Kind essen, was isst es?)/enterale Zufuhr und aktuelles Infusionsregime (siehe auch Kap. 50)

- jeweils aktuelle Angabe bzgl. Ausscheidung (konzentrierter Urin, besonders große Menge, Stuhlgänge am Tag; bei Stoma Frage, ob umgefüllt wird) (siehe auch Kap. 50)
  - Checkliste Fieber, Leber, Knochen, Niere, Neurologie (siehe auch Kap. 50)
  - Kontaktdaten des betreuenden Zentrums, der versorgenden Apotheke bzw. des Homecare-Unternehmens
- Stationäre Aufenthalte stellen ein Risiko für Katheterinfektionen dar. Sofern irgend möglich, sollte der zentrale Zugang ausschließlich für die parenterale Ernährung genutzt werden.
- Es ist sinnvoll, die Eltern auf die Elterninitiative von und für Eltern mit Kindern in schwieriger Ernährungssituation (KISE) hinzuweisen. Website: www.kise.de.
- Empfohlene Fortbildung: Fachtagung Chronisches Darmversagen bei Kindern („HPE-Workshop"), meist im Januar in Frankfurt/Main (über die Fachgesellschaft GPGE)

Literatur

[1] Duggan CP, Jaksic T. Pediatric Intestinal Failure. N Engl J Med. 2017;377:666–675.
[2] Strujs MC, Diamond IR, de Silva N, Wales PW. Establishing norms for intestinal length in children. J Pediatr Surg. 2009;44:933–938.
[3] Hounnou G, Destrieux C, Desmé J, Bertrand P, Velut S. Anatomical study of the length of the human intestine. Surg Radiol Anat. 2002;24:290–294.
[4] Messing B, Crenn P, Beau P, et al. Long-term survival and parenteral nutrition dependence in adult patients with the short bowel sycnrome. Gastroenterology. 1999;117:1043–1050.
[5] Dalzell AM. Management of intestinal failure in children. Arch Dis Child. 2015;100:980–983.
[6] Thapar N, Saliakellis E, Benninga M, et al. Paediatric Intestinal Pseudo-obstruction: Evidence and Consensus-based Recommendations From an ESPGHAN-Led Expert Group. JPGN. 2018;66:991–1019.
[7] Goulet O, Ruemmele F, Lacaille F, et al. Irreversible intestinal failure. JPGN. 2004;38:250–269.
[8] Gutierrez IM, Kang KH, Jaksic T. Neonatal short bowel syndrom. Seminars in Fetal & Neonatal Medicine. 2011;16:157–163.
[9] Sondheimer JM, Cadnapaphornchai M, Sontag M, et al. Predicting the duration of dependence on parenteral nutrition after neonatal intestinal resection. J Pediatr. 1998;132:80–84.
[10] Rudolph CD, Hyman PE, Altschuler SM, et al. Diagnosis and Treatment of Chronic Intestinal Pseudo-Obstruction in Children: Report of Consensus Workshop. JPGN. 1997;24:102–112.
[11] Olieman JF, Penning C, Ijsselstijn H, et al. Enteral nutrition in children with short-bowel syndrome: current evidence and recommendations for the clinician. J Am Diet Assoc. 2010;110:420–426.
[12] Diamanti A, Conforti A, Panetta F, et al. Long-term outcome of home parenteral nutrition in patients with ultra-short-bowel-syndrome. JPGN. 2014;58:438–442.
[13] Fitzgibbons S, Avery Ching Y, et al. Relationship between serum citrulline levels and progression to parenteral nutrition independence in children with short bowel syndrome. J Pediatr Surg. 2009;44:928–932.
[14] Walker-Smith J. Dünndarmerkrankungen im Kindesalter. Stuttgart: Hippokrates Verlag; 1979.
[15] Jeppesen PB, Gilroy R, Pertkiewicz, et al. Randomised placebo-controlled trial of tedoglutide in reducing parenteral nutrition and/or intraveous fluid requirements in patients with short bowel syndrome. Gut. 2011;60:902–914.
[16] Ramos Boluda E, Redecillas Ferreiro S, Manrique Moral O, et al. Experience With Teduglutide in Pediatric Short Bowel Syndrome: First Real-life Data. JPGN. 2020;71:734–739.
[17] Iyer KR. Surgical management of short bowel syndrome. JPEN. 2014;38:53S–59S.

[18] Kolacek S, Puntis JWL, Hojsak I, the ESPGHAN/ESPEN/ESPR/CSPEN working group on pediatric parenteral nutrition. ESPGHAN/ESPEN/ESPR/CSPEN guidelines on pediatric parenteral nutrition: Venous access. Clinical Nutrition. 2018;37:2379–2391.

[19] Ernährungskommission der Österreichischen Gesellschaft für Kinder- und Jugendheilkunde (ÖGKJ) – Ernährungskommission der Deutschen Gesellschaft für Kinder- und Jugendmedizin (DGKJ) – Ernährungskommission der Schweizerischen Gesellschaft für Pädiatrie (SGP) – Deutsche Gesellschaft für Ernährungsmedizin (DGEM) – Haiden N. Parenterale Ernährung von Früh-, Neugeborenen, Kindern und Jugendlichen. Konsensuspapier, basierend auf den Leitlinien der ESPGHAN, ESPEN, ESPR und CSPEN. Monatsschr Kinderheilkd. 2020;168:634–643.

[20] Jochum F, Moltu SJ, Senterre T, et al. ESPGHAN/ESPEN/ESPR/CSPEN guidelines on pediatric parenteral nutrition: Fluid and electrolytes. Clinical Nutrition. 2018;37:2401–2408.

[21] Hartman C, Shamir R, Simchowitz V, et al. ESPGHAN/ESPEN/ESPR/CSPEN guidelines on pediatric parenteral nutrition: Complications. Clinical Nutrition. 2018;37:2418–2429.

[22] Norsa L, Nicastro E, Di Giorgio A, Lacaille F, D'Antiga L. Prevention and Treatment of Intestinal Failure-Associated Liver Disease in Children. Nutrients. 2018;10:664.

[23] Chu H-P, Brind J, Tomar R, Hill S. Significant reduction in central venous catheter-related bloodstream infections in children on HPN after starting treatment with taurolidine line lock. JPGN. 2012;55:403–407.

Weiterführende Literatur

Bronsky J, Campoy C, Braegger C, the ESPGHAN/ESPEN/ESPR/CSPEN working group on pediatric parenteral nutrition. ESPGHAN/ESPEN/ESPR/CSPEN guidelines on pediatric parenteral nutrition: Vitamins. Clinical Nutrition. 2018;37:2366–2378.

D'Antiga L, Goulet O. Intestinal Failure in Children: The European View. JPGN. 2013;56:118–126.

Domellöf M, Szitanyi P, Simchowitz V, Franz A, Mimouni F, the ESPGHAN/ESPEN/ESPR/CSPEN working group on pediatric parenteral nutrition. ESPGHAN/ESPEN/ESPR/CSPEN guidelines on pediatric parenteral nutrition: Iron and trace minerals. Clinical Nutrition. 2018;37:2354–2359.

Gamboa HE, Sood M. Pediatric Intestinal Pseudo-obstruction in the Era of Genetic Sequencing. Curr Gastroenterol Rep. 2019;21(12):70.

Hill S, Ksiazyk J, Prell C, Tabbers M, the ESPGHAN/ESPEN/ESPR/CSPEN working group on pediatric parenteral nutrition. ESPGHAN/ESPEN/ESPR/CSPEN guidelines on pediatric parenteral nutrition: Home parenteral nutrition. Clinical Nutrition. 2018;37:2401–2408.

Josten K, Embleton N, Yan W, Senterre T, the ESPGHAN/ESPEN/ESPR/CSPEN working group on pediatric parenteral nutrition. ESPGHAN/ESPEN/ESPR/CSPEN guidelines on pediatric parenteral nutrition: Energy. Clinical Nutrition. 2018;37:2309–2314.

Krawinkel MB, Scholz D, Busch A, et al. Chronisches Darmversagen im Kindesalter. Dtsch Arztebl Int. 2012;109:409–415.

Lapillonne A, Fidler Mis N, Goulet O, et al. ESPGHAN/ESPEN/ESPR/CSPEN guidelines on pediatric parenteral nutrition: Lipids. Clinical Nutrition. 2018;37:2324–2336.

Mesotten D, Joosten K, van Kempen A, Verbruggen S, the ESPGHAN/ESPEN/ESPR/CSPEN working group on pediatric parenteral nutrition. ESPGHAN/ESPEN/ESPR/CSPEN guidelines on pediatric parenteral nutrition: Carbohydrates. Clinical Nutrition. 2018;37:2337–2343.

Mihatsch W, Fewtrell M, Goulet O, et al. ESPGHAN/ESPEN/ESPR/CSPEN guidelines on pediatric parenteral nutrition: Calcium, phosphorus and magnesium. Clinical Nutrition. 2018;37:2360–2365.

Osland EJ, McGrath KH, Ali A, et al. A Framework to support Quality of Care for patients with Chronic Intestinal Failure requiring Home Parenteral Nutrition. J Gastroenterol Hepatol. 2020;35:567–576.

Puntis JWL, Hojsak I, Ksiazyk, the ESPGHAN/ESPEN/ESPR/CSPEN working group on pediatric parenteral nutrition. ESPGHAN/ESPEN/ESPR/CSPEN guidelines on pediatric parenteral nutrition: Organisational aspects. Clinical Nutrition. 2018;37:2392–2400.

Riskin A, Picaud J-C, Shamir R, the ESPGHAN/ESPEN/ESPR/CSPEN working group on pediatric parenteral nutrition. ESPGHAN/ESPEN/ESPR/CSPEN guidelines on pediatric parenteral nutrition:
Standard versus individualized parenteral nutrition. Clinical Nutrition. 2018;37:2409–2417.

Thiagarajah JR, Kamin DS, Acra S, et al. Advances in Evaluation of Chronich Diarrhea in Infants. Gastroenterology. 2018;154:2045–2059.

Van Goudoever JB, Carnielli V, Darmaun D, Sainz de Pipaon M, the ESPGHAN/ESPEN/ESPR/CSPEN
working group on pediatric parenteral nutrition. ESPGHAN/ESPEN/ESPR/CSPEN guidelines on
pediatric parenteral nutrition: Amino acids. Clinical Nutrition. 2018;37:2315–2323.

31 Akute Pankreatitis

31.1 Einleitung

Eine akute Pankreatitis ist im Kindesalter mit einer Inzidenz von etwa 1:10.000 im Jahr [1] eine seltene Diagnose. Weil die Klinik oft eindrucksvoll ist und es sich um eine potenziell (lebens-)gefährliche Erkrankung (10 % intensivmedizinische Betreuung, 0,4 % Mortalität) handelt, ist der Anteil unter den eingewiesenen (schwer) kranken Patienten jedoch deutlich höher [2]. Andererseits gibt es Kinder und Jugendliche, bei denen anlässlich des Schubes ihrer chronischen Pankreatitis klar wird, dass vorangegangene diskrete Bauchschmerzepisoden Ausdruck von weiteren Schüben waren (zu erkennen am bereits morphologisch veränderten Organ in der Bildgebung). Je älter der Patient, desto leichter fällt die Diagnosestellung, weil die Klinik wie im Erwachsenenalter als Oberbauchschmerz mit gürtelförmiger Ausstrahlung imponiert, während bei kleinen Kindern das häufigste Symptom das Erbrechen ist [3].

In den letzten Jahren ist versucht worden, neben den beiden Kriterien Hypokalziämie und hohes CRP weitere Prädiktoren zu ermitteln, die einen schwerer Verlauf anzeigen oder sogar vorhersagen. Diese haben sich bis dato aber nicht in größeren Studien bewährt. Letztlich besteht die akute Therapie stets in einer offensiven und großzügigen (intravenösen) Flüssigkeitszufuhr und der ebenso offensiven Schmerztherapie. Im Einzelfall muss im Verlauf auch eine antimikrobielle Therapie erwogen werden. Nach anfänglicher Nahrungskarenz, die vor allem für die Kontrolle der Schmerzen sinnvoll sein kann, wird mittlerweile eine frühzeitige Wiedereinführung der enteralen Nahrungsaufnahme befürwortet. Neben der akuten Klinik in der frühen Krankheitsphase mit der Gefahr eines Schocks, womöglich bis zum Multiorganversagen, sind im zeitlichen Intervall (ab Ende der ersten Krankheitswoche) die Infektion von Nekrosen (höchster Letalitätsfaktor) und raumfordernde Pseudozysten mögliche schwere Komplikationen.

31.2 Definition

Die **akute Pankreatitis** ist eine Entzündung der Bauchspeicheldrüse durch einen Virusinfekt, als Arzneimittelnebenwirkung, infolge eines Autoimmunprozesses oder einer Stoffwechselerkrankung, aus mechanischen Gründen im Sinne eines Traumas oder eines anderweitigen Abflusshindernisses oder bei genetischer Disposition bzw. in Kombination. Aufgrund des sehr aggressiven Pankreassekrets kann es dabei zur „Selbstverdauung" von Pankreasgewebe mit großen Nekrosen kommen.

Die Diagnose kann gestellt werden, wenn zwei der drei folgenden Kriterien erfüllt werden (Atlanta Kriterien, INSPPIRE) [4–6]:
– typische Klinik oder mit einer Pankreatitis vereinbare klinische Symptome: Bauchschmerzen, Übelkeit, Erbrechen und/oder Rückenschmerzen

https://doi.org/10.1515/9783110411881-031

- Labor: Erhöhung von Amylase und/oder Lipase > über dem 3-fachen oberen Referenzwert erhöht
- Befunde in der Bildgebung charakteristisch oder vereinbar mit Pankreatitis (US, CT mit Pankreasödem als Ausdruck der Pankreatitis)

Eine akute Pankreatitis kann nach Schwere in drei Grade eingeteilt werden, wobei der Übergang in eine schwerere Form immer möglich ist. Es sind dies nach der Definition der nordamerikanischen Fachgesellschaft NASPGHAN [7]:
- **mild** – keine Organdysfunktion (kardiovaskulär/respiratorisch/renal) [8], lokale oder systemische Komplikationen – für gewöhnlich binnen einer Woche abgeklungen
- **mittelschwer** – transientes Organdysfunktion, die binnen weniger als 48 Stunden abklingt, lokale Komplikationen oder Exazerbation der Komorbidität
- **schwer** – persistierendes Organdysfunktion für mehr als 48 Stunden

31.3 Klinik

Typischerweise fallen die Patienten durch epigastrische, gürtelförmige, teilweise in den Rücken ausstrahlende Schmerzen auf. Diese werden meist bei Nahrungsaufnahme schlimmer, insbesondere fetthaltige, oft aber auch jegliche Nahrungsmittel werden nicht toleriert. Klassischerweise wird zwischen einer ödematösen, potenziell voll reversiblen, und einer hämorrhagisch-nekrotischen Form, die komplikationsträchtig und potenziell auch lebensbedrohlich ist, unterschieden. Letztere ist im Kindesalter selten, kommt aber vor.

Es sollte bei der körperlichen Untersuchung nach Zeichen einer PSH oder eines Kawasaki-Syndrom geschaut werden [7].

Nach der ersten Phase der Pankreatitis gilt es, in einer zweiten Phase ab Tag fünf bis sieben, teilweise aber auch Wochen später auf Komplikationen im Sinne von Pseudozysten und relevanten Veränderungen der Pankreasgänge zu achten, bei Entwicklung von Nekrosen im Organ können sich diese infizieren.

31.4 Diagnostik

Die Primärdiagnostik soll Transaminasen, GGT, AP, Bilirubin, Triglyceride und Kalzium umfassen [1,9], ferner Blutbild, CRP, Retentionswerte und die Lipase. Außerdem wird zumindest eine Ultraschalluntersuchung des Abdomens (dies im Hinblick auf eine etwaige anatomische Auffälligkeit bzw. eine Abflussbehinderung wie bei einer biliären Pankreatitis durch Gallenkonkremente) erfolgen.

Regelhaft wird im Verlauf ein Schweißtest, ein Calprotectin (siehe unten) und bei Fehlen einer anderen Ursache eine Virusserologie (z. B. Mumps) und ein Laktat (siehe unten) bestimmt. Auch weil eine Pankreatitis immer auch die erste (bemerkte)

Episode einer chronischen Pankreatitis sein kann (15–35 % erleiden weitere Pankreatitiden in der Folge [10]) und anders als im Erwachsenenalter meist nicht durch den Konsum von Nikotin und Alkohol bedingt ist, wird man bei entsprechend suspekter Anamnese (weitere Fälle von nicht äthyltoxischen Pankreatitiden in der Familie, frühere Schmerzepisoden) die Diagnostik erweitern. Dies im Hinblick auf eine hereditäre Pankreatitis um eine Genetik (CFTR, SPINK1, PRSS1, CTRC) [6] (siehe auch Kap. 32).

Eine **Checkliste der Diagnostik** findet sich im Folgenden [7]. Eine sehr instruktive Diskussion der Pathophysiologie der hieraus resultierenden Erkrankungen geben [9].

- Primärdiagnostik. Transaminasen, GGT, AP, Bilirubin, Triglyceride, Blutbild, CRP, Kreatinin, Harnstoff, Lipase. Ultraschall des Abdomens (cave: Hinweise für eine biliäre Genese!)
- Blutzucker, HbA1c (diabetische Ketoazidose), Kalzium (Hyperparathyreoidismus)
- Aminosäuren im Plasma (Propionazidämie, Methylmalonazidurie)
- Mumps-, Herpes-, Influenza-, Hepatitis-A–C-Serologien
- Salmonellen im Stuhl-Serologie
- Calprotectin im Stuhl (CED)
- Schweißtest, ggf. CFTR-Genetik
- Hämolyseparameter plus siehe oben (HUS), spezifische Lupus-Antikörper (SLE)
- bei entsprechendem Verdacht noch genetische Untersuchungen auf SPiNK1, PRSS1, CTRC

Im Verlauf wird ggf. auch eine weitere Schnittbildgebung nötig. Die beste Aussagekraft besitzt das *contrast enhanced* CT (CECT) (allerdings auch eine hohe Strahlenbelastung) [11]. Dieses soll aber idealerweise nicht vor dem fünften Krankheitstag durchgeführt werden. In der kinderheilkundlichen Realität besitzt die MRCP eher eine Rolle. Sie dient dazu, sicherzustellen, dass es keine anatomischen Gründe gibt, die den Abfluss des Pankreassekrets unmöglich machen bzw. erschweren. Hier ist nach kongenitalen Anomalien bzw. anderen Umstände (wie ein vorangegangenes Trauma), die eine Obstruktion bewirken zu schauen, Komplikationen wie Gefäßbeteiligungen oder Flüssigkeitsverhalte gilt es nachzuweisen [11]. Mögliche Ursachen für eine biliäre Pankreatitis sind Choledochuszysten, anormale Verbindung von D. pancreaticus und D. choledochus, aber auch Gallensteine, die bei übergewichtigen und adipösen Kindern häufiger auftreten. Eine frühzeitige Erkennung ist besonders wichtig, weil kausal eine interventionelle Therapie möglich ist, typischerweise finden sich dann auch erhöhte gGT, AP und direktes Bilirubin. Ferner gibt es Raritäten des Kindesalters wie Tumoren oder Askariden oder andere Parasiten (cave: Immunsuppression, Reiseanamnese, Eosinophilie).

Ein Pancreas divisum kann als Kofaktor zu einer anderen Ursache die Entstehung einer Pankreatitis befördern.

Sollten schon im Vorfeld gastrointestinale Symptome wie (blutige) Durchfälle und Bauchschmerzen aufgefallen sein, muss an ein Symptom einer chronisch-entzündlichen Darmerkrankung (bzw. die Pankreatitis kann dieser auch voranschreiten) gedacht werden. Sehr viel seltener kann auch eine Zöliakie als Grunderkrankung vorliegen.

Steht der Patient unter bestimmten Medikamenten (am häufigsten Asparaginase im Rahmen einer Chemotherapie, dann mit der zusätzlichen Besonderheit, dass die Pankreasenzyme nicht oder verzögert ansteigen, bei Patienten jenseits der Onkologie, z. B. Valproat, Mesalazin, Virostatika und Thiopurine), ist eine arzneimittelassoziierte Genese zu vermuten (siehe Tab. 31.1). Auch bei Drogenkonsum (z. B. Ecstasy) werden entsprechende Fälle beschrieben.

Je jünger der Patient und womöglich bei muskulärer, hepatischer oder neurologischer Begleitsymptomatik, desto eher wird man auch nach einer Mitochondriopathie (Laktat, CK!) schauen. Eine Zusammenschau der möglichen Ursachen gibt Tab. 31.1.

Tab. 31.1: Ursachen [16] mit Häufigkeiten (Mehrfachnennung möglich) [10,21].

Triggerfaktor	
Traumata (9 %)	stumpfes Bauchtrauma, Operation, Kindesmisshandlung
Infektionen (8 %)	Mumps, Coxsackie B, ECHO, EBV, Hepatitis A und B, Rota, Mykoplasmen
mechanisch (33 %)	Gallereflux, kongenitale oder erworbene Anomalien des Pankreasgangs
Medikamente (26 %)	L-Asparaginase, Azathioprin, Valproat, Furosemid, Sulfonamide, Tetrazykline, Cisplatin, Steroide, Östrogene, Statine, Vincristin (siehe auch [9])
systemische oder metabolische Erkrankungen (19 %)	Hypertriglyzeridämien, HUS, Diabetes mellitus, Malnutrition, Reye-Syndrom, Hyperkalziämie, Schock, Kawasaki-Syndrom, CF, Organoazidurien, PSH, CED, Vaskulitis, SLE, Organtransplantation
Autoimmunpankreatitis (keine Angaben)	
hereditäre Pankreatitis (keine Angaben)	
kryptogen (20 %)	

Die seltene Autoimmunpankreatitis hat einen typischen Aspekt („sausage sign" oder aber auch isolierte Entzündung in einem Areal, vornehmlich Pankreaskopf). Diese wird durch eine Feinnadelpunktion diagnostiziert. Es werden dabei wie in der Erwachsenenmedizin ein Typ 1 (histologisch sklerosierend, teilweise IgG4- und Carboanhydrase-2-AK-positiv) und der meist im Kindesalter vorliegende Typ 2 (histologisch idiopathisch gangzentriert und IgG4- und Carboanhydrase-2-AK-negativ) unterschieden. Oft sind die Pankreasenzyme nicht deutlich erhöht und besonders beim fokalen Typ zeigt sich ein Ikterus bei Manifestation [12,13]. Die AIP ist eine besonders wichtige (aber bei einer ersten Pankreatitis auch extrem seltene) Differentialdiagnose, da einer Steroidtherapie zugänglich. Als wichtigste Differentialdiagnose sind bei der lokalisierten Entzündung maligne Tumore bzw. Infiltrate (im Kindesalter eine absolute Rarität) zu nennen, auch deshalb ist eine histologische Bestätigung der Verdachtsdiagnose anzustreben.

Um einen Anhalt für die Schwere einer Pankreatitis zu bekommen, wird nach dem Kalzium sowie den systemischen Entzündungszeichen geschaut. Ein fallendes Kalzium, ein hohes CRP (teilweise wird 100 mg/l, teilweise 150 mg/l als *cut-off* genannt) sind in der Regel prognostisch wichtiger als die Lipasewerte, die Bestimmung der Serumamylase gibt keine zusätzliche Information, weil sie zwar rasch im Verlauf der Erkrankung ansteigt, aufgrund ihrer kurzen Halbwertzeit teilweise schon wieder in den Normalbereich zurückgegangen ist. In Auswertungen bei Erwachsenen wird als weiterer Faktor der Zeitpunkt der ersten Arztvorstellung genannt (Patienten, die später eine nekrotisierende Pankreatitis entwickeln, stellen sich binnen eines Tages vor, diejenigen mit der ödematösen Form oft erst am zweiten Tag) [14].

Man wird während der ersten Krankheitsphase Blutbild (Leukozyten, Hämatokrit), Elektrolyte, Albumin, Kreatinin, Harnstoff, Blutgasanalyse, GOT, GPT, Quick täglich bestimmen, um frühzeitig einen komplizierten Verlauf zu erkennen. Ein Teil dieser Parameter findet sich auch im DeBanto-Score (PAPS) [15] wieder, der fordert, dass bei Erfüllen von mindestens drei der folgenden Kriterien der Patient auf die Intensivstation verlegt wird. Es sind dies
-   bei Aufnahme Alter < 7 Jahre, Gewicht < 23 kg, Leukozyten > 18.500/μl, LDH > 2.000 IU/l
-   nach 48 Stunden Kalzium < 8,3 mg/dl (2,08 mmol/l), Albumin < 26 g/dl, ein Anstieg des Harnstoffs um mehr als 5 mg/dl

Leider hat sich dieser Score wie auch andere in der Praxis nicht konsistent beweisen können, dennoch zeigt er eine Reihe von Parametern auf, die noch über die allgemeine Wachsamkeit hinaus sensibilisieren sollte. Andere Parameter sind
-   Herzfrequenz > 130/min
-   Körpertemperatur < 36° C oder > 38° C

sowie [16] (ausgewählte Parameter)
-   Leukozyten < 4.000 oder > 15.000/mm³
-   Kreatinin bzw. Harnstofferhöhung, Oligurie (nach Rehydrierung)
-   Glukose > 10 mmol/l (180 mg/dl)
-   paO2 < 8 kPa
-   pH < 7,1 oder > 7,7

31.5 Therapie

Die Therapie ist zunächst symptomatisch. Sie setzt sich aus zunächst vier Maßnahmen zusammen: Kreislaufstabilisierung, Volumensubstitution, Schmerztherapie und ausreichende (vornehmlich enterale) Kalorienzufuhr [16].

Es muss vermieden werden, dass es zum Schock kommt, d. h., es wird großzügig intravenös Flüssigkeit substituiert (130–150 % des Grundbedarfs oder noch darüber hinaus – kristalloide Lösungen wie Ringerlaktat [17]) und der Kreislauf eng überwacht.

Die Schmerztherapie soll großzügig und offensiv geführt werden. Sie wird in aller Regel frühzeitig mit Metamizol (aber auch NSAID) und nicht selten auch mit Opiaten erfolgen. Frühere Empfehlungen als einziges Opiat Pethidin einzusetzen (unter der Vorstellung, dass es weniger Tonuserhöhung des Sphinkter Oddi verursacht) sind obsolet, das heißt, die Auswahl des Opiats kann nach Erfahrungen im jeweiligen Haus erfolgen.

Gerade in den ersten zwei Tagen der Behandlung gilt ein besonderes Augenmerk der Behandlung dem Monitoring (und ggf. der Behandlung) von pulmonalen, kardiovaskulären und renalen Symptomen [1], um Schock und ein drohendes Multiorganversagen bei schweren Verläufen möglichst früh zu erkennen und intensivmedizinisch zu behandeln.

Da häufig eine interdisziplinäre Betreuung mit speziellen Interventionen (endoskopisch-interventionell, meist im Sinne einer ERCP, interventionell, chirurgisch) notwendig werden, sollte ggf. eine frühzeitige Verlegung in ein Zentrum mit entsprechender Expertise erfolgen.

Anders als früher, als es nach langer Nüchternheit verschiedene Stufen der Pankreasdiät gab, gilt heute den Erfahrungen aus der Erwachsenenmedizin entsprechend die Maxime, dass ein früher Kostaufbau (binnen der ersten 36–48 Stunden) angestrebt werden sollte. Dem steht gegenüber, dass die Patienten oftmals aufgrund von Schmerzen und Übelkeit insbesondere in den ersten Tagen keinerlei Willen verspüren, etwas zu essen. Die in der Erwachsenenmedizin geführte Diskussion, wie die Nahrung (duodenal/hochjejunal vs. gastral vs. oral) gegeben werden kann/muss, gibt es auch in der Pädiatrie. Nach 5–7 Tagen ohne ausreichende enterale Ernährung ist regelhaft eine parenterale Ernährung erforderlich. Eine Reihe von Modifikationen der Ernährung sind diskutiert worden, eine hinreichende Datenlage für eine Anreicherung mit spezifischen Aminosäuren (Glutamin, Arginin), Nucleotiden, Omega-3-Fettsäuren, Probiotika hat sich bis dato nicht finden lassen [18,19]. Praktisch läuft es bei einer leichten Pankreatitis in der Regel darauf hinaus, zunächst eine effektive Schmerztherapie zu beginnen, um dann den Patienten immer wieder zum Essen zu ermuntern. Bei mittelschwerer bis schwerer Pankreatitis oder beim Versagen diese Strategie wird der Kostaufbau über eine Ernährungssonde erfolgen. Bei „normaler Kost" hält man zunächst den Kohlenhydratanteil hoch (und den Fettanteil niedrig), beim Sondieren wird meist eine „normale Sondennahrung" vertragen. Kommt es zum (paralytischen) Ileus, ist die enterale Ernährung zunächst zu stoppen und entsprechend wird die parenterale Ernährung entsprechend angepasst. Ob bei der parenteralen Ernährung auf Fette bei schwereren Verläufen verzichtet werden muss, ist Inhalt von Diskussionen.

Es gilt, dass eine schwere (hämorrhagische) Pankreatitis im Kindesalter eine Rarität ist, aber jede leichte (ödematöse) Pankreatitis jederzeit in eine schwere Pankreatitis umschlagen kann.

Kriterien für einen schweren Verlauf sind lokale oder systemische Komplikationen.

- lokale Komplikationen: Abszesse, Infektionen, Nekrosen und Pseudozysten, die typischerweise im Verlauf, teilweise Wochen (Pseudozysten im Durchschnitt 4 Wochen) nach dem Krankheitsbeginn auftreten
- systemische Komplikationen: schlechter Allgemeinzustand, Organversagen, Koagulopathie oder gastrointestinale Blutung

Bei jeder Veränderung der Klinik muss zeitnah eine Laboranalytik (CRP, Entzündungszeichen) und eine erneute Bildgebung erfolgen.

Prophylaktische Antibiotikagaben sind nicht indiziert [1]. Kein Zweifel besteht, dass im Falle einer Sekundärkomplikation im Sinne einer superinfizierten Pseudozyste eine antimikrobielle Therapie erforderlich ist – besonders Carbapeneme (Imipenem/Meropenem), Quinolone und Metronidazol kommen hier wegen der guten Gewebsgängigkeit zum Einsatz. Sofern irgend möglich sollte versucht werden, den/die Erreger zu erfassen, um im Verlauf antibiogrammgerecht behandeln zu können. Bei klinischer Verschlechterung mit einem deutlich ansteigenden CRP – 100 oder 150 mg/l als Cut-off – wird ebenfalls eine Aufnahme einer Antibiotikatherapie erfolgen. Andererseits gibt es keine Hinweise für einen Benefit durch eine prophylaktische Gabe antimikrobieller Substanzen

Wenn Zysten, die lt. Literatur in 8–40 % auftreten, raumfordernd werden bzw. Nekrosen sich infizieren (10–15 %) [1], kann eine Entlastung erforderlich werden. In diesem Fall sollte im Rahmen einer interdisziplinären Diskussion mit interventionellen Endoskopikern (z. B. endosonographischer Zugang durch den Magen), Radiologen und/oder Viszeralchirurgen mögliche Optionen geprüft werden. Chirurgische Interventionen sind letztlich selten nötig und sollten idealerweise nicht bei kritisch krankem Kind erfolgen. Wichtiger Aspekt bei Interventionen ist die Stabilität der Zystenwand, weshalb ein zu frühes Handeln möglichst vermieden werden muss. Nicht infizierte Pseudozysten haben eine hohe Rückbildungstendenz. Die sekundäre Infektion stellt aber eine potenziell lebensgefährliche Komplikation dar und muss offensiv behandelt werden. Als Folge dieser beiden vermeintlich widersprüchlichen Gesichtspunkte wird man regelhaft versuchen, eine Intervention auf einen Zeitpunkt von mehr als 4 Wochen nach Beginn der Klinik zu verschieben [1].

Ein Sonderfall (siehe oben) stellt die Autoimmunpankreatitis dar. Hier wird eine Therapie mit Prednisolon 1–1,5 mg/kg (maximal 40–60 mg) für 2–4 Wochen eingeleitet, die dann langsam ausgetapert werden soll (siehe auch Schema M. Crohn) [12]. Eine klinische Kontrolle zur Frage, ob es ein Ansprechen zeigt, soll nach 2 Wochen erfolgen, eine Bildgebung (Ultraschall, großzügig aber auch MRT oder Endosonographie) nach spätestens 3 Monaten. Ein nicht unerheblicher Teil der Patienten ist steroidabhängig bzw. *frequent relapser* und leider sind die in der Leitlinie als etwaige Dauertherapie genannten Thiopurine, Methotrexat und Calcineurininhibitoren (vor deren Einsatz eine Histologie gefordert wird) oft nicht so effizient wie erhofft, sodass in der Erwachsenenmedizin Reservemedikamente wie Rituximab zum Einsatz kamen und bei Kindern bei Versagen der genannten Voroptionen in seltenen Fällen ebenfalls [20].

31.6 Verlaufskontrollen

Einer neueren Arbeit zufolge liegt die Dauer des stationären Aufenthaltes bei älteren Kindern und Jugendlichen bei unter einer Woche, bei Säuglingen und Kleinkindern wiederum bei durchschnittlich knapp 3 Wochen [1].

Die weitere Betreuung hängt von der Grunderkrankung und möglichen Komplikationen ab. Andererseits wird die Pankreasfunktion (HbA1c, Elastase im Stuhl) und die Organmorphe z. B. im Ultraschall (eher nicht in einer MRCP, es sei denn, der Eindruck einer Schädigung des Organs ist entstanden) regelhaft bis zum Ablauf eines Jahres kontrolliert werden, auch in der Sorge, dass es eben doch die erste Episode einer chronischen/rezidivierenden Pankreatitis war. Da die Pankreatitis die „Spitze des Eisbergs" einer chronisch-entzündlichen Darmerkrankung oder einer IgG4-Erkrankung ist, wird man großzügig nach Calprotectin/Lactoferrin im Stuhl bzw. nach anderen IgG4-assoziierten Erkrankungen im Follow-up schauen.

Take-Home-Message und „aus der täglichen Praxis"

Die Ursachenforschung umfasst infektiöse, autoimmunologische, mechanische und ggf. metabolische Ursachen sowie die Medikamentenanamnese.

Häufige Ursache ist ein mechanisches Abflusshindernis, dies dann oft mit biliären Zeichen – hier ist eine frühzeitige Diagnose erforderlich, da es womöglich eine kausale Therapie gibt.

Sonstige Therapie symptomatisch mit offensiver intravenöser Flüssigkeitssubstitution und ausreichender Schmerztherapie. Dabei großzügig Opiate, zumindest Metamizol (und NSAID). Frühzeitiger Kostaufbau (binnen der ersten 36–48 Stunden) nach Toleranz.

Cave: Komplikationen am Ende der ersten Krankheitswoche. Ggf. Antibiotika intravenös, sehr selten gastroenterologische oder gar chirurgische Intervention.

- Je nach Klinikklientel (Onkologie, Gastroenterologie, Diabetologie im Haus) oft sehr spezifische Cluster.
- Immer frühzeitig eine biliäre Ursache erkennen und ggf. behandeln.
- Aggressive Schmerztherapie besonders wichtig.

Literatur

[1]   Abu-El-Haija M, Kumar S, Quiros JA, et al. Management of Acute Pancreatitis in the Pediatric
      Population: A Clinical Report From the North American Society for Pediatric Gastroenterology,
      Hepatology and Nutrition Pancreas Committee. JPGN. 2018;66:159–176.

[2]   Pant C, Sferra TJ, Lee BR, Cocjin JT, Olyaee M. Acute Recurrent Pancreatitis in Children: A Study
      From the Pediatric Health Information System. JPGN. 2016;62:450–452.

[3]   Suzuki M, Sai JK, Shimizu T. Acute pancreatitis in children and adolescents. World J Gastrointest
      Pathophysiol. 2014;5:416–426.

[4]   Banks PA, Bollen TL, Dervenis C, et al. Classification of acute pancreatitis – 2012: revision of
      the Atlanta classification and definitions by international consensus. Gut. 2013;62:102–111.

[5]   Banks PA, Freeman, ML. Practice Parameters Committee of the American College of Gastroente-
      rology. Practice guidelines in acute pancreatitis. Am J Gastroenterol. 2006;101:2379–2400.

[6]   Morinville VD, Husain SZ, Bai H, et al. INSPPIRE Group. Definitions of pediatric pancreatitis and
      survey of present clinical practices. JPGN. 2012;55:261–265.

[7]   Uc A, Husain SZ. Pancreatitis in Children. Gastroenterology. 2019;156:1969–1978.

[8]   Goldstein B, Giroir B, Randolph A, International Consensus Conference on Pediatrics. Internatio-
      nal pediatric sepsis consensus conference: definitions for sepsis and organ dysfunction in pe-
      diatrics. Pediatr Crit Care Med. 2005;6:2–8.

[9]   Husain SZ, Morinville V, Pohl J, et al. Toxic-metabolic Risk Factors in Pediatric Pancreatitis: Re-
      commendations for Diagnosis, Management, and Future Research. JPGN. 2016;62:609–617.

[10] Bai HX, Lowe ME, Husain SZ. What have we learned about acute pancreatitis in children? JPGN.
      2011;52:262–270.

[11] Restrepo R, Hagerott HE, Kulkarni S, Yasrebi M, Lee EY. Acute Pancreatitis in Pediatric Patients:
      Demographics, Etiology, and Diagnostic Imaging. AJR. 2016;206:632–642.

[12] Scheers I, Palermo JJ, Freedman S, et al. Autoimmune Pancreatitis in Children: Characteristic
      Features, Diagnosis, and Management. Am J Gastroenterol. 2017;112:1604–1611.

[13] Scheers I, Palermo JJ, Freedman S, et al. Recommendations for Diagnosis and Management of
      Autoimmune Pancreatitis in Childhood: Consensus From INSPPIRE. JPGN. 2018;67:232–236.

[14] Brown A, Baillargeon J-D, Hughes MD, Banks PA. Can fluid resuscitation prevent pancreatic ne-
      crosis in severe acute pancreatitis? Pancreatology. 2002;2:104–107.

[15] DeBanto JR, Goday PS, Pedroso MRA, et al. Acute pancreatitis in children. Am J Gastroenterol.
      2002;97:1726–1731.

[16] Henker J. Akute Pankreatitis im Kindesalter und pathologische Pankreasenzymwerte – Teil 1:
      Akute Pankreatitis im Kindesalter. Päd. 2012;18:198–202.

[17] Warndorf MG, Kurtzman JT, Bartel MJ, et al. Early fluid resuscitation reduces morbidity among
      patients with acute pancreatitis. Clin Gastroenterol Hepatol. 2011;132:705–709.

[18] Abu-El-Haija M, Uc A, Werlin SL, et al. Nutritional Considerations in Pediatric Pancreatitis: A Po-
      sition Paper from the NASPGHAN Pancreas Committee and ESPGHAN Cystic Fibrosis/Pancreas
      Working Group. JPGN. 2018;67:131–143.

[19] Olah A, Romics L. Enteral nutrition in acute pancreatitis: a review of the current evidence. World
      J Gastroenterol. 2014;20:16123–16131.

[20] Soliman H, Vullierme M-P, Maire F, et al. Risk factors and treatment of relapses in autoimmune
      pancreatitis: Rituximab is safe and effective. United European Gastroenterol J. 2019;7:1073–
      1083.

[21] Park A, Latif SU, Shah AU, et al. Changing referral trends of acute pancreatitis in children: a 12-
      year single-center analysis. JPGN. 2009;49:316–322.

Weiterführende Literatur

Abu-El-Haija M, Kumar S, Szabo F, et al. Classification of acute pancreatitis in the pediatric population: clinical report from the NASPGHAN Pancreas Committee. J Pediatr Gastroenterol Nutr. 2017;64:984–990.

32 Chronische Pankreatitis und akut rekurrierende Pankreatitis

32.1 Einleitung

Akute Pankreatitis, akut rekurrierende Pankreatitis und chronische Pankreatitis bilden ein Krankheitskontinuum. Die Begriffe chronische Pankreatitis und akut rekurrierende Pankreatitis implizieren, dass es nach einer initialen akuten Pankreatitis zu einem chronischen Verlauf oder erneuten akuten Pankreatitiden kommt. Dies ist in der Praxis bei etwa jedem (fünften bis) zehnten Kind oder Jugendlichen der Fall [1]. Es gibt vier Hauptgründe, die auch in Kombination auftreten können:
- familiär oder genetisch
- strukturell/anatomisch
- autoimmun
- idiopathisch

Klinisch ist das Hauptproblem meist das mit der Pankreatitis einhergehende Schmerzsyndrom, das frühzeitig eines interdisziplinären Ansatzes bedarf. Im Krankheitsverlauf – sehr selten aber auch schon bei Diagnosestellung – kommt es durch einen zunehmenden bindegewebigen Umbau des Organs zum Funktionsverlust. Dabei sind die exokrine Funktion (Malabsorption, Gedeihstörung, Vitaminmangel) und/oder die endokrine Funktion (Diabetes mellitus Typ 3c – d. h. meist insulinpflichtiger Diabetes mit aufgrund des Glukagonmangels auch Hypoglykämieneigung) in unterschiedlichem Ausmaß betroffen [2,3].

Bei der Behandlung der chronischen/rekurrierenden Pankreatitis liegt das Augenmerk einerseits natürlich auf der Behandlung der Krankheitsursache. Die kleine Gruppe der Patienten mit autoimmuner Pankreatitis spricht meist gut auf eine immunmodulatorische Therapie (vor allem mit Steroiden) an und auch anatomische Ursachen können oft gezielt behandelt werden. Andererseits existieren für die genetisch determinierten bzw. idiopathischen Formen bislang kaum effektive Therapien. Auf einer zweiten Ebene geht es vor allem im Verlauf immer darum, die Folgen der Erkrankung und mögliche Komplikationen wie z. B. Schmerzen, Pankreasinsuffizienz oder auch postentzündliche Stenosen zu erkennen und möglichst gezielt zu behandeln, um hierdurch im besten Fall die Symptomatik und auch den klinischen Verlauf zu verbessern.

Durch die chronische Entzündung besteht für die Patienten ein erhöhtes Entartungsrisiko (dies ab dem 45. bis 50. Lebensjahr). Strikter Verzicht auf Nikotin und Alkoholkonsum in nur moderatem Ausmaß scheinen die in früheren Studien ermittelte hohe Inzidenz (40 % im Alter von 70 Jahren) [4] dabei zu verringern.

https://doi.org/10.1515/9783110411881-032

32.2 Definition

Progressive entzündliche Erkrankung der Bauchspeicheldrüse. Zur Diagnose der **chronischen Pankreatitis** bedarf es mindestens eines der folgenden drei Kriterien [5]:
- ein von der Bauchspeicheldrüse stammender Bauchschmerz,
- Nachweis einer exokrinen Pankreasinsuffizienz/Nachweis einer endokrinen Pankreasinsuffizienz sowie
- eine zu einer chronischen Schädigung des Organs passende Bildgebung.

Alternativ reicht der histologische Nachweis einer chronischen Pankreatitis.

Abgegrenzt wird hiergegen der Begriff der **akut rekurrierenden Pankreatitis**. Hierunter versteht man [5]
- mindestens zwei voneinander unabhängige Episoden einer akuten Pankreatitis, d. h., entweder gab es zwischen den beiden Episoden ein mindestens einmonatiges schmerzfreies Intervall oder die Enzyme (Lipase, Amylase) normalisieren sich vor der nächsten Episode der Pankreatitis und die Symptome bilden sich zurück, dann unabhängig vom Zeitabstand,
- Fehlen von Zeichen von (irreversiblen) Strukturveränderungen des Pankreas in der Bildgebung.

32.3 Klinik

Im klinischen Bild finden sich im Schub die Aspekte einer akuten Pankreatitis mit (in den Rücken ausstrahlenden Ober-)Bauchschmerzen, Übelkeit und Erbrechen und der Gefahr eines Schocks und Multiorganversagens oder infektiologischer Komplikationen wie der Infektion von Pseudozysten oder Nekrosen. Besonders beim Sonderfall der Autoimmunpankreatitis mit einer im Pankreaskopf lokalisierten Raumforderung [6] können auch die Gallenwege entzündlich verändert sein und ein Ikterus bzw. allgemein eine Cholestasesymptomatik tritt hinzu.

Wie bei der akuten Pankreatitis führt die einzelne Episode bei ca. 10 % der Patienten zu einer Aufnahme auf die Intensivstation und lt. neueren Daten liegt die Mortalität bei 0,4 % [1].

Im Verlauf der Erkrankung entwickelt ein Teil der Patienten eine exokrine Pankreasinsuffizienz mit dem klinischen Bild einer Malabsorption mit voluminösen, fettigen, stinkenden Stühlen und/oder einer Gedeihstörung. Da die Fette der kritische Teil in der Ernährung sind, ist die Gefahr eines Mangels an den fettlöslichen Vitaminen besonders groß. Ferner zeigt sich bei einer Reihe von Patienten eine endokrine Pankreasinsuffizienz, die zum Insulin- und Glukagonmangel führt, d. h., neben dem Bedarf einer Substitution mit Insulin besteht auch die Gefahr von Hypoglykämien durch die fehlende Gegenregulation [3].

Bei einem kleinen Teil der Patienten liegt der Erkrankungsbeginn bereits im Kleinkindalter mit dann meist unspezifischen Symptomen – insbesondere Erbrechen. Der weitere Verlauf der Erkrankung ist aber dem Verlauf bei älteren Kindern recht ähnlich, wobei akute Schübe eventuell häufiger auftreten [7].

Überstrahlt werden die Folgen der chronischen Entzündung durch ein oft nur schwer zu therapierendes Schmerzsyndrom. Der Schmerz ist dabei geprägt von einer akuten viszeralen Schmerzkomponente und einer eher chronischen neuropathischen Komponente [8].

32.4 Diagnostik

Da anders als in der Erwachsenenmedizin Alkohol und Nikotin eine untergeordnete Rolle bei den Ursachen spielen, wird bei Diagnosestellung regelhaft eine umfangreiche, für die Altersgruppe und die etwaige Grundsituation wahrscheinlichkeitsadaptierte Diagnostik (ggf. ein Ausbau der zuvor im Rahmen der vermeintlichen akuten Pankreatitis durchgeführten) erfolgen.

Vor Beginn der Diagnostik ist eine gründliche Eigen- (Medikamente, Vorerkrankungen wie eine CED oder eine andere Autoimmunerkrankung) und Fremdanamnese (Gibt es weitere Fälle von Pankreatitiden in der Familie? – da diese im Erwachsenenalter oft alkoholassoziiert sind, Gefahr des Verheimlichens/Vergessens) zu erheben.

Die folgenden Schritte sollen nach etwaigen anatomischen Auffälligkeiten oder einer genetischen Ursache fahnden. Außerdem gilt es, die Diagnostik in Bezug auf eine andere Grunderkrankung zu ergänzen. Es sind dies zunächst

- Ultraschall (oft [insbesondere bei biliären Zeichen] MRCP, ggf. auch Endosonographie und/oder eine CT-Untersuchung (CECT – siehe auch akute Pankreatitis) [9]
- Genetik auf eine hereditäre Pankreatitis (PRSS1, SPINK1, CFTR und CTRC)
- (wenn noch nicht erfolgt) Schweißtest
- (wenn noch nicht erfolgt) Calprotectin im Stuhl

Man muss sich dabei im Klaren sein, dass regelhaft weder ein Pankreas divisum (bei 7 % der Normalbevölkerung nachweisbar [3]) noch eine heterozygote SPINK1-Mutation (immerhin in 2 % der Normalbevölkerung nachweisbar) allein, jedoch beide gemeinsam durchaus eine chronische Pankreatitis verursachen können. Auch sonst führt oft die Kombination aus mehreren schwachen Risikofaktoren wie zum Beispiel einer heterozygot vorliegenden CFTR-Mutation mit anderen letztlich zur Entwicklung der Erkrankung.

Gerade bei Patienten, die an einer CED leiden und womöglich ikterisch werden – dies aufgrund einer zeitgleich bestehenden Entzündung der Gallenwege, aber auch des raumfordernden Charakters der oft im Pankreaskopf gelegenen Entzündung, oder aber des sogenannten „sausage sign" (gesamtes Pankreas geschwollen) –, muss differentialdiagnostisch auch an die seltene Differentialdiagnose einer Autoimmunpankreatitis [10] gedacht werden – siehe auch Kap. 31. Der im Kindes-

und Jugendalter häufigere Typ 2 ist dabei regelhaft ohne eine IgG4-Erhöhung, sodass die Frage einer Probenentnahme ernsthaft zu diskutieren ist, zumal die Differential-diagnosen Leukose, Pankreaskarzinom im eigenen Kollektiv der Autoren von Relevanz waren/sind. Die Indikation zur histologischen Sicherung ist deshalb großzügig zu stel-len. Da Feinnadelbiopsien oft kein sicheres Resultat liefern, sprechen sich einige Auto-ren dann für eine transduodenale, laparoskopische oder chirurgische Biopsie aus [11].

Die übrigen Differentialdiagnosen sind weit gefächert und können oft über eine weiterführende Labordiagnostik hinreichend unwahrscheinlich gemacht werden. Nicht selten liegt eine schon bekannte Grunderkrankung vor, deren Komplikation nun die Pankreatitis ist (z. B. Fettstoffwechselstörung, Hyperparathyreoidismus mit Hyperkalziämie, chronische Niereninsuffizienz, CED, Stoffwechselerkrankung, ande-re Autoimmunerkrankungen). Die (teilweise sehr seltenen) Differentialdiagnosen sind in der folgenden Tab. 32.1 zusammengefasst.

Tab. 32.1: Differentialdiagnosen Grunderkrankungen chronische Pankreatitis, akut rekurrierende Pankreatitis [9].

Laborauffälligkeit, Diagnose	Analytik, Befundkonstellation	mögliche zugrundeliegende Erkrankungen
Hypertriglyzeridämie	Nüchtern-Triglyceride > 1.000 mg/dl	Lipoproteinlipase-Mangel Apolipoprotein C-II-Mangel
Hyperkalziämie	Kalzium im Serum, AP, Parathormon im Serum	Hyperparathyreoidismus
Askariden	Eosinophilie Stuhl auf Wurmeier/Parasiten	
CF	Schweißtest, Genetik CFTR, Pankreas-elastase im Stuhl	
Stoffwechselerkrankun-gen	Aminosäuren im Plasma, organische Säuren im Urin, Laktat	Organoazidopathien, Ahorn-sirupkrankheit, Mitochondriopathie
M. Wilson	Transaminasen erhöht, auffallend nied-rige AP Coeruloplasmin/Kupfer im Serum, 24-h-Sammelurin auf Kupfer	
A1-Antitrypsinmangel	Transaminasen erhöht Alpha-1-Antitrypsin im Serum A1AT-Genetik	
familiäre Hämochromatose	Transaminasen erhöht	
Zöliakie	t-TGA-IgA-AK, IgA	
CED	Calprotectin im Stuhl	

Zum Abschätzen der aktuellen Situation werden im Schub, aber auch bei Verlaufskontrollen Blutbild, Lipase, Albumin, Gesamteiweiß, Glukose, Kalzium, GOT, GPT,
AP, Bilirubin, CRP bestimmt.

In einem zweiten Schritt gilt es, eine etwaige Funktionseinschränkung zu erfassen. Für die exokrine Funktion gilt, dass oft eine Erniedrigung der Elastase im Stuhl
der Klinik deutlich vorauseilt. Ferner finden sich im Schub teilweise falsch erniedrigte Werte, sodass zum einen nach der Klinik zu schauen ist (Hinweise für eine exokrine Insuffizienz mit Gedeihstörung, Malabsorptionsstühlen, Hypovitaminose der fettlöslichen Vitamine, siehe oben), zum anderen evtl. die Stuhlanalytik wiederholt werden sollte. Auch wird man nach der endokrinen Funktion schauen, dies orientierend
mit einem HbA1c, im Verlauf aber auch mit einem Blutzuckertagesprofil bzw. mit einem oralen Glukosetoleranztest (OGTT).

Im Verlauf der Erkrankung sollten auch bei geringen Symptomen eine regelmäßige Bildgebung erfolgen (Sonographiekontrollen, in ein- oder zweijährlichen Abständen auch MRCP).

32.5 Therapie

Die Therapie des Schubs einer chronischen Pankreatitis entspricht der einer akuten
Pankreatitis (siehe dort). Die Therapie der exokrinen Pankreasinsuffizienz ist in
Kap. 33 beschrieben. Bei Hinweisen auf eine endokrine Pathologie wird frühzeitig
der Kinderdiabetologe/-endokrinologe mit einzubeziehen sein, dies (siehe oben) mit
dem Hinweis, dass bei dieser Form des Diabetes die Glukosehomöostase besonders
schwer zu erzielen ist.

Lange Zeit galt, nach einer akuten Pankreatitis (also zwischen zwei Pankreatitiden bei der akut rekurrierenden Pankreatitis) der Bauchspeicheldrüse noch eine längere Ruhe zu ermöglichen und demzufolge teilweise lange Intervalle mit einer fett-
armen Ernährung zu setzen. Hierfür gibt es tatsächlich keine Evidenz, sieht man von
Hypertriglyzeridämie-induzierten Pankreatitiden ab, sodass es heute als sicher gilt,
etwa eine Woche nach Erkrankungsbeginn wieder mit normalem Fettgehalt in der
Ernährung fortzufahren [12].

Besonders liegt der Schwerpunkt der Therapie auf dem Schmerzmanagement,
das idealerweise durch einen Schmerztherapeuten bzw. das Schmerzteam in einer
Klinik begleitet oder geleitet wird. Dabei ist es sinnvoll, eine Kombination verschiedener Therapieformen zu wählen, z. B. Entspannungstherapien, autogenes Training,
progressive Relaxation, integrative Schmerztherapien wie die Akupunktur, Nichto-
pioidtherapien (Paracetamol, NSAID), aber auch Opioide. Eine dauerhafte Schmerztherapie ist bei etwa der Hälfte der Patienten im Verlauf nötig [3].

Behandlungsversuche mit Pankreasenzympräparaten, Antioxidantien und Probiotika haben in Studien keinen konsistenten Nutzen gebracht [12].

Kommt es zu Komplikationen wie Abflussbehinderungen, ist ähnlich wie bei der akuten Pankreatitis auch interdisziplinär mit interventionellen Endoskopikern, Radiologen und/oder Viszeralchirurgen zu diskutieren, inwieweit Maßnahmen wie beispielsweise eine ERCP, eine Fensterung einer raumfordernden Pankreaspseudozyste oder eine Pankreasteilresektion in der Risiko-Nutzen-Abwägung indiziert sein können [13].

Ultima Ratio ist die totale Pankreatektomie und Inselzellautotransplantation mit vergleichsweise günstigen Profilen in Bezug auf Schmerzmittel- und Insulinabhängigkeit [3].

32.6 Verlaufskontrollen

Zunächst in kürzeren Intervallen (3–6 Monate), im Verlauf mindestens jährlich, dabei sollten routinemäßig
- psychosoziale Funktion inkl. etwaige Schulfehlzeiten erfragt werden
- Größe, Gewicht und BMI (inkl. Wachstumskurven) sowie Pubertätsentwicklung verfolgt werden
- neben Routineparametern (Blutbild, Entzündungszeichen, Transaminasen, Kreatinin) Bestimmung der fettlöslichen Vitamine A, E und D sowie Quick, PTT [12]
- Pankreaselastase im Stuhl
- OGTT, ggf. „nur" HbA1

Bildgebung bei beherrschter Klinik etwa zweijährlich (Sonographie, eher MRCP).

Take-Home-Message und „aus der täglichen Praxis"
Seltene Erkrankung – aus etwa 10 % der akuten Pankreatitiden entwickelt sich eine chronische Form.
Im Kindes- und Jugendalter oft genetische Faktoren Ursache oder – eher – Teilursache.
Anatomische Ursachen bzw. Autoimmunpankreatitis wegen spezifischem Ansatz wichtig zuzuordnen.
Schmerzsyndrom zentrale Rolle, deshalb Schmerztherapie besonders wichtig.
Im Verlauf Entwicklung einer exokrinen und/oder endokrinen Pankreasinsuffizienz möglich.
Im längeren zeitlichen Intervall (ab dem 4./5. Lebensjahrzehnt) Gefahr der malignen Entartung.
Rauch- und Alkoholabstinenz sorgen für eine geringere Inzidenz.
- Wegen der Kombination aus chronischen Schmerzen und wiederholten unangenehmen Interventionen sollte großzügig eine psychologische Begleitung erfolgen.
- Im Falle einer Autoimmunpankreatitis Gefahr einer Steroidabhängigkeit oder eines Nichtansprechens auf die Therapie mit der Notwendigkeit des Einsatzes von wenig erprobten Medikamenten.

Literatur

[1]   Pant C, Sferra TJ, Lee BR, Cocjin JT, Olyaee M. Acute Recurrent Pancreatitis in Children: A Study From the Pediatric Health Information System. JPGN. 2016;62:450–452.

[2]   Taylor CJ, Chen K, Horvath K, et al. ESPGHAN and NASPGHAN Report on the Assessment of Exocrine Pancreatic Function and Pancreatitis in Children. JPGN. 2015;61:144–153.

[3]   Uc A, Husain SZ. Pancreatitis in Children. Gastroenterology. 2019;156:1969–1978.

[4]   Lowenfels AB, Maisonneuve P, DiMagno EP, et al. Hereditary pancreatitis and the risk of pancreatic cancer. International Hereditary Pancreatitis Study Group. J Natl Cancer Inst. 1997;89:442–446.

[5]   Morinville VD, Husain SZ, Bai H, et al. INSPPIRE Group. Definitions of pediatric pancreatitis and survey of present clinical practices. JPGN. 2012;55:261–265.

[6]   Scheers I, Ergun M, Aouattah T, et al. Diagnostic and Therapeutic Roles of Endoscopic Ultrasound in Pediatric Pancreaticobiliary Disorders. JPGN. 2015;61:238–247.

[7]   Wejnarska K, Kolodziejczyk E, Wertheim K, et al. The Etiology and Clinical Course of Chronic Pancreatitis in Children With Early Onset of the Disease. JPGN. 2016;63:665–670.

[8]   Poulsen JL, Olesen SS, Malver LP, Frokjaer JB, Mohr Drewes A. Pain and chronic pancreatitis: A complex interplay of multiple mechanisms. World J Gastroenterol. 2013;19:7782–7291.

[9]   Gariepy CE, Heyman MB, Lowe ME, et al. Causal Evaluation of Acute Recurrent and Chronic Pancreatitis in Children. Consensus From the INSPPIRE Group. JPGN. 2017;64:95–103.

[10] Scheers I, Palermo JJ, Freedmann S, et al. Recommendations for Diagnosis and Management of Autoimmune Pancreatitis in Childhood: Consensus From INSPPIRE. JPGN. 2018;67:232–236.

[11] Friedlander J, Quiros A, Morgan T, et al. Diagnosis of Autoimmune Pancreatitis vs Neoplasms in Children With Pancreatic Mass and Biliary Obstruction. Clinical Gastroenterology and Hepatology. 2012;10:1051–1055.

[12] Abu-El-Haija M, Uc A, Werlin SL, et al. Nutritional considerations in pediatric pancreatitis: a position paper from the NASPGHAN Pancreas Committee and ESPGHAN Cystic Fibrosis/Pancreas Working Group. JPGN. 2018;67:131–143.

[13] Iqbal CW, Moir CR, Ishtani iMB. Management of chronic pancreatitis in the pediatric patient: endoscopic retrograde cholangiopancreatography vs operative therapy. Journal of Pediatric Surgery. 2009;44:139–143.

Weiterführende Literatur

Parniczky A, Abu-El-Haija M, Husain S, et al. EPC/HPSG evidence-based guidelines for the management of pediatric pancreatitis. Pancreatology. 2018;18:146–160.

33 Exokrine Pankreasinsuffizienz

33.1 Einleitung

Die exokrine Pankreasinsuffizienz im Kindesalter ist eine der möglichen Ursachen eines Malassimilationssyndroms. Die typische Klinik besteht aus einem voluminösen Stuhl mit womöglich höherer Frequenz, einem aufgetriebenen Abdomen und einem schlechteren Gedeihen trotz gesteigerter Nahrungszufuhr. Häufigste Ursache ist eine Mukoviszidose, jenseits dieser gibt es eine große Zahl ursächlicher Erkrankungen, die teilweise einer intensiven Suche bedürfen. Wenn bei diesen „übrigen Kindern" eine ätiologische Zuordnung gelingt (was bis zum heutigen Tag in weit weniger als der Hälfte der Fälle möglich ist), ist die exokrine Pankreasinsuffizienz mehrheitlich Teil eines Syndroms oder einer Stoffwechselerkrankung oder sie ist Folge vorangegangener Pankreatitiden bzw. einer chronischen Pankreatitis. Je nach Ursache kann auch die endokrine Funktion der Bauchspeicheldrüse betroffen sein.

Erwähnenswert ist, dass junge Säuglinge physiologisch eine geringere exokrine Funktion aufweisen (Gallensäuren- und Lipasegehalt im Dünndarmsekret liegen nur bei ca. 5–10 % der Erwachsenenwerte) und dass die exokrine Pankreasfunktion in jeder Altersgruppe deutlich eingeschränkt sein muss, ehe klinisch eine Malabsorption bzw. Steatorrhö auftritt (Restfunktion kleiner 10 % der Altersnorm).

Mit der Pankreaselastase im Stuhl steht dabei ein guter und verhältnismäßig sicherer (und für alle Altersgruppen aussagekräftiger) Messparameter zur Verfügung.

Mit Pankreasenzympräparaten kann unabhängig von der Ursache der Dysfunktion die Verdauung von Fetten und Kohlenhydraten ausgeglichen werden. Die Anwendung sollte dabei sorgfältig erläutert werden, um das Potenzial auszuschöpfen.

33.2 Definition

Unter einer **exokrinen Pankreasinsuffizienz** versteht man die Einschränkung der Sekretion der die Nahrung aufspaltenden Pankreasenzyme infolge einer chronischen Entzündung der Bauchspeicheldrüse oder aber aufgrund einer originären Erkrankung des Organs aus genetischen, anatomischen oder autoimmunen Ursachen heraus. Die Klinik bleibt lange ohne Symptome, ehe bei Unterschreiten einer Restaktivität auf z. T. deutlich weniger als 10 % des Normalen das klinische Bild einer Malabsorption mit einer Steatorrhö (Fettstühlen) auftritt. Weiter gehören zu der Entität ein mangelndes Gedeihen und erniedrigte fettlösliche Vitamine (A, E, D und/oder K).

Für den Zustand isoliert erniedrigter Pankreaselastasewerte im Stuhl (bei klinischem Normalbefund und normalen Messwerten für die fettlöslichen Vitamine) besteht leider keine einheitliche Nomenklatur. Teilweise wird hier ebenfalls von einer exokrinen Pankreasinsuffizienz gesprochen, andererseits wird der Begriff Pankreassuffizienz verwendet [1].

https://doi.org/10.1515/9783110411881-033

33.3 Klinik

Voluminöse, klebrige, faul riechende Stühle, großer Appetit und vergrößerte Essmengen, dennoch schlechtes Gedeihen. Aufgetriebenes Abdomen und Bauchschmerzen. Andererseits gibt es immer wieder Patienten, die Stuhlauffälligkeiten, Bauchschmerzen oder eine Gedeihstörung/einen Kleinwuchs aufweisen, ohne dass man wirklich an eine Malabsorption denkt, obwohl sich eine Erniedrigung der Elastase im Stuhl findet.

33.4 Diagnostik

Diese zielt zunächst auf die Frage ab, ob eine exokrine Pankreasinsuffizienz vorliegt. Mit der Pankreaselastase im Stuhl steht dafür ein exzellenter indirekter Test zur Verfügung [2], der anders als das vormals verwendete Chymotrypsin im Stuhl auch in einer Situation der Substitution mit Pankreasenzympräparaten unbeeinflusst bleibt. Die Norm liegt dabei bei > 200 µg/g Stuhl, Werte zwischen 100 und 200 µg/g gelten bereits als erniedrigt, solche unter 100 µg/g als stark erniedrigt („schwere Insuffizienz"). Dies gilt auch für Früh- und Neugeborene ab der dritten Lebenswoche, d. h., die Normwerte sind für alle Altersgruppen in der Pädiatrie gültig [1]. Die Pankreaselastase im Stuhl ist allerdings erst bei mittelschwerer bzw. schwerer exokriner Pankreasinsuffizienz indikativ, eine leichte Einschränkung der Sekretionsleistung wird möglicherweise nicht erkannt [3,4]. Einziges Problem der Analytik können Zustände mit dünnflüssigen Stühlen anderer Genese sein, die zu falsch niedrigen Werten führen (Verdünnung).

Neben den Stuhlauffälligkeiten und den anderen klinischen Zeichen der Malabsorption finden sich regelhaft erniedrigte Spiegel der fettlöslichen Vitamine, diese sollten nach Diagnosestellung einer exokrinen Pankreasinsuffizienz deshalb immer bestimmt werden.

In den meisten Fällen einer exokrinen Pankreasinsuffizienz wird bereits bei Diagnosestellung auch nach einer endokrinen Funktionseinschränkung gefahndet, d. h., ein Blutzucker, ggf. auch ein Blutzuckertagesprofil sowie die Messung des HbA1c ist sinnvoll.

Ist man sich sicher, dass eine exokrine Pankreasinsuffizienz vorliegt, folgt die Suche nach einer möglichen Ursache. Dabei kann es sinnvoll sein, sich mögliche pathogenetische Wege „zum Sortieren" im Vorfeld ins Gedächtnis zu rufen. Dies sind [5] (die Literaturstelle liefert weitere Erläuterungen zu diesem Thema):
– Entwicklungsstörung durch frühe intrauterine Schädigung (Aplasie/Agenesie/ Hypoplasie des Organs) – dann oft endokrine und exokrine Funktion betreffend, ggf. nicht mit dem Leben vereinbar – oder ein Azinuszellenfunktionsverlust wie bei Shwachman-Diamond-Syndrom (SDS), Johansson-Blizzard- und Jeune-Syndrom oder aber isolierte Enzymdefekte

- mitochondriale Erkrankungen (Pearson-Syndrom)
- enteroendokrine Stimulation (Enteropathie, Hormondefizienz)
- fehlende Aktivierung (Enterokinasedefizienz – die Enterokinase wird benötigt, um die Pankreasenzyme im Dünndarm zu aktivieren, ihr Aktivität sinkt bei saurem Milieu)
- adaptativ (Mangelernährung)
- Azinusenzymaktivierung (intrazellulär – genetische Mutationen, Hyperkalziämie; obstruktiv – CF; kongenital – anatomische Anomalien; erworben – PSC)
- ferner bei einer Reihe von systemischen Erkrankungen (Hyperlipidämien, Organoazidämien, chronisches Nierenversagen oder Infektionen)

Das bedeutet in der Praxis, nach Anlegen einer Wachstumskurve und körperlicher Untersuchung:
- auffällige Facies – z. B. Johannsen-Blizzard-Syndrom
- Kleinwuchs, skelettale Auffälligkeiten, Leberpathologie, Auffälligkeiten der psychomotorischen Entwicklung – Shwachman-Diamond-Syndrom
- Atemauffälligkeiten/auff. Auskultationsbefund der Lunge mit Hinweisen für eine pulmonale Erkrankung – zystische Fibrose (siehe Kap. 44 in Teil III)
- Lungenhypoplasie, Kleinwuchs mit kurzen Extremitäten, Hepatopathie beim Jeune-Syndrom bzw. überlappend zu anderen Syndromen mit *renal-hepatic-pancreatic dysplasia* (Ellis-van-Creveld-Syndrom, Ivemark-Syndrom)

Es folgt die Labordiagnostik und Bildgebung, diese umfasst:
- Blutbild mit Differenzierung (Neutropenie, teilw. aber auch nur intermittierend, in 98 % der SDS-Patienten, die in der Hälfte der Fälle auch eine Wachstumsretardierung und in mehr als 80 % eine Pankreasinsuffizienz aufweisen, die aber aus unklarer Ursache sich bei einem Teil der Patienten im späteren Kleinkindalter verwächst) [6]
- Lipase/Amylase (auffallend *niedrig* bei Shwachman-Diamond-Syndrom (SDS), ggf. hoch bei rezidivierenden Pankreatitiden)
- Schweißtest
- Laktat, CK im Blut (Mitochondriopathie)
- Ultraschall, ggf. MRCP zur Beurteilung der Morphe des Pankreas (kleines verfettetes Organ beim SDS, ggf. Raumforderung im Pankreas-Kopf bzw. „sausage sign" bei der Autoimmunpankreatitis, kleines, bindegewebig verändertes Organ mit ggf. Ganganomalien bei Z. n. Pankreatitiden)
- je nach Anamnese Genetik für ein Shwachman-Diamond-Syndrom (ggf. mit Trypsinogen und pankreasspezifischer Amylase), eine hereditäre Pankreatitis (CFTR, SPINK1, PRSS1, CTRC) und IgG4- plus Carboanhydrase-2-Antikörper für eine autoimmune Pankreatitis

Exkurs Shwachman-Diamond-Syndrom (SDS). Da das Shwachman-Diamond-Syndrom neben der CF, die an anderer Stelle ausführlicher besprochen wird, mit weitem Abstand die zweithäufigste Ursache für eine exokrine Pankreasinsuffizienz ist (Prävalenz ca. 1:170.000 [7]), soll hier noch kurz gesondert auf die Erkrankung eingegangen werden. Regelhaft findet sich neben der Pankreasinsuffizienz eine Neutropenie (oft begleitet von einer milden Thrombopenie) und ossäre Auffälligkeiten (Kleinwuchs, Dysplasie der Metaphysen, kurze Arme und Beine). Nahezu immer besteht eine Gedeihstörung, die meist auch durch eine Substitution von Pankreasenzymprä-paraten nicht zu korrigieren ist. Neben der Gefahr von schwer verlaufenden Infektionen können sich als weitere prognostisch besonders bedeutsame Faktoren bei einem nicht unerheblichen Teil der Patienten ein myelodysplastisches Syndrom und eine akute myeloische Leukämie entwickeln. Gastroenterologisch finden sich oftmals erhöhte Transaminasen, seltener eine Hepatomegalie [8]. Traditionell war der diagnostische Flow exokrine Pankreasinsuffizienz – Neutropenie – erniedrigtes Trypsinogen – erniedrigte pankreasspezifische Amylase; mittlerweile kann früh die genetische Analytik empfohlen werden, bei der entweder nur nach der Mutation für SBDS (das B steht für Bodian) oder aber im Sinne eines Multigen-Panels auch nach anderen Mutationen, die zu einer Neutropenie führen, gefahndet wird [9].

33.5 Therapie

Die Therapie besteht unabhängig von der Genese aus der Substitution mit Pankreasenzymen und ggf. der Substitution von fettlöslichen Vitaminen. Dabei ist zu bedenken, dass tatsächlich die Fettverdauung das zentrale Problem darstellt: Proteine und Kohlenhydrate können durch alternative Mechanismen regelhaft noch aufgeschlüsselt und verdaut werden. Analog zu den Leitlinien der zystischen Fibrose im Kindesalter wird in der Regel nach einmaliger Messung unter 50 µg/g Stuhl oder mehreren Messungen unter 200 µg/g Stuhl eine Substitution eingeleitet [10].

Es wird mit 6.000–10.000 IE Lipase/kg und Tag substituiert, wobei für die Hauptmahlzeiten jeweils etwa ein Viertel der Gesamtmenge, für Nebenmahlzeiten ein Achtel veranschlagt wird. Dabei wird bei jüngeren Kindern oft eine höhere Dosis nötig sein (bei der CF unter 4 Jahren 1.000–2.500 IE Lipase/kg und Mahlzeit, über 4 Jahre 500–2.500 IE, bei Erwachsenen 25.000 bis 40.000 IE pro Mahlzeit) [10]. Für die zystische Fibrose wird teilweise auch pro Gramm Nahrungsfett berechnet (Kinder und Jugendliche 2.000–3.000 IE, Säuglinge 300–1.000 IE/Lipase pro Gramm Nahrungsfett). Die Obergrenzen resultieren aus historischen Erfahrungen mit Auftreten einer fibrosierenden Kolonopathie mit Stenosebildung nach längerer Gabe von hohen Dosen der Enzyme [11].

Das Medikament soll während der Mahlzeit eingenommen werden oder (bei großen/langen Mahlzeiten) die Hälfte direkt zu Beginn, die andere Hälfte währenddessen. Das Granulat wird dabei auf einen Teelöffel gegeben und mit etwas Flüssigkeit eingenommen, ohne dies zu zerkauen oder zu zerkleinern. Dann den Mund gut ausspülen, um Enzymreste auszuspülen, bei Säuglingen direkt auf die Saugerspitze geben, vom Finger lutschen lassen oder mit dem Teelöffel verabreichen. Kapseln bzgl. des Zeitpunktes gleiches Vorgehen, falls nicht im Ganzen verschluckbar, können diese ggf. geöffnet werden (dann wie Granulat). Erfolgreich ist die Therapie, wenn sich Stuhlhäufigkeit und -konsistenz bessern, das Kind besser gedeiht und/oder der Mangel an fettlöslichen Vitaminen zurückgeht.

Bei unzureichender Wirkung kann eine Substitution mit Säureblockern versucht werden, um durch eine Optimierung des pH die Wirksamkeit der Enzyme zu verbessern (durch den aufgrund der Pankreasinsuffizienz entstandenen Bikarbonatmangel wird andernfalls die Lipasesekretion herabgesetzt und Gallensäuren werden denaturiert).

Für muslimische Patienten stellt sich generell die Frage, ob sie diese mit Schweinegelatine hergestellten Medikamente einnehmen dürfen. Zwei Argumentationshilfen für eine unbedenkliche Einnahme: Zum einen heißt es, dass die Prozessierung so weit fortgeführt ist, dass die zuletzt entstehende Gelatine nicht mehr *haram* sei [12], zum anderen werden auch direkt Textstellen aus dem Koran (z. B. Sure 5, Vers 1) bemüht. Diskutiert wird in dieser Situation der Einsatz eines Pilzlipase-Präparates (Rizolipase), allerdings ist die Gleichwertigkeit noch nicht bewiesen [13,14].

Aus der Erwachsenenmedizin werden Erfahrungen von Patienten berichtet, die aufgrund der Intoleranz gegenüber fettreichen Mahlzeiten versuchen, die Nahrung durch geringere Kaloriendichte besser verdaulich zu machen [14]. Dies ist bei ausreichender Substitution mit Pankreasenzymen (ggf. mit zusätzlicher Gabe eines PPI) nicht erforderlich und sollte so auch kommuniziert werden.

33.6 Verlaufskontrollen

Grundsätzlich wird im Verlauf, neben dem Gedeihen des Patienten und den fettlöslichen Vitaminen je nach Genese der Pankreasinsuffizienz, nach der endokrinen Funktion (Blutzuckertagesprofil, HbA1c) zu schauen sein. Ist die Situation Folge einer chronischen Pankreatitis, muss in regelmäßigen Abständen auch eine Bildgebung erfolgen, da die Gefahr einer Entartung deutlich erhöht ist. In der Regel reichen bei einer stabilen Situation drei- bis sechsmonatige Laborkontrollen und ggf. eine jährliche Bildgebung.

Trotz hinreichender Substitution gedeihen viele SDS-Kinder nicht. Andererseits kann der Patient bei dieser, wie auch bei einer Reihe anderer Erkrankungen, im Verlauf pankreassuffizient (siehe oben) werden, sodass möglicherweise die Substitution beendet werden kann. Deshalb sollte z. B. in jährlichen Abständen die Notwendigkeit durch eine Bestimmung der Elastase im Stuhl überprüft werden.

Bei Kindern mit SDS interdisziplinäre Betreuung gemeinsam mit der Hämatologie. Patienten mit CF sollten an ein CF-Zentrum angebunden werden.

Take-Home-Message und „aus der täglichen Praxis"

Mit der Pankreaselastase im Stuhl steht ein exzellenter indirekter Parameter zur Bestimmung der exokrinen Funktion zur Verfügung (bei Diagnosestellung, aber auch Verlaufsparameter). Dieser ist in allen Altersgruppen der Pädiatrie gültig.

Grundsätzlich sind eine CF und ein Shwachman-Diamond-Syndrom auszuschließen.

Die Zuordnung der nicht unter diese beiden Krankheitsgruppen fallenden Patienten kann mitunter schwierig oder oft unmöglich sein.

Unter einer Substitution mit Pankreasenzymen gelingt regelhaft ein normales Gedeihen, ohne dass eine besondere Diät erforderlich ist.

Im Verlauf werden Magendarmsymptome, Gedeihen, fettlösliche Vitamine sowie die Morphe des Organs gemonitort.

– Exokrine Pankreasinsuffizienz und auffallend niedrige Lipase – an ein Shwachman-Diamond-Syndrom denken.

– Einnahme der Pankreasenzympräparate muss gut erklärt werden.

– Bei Patienten muslimischen Glaubens aktiv erklären, dass die Pankreasenzyme vom Schwein stammen, aber aus verschiedenen Überlegungen trotzdem auch für Gläubige Anwendung finden dürfen.

– Bei der Behandlung von Kindern mit SDS immer wieder die Mitbetreuung durch Hämatologen aktiv erfragen, gerne „Vogel-Strauß-Politik" der Eltern (aus Sorge vor unangenehmen diagnostischen Schritten bzw. Diagnosen) – eng mit den Hämatologen abstimmen.

– Bei der Behandlung von Kindern mit CF auf das Erreichen eines guten Gedeihens achten, dies hat direkte prognostische Bedeutung – eng mit den Pulmologen abstimmen.

– Einige Labore geben als Ergebnis der Elastasemessung im Stuhl „> 500 µg/g Stuhl" an und markieren den Wert. > 500 repräsentiert einen Normalwert (erst die Erniedrigung wäre pathologisch), gibt aber immer wieder zu Fragen Anlass.

Literatur

[1] Nissler K, von Katte I, Huebner A, Henker J. Pancreatic elastase 1 in feces of preterm and term infants. JPGN. 2001;33:28–31.

[2] DiMagno EP, Go VL, Summerskill WH. Relations between pancreatic enzyme outputs and malabsorption in severe pancreatic insufficiency. NEJM. 1973;288:813–815.

[3] Löser C, Möllgaard A, Fölsch UR. Faecal elastase 1: a novel, highly sensitive and specific tubeless pancreatic function test. Gut. 1996;39:580–586.

[4] Taylor CJ, Chen K, Horvath K, et al. ESPGHAN and NASPGHAN Report on the Assessment of Exocrine Pancreatic Function and Pancreatitis in Children. JPGN. 2015;61:144–153.

[5] Stormon MO, Durie PR. Pathophysiologic Basis of Exocrine Pancreatic Dysfunction in Childhood. JPGN. 2002;35:8–21.

[6] Burroughs L, Woolfrey A, Shimamura A. Shwachman-Diamond syndrome: a review of the clinical presentation, molecular pathogenesis, diagnosis, and treatment. Hematol Oncol Clin North Am. 2009;23:233–248.

[7] Minelli A, Nicolis E, Cannioto Z, et al. Incidence of Shwachman-Diamond syndrome. Pediatr Blood Cancer. 2012;59:1334–1335.

[8] Ginzberg H, Shin J, Ellis L, et al. Shwachman Syndrome: phenotypic manifestations of sibling sets and isolated cases in a large patient cohort are similar. J Pediatr. 1999;135:81–88.

[9] Furutani E, Newburger PE, Shimamura A. Neutropenia in the age of genetic testing: Advances and challenges. Am J Hematol. 2019;94:384–393.

[10] Hammermann J, Claßen M, Schmidt S, et al. S3-Leitlinie: Mukoviszidose bei Kindern in den ersten beiden Lebensjahren. Diagnostik und Therapie. AWMF-Registernummer 026 – 024: Klasse S3. Version vom 6.3.2020.

[11] Stevens JC, Maguiness KM, Hollingsworth J. Pancreatic enzyme supplementation in cystic fibrosis patients before and after fibrosing colonopathy. JPGN. 1998;26:80–84.

[12] Ogden J. Religious constraints on prescribing medication. Prescriber Dezember 2016. Quelle: Internet: https://wchh.onlinelibrary.wiley.com/doi/pdf/10.1002/psb.1524 (letzter Zugriff: 3.10.2021).

[13] Claßen M. Mukoviszidose: Was muss der Pädiater in der Praxis wissen? Pädiatrie hautnah. 2015;27:23–27.

[14] Mössner J, Keim V. Therapie mit Pankreasenzymen. Dtsch Arztebl Int. 2011;108:578–582.

Weiterführende Literatur

Gaskin KJ, Durie PR, Lee L, Hill R, Forstner GG. Colipase and Lipase Secretion in Childhood-Onset Pancreatic Insufficency. Delineation of Patients With Steatorrhoea Secondary to Relative Colipase Deficiency. Gastroenterology. 1984;86:1–7.

Walkowiak J, Sands D, Nowakowska A, et al. Early decline of pancreatic function in cystic fibrosis patients with class 1 or 2 CFTR mutations. JPGN. 2005;40:199–201.

34 Symptomatische Therapie bei Lebererkrankungen

34.1 Einleitung

Leberkranke Kinder sind durch eine ganze Reihe möglicher Einschränkungen und Komplikationen gefährdet. In diesem Kapitel sollen die symptomatischen Behandlungsansätze häufiger Manifestationen unabhängig von der Grunderkrankung besprochen werden. Im Fokus stehen die Behandlung der Cholestase einschließlich des cholestatischen Pruritus; Therapieansätze bei portaler Hypertension mit Aszites, Hypersplenismus und Ösophagusvarizen und bei eingeschränkter Entgiftungsfunktion inklusive der hepatischen Enzephalopathie. Übergeordnet werden Gedeihstörung, Sarkopenie und Malnutrition angesprochen, wobei Ernährungsaspekte nochmals gesondert im vierten Teil des Buches ausgeführt werden.

Abb. 34.1 gibt einen Überblick über die typischen Manifestationen von Lebererkrankungen.

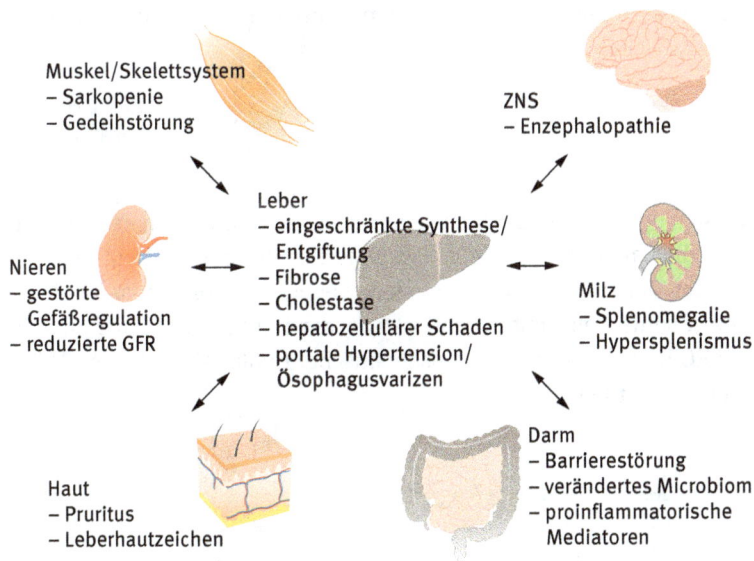

Abb. 34.1: Typische Komplikationen von Lebererkrankungen.

https://doi.org/10.1515/9783110411881-034

34.2 Behandlung cholestatischer Lebererkrankungen

Eine chronische Cholestase führt zu progredienter Organschädigung. Vereinfacht dargestellt kann man sagen, dass Gallensäuren und andere Toxine aus der Galle ins Lebergewebe dringen und dort unter anderem über oxidativen Stress zu einer Gewebeschädigung mit Zelluntergang, Entzündungsreaktionen und Fibrose führen [1]. Die Erkrankungen können ganz grob in intrahepatische und extrahepatische/obstruktive Cholestase-Formen unterschieden werden. Für die extrahepatische/obstruktive Cholestase ist in der Kinderheilkunde die Gallengangatresie das klassische Beispiel, bei der es durch die Atresie der Gallenwege zu einem Aufstau der Galle kommt. Eine frühzeitige Kasai-Operation (Portoenterostomie) führt im günstigsten Fall dazu, dass sich der Galleabfluss kurzfristig oder sogar vollständig normalisiert und damit das Fortschreiten der Leberfibrose um viele Jahre verlangsamt wird (siehe Kap. 39). Als Beispiele für intrahepatische Cholestase-Formen sei hier die Gruppe der seltenen progressiven intrahepatischen Cholestase-Syndrome (PFIC) Typ 1–6 genannt, die zu einer intrahepatischen Cholestase und im Verlauf Fibrose und Zirrhose führen können [2]. Je nach zugrundeliegender Pathologie ist hier die Optimierung der Galleexkretion aus den Hepatozyten in die Gallekanalikuli das Hauptziel und in seltenen Fällen kann auch eine sogenannte biliäre Diversion – also die chirurgische Unterbrechung des enterohepatischen Kreislaufs – notwendig sein.

34.2.1 Gallestau verhindern

Zunächst gilt es also mögliche Hindernisse wie Stenosen oder Konkremente zu erkennen und sofern möglich auch zu beseitigen. Ein typisches Beispiel sind umschriebene Vernarbungen der Gallengänge, z. B. bei sklerosierender Cholangitis. Mögliche dominante Stenosen sollten ggf. mittels endoskopischer retrograder Cholangiopankreatikographie (ERCP) oder perkutaner transhepatischer Cholangiodrainage (PTCD) dilatiert oder geschient werden.

34.2.2 Verbesserung von Galleexkretion und Gallefluss

Bei einer intrahepatischen Cholestase kann durch die Gabe von Ursodesoxycholsäure (UDC) die Ausscheidung der Gallensäuren aus den Hepatozyten in die Kanalikuli zumindest in einem gewissen Umfang verbessert werden. Aber auch bei extrahepatischer/obstruktiver Cholestase kann über diesen Mechanismus eine vermehrte Galleproduktion und ein besserer Gallefluss und damit eine kürzere Kontaktzeit zwischen den toxischen Bestandteilen und dem Gewebe erreicht werden. Zudem verändert sich der Gallensäure-Pool und toxische hydrophobe Gallensäuren werden durch die weniger toxische hydrophile Gallensäure UDC ersetzt. In der Folge entsteht weniger oxidativer Stress für Hepatozyten und Cholangiozyten.

Leider führen diese beschriebenen Effekte beispielsweise bei einer primären sklerosierenden Cholangitis (PSC) oft nicht zu einer relevanten Verbesserung des Krankheitsverlaufs. Andererseits aber hat UDC (in der empfohlenen Dosis 15 mg/kg/d in 2 ED) ein sehr günstiges Nebenwirkungsprofil und führt oftmals zu einer Verbesserung von Laborparametern (Bilirubin, gGT) oder klinischen Symptomen wie einem Pruritus. Daher wird sie auch ohne letztlichen Nachweis eines langfristigen Benefits großzügig eingesetzt.

Alternativ wird das UDC-Derivat Nor-Ursodesoxycholsäure seit mehreren Jahren als möglicherweise überlegene Behandlungsoption untersucht [3]. Bislang gibt es aber keine Zulassung. Ähnliches gilt für die Behandlung mit Obeticholsäure, einem sog. Farnesoid-X-Rezeptor(FXR)-Agonisten – diese soll zur einer verminderten Exposition gegenüber Gallensäuren führen und ist für die Behandlung der primären biliären Cholangitis (PBC) im Erwachsenenalter zugelassen [4]. Ganz neue Medikamente sind sogenannte intestinale Gallesäuren-Aufnahmehemmer (IBAT), die durch eine Blockade der Gallensäure-Wiederaufnahme im terminalen Ileum zu einem Nettoverlust der Gallensäuren führt und insbesondere bei intrahepatischen Cholestase-Syndromen einen günstigen Effekt haben, wie erste Studien bei Kindern mit PFIC und Alagille-Syndrom zeigen [5].

34.2.3 Behandlung von hepatischem Pruritus

Die Pathophysiologie des hepatischen Pruritus ist nicht gänzlich geklärt. Pruritogene Substanzen, u. a. Ablagerung von Gallensäuren und Lysophosphatidsäure (LPA) in der Haut, führen zu Stimulation der sensorischen Nervenfasern und Juckreiz. Der cholestatische Pruritus kann extrem belastend sein (bis hin zu Suiziden), und er ist oftmals schwierig zu behandeln. Spezifische Leitlinien für Kinder existieren nicht, es werden aber mehrere neue Therapieansätze in Studien erprobt. Die Mehrzahl der Medikamente werden *off-label* verwendet und sollten entsprechend kritisch bezüglich möglicher Nebenwirkungen überwacht werden. Grundsätzlich hat UDC (siehe oben) bei vielen Patienten einen gewissen positiven Effekt auf den Pruritus, ist aber bei klinisch relevanten Beschwerden als Monotherapie nicht ausreichend wirksam, sodass meist weitere Medikamente eingesetzt werden müssen [6].

Folgende Therapieoptionen sind verfügbar:
– Rifampicin (10 mg/kg/d p. o. in 2 ED) fördert über eine Enzyminduktion die hepatische Elimination pruritogener Substanzen. Bei etwa der Hälfte der behandelten Kinder und Jugendlichen wird der Juckreiz signifikant besser. Mögliche Nebenwirkungen sind eine Hepatotoxizität in immerhin 5–10 % der Patienten und eine Thrombozytopenie. Auf die regelhaft auftretende (harmlose) Orangefärbung des Urins sollte hingewiesen werden [7].

- Colestyramin (60–120 mg/kg/d p. o. in 1–2 ED) bindet Gallensäuren im Darm und unterbindet den enterohepatischen Kreislauf. Die Einnahme muss zeitlich strikt von UDC getrennt sein und mögliche Wechselwirkungen mit anderen Medikamenten sind zu beachten. Es sollte einschleichend dosiert werden, wobei die Akzeptanz wegen des Geschmacks oft eingeschränkt ist.
- Naltrexon (1 mg/kg/d p. o. in 2 ED, max. 50 mg; cave: verlängerte HWZ bei Leberinsuffizienz!) ist ein zentral wirkender Opioid-Antagonist und ermöglicht eine deutliche Symptombesserung. Vor allem initial können Nebenwirkungen auftreten (Übelkeit, Erbrechen, Schwindel, Müdigkeit), die allerdings meist nur wenige Tage währen [8]. Es empfiehlt sich eine einschleichende Dosierung.
- Ondansetron (2–8 mg/d p. o. in 2 ED) ist ein Serotonin-Rezeptor-Agonist und ist als zentral wirkendes Antiemetikum zugelassen. Die wenigen Daten zur Behandlung von Kindern deuten ebenfalls auf eine gute Wirksamkeit hin [6].
- Auch für die Gabe von Sertralin (selektiver Serotonin-Reuptake-Inhibitor) gibt es erste Daten für das Kindesalter, sodass der Einsatz ebenfalls erwogen werden kann [9].

Darüber hinaus gibt es zunehmend Studiendaten von Erwachsenen, die eine positive Wirkung von Bezafibrat (in Kombination mit UDC) auf den Juckreiz und sogar auf die Cholestaseparameter bei cholestatischen Erkrankungen zeigen [10]. In Studien wird derzeit die Wirksamkeit einer „medikamentösen Gallediversion" über die gezielte Inhibition von Gallesäuren-Transportern im Ileum, siehe IBAT oben, überprüft [6,11].

Bei refraktären Verläufen muss auch eine chirurgische Gallediversion erwogen werden. Dabei wird der enterohepatische Kreislauf durch Ausleitung der Galle unterbrochen. Bei der externen partiellen Gallediversion erfolgt dies über ein Dünndarminterponat, das die Gallenblase über ein transkutanes Stoma ausleitet. Alternativ gibt es die Möglichkeit einer internen Gallediversion z. B. über eine Anastomose zwischen Gallenblase und Kolon. Hierdurch kann eine erhebliche Verbesserung des Pruritus erreicht werden. Bei einer PFIC kann durch diese Technik der Progress der Leberfibrose verlangsamt werden [12].

34.3 Behandlung der portalen Hypertension

Die portale Hypertension ist eine typische Folge vieler chronischer Hepatopathien mit zunehmender Fibrose und damit verbundener Widerstandserhöhung der Leber bei Elastizitätsverlust und Stauung des prähepatischen Blutflusses. Aber auch andere Ursachen können die Perfusion der Leber kompromittieren: z. B. prä-/intrahepatische Pfortaderthrombosen (meist sporadisch mit resultierender cavernöser Transformation der Pfortader), intrahepatisch ein sinusoidales obstruktives Syndrom SOS (früher venookklusive Obstruktion/VOD) oder auch posthepatische Ursachen wie bei einer kardial bedingten Stauungshepatopathie, Budd-Chiari-Syndrom oder seltene Ursachen wie arterioportale Fisteln, die zu erhöhtem Druck im Pfortadersystem führen.

Klinisch manifestiert sich die portale Hypertension mit einer Splenomegalie und den typischen portokavalen Umgehungskreisläufen: Ösophagus-/Fundusvarizen, Caput medusae – ektatische periumbilikale Venen, vermehrte perianale Venen/Hämorrhoiden und ggf. auch splenorenale/retroperitoneale Shuntgefäße.

Die wichtigsten Komplikationen der portalen Hypertension sind Blutungen aus Ösophagusvarizen, seltener Fundusvarizen. Ein Hypersplenismus mit Thrombozytopenie, Anämie und Leukopenie bleibt klinisch meist lange kompensiert. Bei ausgeprägter Hypertension kann sich eine Stauungsenteropathie mit enteralem Eiweißverlust entwickeln. Dieser kann insbesondere bei eingeschränkter Lebersynthese zu einer relevanten Hypalbuminämie führen und einen Aszites begünstigen (siehe unten). Außerdem kann durch vermehrte Umgehungskreisläufe (auch nach portokavaler Shunt-Anlage) eine Enzephalopathie gefördert werden. Zum hepatorenalen Syndrom/hepatopulmonalen Syndrom siehe Kap. 13.

34.3.1 Ösophagusvarizen

Ösophagusvarizen werden klinisch nach dem endoskopischen Befund in drei Grade eingeteilt. Die Beurteilung muss dabei unter Luftinsufflation erfolgen.

Grad 1: kleine gerade (nicht geschlängelt verlaufende) Varizen

Grad 2: erweiterte, geschlängelt verlaufende Varizen, die weniger als ein Drittel des Lumens ausfüllen

Grad 3: stark erweiterte und geschlängelte Varizen, die mehr als ein Drittel des freien Lumens ausfüllen

Zusätzlich werden die sogenannten *red signs* der Schleimhaut auch bereits bei kleinen Varizen als unabhängige Indikatoren für ein höheres Blutungsrisiko eingestuft: Sog. *cherry-red spots* bzw. *wale marks* sind punktförmige bzw. strangartige leuchtendrote bis tiefrote Zeichnungen der Schleimhaut.

Der wichtigste klinische Hinweis auf das mögliche Vorliegen von Ösophagusvarizen ist eine Splenomegalie, gefolgt von Thrombozytopenie und Hypalbuminämie. Entsprechend sind dies mögliche Indikatoren für eine diagnostische Endoskopie, um dann abhängig vom Befund über die Behandlungsstrategie zu entscheiden. Allerdings gibt es bei Kindern keine klare Indikation zur primären Varizendiagnostik und -prophylaxe und auch keine evidenzbasierten Behandlungsempfehlungen. Die Therapie orientiert sich daher teilweise an den Empfehlungen für das Erwachsenenalter und eine primäre Diagnostik muss immer individuell diskutiert und entschieden werden. Andererseits ist aber die Indikation zur Sekundärprophylaxe nach erster Varizenblutung eindeutig (siehe unten).

Behandlung der akuten Ösophagusvarizen-Blutung

Eine Ösophagusvarizenblutung ist ein potenziell lebensbedrohlicher Notfall. Folgender Ablauf der Behandlung ist empfohlen:

1. klinische Beurteilung und Anlage eines stabilen venösen Zugangs und umgehende Stabilisierung des Kreislaufs und ggf. auch der Gerinnungsfunktion (Thrombozyten, Quick/INR); strikte Nüchternheit – ggf. großzügige Entscheidung zur Anlage einer Magensonde

2. umgehende medikamentöse Behandlung mit
   - Somatostatin (Bolus von 5 µg/kg i. v. [max.250 µg] gefolgt von dauerhafter Infusion von 3–5 µg/kg/h) oder alternativ mit Octreotid (1–2 µg/kg Bolus [max. 50 g], dann 1–2 µg/kg/h als DTI) [13]; Dauer: 3–5 Tage.
   - antibiotische Prophylaxe wegen eines erhöhten Risikos für gramnegative Sepsis mit einem Cephalosporin der dritten Generation (alternativ Piperacillin/Tazobactam)
   - Für eine Therapie mit einem Protonenpumpenhemmer gibt es keine Evidenz. Sie wird aber vor allem bei noch unklarer Blutungsquelle häufig praktiziert (z. B. Omeprazol 0,5–3 mg/kg) [14].
   - Erythromycin 5 mg/kg i. v. (max. 250 mg) wird bei Erwachsenen als Prokinetikum 30–60 Minuten vor der Endoskopie empfohlen, um die Beurteilbarkeit der Schleimhaut im Magen zu verbessern. Für das Kindesalter gibt es keine Evidenz.

3. zeitnahe Endoskopie (innerhalb von 12 Stunden) mit der Möglichkeit der umgehenden interventionellen Behandlung mittels Gummiband-Ligatur bzw. Sklerotherapie (Kinder < 10 kg bzw. gastrale Varizen)

4. ggf. weitere akute Therapie, falls nicht erfolgreich; ggf. überbrückende Blutstillung mittels Ballonkatheter/Sengstaken-Sonde

5. Planung der weiteren Therapie zur Sekundärprophylaxe

Primär-/Sekundärprophylaxe: Behandlung von Ösophagusvarizen vor/nach erster Blutung

Nach einer ersten Varizenblutung ist das Risiko für weitere Ereignisse sehr hoch und es sollte immer eine Sekundärprophylaxe folgen [15]. Für eine Primärprophylaxe zur Vermeidung von Varizenblutungen im Kindes-/Jugendalter gibt es jedoch bislang nur wenige Daten und keine konsentierten Empfehlungen [16]. Ausnahme sind Kinder mit Z. n. Pfortaderthrombose, die bezüglich der Option eines MesoRex-Shunts evaluiert werden sollten, da sie ein hohes Risiko für Komplikationen haben [15].

Trotz der unsicheren Datenlage hat sich in einigen Zentren ein Vorgehen etabliert, das sich an der Behandlung Erwachsener und den Empfehlungen zur Diagnostik und Therapie möglicher Ösophagusvarizen orientiert: Im Falle eines erhöhten Risikos für eine portale Hypertension wie bei chronischer Lebererkrankung mit (zunehmender) Splenomegalie bzw. Hypersplenismus, d. h. Thrombozyten < 150 G/L und erhöhte Lebersteifigkeit (Ultraschall-Elastographie > 20 kPa) kann eine diagnostische Endoskopie erwogen werden, um anschließend abhängig vom Befund über die weitere Strategie zu entscheiden.

Als Indikatoren für ein hohes Blutungsrisiko gelten ausgeprägte Varizen (Grad 3) bzw. Varizen Grad 2 mit *red signs* bzw. Fundus-Varizen. Patienten mit Koagulopathie bzw. Thrombozytopenie haben zwar vermutlich ein erhöhtes Risiko für schwere Blutungen, gleichzeitig aber auch ein höheres Risiko für Komplikationen im Rahmen endoskopischer Interventionen. Abb. 34.2 zeigt schematisch einen möglichen Handlungspfad.

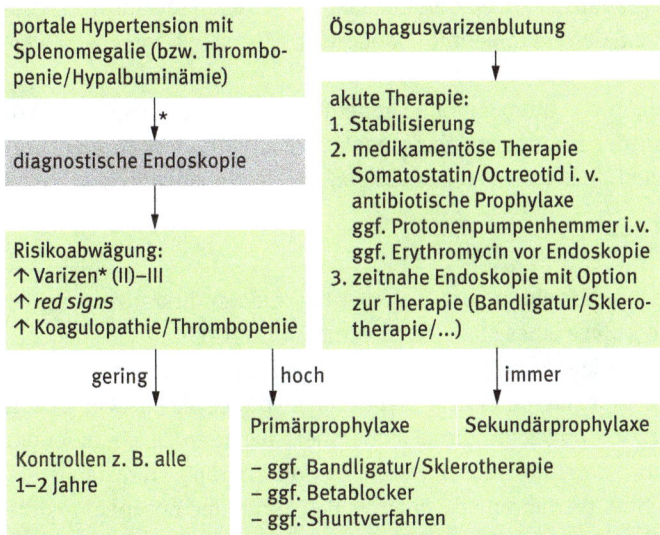

portale Hypertension mit Splenomegalie (bzw. Thrombopenie/Hypalbuminämie)	Ösophagusvarizenblutung
↓	*↓*
diagnostische Endoskopie	akute Therapie: 1. Stabilisierung 2. medikamentöse Therapie Somatostatin/Octreotid i. v. antibiotische Prophylaxe ggf. Protonenpumpenhemmer i.v. ggf. Erythromycin vor Endoskopie 3. zeitnahe Endoskopie mit Option zur Therapie (Bandligatur/Sklerotherapie/...)
Risikoabwägung: ↑ Varizen* (II)–III ↑ *red signs* ↑ Koagulopathie/Thrombopenie	

gering	hoch	immer
	Primärprophylaxe	Sekundärprophylaxe
Kontrollen z. B. alle 1–2 Jahre	– ggf. Bandligatur/Sklerotherapie – ggf. Betablocker – ggf. Shuntverfahren	

*eine diagnostische Endoskopie sollte nur erfolgen, wenn auch eine Primärprophylaxe erwogen wird!

Abb. 34.2: Therapieentscheidungen bei portaler Hypertension mit Ösophagusvarizen.

Therapie mit Betablockern

Unter der Therapie mit Propranolol als unselektiven Betablocker wird bei Erwachsenen über eine Reduktion des Herz-Zeit-Volumens und Vasokonstriktion des Splanchnikusstromgebiets sowohl der Blutfluss als auch der Druck im Pfortadersystem und damit das Blutungsrisiko gesenkt. Um dies zu erreichen, wird eine deutliche Reduktion der Ruhepulsfrequenz (25 %) angestrebt. Ein solches Ziel ist bei Kindern einerseits schwerer zu kontrollieren und kaum ohne Nebenwirkungen zu erreichen. Zudem fehlen belastbare Daten für diese Therapie [17]. Ggf. wird üblicherweise eine feste Dosis von 1–3 mg/kg/d Propranolol tägl. gegeben. Bei Nebenwirkungen sollte die Dosis ggf. reduziert werden.

Endoskopische Therapie – Gummibandligatur vs. Sklerotherapie

Die endoskopische Behandlung mittels Gummiband-Ligatur oder Sklerotherapie ist das Verfahren der Wahl zur Sekundärprophylaxe nach erster Blutung bei Kindern/ Jugendlichen mit kompensierter chronischer Lebererkrankung. Bei Säuglingen und kleinen Kindern (< 10 kg) kann es aus technischen Gründen (Passage des starren Ligatur-Aufsatzes) schwer bzw. unmöglich sein, eine Gummibandligatur durchzuführen. Zudem besteht ein gewisses Risiko, bei der Ligatur alle Wandschichten des Ösophagus einzuschließen. Daher sollte alternativ die Möglichkeit zur Sklerotherapie gegeben sein. Beim Vorliegen von Fundusvarizen ist das Vorgehen meist deutlich zurückhaltender, da die Ligatur von Ösophagusvarizen möglicherweise den Druck bzw. das Blutungsrisiko aus gastralen Varizen erhöhen kann. Bei therapiebedürftigen gastralen Varizen kann eine Sklerotherapie mit Cyanacrylat (Histoacryl®) erwogen werden.

Üblicherweise erfolgen die Interventionen repetitiv in Abständen von 2–4 Wochen bis zur Remission der blutungsgefährdeten Varizen. Verlaufskontrollen und ggf. auch weitere Interventionen sollten regelmäßig alle 6–12 Monate erfolgen.

Shuntverfahren

Insbesondere bei einer Pfortaderthrombose (seltener bei anderen Erkrankungen ohne Leberzirrhose) ist die Anlage eines Meso-Rex-Shunts indiziert [15].

Bei chronischen Lebererkrankungen kann ein Shuntverfahren zur Reduktion des portalvenösen Druckes (transjugulärer intrahepatischer portosystemischer Shunt [TIPS] oder gefäßchirurgisch angelegte mesokavale oder splenorenale Shunts) oder auch eine Lebertransplantation indiziert sein, wenn es trotz Therapie zu rezidivierenden Blutungen kommt. Shuntverfahren erhöhen das Risiko für eine Enzephalopathie und ein hepatorenales Syndrom (siehe Kap. 13).

34.4 Aszites

Aszites entwickelt sich als Folge eines Ungleichgewichtes zwischen dem osmotischen und dem hydrostatischen Druck im Splanchnikusgebiet. Ursächlich sind eine ganze Reihe von Faktoren – insbesondere eine vermehrte Natrium- und Wasserretention (z. B. über das Renin-Angiotensin-System), aber auch eine Vasodilatation der Mesenterialgefäße, eine portale Hypertension und ggf. auch eine eingeschränkte Nierenfunktion bzw. Syntheseleistung der Leber [18].

Die Behandlung von Aszites besteht zunächst in einer Natrium-Restriktion (natriumarme Kost) in Kombination mit der Gabe von Diuretika (Aldosteron-Antagonisten, z. B. Spironolacton 2–3[–7] mg/kg in 2 ED, ggf. zusätzlich Furosemid, Hydrochlorothiazid). Bei therapieresistentem Aszites kann die Substitution von Humanalbumin 20 % (1 g/kg über 4 Stunden Infusion mit Lasix-Gaben 0,5 mg/kg nach 2 Stunden und am Ende der Infusion) effektiv sein. Unter der Behandlung müssen regelmäßige Kontrollen von Gewicht (ggf. auch Bilanzen) und Elektrolyten erfolgen. Dabei werden niedrig normale bis leicht erniedrigte Serum-Natrium-Spiegel angestrebt.

Zur akuten Behandlung bei ausgeprägtem oder plötzlich entstandenem Aszites kann auch eine Punktion zur Aszitesdrainage notwendig sein. Wenn große Volumina drainiert werden, sollte der entstehende Eiweißverlust ersetzt werden (cave hohe Natrium-Exposition bei Verwendung von 5%igem Humanalbumin). Bei einer Aszitespunktion sollte auch immer eine Untersuchung des Punktats erfolgen: insbesondere eine Kultur, idealerweise in Blutkulturflaschen, zur Erregerdiagnostik bei möglicher spontaner bakterieller Peritonitis (SBP) sowie ein Grampräparat und Zellzahl inklusive Neutrophilen-Zahl. Es sollten auch Gesamteiweiß und Albumin und der Serum-Aszites-Albumin-Gradient (SAAG) als prognostischer Marker bestimmt werden. Bei unklarer Genese ist die Bestimmung von Triglyceriden und Chylomikronen zum Ausschluss eines chylösen Aszites sinnvoll [19].

Ein Aszites infolge einer Hepatopathie ist immer ein Zeichen für eine schwere Lebererkrankung und eine SBP sollte ggf. rasch empirisch antibiotisch behandelt werden [19]. Weitere Therapieoptionen sind neben einer möglichen Lebertransplantation Shuntverfahren zur Reduktion des Pfortaderdruckes oder eine längerfristige Aszitesdrainage über Katheter oder einen Shunt.

34.5 Malnutrition/Gedeihstörung/Sarkopenie

Ursachen einer Mangelernährung können einerseits eine unzureichende Nahrungszufuhr durch Inappetenz, eine Maldigestion – insbesondere durch die gestörte Aufnahme von Fetten – und ein erhöhter Energie- und Eiweißbedarf sein. Mangelzustände spezifischer Mikronährstoffe (fettlösliche Vitamine, Eisen, Zink, langkettige Fettsäuren, PUFAs ...), eine eingeschränkte Proteinsynthese ebenso wie eine gestörte Wachstumshormon-Achse können außerdem dazu beitragen. Eine systemische Inflammation sowie bei älteren Kindern auch reduzierte körperliche Aktivität kann zusätzlich eine sogenannte Sarkopenie, d. h. generell verminderte Muskelmasse, begünstigen. Unzureichend behandelte Mangelernährung und Sarkopenie sind unbedingt zu vermeiden, da sie das Morbiditätsrisiko insbesondere bei Lebertransplantation erhöhen [20].

Entsprechend muss das körperliche Gedeihen regelmäßig kontrolliert werden und die Ernährung frühzeitig angepasst werden. In der Regel sollten die Kinder ca. 140 % des körperlichen Kalorienbedarfs angeboten bekommen [21]. Weiterhin sollten insbesondere auch die fettlöslichen Vitamine regelmäßig kontrolliert und substituiert werden (siehe Kap. 48.3).

Das Körpergewicht ist bei Kindern mit chronischer Hepatopathie wegen möglicher Organomegalie und Aszites kein zuverlässiger Verlaufsparameter, und weitere anthropometrische Marker wie z. B. der mittlere Oberarmumfang oder die Trizeps-

Hautfaltendicke sollten als Hilfestellung herangezogen werden. Weitere möglicherweise sinnvolle Instrumente sind die Messung der lumbalen Psoas-Muskel-Fläche aus vorhandenen CT- bzw. MRT-Bildern oder auch funktionelle Tests wie z. B. die Griffstärke oder die Ermittlung einer 6-Minuten-Gehstrecke [22; 23]

34.6 Entgiftungsstörung/Enzephalopathie

Eine hepatische Enzephalopathie beschreibt die Störung neurologischer Funktionen im Rahmen eines Leberversagens und ist die Folge einer ausgeprägten Entgiftungsstörung mit Hyperammonämie und assoziierten Komplikationen. Die Enzephalopathie wird klinisch in vier Grade eingeteilt, wobei die frühen Anzeichen wie Unruhe, Irritabilität oder Lethargie subtil und klinisch schwer zu erkennen sein können (siehe Tab. 13.2 „Klinische Einteilung der hepatischen Enzephalopathie"; Kap. 13). Insbesondere die Beurteilung bei Säuglingen stellt eine besondere Herausforderung dar. Hier kann ein gestörter Schlaf-Wach-Rhythmus auffallen. Bei chronischen Lebererkrankungen können sich Konzentrationsprobleme, unspezifische Entwicklungsstörungen oder Wesensveränderungen schleichend entwickeln. Andererseits kann der Verlauf insbesondere beim akuten Leberversagen auch rasch progredient sein und innerhalb kurzer Zeit bis zum Koma führen. Entsprechend müssen klinische Hinweise in jeder Ausprägung ernst genommen werden. Betroffene Patienten sind außerdem durch Störungen im Elektroyt- und Wasserhaushalt, der Glukose-Homöostase sowie Nierenfunktionsstörung, hepatopulmonales Syndrom und vor allem ein toxisches Hirnödem gefährdet.

Die Behandlung besteht daher einerseits in engmaschigen Kontrollen, um entsprechende Komplikationen zu vermeiden, und in dem Versuch, die Serum-Ammoniak-Konzentration zu reduzieren. Durch eine Darm-Dekontamination (z. B. mit Rifaximin) und durch abführende Maßnahmen (Laktulose) können der enterohepatische Kreislauf und die Entstehung toxischer bakterieller Metabolite reduziert werden [24]. Durch eine angepasste Ernährung mit reduzierter Proteinzufuhr und ausgewogenem Verhältnis von Kohlenhydraten zu Eiweiß wird versucht, die endogene Entstehung von Ammoniak zu beeinflussen, wobei sowohl ein Katabolismus sowie auch ein spezifischer Mangel an essenziellen Aminosäuren (in der Leberinsuffizienz insbesondere verzweigtkettige AS) vermieden werden müssen. Darüber hinaus können Dialyseverfahren oder Plasmapheresen als kurzfristig überbrückende Verfahren bis zu einer Lebertransplantation notwendig sein.

Literatur

[1] Copple BL, Jaeschke H, Klaassen CD. Oxidative stress and the pathogenesis of cholestasis. Semin Liver Dis. 2010;30(2):195–204.

[2] Goldberg A, Mack CL. Inherited Cholestatic Diseases in the Era of Personalized Medicine. Clin Liver Dis (Hoboken). 2020;15(3):105–109.

[3] Fickert P, Hirschfield GM, Denk G, et al. norUrsodeoxycholic acid improves cholestasis in primary sclerosing cholangitis. J Hepatol. 2017;67(3):549–558.

[4] Kowdley KV, Vuppalanchi R, Levy C, et al. A randomized, placebo-controlled, phase II study of obeticholic acid for primary sclerosing cholangitis. J Hepatol. 2020;73(1):94–101.

[5] Kamath BM, Stein P, Houwen RHJ, Verkade HJ. Potenzial of ileal bile acid transporter inhibition as a therapeutic target in Alagille syndrome and progressive familial intrahepatic cholestasis. Liver Int. 2020;40(8):1812–1822.

[6] Kronsten V, Fitzpatrick E, Baker A. Management of cholestatic pruritus in paediatric patients with Alagille syndrome: the King's College Hospital experience. J Pediatr Gastroenterol Nutr. 2013;57(2):149–154.

[7] Yerushalmi B, Sokol RJ, Narkewicz MR, Smith D, Karrer FM. Use of rifampicin for severe pruritus in children with chronic cholestasis. JPGN. 1999;29:442–447.

[8] Ständer S, Zeidler C, Augustin M, et al. S2k-Leitlinie zur Diagnostik und Therapie des chronischen Pruritus. AWMF-Register Nr. 013/048. Stand 05/2016.

[9] Thébaut A, Habes D, Gottrand F, et al. Sertraline as an Additional Treatment for Cholestatic Pruritus in Children. JPGN. 2017;64:431–435.

[10] de Vries E, Bolier R, Goet J, et al. Netherlands Association for the Study of the Liver-Cholestasis Working Group. Fibrates for Itch (FITCH) in Fibrosing Cholangiopathies: A Double-Blind, Randomized, Placebo-Controlled Trial. Gastroenterology. 2021;160:734–743.

[11] Hegade VS, Kendrick SF, Dobbins RL, et al. Effect of ileal bile acid transporter inhibitor GSK2330672 on pruritus in primary biliary cholangitis: a double-blind, randomised, placebo-controlled, crossover, phase 2a study. Lancet. 2017;389,1114–1123.

[12] Henkel SA, Squires JH, Ayers M, et al. Expanding etiology of progressive familial intrahepatic cholestasis. World J Hepatol. 2019;11(5):450–463.

[13] Eroglu Y, Emerick KM, Whitingon PF, Alonso EM. Octreotide therapy for control of acute gastrointestinal bleeding in children. J Pediatr Gastroenterol Nutr. 2004;38(1):41–47.

[14] Owensby S, Taylor K, Wilkins T. Diagnosis and management of upper gastrointestinal bleeding in children. J Am Board Fam Med. 2015;28(1):134–145.

[15] Shneider BL, de Ville de Goyet J, Leung DH, et al. Primary prophylaxis of variceal bleeding in children and the role of MesoRex Bypass: Summary of the Baveno VI Pediatric Satellite Symposium. Hepatology. 2016;63(4):1368–1380.

[16] Cifuentes LI, Gattini D, Torres-Robles R, Gana JC. Band ligation versus sham or no intervention for primary prophylaxis of oesophageal variceal bleeding in children and adolescents with chronic liver disease or portal vein thrombosis. Cochrane Database Syst Rev. 2021 Jan 26;1: CD011561.

[17] Grammatikopoulos T, McKiernan PJ, Dhawan A. Portal hypertension and its management in children. Arch Dis Child. 2018;103(2):186–191.

[18] European Association for the Study of the Liver. EASL Clinical Practice Guidelines for the management of patients with decompensated cirrhosis. J Hepatol. 2018;69(2):406–460. Erratum in: J Hepatol. 2018;69(5):1207. PMID: 29653741.

[19] European Association for the Study of the Liver. EASL clinical practice guidelines on the management of ascites, spontaneous bacterial peritonitis, and hepatorenal syndrome in cirrhosis. J Hepatol. 2010;53(3):397–417.

[20] Woolfson JP, Perez M, Chavhan GB, et al. Sarcopenia in Children With End-Stage Liver Disease on the Transplant Waiting List. Liver Transpl. 2021;27(5):641–651.

[21] Mouzaki M, Bronsky J, Gupte G, et al. Nutrition Support of Children With Chronic Liver Diseases: A Joint Position Paper of the North American Society for Pediatric Gastroenterology, Hepatology, and Nutrition and the European Society for Pediatric Gastroenterology, Hepatology, and Nutrition. J Pediatr Gastroenterol Nutr. 2019;69(4):498–511.

[22] Grutters LA, Pennings JP, Bruggink JLM, et al. Body Composition of Infants With Biliary Atresia: Anthropometric Measurements and Computed Tomography-based Body Metrics. J Pediatr Gastroenterol Nutr. 2020;71(4):440–445.

[23] Lurz E, Quammie C, Englesbe M, et al. Frailty in Children with Liver Disease: A Prospective Multicenter Study. J Pediatr. 2018;194:109–115.e4.

[24] Bass NM, Mullen KD, Sanyal A, et al. Rifaximin treatment in hepatic encephalopathy. N Engl J Med. 2010;362(12):1071–1081.

35 Autoimmune Lebererkrankungen – Autoimmunhepatitis und autoimmune sklerosierende Cholangitis

35.1 Einleitung

Die Autoimmunhepatitis (AIH) ist durch eine autoimmune Entzündung der Leber charakterisiert, die unbehandelt zu einer voranschreitenden Schädigung der Leber führt. Bei einem Teil der Patienten betrifft die Entzündung auch die Gallenwege und man spricht dann von einer autoimmunen sklerosierenden Cholangitis (ASC). In der Vergangenheit wurde dieses Bild auch als Overlapsyndrom von AIH und primär sklerosierender Cholangitis (PSC) bezeichnet. Da es sich aber eben nicht um eine primäre Cholangitis handelt, hat sich zunehmend der Begriff der ASC durchgesetzt.

Das klinische Spektrum reicht von einer hochakuten Hepatitis mit fulminantem Leberversagen bis zum schleichenden und lange asymptomatischen Verlauf, der erst entdeckt wird, wenn es bereits zum fortgeschrittenen bindegewebigen Umbau der Leber gekommen ist. Bei jeder längerfristigen Transaminasenerhöhung gilt es, eine Autoimmunhepatitis (genauso wie den Morbus Wilson) auszuschließen, zumal sie – wenn früh genug erkannt – meist gut behandelbar ist.

Als weitere Erkrankung aus dem Formenkreis der autoimmunen Lebererkrankungen sei der Vollständigkeit halber auch die sogenannte *de novo*-Alloimmunhepatitis nach Lebertransplantation genannt, die vom Bild im Grunde einer AIH entspricht und auch entsprechend behandelt wird.

35.2 Definition

Autoimmunhepatitis: Seltene autoimmune Lebererkrankung, die histologisch durch das Bild einer Interface-Hepatitis charakterisiert ist. Bei den meisten Patienten finden sich typische Autoantikörper sowie ein erhöhtes Gesamt-IgG.

Autoimmune sklerosierende Cholangitis: In knapp der Hälfte der Fälle einer Autoimmunhepatitis im Kinder- und Jugendalter finden sich Entzündungsphänomene, die auch die Gallenwege betreffen und damit über eine reine autoimmune Hepatitis hinausgehen.

Die Prävalenz wird mit 10–30/100.000 Einwohner angegeben [1]. Für Kinder und Jugendliche liegt sie entsprechend niedriger (3–10/100.000) [2].

https://doi.org/10.1515/9783110411881-035

35.3 Klinik

Die Palette möglicher Manifestationen reicht wie gesagt von einem asymptomatischen Verlauf über einen Ikterus bis hin zum akuten Leberversagen oder zur fortgeschrittenen Lebererkrankung mit Zirrhose. Oft bestehen über lange Zeit keine oder nur unspezifische Beschwerden wie Abgeschlagenheit und Müdigkeit. Teilweise präsentieren sich die Patienten mit Zeichen einer Cholestase mit Ikterus und/oder Pruritus, einer Hepatomegalie oder bereits mit Zeichen der fortgeschrittenen Lebererkrankung mit portaler Hypertension – Splenomegalie, Ösophagusvarizen oder auch Leberhautzeichen (Spider naevi, Palmar-/Plantarerythem). Bei hochakuter Hepatitis kann auch eine (schmerzhafte) Schwellung der Leber und/oder Fieber auftreten. Oft fallen erhöhte Leberwerte als Zufallsbefund in einer Routinediagnostik auf.

Ähnlich wie bei chronisch-entzündlichen Darmerkrankungen ist der Verlauf im Kindes- und Jugendalter im Vergleich zu erwachsenen Patienten besonders heterogen und oftmals aggressiver. Es gibt für die AIH eine erhöhte Häufigkeit beim weiblichen Geschlecht (ca. 2:1, im Erwachsenenalter 4:1). Bei der ASC ist das Verhältnis ausgeglichen oder sogar leicht „Jungen-lastig". Das Gros der Erkrankungen ist chronisch aktiv, hochakute Verläufe sind aber nicht ganz selten und treten auch schon im Kleinkindalter auf [1,2].

Insbesondere junge Patienten haben ein deutlich erhöhtes Risiko, andere entzündliche bzw. autoimmune Erkrankungen zu entwickeln, wie z. B. Hashimoto-Thyreoiditis, chronisch-entzündliche Darmerkrankungen, Typ-1-Diabetes, Vitiligo und Zöliakie [3,4]. Auch kann eine AIH gelegentlich Teil einer komplexen systemischen Erkrankung wie zum Beispiel einem systemischen Lupus erythematodes, einem autoimmunen Polyendokrinopathie-Syndrom (APECD, Endokrinopathie, mukokutane Kandidiasis, ektodermale Dysplasie) oder einem Immundefekt (IPEX, CVID) sein [5].

35.4 Diagnostik

35.4.1 Labor

Im Labor finden sich in der Regel deutlich erhöhte Transaminasen. Meist ist das Gesamt-IgG erhöht (80–85 % der Fälle) sowie einer oder mehrere der typischen Auto-Antikörper.

Zur Einschätzung der aktuellen Situation werden neben den Transaminasen Parameter der Lebersynthese (Albumin, Cholinesterase, plasmatische Gerinnung) und -entgiftung (Bilirubin, Ammoniak) bestimmt. Im Fall einer fulminanten Hepatitis mit (drohendem) Leberversagen ist die Diagnosestellung erschwert, da typische Befunde wie das erhöhte Gesamt-IgG fehlen können und die eigentlich obligate Leberbiopsie (siehe unten) aufgrund der Gerinnungsstörung oft nicht möglich ist. In diesen Fällen sollte einerseits frühzeitig Kontakt mit einem Lebertransplantationszentrum aufgenommen werden und ggf. ein Behandlungsversuch mit Steroiden erfolgen (siehe Kap. 13).

Antikörperdiagnostik: Die Antikörperdiagnostik sollte initial ANA, LKM und SMA umfassen sowie ANCA und AMA zur Abgrenzung gegen andere bzw. überlappend auftretende Erkrankungen (siehe unten). Bei negativem Ergebnis sollte zusätzlich die Bestimmung seltener Autoantikörper wie SLA, AAA (anti-F-Aktin-AK) und LC1 erfolgen (siehe Tab. 35.3). Auch niedrigtitrige Antikörper können im Kindes- und Jugendalter relevant sein. So wird empfohlen, jeden Nachweis von LKM, also bereits ab einem Titer von 1:10, als positiv zu werten. Auch ANA- und SMA-Titer ab 1:20 werden als relevant gewertet [6]. Während der Nachweis von ANA eine sehr geringe Spezifität hat, ist ein positiver SMA-Titer als hochspezifisch zu werten. Ferner haben 15–20 % der Patienten keine erhöhten Werte des Gesamt-IgG (häufig bei akuter Hepatitis).

In seltenen Fällen einer seronegativen Autoimmunhepatitis finden sich keine der typischen Antikörper.

Der Nachweis von atypischen pANCA (pANNA-AK) kann hinweisend auf eine Beteiligung der Gallenwege im Sinne einer ASC sein – der Nachweis von anti-mitochondrialen Antikörpern (AMA) passend zu der bei Kindern sehr seltenen primär biliären Cholangitis (PBC), wobei der Nachweis der Antikörper der eigentlichen Erkrankung wohl um viele Jahre vorausgehen kann.

35.4.2 Bildgebung

Im Ultraschall gibt es keine erkrankungsspezifischen Befunde. Bei fortgeschrittener Erkrankung können Zeichen einer Fibrose/Zirrhose oder einer portalen Hypertension gesehen werden.

Immer wenn die Diagnose einer Autoimmunhepatitis gestellt bzw. vermutet wird, sollte eine Darstellung der Gallenwege – in der Regel als Magnet-Resonanz-Cholangio-Pankreatikographie (MRCP) – erfolgen. Dabei muss aber bedacht werden, dass frühe Veränderungen nicht sicher erfasst werden. Eine ERCP ist hier zwar sensitiver – aber auch erheblich invasiver, sodass sie eher zum Einsatz kommt, wenn bereits der Verdacht auf relevante Stenosen besteht, die dann ggf. endoskopisch behandelt werden können.

35.4.3 Histologie

Eine Leberbiopsie ist einerseits notwendig, um die Diagnose zu sichern, gleichzeitig ist sie im Zweifelsfall ein wichtiges Instrument, um eine AIH/ASC gegen mögliche Differentialdiagnosen (wie z. B. den Morbus Wilson) abzugrenzen. Bei ausgeprägter Gerinnungsstörung/akutem Leberversagen wird ggf. ohne/vor Biopsie behandelt.

Die histologische Aufarbeitung und Beurteilung sollten im Hinblick auf den konkreten Verdacht erfolgen. Die typischen Befunde (siehe Tab. 35.1) sind für die AIH charakteristisch. Einschränkend muss man aber sagen, dass sie für sich allein betrachtet nicht spezifisch sind und auch bei anderen entzündlichen Erkrankungen auftreten können. Insbesondere bei der fulminanten AIH sind die histologischen Befunde (vorwiegend Nekrosen) unspezifisch und meist nicht sicher von anderen Ursachen einer schweren Hepatitis abzugrenzen.

Tab. 35.1: Histopathologische Befunde bei AIH [7].

histologischer Befund	Vorkommen
Grenzzonenaktivität („*Interface*"-)Hepatitis	auch bei anderen hepatitischen Schädigungsbildern (z. B. virale Hepatitis, medikamentöse/toxische Schädigung)
panazinäre Entzündung	insgesamt seltener, dann Ausdruck starker Entzündung mit konfluierenden oder multiazinären Nekrosen
plasmazellreiches Infiltrat	bei der AIH in zwei Drittel der Fälle, aber auch z. B. bei chronischer Virushepatitis
Degeneration von Hepatozyten, Nekrosen und Regenerationsphänomene (z. B. Rosettierung von Hepatozyten)	auch bei anderen entzündlichen Prozessen
mehrkernige hepatogene Riesenzellen	unspezifische Reaktion wie bei der neonatalen Riesenzellhepatitis
Emperipolese (aggressive Zerstörung der Hepatozyten durch Lymphozyten)	Hineinwandern von Lymphozyten z. B. in Hepatozyten; bei AIH häufig nachzuweisen

35.4.4 Letztliche Diagnose

Die Diagnose ergibt sich aus passenden Laborbefunden mit Hypergammaglobulinämie, Nachweis von typischen Auto-Antikörpern und dem histologischen Befund. Infektiöse Hepatitiden, cholestatische Erkrankungen und metabolische oder toxische Ursachen sollten ausgeschlossen sein. Für erwachsene Patienten existieren verschiedene Scoring-Systeme, die bei der Diagnosestellung helfen sollen. Diese haben im Kindes- und Jugendalter erhebliche Schwächen und unterscheiden nicht zwischen Verläufen mit oder ohne sklerosierender Cholangitis. Daher wurden verschiedene für Kinder modifizierte Systeme vorgeschlagen, die jedoch noch nicht ausreichend validiert sind und daher mit der entsprechenden Vorsicht angewendet werden sollten. Tab. 35.2 zeigt den bislang einzigen Score, der eine Cholangiographie einschließt, um zwischen AIH und ASC unterscheiden zu können. Wie auch bei den bisherigen Scores muss man davon ausgehen, dass die Sensitivität und Spezifität in Fällen einer akuten/fulminanten Hepatitis sehr eingeschränkt sind. In allen anderen Fällen ist er aber sicher hilfreich, weil er wie eine Checkliste abgearbeitet werden kann.

Tab. 35.2: Vorgeschlagener Score für autoimmune Lebererkrankungen der ESPGHAN [8].

Variable	Cut-off	Punkte	
		AIH	**ASC**
ANA und/oder SMA*	≥ 1:20	1	1
Anti-LKM*	≥ 1:80	2	2
	≥ 1:10	1	1
Anti-LC-1	≥ 1:80	2	1
Anti-SLA	positiv	2	1
gesamt: maximal 2 Punkte aus ANA, SMA, LKM, LC-1 und SLA		max. 2	max. 2
pANNA	positiv	2	2
	positiv	1	2
IgG	> obere Norm	1	1
	> 1,2 × obere Norm	2	2
Leberhistologie	passend zu AIH	1	1
	typisch für AIH	2	2
Ausschluss von viraler Hepatitis (A, B, E, EBV), NASH, M. Wilson, Medikamententoxizität		2	2
Anamnese für extrahepatische autoimmune Erkrankung		1	1
Familienanamnese autoimmuner Erkrankung(en)		1	1
Cholangiographie	normal	2	−2
	pathologisch	−2	2
Gesamt-Punkte		**≥ 7 wahrscheinlich** **≥ 8 AIH sicher**	**≥ 7 wahrscheinlich** **≥ 8 ASC sicher**

* Bestimmung mittels direkter Immunfluoreszenz

Die AIH wird in den häufigeren Typ 1, bei dem meist ANA- (weniger spezifisch) und/oder SMA- (spezifisch) Antikörper nachgewiesen werden, und den entsprechend selteneren Typ 2, der durch den Nachweis von LKM (*liver-kidney-microsome*-Antikörper) oder LC-1 (*liver-cystosol-1*-Antikörper) definiert ist, eingeteilt.

Der Typ 2 wird häufiger bei früher Manifestation mit Krankheitsbeginn im Kleinkindalter gefunden. Er wird wegen des höheren Risikos für eine fulminante Hepatitis mit Leberversagen von den Behandlern mehr gefürchtet und daher vermutlich auch offensiver behandelt bzw. im Verlauf engmaschiger überwacht. Kanadische Daten zeigen dabei bezüglich des Therapie-Ansprechens und des Outcomes keine signifikanten Unterschiede zum Typ 1 [2]. Der Nachweis von SLA-Antikörpern korreliert unabhängig von Typ 1 oder 2 meist mit einer höheren Entzündungsaktivität und einer etwas ungünstigeren Prognose [9]. Bei der ASC werden oft atypische periphere antinukleäre zytoplasmatische Antikörper (pANCA) gefunden. In Tab. 35.3 sind ausgewählte Autoantikörper für verschiedene Lebererkrankungen aufgeführt.

Aufgrund der Assoziation von ASC und AIH mit entzündlichen Darmerkrankungen sollte bei Diagnosestellung gezielt auf eine mögliche CED untersucht werden (fäkales Calprotectin/Sonographie) [8].

Tab. 35.3: Ausgewählte zirkulierende Antikörper bei AIH und anderen Lebererkrankungen.

Erkrankung	zirkulierende Auto-Antikörper	Abkürzung
AIH Typ 1	antinukleäre Antikörper	**ANA**
	Antikörper ggf. glatte Muskulatur – *smooth-muscle-AK*	**SMA**
	Anti-F-Aktin-Antikörper	AAA
	Soluble-Liver-Antigen-Antikörper	SLA
AIH Typ 2	*Liver-Kidney-Microsome*-1-Antikörper	**LKM-1**
	Liver-Cytosol-1-Antikörper	**LC1**
	Soluble-Liver-Antigen-Antikörper	SLA
ASC/AIH Typ 1	periphere antineutrophile Antikörper = atypische pANCA (siehe unten)	pANNA/atypische pANCA
PSC	antineutrophile zytoplasmatische Antikörper	pANCA
PBC	antimitochondriale Antikörper	AMA
	Anti-GP210-Antikörper	GP210
	Anti-SP100-Antikörper	SP100

35.5 Therapie

35.5.1 Allgemeines

Ziel der Behandlung ist die möglichst vollständige Reduktion der Entzündung (Remission), um einer weiteren Schädigung der Leber vorzubeugen. In aller Regel wird eine Behandlung mit systemischem Prednisolon eingeleitet, die dann um Azathioprin ergänzt wird bzw. werden kann. Patienten mit ASC erhalten zusätzlich Ursodesoxycholsäure (UDCA) in einer Dosis von 12–15 mg/kg/d.

35.5.2 Steroide

Systemisch. Zur Remissionsinduktion wird Prednisolon oral zunächst relativ hoch dosiert (2 mg/kg, maximal 60 mg/d). Meist gelingt es, die Dosis innerhalb von (4–) 8 Wochen bis auf eine Erhaltungsdosis von 2,5 bis 5 mg/d zu reduzieren, wobei diese im Anschluss längerfristig beibehalten wird.

Meist zeigt sich ein Ansprechen mit deutlich fallenden Transaminasen bereits nach wenigen Tagen. Weitere engmaschige (anfangs z. B. wöchentliche) Laborkontrollen helfen bei der Entscheidung über die Reduktionsschritte. Wenn die Transaminasen nur langsam fallen, kann es sinnvoll sein, die übliche Dosisreduktion etwas langsamer durchzuführen. Bei der Mehrzahl der Patienten kommt es unter der Steroidtherapie in den ersten 2 Monaten zu einem erheblichen Abfall der Transaminasen, wobei es bis zur Normalisierung der Werte weitere Monate dauern kann.

Ein initial erhöhtes IgG fällt in der Regel nur langsam. Im weiteren Verlauf nach Erreichen einer Remission ist es aber ein Parameter, dessen erneuter Anstieg auf eine Zunahme der Entzündungsaktivität hindeuten kann.

Topisch (Budesonid). Der Einsatz von oralem Budesonid (als Budenofalk 6–9 mg täglich) ist eine viel diskutierte Alternative zur Behandlung mit Prednisolon. Dabei ist die Theorie charmant: Das Budesonid, das in dieser Präparation vor allem im Ileum freigesetzt werden soll, gelangt über das Pfortaderblut in die Leber, wo es zunächst seine entzündungshemmende Wirkung entfalten soll und dann aber auch rasch in inaktive Metabolite umgesetzt wird, wodurch deutlich weniger systemische Nebenwirkungen auftreten sollen. Allerdings haben entsprechende Studien im Vergleich mit Prednisolon geringere Remissionsraten und nur einen geringen Vorteil bezüglich der Steroidnebenwirkungen gezeigt [10]. Budesonid ist daher keine *First-Line*-Therapie und bei bereits bestehender Zirrhose aufgrund des veränderten Metabolismus nicht sinnvoll.

Fehlendes Ansprechen auf die initiale Therapie. Bei 10–20 % der Patienten ist das Ansprechen auf die Standardtherapie nicht ausreichend und bei persistierend hohen Transaminasen kann es notwendig sein, eine erneute Leberbiopsie durchzuführen, um anhaltende entzündliche Aktivität von möglichen Nebenwirkungen der Therapie abzugrenzen. Ggf. muss eine *Second-Line*-Therapie (siehe unten) eingeleitet werden.

35.5.3 Azathioprin

Bezüglich des Beginns einer steroidsparenden Therapie mit Azathioprin gibt es unterschiedliche Ansätze. In vielen Zentren wird die Kombination von Steroid und Azathioprin grundsätzlich als Standardtherapie durchgeführt. Dabei ist es sinnvoll, Azathioprin nicht direkt in der „heißen Phase" der ersten 2–3 Wochen und insbesondere bei cholestatischem Ikterus vorsichtig einzuführen. Auf jeden Fall sollte Azathioprin eingesetzt werden, wenn sich nach 4–6 Wochen Steroidtherapie kein ausreichendes Ansprechen der Laborwerte zeigt [8].

Vor Beginn der Therapie sollte die Thiopurin-Methyl-Transferase(TPMT)-Aktivität bestimmt werden. Aber auch bei normaler Aktivität und insbesondere bei fortgeschrittener Lebererkrankung oder Cholestase müssen wegen der möglichen Lebertoxizität bzw. Knochenmarkstoxizität anfangs engmaschige Kontrollen durchgeführt werden (siehe hierzu Kap. 26).

Die Standard-Dosis für Azathioprin liegt nach den geltenden Empfehlungen bei 1–2 mg/kgKG/d (Startdosis z. B. 1 mg/kg/d mit Steigerung um 0,5 mg/kg/d alle 14 Tage). Volle Wirkung wird erst nach 10–12 Wochen erreicht. Bei nicht ausreichendem Ansprechen kann unter Kontrolle der Metabolite die Dosis ggf. auf 2,5 mg/kg gesteigert werden. Immer muss bei der Therapie mit Azathioprin die Compliance regelmäßig besprochen werden und sie kann auch mit Spiegelmessungen überprüft werden (siehe Kap. 26).

35.5.4 *Second-Line*-Therapie

Bei fehlendem Ansprechen (10–20 %), Unverträglichkeit oder häufigen Rezidiven kommen verschiedene Strategien zum Einsatz. Vor allem werden Mycophenolat-Mofetil (MMF) beziehungsweise die Calcineurininhibitoren Cyclosporin A und Tacrolimus in Kombination mit Prednisolon angewendet. Aber auch Regime mit dem CD25-Antikörper Rituximab oder TNF-alpha-Antagonisten wurden in kleinen Serien publiziert [8,11]. Aus eigener Erfahrung scheint insbesondere Rituximab in Fällen, die auch unter MMF und/oder einem Calcineurininhibitor nicht ausreichend behandelt waren, erfolgversprechend und wird in vielen Zentren im Rahmen individueller Heilversuche eingesetzt.

35.5.5 Behandlung der ASC

Die Behandlung der ASC entspricht dem Vorgehen bei AIH, wobei wie bereits gesagt zusätzlich UDCA gegeben wird. Ob dies aber den Verlauf der Erkrankung entscheidend verändert, ist noch nicht gezeigt, und ob neuere Gallensäure-Derivate oder abgeleitete Substanzen (z. B. Obeticholsäure) einen besseren Effekt haben, ist noch nicht untersucht. Im Falle relevanter Stenosen erfolgt wie bei der PSC endoskopische Diagnostik bzw. Therapie mittels ERCP.

35.5.6 Therapiereduktion/Steroidentzug

Dies wird in verschiedenen Zentren unterschiedlich gehandhabt. Bei der AIH Typ 1 bzw. ASC ist die Voraussetzung ein problemloser Verlauf mit langfristig anhaltender Normalisierung von Leberenzymen und IgG sowie normalen Autoantikörpern (ANA, SMA max. 1:20). Bei einer Kombinationstherapie kann nach 2 Jahren (frühestens einem Jahr) ein Steroidentzug versucht werden und gegebenenfalls kann nach weiteren 2 Jahren auch das Absetzen von Azathioprin erwogen werden. Eine vorherige Leberbiopsie mit der Frage nach histologischer Rest-Aktivität der Entzündung zur Abschätzung des Rezidivrisikos wird empfohlen [8]. Die Rezidivrate nach Therapieende ist aber langfristig relativ hoch und es empfiehlt sich, die Behandlung ggf. erst nach Ende des pubertären Wachstumsschubs und in einer stabilen Lebenssituation abzusetzen; regelmäßige Kontrollen müssen langfristig gewährleistet sein. Bei der AIH Typ 2 gibt es keine Empfehlung zum Absetzen einer Therapie, sodass hier entsprechende Entscheidungen im Einzelfall noch zurückhaltender getroffen werden sollten.

35.6 Verlauf

Mögliche Komplikationen von AIH und ASC sind neben dem seltenen akuten Leberversagen die Folgen der chronischen Leberschädigung mit portaler Hypertension und Leberinsuffizienz. 10–20 % der Patienten benötigen eine Lebertransplantation mit dem Risiko eines Rezidivs der AIH/ASC im Transplantatorgan. Patienten mit einer ASC sprechen hinsichtlich der Hepatitis auf die entzündungshemmende Therapie ähnlich gut an wie Patienten mit AIH. Allerdings ist der Verlauf der Gallenwegserkrankung bei etwa der Hälfte der Patienten im längerfristigen Verlauf progredient.

35.7 Verlaufskontrollen

35.7.1 Klinisch, allgemein

Anfangs erfolgen engmaschige Kontrollen, um das Ansprechen der Therapie und mögliche Nebenwirkungen zu überprüfen. Diese können bei problemlosem Verlauf oft schon rasch gestreckt werden. Langfristig sollten sie aber mindestens alle 8–12 Wochen (bei AIH Typ 2 eher engmaschig) erfolgen.

35.7.2 Labor, Standardkontrollen

Bei jeder Kontrolle: Blutbild mit Differenzierung, LDH, GOT, GPT, gGT, Bilirubin (+ direktes Bilirubin), Gesamt-IgG. Ggf. zusätzlich Azathioprin-Metabolite, Ca, Phosphat, AP, GLDH, Amylase/Lipase unter Azathioprintherapie.

Einmal jährlich: Titer-Kontrolle der initial auffälligen Antikörper, ggf. auch weitere Antikörper bei kompliziertem Verlauf, HbA1C, Schilddrüsenhormone, Transglutaminase-IgA-AK und Gesamt-IgA, Vitamin D (insbes. unter Steroiden), ggf. Calprotectin im Stuhl.

35.7.3 Bildgebung

Insbesondere bei ASC sollte regelmäßig (z. B. jährlich) eine Sonographie/ggf. auch eine Elastographie/Fibroscan als Verlaufsparameter der Fibrose-Entwicklung durchgeführt werden. Abhängig vom Ausmaß der Cholangitis und möglichen Stenosen, ggf. auch regelmäßige Darstellung der Gallengänge mittels MRCP z. B. alle 2 Jahre bzw. bei Anstieg der Cholestaseparameter.

> **Take-Home-Message und „aus der täglichen Praxis"**
> Die autoimmunen Lebererkrankungen sind eine heterogene Gruppe von Erkrankungen, die als Differentialdiagnose bei erhöhten Transaminasen oder akutem Leberversagen immer zu bedenken und konsequent und zügig abzuklären sind.
> Typischerweise findet sich ein erhöhtes Gesamt-IgG und Autoantikörper (insbesondere ANA, LKM, SMA).
> Eine Leberbiopsie ist zur Diagnosestellung anzustreben.
> Die Therapie erfolgt initial mit Steroiden und wird im Verlauf meist mit Azathioprin kombiniert.
> Die Prognose unter angemessener Therapie ist meist gut, wenngleich die Erkrankung der Gallenwege bei der ASC trotz offensiver Behandlung fortschreiten kann.
> Leseempfehlungen:
> – David Wagner – Leben – Die Geschichte eines jungen Mannes, der nach Diagnose einer AIH in seiner Jugend (mit teilweise schlechter Compliance) später eine Leber transplantiert bekommt.
> – ESPGHAN Hepatology Committee Position Statement – praktische Empfehlungen zur Therapie [8]
> – Novel Diagnostic and Therapeutic Strategies in Juvenile Autoimmune Hepatitis. M. Sciveres 2019 – gute Abhandlung über mögliche Therapieansätze jenseits der Standardbehandlung [11]

Literatur

[1] Strassburg CP, Beckebaum S, Geier A, et al. S2k-Leitlinie Autoimmune Lebererkrankungen; AWMF-Reg. Nr. 021-27. Z Gastroenterol. 2017;55:1135–1226.

[2] Jiménez-Rivera C, Ling SC, Ahmed N et al. Incidence and Characteristics of Autoimmune Hepatitis. Pediatrics. 2015;136(5):e1237–1248. doi: 10.1542/peds.2015-0578. Epub 2015 Oct 19. PMID: 26482664.

[3] Paolella G, Farallo M, Degrassi I et al. Pediatric autoimmune liver disease and extra-hepatic immune-mediated comorbidities. Dig Liver Dis. 2019;51(2):281–285. doi: 10.1016/j.dld.2018.07.033. Epub 2018 Aug 3. PMID: 30166220.

[4] Grønbaek L, Vilstrup H, Pedersen L, Jepsen P. Extrahepatic autoimmune diseases in patients with autoimmune hepatitis and their relatives: A Danish nationwide cohort study. Liver Int. 2019;39(1):205–214. doi: 10.1111/liv.13963. Epub 2018 Oct 8. PMID: 30218621.

[5] Routes JM, Verbsky JW. Immunodeficiency presenting as an undiagnosed disease. Pediatr Clin North Am. 2017;64:27–37. 10.1016/j.pcl.2016.08.007.

[6] Vergani D, Alvarez F, Bianchi FB et al. Liver autoimmune serology: a consensus statement from the committee for autoimmune serology of the International Autoimmune Hepatitis Group. JHepatol. 2004;41:677–683.

[7] Vogel A, Manns M. Autoimmunhepatitis. Bremen: Uni-Med Verlag AG; 2010.

[8] Mieli-Vergani G, Vergani D, Baumann U et al. Diagnosis and management of pediatric autoimmune liver disease: ESPGHAN hepatology committee position statement. J Pediatr Gastroenterol Nutr. 2018;66:345–360.

[9] Kirstein MM, Metzler F, Geiger E et al. Prediction of short- and long-term outcome in patients with autoimmune hepatitis. Hepatology. 2015;62(5):1524–1535.

[10] Woynarowski M, Nemeth A, Baruch Y et al. Budesonide versus prednisone with azathioprine for the treatment of autoimmune hepatitis in children and adolescents. J Pediatr. 2013;163:1347–1353.

[11] Sciveres M, Nastasio S, Maggiore G. Novel Diagnostic and Therapeutic Strategies in Juvenile Autoimmune Hepatitis. Front Pediatr. 2019;7:382.

36 Primär sklerosierende Cholangitis (PSC)

36.1 Einleitung

Die Primär sklerosierende Cholangitis (PSC) ist eine seltene Erkrankung der Gallenwege, die durch eine chronische Entzündung und fortschreitende Leberfibrose charakterisiert ist. Im Verlauf entstehen häufig Stenosen der Gallengänge und in deren Folge eine Cholestase mit weiterer Schädigung der Leber. Der Erkrankungsgipfel liegt im mittleren Erwachsenenalter, aber ein Teil der Patienten erkrankt bereits im Kindesalter. In den meisten Fällen sind sowohl die kleinen als auch die großen Gallenwege betroffen und es gibt eine sehr starke Assoziation (nahezu 100 %) mit entzündlichen Darmerkrankungen – insbesondere mit der Colitis ulcerosa (CU). Zwischen der Manifestation der beiden Erkrankungen können allerdings mehrere Jahre liegen. Etwa 10 % aller Kinder und Jugendlichen mit CU haben eine PSC, während der Anteil beim Morbus Crohn deutlich unter 1 % liegt [1]. Die PSC-assoziierte Kolitis zeigt häufig eine vergleichsweise mildere Ausprägung der Darmerkrankung mit Betonung des proximalen Kolons [2].

Die Ursache der PSC ist weitgehend unklar. Grundsätzlich wird eine genetische Prädisposition im Zusammenspiel mit Umweltfaktoren verantwortlich gemacht und es gibt Hinweise, dass das Darm-Mikrobiom durch direkte antigene Wirkung ebenso wie durch proinflammatorische Signale oder über die Modulation des Immunsystems eine erhebliche Rolle spielt.

Eine besondere Form einer sklerosierenden Cholangitis ist die autoimmun-sklerosierende Cholangitis (ASC), die in Kapitel 35 behandelt wird. Der Verlauf der Cholangitis scheint dabei eher etwas günstiger zu sein als bei der PSC, gleichzeitig ist die Prognose der Lebererkrankung gegenüber der AIH ohne Cholangitis schlechter [3].

Bislang gibt es keine kausale Therapie der PSC, erste Daten lassen jedoch darauf hoffen, den Krankheitsverlauf positiv beeinflussen zu können. Noch ist die Behandlung aber überwiegend symptomatisch und im längerfristigen Verlauf geht es darum, relevante Stenosen der Gallenwege zu erkennen und sofern möglich zu behandeln.

36.2 Definition

Die primär sklerosierende Cholangitis beschreibt eine Gruppe idiopathischer Erkrankungen der Gallenwege, die durch eine chronische und fortschreitende biliäre Entzündung und Fibrose charakterisiert sind [1]. Die Prävalenz wird mit bis zu 16 Fällen auf 100.000 Einwohner beziffert, liegt aber für das Kindesalter mit ca. 1,5/100.000 deutlich niedriger [4,5].

https://doi.org/10.1515/9783110411881-036

Als **autoimmune sklerosierende Cholangitis (ASC)** wird ein Krankheitsbild bezeichnet, bei dem im Rahmen einer autoimmunen Hepatitis (bei etwa der Hälfte der Fälle) gleichzeitig die typischen entzündlichen Phänomene einer sklerosierenden Cholangitis im Bereich der Gallenwege vorliegen. Mit diesem Begriff wurde die früher gebräuchliche, didaktisch recht anschauliche Nomenklatur eines *„Overlap"*-Syndroms zwischen AIH und PSC verlassen.

Small-duct-**PSC:** PSC, bei der nur die kleinen Gallenwege betroffen sind. Sie macht ca. 10–15 % der Fälle im Kindes- und Jugendalter aus und zeigt meist keine Auffälligkeiten in der Bildgebung (MRCP). Die Prognose ist gegenüber der PSC etwas günstiger [5].

Sekundär sklerosierende Cholangitis: chronische entzündlich-fibrosierende und strikturierende Erkrankung der Gallenwege infolge einer Schädigung. Ursächlich kann ein gestörter Gallefluss bei Obstruktion sein oder eine Durchblutungsstörung (z. B. hypoxische Schädigung der Gallenwege bei Perfusionsstörung der Leberarterie nach LTX), aber auch chronisch infektiöse Cholangitiden z. B. im Rahmen von Immundefekten oder toxische Effekte z. B. nach Chemotherapie.

36.3 Klinik

Häufig wird die Diagnose im Kindes- und Jugendalter gestellt, ohne dass spezifische Symptome einer PSC vorliegen, beispielsweise nachdem im Rahmen der Diagnose einer Colitis ulcerosa erhöhte Cholestaseparameter gefunden wurden. Symptome einer PSC können die Folgen der Cholestase sein: cholestatischer Ikterus, entfärbte Stühle, Pruritus, Gedeihstörung, Mangel an fettlöslichen Vitaminen (Blutungsgefahr bei Vitamin-K-Mangel), Müdigkeit und Antriebslosigkeit.

Der Verlauf der Erkrankung ist sehr variabel – in der Regel aber langsam fortschreitend. Bereits 10 Jahre nach Diagnosestellung zeigt etwa die Hälfte der Patienten Zeichen einer fortgeschrittenen Lebererkrankung mit portaler Hypertension oder Stenosen der Gallenwege [5]. Patienten, die bei Diagnose asymptomatisch sind, und Patienten mit einer sogenannten *small duct PSC*, bei der nur die kleinen Gallenwege von der Entzündung betroffen sind, haben eine günstigere Prognose.

Bakterielle Cholangitiden können den Verlauf komplizieren und sind bisweilen schwer zu behandeln. In vielen Fällen wird im langfristigen Verlauf (meist jenseits des Jugendalters) eine Lebertransplantation notwendig – wobei die Erkrankung in einem von fünf Fällen nach Transplantation erneut auftritt [2,3]. Außerdem steigt mit zunehmender Erkrankungsdauer das Risiko, an einem cholangiozellulären Karzinom oder einem Kolonkarzinom zu erkranken. Obwohl das Risiko einer Erkrankung vor dem Erwachsenenalter noch gering scheint, sind regelmäßige Kontrollen notwendig.

36.4 Diagnostik

Neben der Diagnosestellung geht es darum, die Ausprägung der Organschädigung abzuschätzen.

Eine PSC kann als gesichert angenommen werden, wenn

1. eine passende Laborkonstellation mit erhöhten Cholestaseparametern (anfangs insbesondere eine erhöhte gGT) und Nachweis von pANCA-Antikörpern vorliegt,
2. typische Befunde in der Bildgebung nachweisbar sind und
3. gleichzeitig kein Hinweis auf eine andere Ursache einer Cholangitis (siehe unten) gefunden wird.

In unklaren Fällen bzw. bei Verdacht auf eine ASC wird eine Leberbiopsie notwendig (die eine konzentrische periduktale Fibrose der Gallenwege und eine Verbreiterung ihrer Basalmembran zeigt), zumal andere mögliche Differentialdiagnosen im Kindes- und Jugendalter seltene Entitäten sind (siehe Tab. 36.1). Eine seltene Erkrankung, die bedacht werden sollte, ist die IgG4-assoziierte Cholangitis und es sollte ggf. die Messung von IgG4 im Serum erfolgen.

In der Sonographie zeigen sich je nach Stadium der Erkrankung Zeichen der Fibrose, unregelmäßig dilatierte Gallenwege oder Hinweise auf eine portale Hypertension (Splenomegalie, reduzierter Pfortaderfluss). Sofern verfügbar kann die Elastographie zusätzliche Information liefern. Auf jeden Fall ist sie intraindividuell im längerfristigen Verlauf geeignet, eine zunehmende Fibrose der Leber zu objektivieren.

In der Magnetresonanz-Cholangiopankreatikographie (MRCP) finden sich Kalibersprünge in den Gallenwegen, die ein perlschnurartiges Bild annehmen können. Im Krankheitsverlauf entstehen oft Stenosen, die dann zur proximal gelegenen Dilatation führen. In frühen Stadien kann die MRCP noch unauffällig sein. Eine höhere lokale Auflösung bietet die ERCP – sie ist aber auch die deutlich invasivere Untersuchung und kommt insbesondere dann zum Einsatz, wenn dominante Stenosen zu dilatieren sind bzw. Drainagen eingelegt werden müssen.

Tab. 36.1: Differentialdiagnosen der sklerosierenden Cholangitis mit typischen Aspekten.

Erkrankung	der typische Patient	Diagnostik, Überlegungen
PSC	Patient mit Colitis ulcerosa jenseits des ersten Lebensjahrzehnts, oft wenig Klinik, „Zufallsbefund" im Ultraschall, betrifft die größeren („Perlschnur") und kleineren Gallenwege, erhöhte GGT	oft p-ANCA-positiv, MRCP, ggf. auch ERCP (bei Stenosen/Komplikationen), Leberbiopsie Verlauf variabel – grundsätzlich langsam fortschreitend mit zunehmender Fibrose bis zur Zirrhose bessere Prognose, wenn nur die kleinen Gallenwege betroffen sind DD ASC ausschließen

Tab. 36.1: (fortgesetzt)

Erkrankung	der typische Patient	Diagnostik, Überlegungen
ASC	autoimmune Hepatitis in Kombination mit sklerosierender Cholangitis	Der Verlauf der Cholangitis ist eher etwas günstiger als bei der PSC. daran denken: bei PSC mit erhöhten IgG
sekundär sklerosierende Cholangitis	z. B. Patient mit langdauernder Ischämiezeit der A. hepatica – nach Lebertransplantation, Herz-OP, nach Reanimation, Immundefekte	Diagnostik bezüglich der Ursache, um diese möglichst gezielt zu behandeln; ansonsten Therapie möglicher Komplikationen/Stenosen
IgG4-assoziierte Cholangitis	seltene systemische Erkrankung aus der Gruppe der IgG4-assoziierten Erkrankungen mit hohem Serum-IgG4 und histologischem Nachweis lokaler IgG4-positiver lympho-plasmazellulärer Infiltrate	Cave: 10 % der Patienten mit PSC haben erhöhte Serum-IgG4-Werte ohne entsprechende Infiltrate [3]; bei Kindern/Jugendlichen mit PSC + CED sogar jeder fünfte [6].
infektiöse Cholangitis (bakteriell, seltener viral oder parasitär)	klinische Zeichen der Infektion: Fieber, red. AZ; bei chronischem Verlauf ggf. auch nur milde Symptomatik	bei kompliziertem Verlauf ggf. Aspiration und Kultur von Galle mittels ERC(P) und gezielte antibiotische Behandlung
Cholelithiasis	Schmerzen im rechten Oberbauch, Koliken, oft plötzlicher Beginn; ggf. Risikofaktoren	Bildgebung: Sonographie, ggf. MRC(P), ERC(P)
PBC	sehr seltene Differentialdiagnose bei älteren Jugendlichen (insbes. Mädchen), ggf. wenig Klinik	AMA positiv, MRCP, Leberbiopsie
zystische Erkrankungen der Gallenwege Sonderfälle Caroli-Krankheit und Caroli-Syndrom	oft lange asymptomatisch, teilweise raumfordernd/mit Verschlussikterus, teilweise auch nur als Masse tastbar bei der Palpation des rechten Oberbauches Caroli-Krankheit/-Syndrom: Angeborene Fehlbildung mit Erweiterung(en) der großen intrahepatischen Gallenwege. Wenn diese gemeinsam mit kongenitaler Leberfibrose auftreten, spricht man vom Caroli-Syndrom. Letzteres häufig mit einer polyzystischen Nierendegeneration vergesellschaftet (PKHD1-Gen).	Sonographie, MRCP, ggf. ERCP Einteilung nach Todani cave: Entartungsrisiko (cholangiozelluläres Karzinom), frühe Resektion mit biliodigestiver Anastomose; mögliche Komplikationen Konkremente/Cholangitis Caroli-Krankheit/-Syndrom: entspricht Todani Typ V ggf. auch Sonographie der Nieren

36.5 Therapie

Bislang existiert keine kausale Therapie der PSC, wobei derzeit diverse neue Behandlungsansätze untersucht werden. Weder eine entzündungshemmende noch eine immunmodulierende Behandlung beeinflusst den Verlauf. Die aktuelle Therapie verfolgt drei wichtige Ziele:
– Verbesserung der Cholerese durch Gabe von Ursodesoxycholsäure. Die Therapie mit Ursodesoxycholsäure (15 mg/kgKG/d) führt zur Verbesserung der Cholestaseparameter (AP, gGT), obwohl es keinen sicheren Nachweis einer krankheitsmodulierenden Wirkung gibt. Therapeutischer Hintergrund sind die Verbesserung des Galleflusses, Modifikation des Gallensäurepools von hydrophoben zu hydrophilen Gallensäuren und damit Reduktion von oxidativem Stress/Fibrose. Hohe Dosen von Ursodeoxycholsäure sollten vermieden werden, da sich in einer Studie bei Erwachsenen unter einer hochdosierten Behandlung (28–30 mg/kgKG/d) ein schlechteres Outcome gezeigt hat [7].
– Verbesserung des Galleabfluss durch endoskopische Dilatation behandlungsbedürftiger Stenosen
– Vermeidung der Folgeschäden der chronischen Cholestase; Behandlung (oder noch besser Vorbeugung) von Gedeihstörung und Vitaminmangel und Therapie des Juckreizes, der zu einer erheblichen Einschränkung der Lebensqualität führen kann

Weitere experimentelle, medikamentöse Therapieansätze zur Behandlung der PSC:
– Vancomycin (oral): Die Beobachtung eines erheblich veränderten Mikrobioms bei Patienten mit PSC hat zum probatorischen Einsatz verschiedener Antibiotika geführt und für die langfristige orale Behandlung mit Vancomycin wurden erfolgversprechende Daten für Kinder publiziert [8]. Allerdings ist die Datenlage bislang widersprüchlich und Daten aus prospektiven Studien fehlen. Aktuell gibt es daher keine allgemeine Therapieempfehlung und ein Behandlungsversuch erfolgt außerhalb der Zulassung.
– Zukünftige Therapieansätze: Nor-UDC, Obeticholsäure, Bezafibrat oder die gezielte Blockade der Rückresorption von Gallesäuren im terminalen Ileum sind erfolgversprechende Ansätze, die möglicherweise auch in Kombination angewendet auf eine Verbesserung der Prognose hoffen lassen [9].

Pruritus: Ein hepatischer Juckreiz ist bei der PSC im Kindesalter selten – kann aber extrem belastend sein und ist schwierig zu behandeln. Da der hepatische Pruritus auch andere cholestatische Erkrankungen betrifft, wird er in Kap. 34 zu allgemeinen Aspekten in der Behandlung chronischer Lebererkrankungen behandelt.

Ernährungsmanagement bei Gedeihstörung, Substitution von fettlöslichen Vitaminen: Je nach Ausprägung der Cholestase ist es aufgrund der eingeschränkten Resorption von Fetten notwendig, die Kalorienzufuhr auf 120 bis 150 % des Grundbedarfs zu steigern. MCT-Fette werden auch bei Cholestase gut resorbiert und eignen sich daher zur Kalorienanreicherung. Ferner müssen regelmäßig fettlösliche Vitamine substituiert werden. In Kapitel 48.3. wird auf die Ernährung bei chronischen Lebererkrankungen genauer eingegangen.

36.6 Verlaufskontrollen

Asymptomatische Patienten. Regelmäßige Bestimmung der Cholestaseparameter und der anthropometrischen Daten. Mindestens jährlich Bestimmung der fettlöslichen Vitamine, unter Substitution häufiger. Ein- bis zweijährlich bildgebende Kontrolle mittels MRCP, zwischenzeitlich ggf. Ultraschall des Abdomens. Aufgrund des erhöhten Risikos für Cholangiokarzinome und Kolonkarzinome sollten jährliche Kontrollen mit Koloskopie, Sonographie und Bestimmung der Tumormarker CEA und CA 19-9 erfolgen.

Symptomatische Patienten. Bei symptomatischen Patienten müssen die Laborwerte regelmäßiger (z. B. vierteljährlich) kontrolliert werden, etwaige Nebenwirkungen der Medikation eingeschlossen. Hier ist ein konsequentes Einhalten der bildgebenden Kontrollen besonders wichtig, um kritische Stenosen der Gallenwege frühzeitig zu erkennen und behandeln zu können. Vor allem bei plötzlicher Verschlechterung, ansonsten ebenfalls ein- bis zweijährlich. Primär mittels MRCP, ggf. auch mit ERCP, oder in seltenen Fällen auch PTCD.

Take-Home-Message und „aus der täglichen Praxis"
Die PSC ist eine seltene, regelhaft mit einer (oft auch zeitlich versetzt diagnostizierten) chronisch-entzündlichen Darmerkrankung – hier meist Colitis ulcerosa – vergesellschaftete Erkrankung der kleinen und/oder großen Gallenwege.
Viele Patienten sind zum Zeitpunkt der Diagnose asymptomatisch.
In Ermangelung eines kurativen Ansatzes der Therapie besteht diese aus dem Versuch, den Gallefluss zu verbessern, und der Behandlung möglicher Komplikationen:
- bei zunehmender Cholestase Prävention von Gedeihstörung, Mangel an fettlöslichen Vitaminen und ggf. Behandlung des Pruritus
- Verbesserung der Cholerese durch Ursodeoxycholsäure
- bei kritischen Stenosen der Gallenwege müssen diese endoskopisch/interventionell behandelt werden
- bei aszendierender Cholangitis muss eine konsequente antibiotische Behandlung erfolgen.

Ein erheblicher Teil der Patienten muss im Laufe der Erkrankung lebertransplantiert werden und hat auch nach Transplantation ein nicht unerhebliches Rezidivrisiko der Erkrankung im Transplantat, ein Teil der Patienten allerdings nimmt auch einen benignen Verlauf (z. B. scheint eine *small bile duct*-PSC eher eine günstigere Prognose zu haben).

Sowohl die PSC als auch eine begleitende Colitis ulcerosa besitzen (insbesondere in der Kombination) ein Risiko zur malignen Entartung (Cholangiokarzinom bzw. Kolonkarzinom) und bedürfen daher bereits im Kindes- und Jugendalter konsequenter Kontrollen mit jährlicher Endoskopie, Sonographie und Kontrolle Tumormarker (CEA, CA 19-9).

Literatur

[1] Deneau M, Jensen MK, Holmen J, et al. Primary sclerosing cholangitis, autoimmune hepatitis, and overlap in Utah children: epidemiology and natural history. Hepatology. 2013;58:1392–1400.

[2] Karlsen TH, Folseraas T, Thorburn D, Vesterhus M. Primary sclerosing cholangitis – a comprehensive review. J Hepatol. 2017;67:1298–1323.

[3] Lazaridis KN, LaRusso NF. Primary Sclerosing Cholangitis. N Engl J Med. 2016;375:1161–1170.

[4] Boonstra K, Beuers U, Ponsioen CY. Epidemiology of primary sclerosing cholangitis and primary biliary cirrhosis: a systematic review. J Hepatol. 2012;56:1181–1188. [PubMed: 22245904].

[5] Deneau MR, El-Matary W, Valentino PL, et al. The natural history of primary sclerosing cholangitis in 781 children: A multicenter, international collaboration. Hepatology. 2017;66:518–527.

[6] Farahmand F, Ahmadi M, Khodadad A, et al. IgG4 subclass and gamma-glutamyl transferase in children with ulcerative colitis with primary sclerosing cholangitis and without sclerosing cholangitis. Clin Exp Hepatol. 2019;5:285–288.

[7] Lindor KD, Kowdley KV, Luketic VA, et al. High-dose ursodeoxycholic acid for the treatment of primary sclerosing cholangitis. Hepatology. 2009;50:808–814.

[8] Davies YK, Cox KM, Abdullah BA, et al. Long-term treatment of primary sclerosing cholangitis in children with oral vancomycin: an immunomodulating antibiotic. JPGN. 2008;47:61–67.

[9] Laborda TJ, Jensen MK, Kavan M, Deneau M. Treatment of primary sclerosing cholangitis in children. World J Hepatol. 2019;11(1):19–36. doi: 10.4254/wjh.v11.i1.19. PMID: 30705716; PMCID: PMC6354124.

37 Morbus Wilson

37.1 Einleitung

Bei diesem Chamäleon der Pädiatrie gibt es einerseits diejenigen, die aus ihrem Erfahrungsschatz berichten, dass sie einen Patienten mit Morbus Wilson „schon im Wartezimmer erkennen" als einen schlanken hochaufgeschossenen Jugendlichen, der im Labor leicht erhöhte Leberwerte bei auffallend niedriger alkalischer Phosphatase zeigt und andererseits hat man bei jeder zweiten Folge von Dr. House das Gefühl, dass die Lösung des rätselhaften Falles – wenn nicht Lupus erythematodes die richtige Antwort ist – Morbus Wilson lauten müsse. Ersteres suggeriert „leichte Beute" und kommt so selten tatsächlich vor, während Letzteres deutlich macht, dass wir es mit einer Erkrankung zu tun haben, die sehr schwer zu erkennen sein kann, da sie mehrere Phasen durchläuft, lange asymptomatisch bleibt und erst im späten Verlauf zu klinischen Symptomen führen kann.

37.2 Definition

Der **Morbus Wilson** ist eine autosomal rezessiv vererbte Erkrankung des Kupferstoffwechsels (Prävalenz ca. 1 : 30.000). Der Defekt eines Transporters (ATPase 7B) führt zur gestörten Ausschleusung von Kupfer aus den Hepatozyten und die Ausscheidung über Galle und Stuhl ist stark reduziert. Anfangs kommt es vor allem zur Kupferüberladung der Leberzellen und im Verlauf, wenn deren Kapazität erschöpft ist, auch zur Einlagerung in andere Gewebe wie ZNS, Nieren oder Kornea. Es entwickelt sich eine Hepatopathie mit dem unspezifischen histologischen Bild einer meist fein- bis mitteltropfigen Verfettung der Hepatozyten und einer fortschreitenden Fibrose bis hin zur Zirrhose.

37.3 Klinik

Klinisch ist der Verlauf der Erkrankung meist über viele Jahre asymptomatisch. Später folgt eine mehr oder weniger ausgeprägte hepatische Manifestation z. B. mit Hepatomegalie, erhöhten Leberwerten und fortschreitender Fibrose. Wenn die Speicherkapazität der Leber erschöpft ist, kommt es zur vermehrten Einlagerung im ZNS. Anfangs zunächst wieder asymptomatisch, jedoch ab diesem Zeitpunkt möglicherweise mit erkennbarem Kaiser-Fleischer-Kornealring. Neurologische bzw. psychiatrische Symptome entwickeln sich typischerweise nicht vor dem späten Jugendalter. Bei Kindern und Jugendlichen ist die mit Abstand häufigste klinische Manifestation also die Lebererkrankung – von einer chronischen Hepatopathie bis zur (kompensierten) Leberzirrhose und in seltenen Fällen auch einem „akuten" Leberversagen.

https://doi.org/10.1515/9783110411881-037

Während der Morbus Wilson unbehandelt tödlich verläuft, ist die Prognose bei früher Diagnose und konsequenter Therapie sehr gut und vor allem die Lebererkrankung, aber auch neurologische Symptome können sich im Verlauf sogar zurückbilden.

Es ist also die erste Herausforderung, an den M. Wilson zu denken und überspitzt könnte man sagen, dass er fast immer auf die Liste der Differentialdiagnosen gehört.

Um dieses „immer" etwas einzugrenzen, kann man aber Folgendes festhalten. Mit sehr wenigen Ausnahmen gilt:
- Pathologische Leberwerte entwickeln sich nur sehr selten vor dem dritten Lebensjahr.
- Ein akutes Leberversagen tritt nicht vor dem sechsten Lebensjahr auf.
- Neurologische Symptome treten frühestens im Jugendalter, häufiger erst im jungen Erwachsenenalter oder später auf.
- Gelegentlich findet sich eine Nierenbeteiligung mit einem tubulären Eiweißverlust – andere Organsysteme (Herz, Skelettsystem, Pankreas) sind nur sehr selten betroffen.

Andererseits gilt aber auch das folgende, was nicht unbedingt dabei hilft, die Dinge einzugrenzen:
- In der Zeitspanne zwischen dem Kleinkindalter und dem jungen Erwachsenenalter ist jede hepatische Manifestation möglich.
- Die neurologischen Frühsymptome sind oft subtil: Konzentrationsprobleme, vermehrte Müdigkeit, Intentionstremor, Wesensveränderungen oder auch Veränderungen des Schriftbildes. In dieser Phase kann auch die Einlagerung von Kupfer in der Cornea im Sinne eines Kaiser-Fleischer-Kornealrings erkennbar werden.
- Eine Hämolyse ist ein mögliches, dann aber richtungsweisendes Begleitsymptom.

Merke: Bei unklaren Lebererkrankungen sollte immer auch nach einer begleitenden Hämolyse gesucht werden. Die Kombination aus Lebererkrankung und Coombs-negativer Hämolyse ist hochverdächtig auf einen M. Wilson.

37.4 Diagnostik

37.4.1 Allgemeine Überlegungen, „Puzzlesteine", Scores

Da es in der Labordiagnostik keinen Test gibt, der als einzelner Wert ein guter Screeningparameter wäre, ist es notwendig, ein „diagnostisches Puzzle" zusammenzusetzen, um die Diagnose zu sichern bzw. ausschließen zu können. Die möglichen Bausteine der Diagnostik sind in Tab. 37.1 aufgeführt. Dabei stellt sich oft die Frage, wie weit man mit der Diagnostik gehen muss [1]. Zur Beantwortung dieser Frage hat sich der sogenannte Leipzig-Score durchgesetzt, der in Tab. 37.2 gezeigt ist.

Tab. 37.1: Bausteine der Diagnostik.

1	Coeruloplasmin im Serum	typischerweise erniedrigt, aber in 10–15 % der Fälle normal oder sogar über der Norm; auch bei gesunden heterozygoten Trägern oft leicht unter der Norm, ebenso bei Eiweißverlust/-mangel
2	Serum-Kupfer / freies Kupfer (*non-ceruloplasmin-bound copper*/NCC)	Diagnostisch wenig zuverlässige Werte. Das Serum-Kupfer ist zwar oft erniedrigt – kann aber bei fortgeschrittener Erkrankung oder akuter Leberschädigung auch normal oder erhöht sein. Das freie Kupfer wird errechnet – ist aber stark von der Methode abhängig und eher hilfreich in der Therapiesteuerung (s. u.). Bei akuter Leberschädigung/akutem Leberversagen finden sich oft unspezifisch erhöhte Werte.
3	Kupferausscheidung im 24-h-Sammelurin	regelhaft erhöht (cave: störanfällig durch Kontamination und auch hier sind erhöhte Werte bei cholestatischen Erkrankungen möglich)
4	Hämolysezeichen LDH, Haptoglobin, ggf. Coombs-Test	Coombs-negative Hämolyse häufig bei akuter Leberschädigung – wenn nachweisbar sehr suggestiv
5	Sonographie	unspezifische Befunde: Hepato- und ggf. Splenomegalie, erhöhte Echogenität bei Verfettung/Fibrose/Zirrhose
6	augenärztliche Untersuchung mit der Spaltlampe	Kaiser-Fleischer-Kornealring und seltener Sonnenblumenkatarakt; beides ist bei Kindern und Jugendlichen selten positiv. Ein Kaiser-Fleischer-Kornealring kommt sehr selten auch bei anderen cholestatischen Erkrankungen vor.
7	Penicillamin-Ausscheidungs-Test	regelhaft erhöht; spezifisch aber nur bei Ausscheidung von mehr als 1.600 µg in 24 Stunden bei asymptomatischen Patienten meist nicht aussagekräftig
8	Leberbiopsie	Histologie: Steatosis, Kupferfärbung (bei Kindern und Jugendlichen meist negativ)
	mit Bestimmung der Kupferkonzentration	hoch suggestiv, wenn > 250 µg/g cave: falsch positive Werte bei biliärer Ableitungsstörung oder Kontamination der Probe
9	Genetik	bei sicherem Nachweis eindeutig nicht bei allen Patienten finden sich sicher pathogene Mutationen
10	MRT Schädel	Bei Patienten mit neurologischen oder psychiatrischen Symptomen sollte eine Bildgebung erwogen werden (typische Signalveränderungen i. d. Basalganglien).

Die Punkte 1 bis 6 sind abgesehen von der Blutentnahme nicht invasive Untersuchungen und sollten bei jedem Verdacht durchgeführt werden. Bei eindeutig unauffälligen Befunden ist die Diagnose mit hoher Wahrscheinlichkeit ausgeschlossen. Andererseits kann entsprechend dem Leipzig-Score bei eindeutig pathologischen Befunden die Diagnose ggf. bereits feststehen. In der Mehrzahl der Fälle wird es aber notwendig sein, weitere Diagnostik – insbesondere eine genetische Untersuchung und eine Leberbiopsie – durchzuführen. Die quantitative Kupferbestimmung im Lebergewebe ist empfindlich für Kontaminationen und kann entsprechend falsch hohe Werte liefern.

Tab. 37.2: Leipzig Score [1] – ergänzt durch markierte Anmerkung*.

Kaiser-Fleischer-Ring		Kupfer im Lebergewebe [µg/g]	
vorhanden	2	> 250	2
nicht vorhanden	0	50–250	1
neurologische Symptome		< 50	–1
eindeutig/ausgeprägt	2	**Kupfer im 24 h Sammelurin [µg]**	
möglich/mild	1	> 200	2
nicht vorhanden	0	100–200	1
Coeruloplasmin i. Serum [g/l]		> 100	0
< 0,1	2	(Anstieg auf > 5x Ausgangswert *	2*)
0,1–0,2	1	**genetische Diagnostik ATP7B Gen**	
> 0,2	0	Mutationsnachweis beide Allele	4
Coombs neg. hämolytische Anämie		Mutation heterozygot	1
vorhanden	2	kein Nachweis einer Mutation	0
nicht vorhanden	0		

Summe	Beurteilung
< 3	Diagnose unwahrscheinlich
3	Diagnose möglich
> 3	Diagnose sicher

* siehe unter Penicillamin-Test unten, eher unspezifischer Befund

37.4.2 Der Penicillamin-Ausscheidungs-Test

Es wird die Kupferausscheidung im Sammelurin unter der Wirkung von Penicillamin gemessen. Penicillamin bindet als Chelator Kupfer und ermöglicht die renale Elimination. Eine Verunreinigung des Sammelgefäßes (möglichst neues Kunststoffgefäß, keine Detergentien/kein Glas) muss vermieden werden. Die Patienten bekommen (unabhängig vom Gewicht) zum Beginn der Urinsammlung und nach 12 Stunden jeweils eine Einzeldosis von 500 mg Penicillamin. Bei asymptomatischen Patienten erhöht dieser Test die diagnostische Sicherheit allerdings nicht [2] und auch das Kriterium der 5-fachen Erhöhung der Ausscheidung verglichen mit dem basalen Sammelurin (siehe Tab. 19.2) muss als möglicherweise unspezifischer Befund (insbesondere bei niedrigen Ausgangswerten) hinterfragt werden. Bei fortgeschrittener Erkrankung können aber sehr hohe Werte erreicht werden, die dann diagnostisch sicher sind (> 1.600 µg in 24 Stunden).

37.4.3 Genetik

Die genetische Diagnostik ist aufgrund der Vielzahl möglicher Mutationen und der hohen Anzahl compound heterozygoter Patienten nicht einfach – rückt aber zunehmend in den Vordergrund und kann bei eindeutigem Befund die Diagnose sichern. Allerdings gibt es auch hier eine diagnostische Lücke, da sich nicht bei allen Patienten bekannte Mutationen nachweisen lassen. Es wird darüber spekuliert, dass Mutationen in anderen Genen, die den Kupferstoffwechsel regulieren, ein entsprechendes Krankheitsbild auslösen könnten [3]. Bei bekanntem Indexpatient in der Familie mit genetisch gesicherter Diagnose kann ggf. eine gezielte Untersuchung auf die bekannte(n) Mutation(en) erfolgen.

37.4.4 Histologie

Der Nutzen der lichtmikroskopischen Beurteilung der Leberbiopsie liegt darin, das Muster und das Ausmaß der Leberschädigung/Fibrose zu erfassen und gegebenenfalls mögliche Differentialdiagnosen zu erkennen. Ein typischer Befund ist eine klein- oder mitteltropfige Verfettung.

> **Merke:** Der Hinweis des Pathologen, dass die Kupferfärbung in der Lichtmikroskopie negativ ist, ist bei Kindern und Jugendlichen diagnostisch wertlos, weil das Kupfer in den frühen Phasen der Erkrankung intrazellulär an Metallothionein gebunden ist und in diesem Zustand nicht angefärbt wird.

Der als Einzelwert zuverlässigste Parameter ist der Kupfergehalt im Lebergewebe [4]. Hierzu muss zusätzlich zur Histologie eine native Probe (Stanzzylinder von mind. 1 cm Länge) trocken in ein spezialisiertes Labor eingesandt werden. Eine Kontamination der Probe muss dabei vermieden werden. Bei etwa 20 % der erwachsenen Patienten liegt der gemessene Wert aber nur im leicht erhöhten Bereich (0,8–4,0 µmol/g) – möglicherweise auch durch die inhomogene Verteilung des Kupfers bei bereits zirrhotischer Leber.

37.4.5 Bildgebung

Bei Patienten mit neurologischen/psychiatrischen Symptomen ist eine MRT des Schädels sinnvoll.

37.5 Therapie

37.5.1 Allgemeine Überlegungen

Patienten, die mit einem akuten bzw. drohenden Leberversagen auffallen, müssen umgehend in ein Transplantations-Zentrum verlegt werden, da ggf. die zeitnahe Lebertransplantation die einzige therapeutische Option ist.

Patienten, die bereits eine deutliche Leberfunktionseinschränkung oder neurologische Symptome zeigen, können sich mit Beginn der medikamentösen Therapie sowohl neurologisch als auch bezüglich der Leberfunktion verschlechtern und eine irreversible neurologische Schädigung erfahren bzw. ein Leberversagen entwickeln.

Für die Therapie werden hauptsächlich drei Medikamente eingesetzt. Penicillamin und Trientine sind Chelatbildner, die freies Kupfer binden und dann über die Nieren ausgeschieden werden. Zink blockiert die Aufnahme von Kupfer aus der Nahrung und hat seinen Stellenwert daher bei primär asymptomatischen Fällen und in der Langzeittherapie, nachdem zuvor längerfristig mit einem Chelatbildner die hohe „Kupferbeladung" des Körpers reduziert wurde.

Für symptomatische Patienten ist Trientine aufgrund des günstigeren Nebenwirkungsprofils als Goldstandard anzusehen, allerdings ist es in Deutschland bislang lediglich für Patienten zugelassen, die eine Unverträglichkeit gegen Penicillamin haben, weshalb es weiterhin nur als Zweitlinientherapie eingesetzt wird.

Sowohl eine längerfristige Therapie mit einem der Chelatoren als auch die Behandlung mit Zink birgt ein gewisses Risiko eines symptomatischen Kupfermangels mit neurologischen Folgeschäden als seltene Komplikation [5]. Den klinischen Symptomen gehen in der Regel Blutbildveränderungen (insbes. Anämie/bzw. Leukopenie durch funktionellen Kupfermangel in der Hämatopoese) voraus.

Eine spezielle Diät zur Reduktion der Kupferaufnahme existiert nicht, da sehr viele Lebensmittel Kupfer enthalten und eine Diät weder möglich noch allein ausreichend wäre. Die Empfehlungen zur Ernährung bei Morbus Wilson reduzieren sich daher darauf, besonders kupferreiche Nahrungsmittel wie Innereien, Nüsse, Pilze, Rosinen, Schalentiere und Kakao/Schokolade zu meiden bzw. nur in kleinen Mengen zu sich zu nehmen. Außerdem sollten Nahrungsmittel gemieden werden, die in Kupfergeschirr zubereitet wurden (gelegentlich z. B. gebrannte Mandeln) oder auch die Verwendung von Kaffeeautomaten, die Kupferleitungen besitzen.

37.5.2 Penicillamin

In Deutschland ist Penicillamin (Metalcaptase) aufgrund der Zulassung primär nach wie vor das am häufigsten eingesetzte Medikament. Es wird oral eingenommen und einschleichend dosiert. Unbedingt ist der ausreichende zeitliche Abstand zu den Mahlzeiten und zu anderen Medikamenten zu beachten (1 h vor bzw. [2–]3 h nach der MZ). Startdosis 1 × 150 mg /d und bei guter Verträglichkeit Steigerung der Dosis alle 3 Tage um 150 mg. Die Zieldosis ist ca. 20 mg/kgKG/d aufgeteilt auf 2 Dosen. Die übliche Tagesdosis für Jugendliche und Erwachsene liegt zwischen 900 bis 1.500 mg.

> **Merke:** Ein abruptes Absetzen der Therapie kann zu einer krisenhaften Verschlechterung der Erkrankung führen.

Bei Patienten, die neurologische Symptome haben oder diese nach Beginn der Therapie entwickeln, muss die Behandlung vorsichtig eingeschlichen und eng überwacht werden.

Wenige Patienten entwickeln in der Einschleich-Phase der Therapie einen juckenden Hautausschlag, seltener auch Fieber, Lymphadenopathie oder Blutbildveränderungen. In diesem Fall empfiehlt sich die Umstellung auf Trientine. Bei isoliertem Hautausschlag hilft ggf. die Gabe von Prednisolon zuverlässig (0,5–1 mg/kgKG/d p. o. für 3 Tage mit anschließendem Ausschleichen über 2 Wochen).

Bei neu auftretenden Hautveränderungen oder einer Nephritis unter längerfristiger Behandlung muss an einen medikamenteninduzierten Lupus erythematodes gedacht werden. Einmal erkannt, heilt er nach Absetzen bzw. Umsetzen der Therapie in der Regel folgenlos ab. Ferner können eine Reihe weiterer Nebenwirkungen auftreten (häufig sind v. a. Bauchschmerzen) und es sollen regelmäßige Kontrollen von BB, Leberwerten und dem Urinstatus durchgeführt werden.

Um einem Vitamin-B_6-Mangel vorzubeugen, wird empfohlen, mit Beginn der Behandlung eine entsprechende Substitution zu starten (Pyridoxin 1 × 20–50 mg/d).

37.5.3 Trientine

Trientine hat ein etwas günstigeres Nebenwirkungsprofil als Penicillamin und wird in der Literatur vor allem für Patienten mit neurologischen Symptomen als Medikament der ersten Wahl genannt. Seit 2018 gibt es auch in Deutschland zugelassene Präparate (Trientine-4HCl: Cuprior 150 mg Tbl./Trientine-2HCl: Cufence 200 mg Kps.). Allerdings beschränkt sich die Zulassung bislang auf Patienten mit einer Unverträglichkeit gegen Penicillamin. Ein medikamenteninduzierter Lupus ist auch für Trientine beschrieben, kommt aber seltener vor, sodass die Umstellung in diesem Fall sinnvoll ist. Die übliche Ziel-Dosis liegt präparatabhängig (unterschiedliche Bioäquivalenz/angegeben wird jeweils das Trientine-Äquivalent) bei 8 mg (Trientine-4HCl) bzw. 13 mg (Trientine-2HCl) /kg. Die Regeln zur Einnahme einschließlich der einschleichenden Dosierung zu Beginn der Behandlung und zum Monitoring sind wie bei Penicillamin.

Merke: Eine Einnahme zur Mahlzeit reduziert die Bioverfügbarkeit von Trientine um ca. 50 %.

37.5.4 Zink

Die Behandlung mit Zink als Monotherapie verlangt größte Disziplin bei der Einnahme der Tabletten, da es möglichst exakt eine Stunde vor Nahrungsaufnahme eingenommen werden muss. Sie empfiehlt sich bei sehr früher Diagnose vor Auftreten der Hepatopathie (z. B. Geschwisterkinder) oder bei Patienten, die bereits durch eine konsequente langfristige Behandlung mit einem Chelatbildner in einem stabilen Zustand mit normalen Transaminasen und (vor Umsetzen der Therapie) nur noch geringer Kupferausscheidung sind.

37.5.5 Andere Medikamente

Noch nicht außerhalb von Studien erhältlich ist der Chelat-Bildner Bis-Cholin-Tetrathiomolybdate (TM), der derzeit in der klinischen Testung ist [6].

37.6 Verlaufskontrollen

Unter Therapie mit einem Chelatbildner kommt es initial oft zu einem leichten Anstieg der Transaminasen. Diese normalisieren sich im Verlauf bei der überwiegenden Mehrzahl der Kinder innerhalb von einem Jahr. Jedoch ist nicht bei allen Patienten eine vollständige Normalisierung zu erreichen.

Die Effektivität der Therapie wird gemessen an der Kupferausscheidung im Urin unter der laufenden Therapie. Ferner kann in der längerfristigen Therapiekontrolle – z. B. nach einem Jahr konsequenter Behandlung – die Überprüfung der Kupferausscheidung im Sammelurin nach 48-stündiger Therapiepause (Penicillamin/Trientine) erfolgen, um den Effekt der Behandlung zu prüfen. Hohe Werte sprechen für eine mögliche Medikamenten-Incompliance oder Fehler bei der Einnahme (Einnahme zum Essen) (siehe Tab. 37.3).

Tab. 37.3: Wichtige Werte im Therapiemonitoring [7].

	Kupferausscheidung im Sammelurin	freies Kupfer im Serum
Trientine/ Penicillamin	nach Therapiebeginn: ca. 1.000 µg (16 µmol)/24 h Erhaltungstherapie: ca. 200–500 µg/24 h (3–8 µmol/24 h) langfristige Therapie: Normalwerte nach Therapiepause von 48 h < 100 µg (1,6 µmol)/24 h	5–15 µg/dl
Zinkacetat	Erhaltungstherapie: < 75 µg/24 h (1,2 µmol)	

Als weiterer Parameter zur Therapie-Kontrolle bietet es sich an, das freie Kupfer, also das nicht an Coeruloplasmin gebundene Kupfer im Serum, zu berechnen. Normwerte sind in Tab. 37.4 aufgeführt.

Formel zur Berechnung des freien Kupfers-NCC = *non-coeruloplasmin-bound copper*: NCC (µg/l) = Serum Kupfer (µg/l) – (3,15 × Coeruloplasmin [µg/l]).

Tab. 37.4: Normwerte für Kupfer und freies Kupfer im Serum.

Parameter	Norm	
Kupfer (Serum)	11,0–24,3 µmol/l	700–1.550 µg/l
freies Kupfer (NCC) (Serum)	0,8–1,9 µmol/l	50–120 µg/l

Das freie Kupfer ist vor Beginn der Therapie oft deutlich erhöht (> 200 µg/l) und fällt im Verlauf. Allerdings ist der Wert sehr stark abhängig von der Genauigkeit der Messung von Kupfer/und Coeruloplasmin und der verwendeten Methode (optimal enzymatische Messung von Coeruloplasmin).

Je schwerer der Patient betroffen ist, desto engmaschiger wird anfangs das Monitoring sein. Im langfristigen Verlauf sollte einmal im Jahr eine Ultraschalluntersuchung der Leber erfolgen und alle 3–6 Monate sollte eine Kontrolle inkl. Urinstatus (Proteinurie, Erythrozyturie) und Blutentnahme zur Kontrolle des Kupferstoffwechsels, einem Blutbild und den Leberwerten erfolgen

Merke: Bei einer chronischen Anämie oder auch Leukopenie, die sich unter langfristiger Therapie entwickelt, sollte an die Möglichkeit einer Übertherapie mit beginnendem Kupfermangel gedacht werden [5,7].

Take-Home-Message und „aus der täglichen Praxis"

Das Kapitel soll zeigen, dass die Wahrheit oft zwischen Dr. House und der „leichten Beute" liegt. Der Morbus Wilson ist also ein Krankheitsbild, das sowohl bei der Diagnosestellung als auch in der Therapie eine Herausforderung sein kann. Ausreichend früh erkannt ist die Prognose gut. Bei (drohendem) Leberversagen muss umgehend Kontakt mit einem pädiatrischen Lebertransplantationszentrum aufgenommen werden.

Bei unklaren Erkrankungen der Leber sollte bereits ab dem Kleinkindalter differentialdiagnostisch der Morbus Wilson bedacht werden. Ab dem Jugendalter ist er auch bei neurologischen und psychiatrischen Erkrankungen eine wichtige Differentialdiagnose.

Eine Kombination aus einer Hepatopathie und einer (Coombs-negativen) Hämolyse ist immer hochverdächtig auf die Erkrankung.

Im Kindes- und Jugendalter ist die Kupferfärbung in der Histologie typischerweise negativ und im Rahmen einer Leberbiopsie sollte bei Verdacht die Kupferkonzentration im Gewebe bestimmt werden.

Literatur

[1]   Ferenci P, Caca K, Loudianos G. et al. Diagnosis and phenotypic classification of Wilson disease. Liver Int. 2003;23:139–142.

[2]   Nicastro E, Ranucci G, Vajro P, Vegnente A, Iorio R. Re-evaluation of the diagnostic criteria for Wilson disease in children with mild liver disease. Hepatology. 2010;52:1948–1956.

[3]   Nicastro E, Loudianos G, Zancan L, et al. Genotype-phenotype correlation in Italian children with Wilson's disease. J Hepatol. 2009;50:555–561.

[4]   Ferenci P, Czlonkowska A, Stremmel W et al: EASL Clinical Practice Guidelines: Wilson's disease. J Hepatol. 2012;56(3):671–685.

[5]   Dzieżyc K, Litwin T, Sobańska A, Członkowska A. Symptomatic copper deficiency in three Wilson's disease patients treated with zinc sulphate. Neurol Neurochir Pol. 2014:48(3):214–218.

[6]   Weiss KH, Askari FK, Czlonkowska A, et al. Bis-choline tetrathiomolybdate in patients with Wilson's disease: an open-label, multicentre, phase 2 study. Lancet Gastroenterol Hepatol. 2017;2 (12):869–876.

[7]   Członkowska A, Litwin T, Dusek P, et al. Wilson disease. Nat Rev Dis Primers. 2018;4(1):21.

38 Virushepatitis

38.1 Einleitung

Unter dem Begriff Virushepatitis werden üblicherweise Infektionen mit den Hepatitisviren A bis E zusammengefasst. Obwohl Mitteleuropa für alle fünf Hepatitisviren zu den Regionen mit niedriger Inzidenz zählt und in vielen Ländern die Inzidenz um ein Vielfaches höher liegt, besitzen vor allem die chronische Hepatitis B und C aufgrund der häufigen Übertragung von der infizierten Mutter auf das Kind und aufgrund der hieraus resultierenden schwerwiegenden Lebererkrankungen für den Kindergastroenterologen dennoch Relevanz. Dabei begegnen uns Virushepatitiden bei Kindern und Jugendlichen insbesondere in den folgenden klinischen Situationen:

- Differentialdiagnose bei akuter oder chronischer Hepatitis bzw. bei Transaminasenerhöhung.
  Bei akutem Verlauf ist an Hepatitis-A-Virus (HAV) und Hepatitis-E-Virus (HEV) zu denken. Seltener kann auch eine akute Infektion mit einem anderen Hepatitisvirus (HBV, HCV) vorliegen. Häufiger finden sich aber andere hepatotrope Viren wie beispielsweise EBV, CMV oder Adenoviren, die in der Regel eine harmlose Begleithepatitis auslösen können (siehe Kap. 11). Allerdings sind bei immunsupprimierten Patienten auch schwere Verläufe möglich. Ansonsten sind Viren aber nur sehr selten Auslöser einer fulminanten Hepatitis oder sogar eines akuten Leberversagens.
- Differentialdiagnose bei fortgeschrittenen chronischen Lebererkrankungen:
  Im Rahmen einer Infektion mit HBV und HCV entwickelt sich nicht selten eine chronische Hepatitis. Diese verläuft lange asymptomatisch und es kann vorkommen, dass auch die Transaminasen über längere Zeit gar nicht oder nur sehr gering erhöht sind. Daher wird die Erkrankung oftmals erst erkannt, wenn sich bereits eine ausgeprägte Fibrose oder Zirrhose entwickelt hat, die dann klinisch beispielsweise durch eine portale Hypertension mit Splenomegalie und Umgehungskreisläufen auffällt.
- Betreuung bei bekannter chronischer Virushepatitis:
  Bei Hepatitis B und Hepatitis C stellt sich die Frage nach der optimalen langfristigen Therapie. Dabei haben sich vor allem die Behandlungsoptionen und die Prognose der chronischen Hepatitis C in den letzten Jahren dramatisch verbessert und möglicherweise stehen mittelfristig ähnliche Veränderungen für die Therapie der chronischen Hepatitis B an.
- Nachweis einer chronischen Hepatitis in der Schwangerschaft:
  Hier stellt sich regelmäßig die Frage nach der optimalen perinatalen und postnatalen Behandlung von Kindern betroffener Mütter.

https://doi.org/10.1515/9783110411881-038

38.2 Definition

Hepatitisviren: Unter den Hepatitisviren werden fünf Viren zusammengefasst, die sich primär in der Leber vermehren und dabei eine Hepatitis verursachen. Es sind dies die Hepatitisviren A bis E (siehe Tab. 38.1).

Tab. 38.1: Hepatitisviren.

Virus	Eigenschaften	Inkubationszeit	Therapie/Prävention
HAV	RNA-Virus, Übertragung fäkal-oral; oft asymptomatisch, seltener fieberhafte Erkrankung mit akuter Hepatitis; keine chronischen Verläufe	2–7 Wochen (meist 3 bis 4 Wochen)	symptomatische Behandlung aktive Impfung bei erhöhtem Risiko (z. B. Reisen) und bei chron. Lebererkrankung passive Impfung in Ausnahmefällen möglich
HBV	DNA-Virus, bei Kindern meist vertikale Transmission und chronischer Verlauf, sonst meist durch Intimkontakte/parenteral; häufig lange Phasen immunologischer Toleranz mit hoher Viruslast und geringer Entzündung	6–25 (!) Wochen (im Mittel 8–16 Wochen)	akute Hepatitis: symptomatisch chronische Hepatitis: abhängig von Immunstatus/Erfolgsaussichten (Ziel der Behandlung: Serokonversion von HBe-Ag zu Anti-HBe-Positivität und nur selten erreicht wird die Serokonversion zu Anti-HBs) aktive Impfung immer empfohlen passive Impfung nach Exposition
HCV	RNA-Virus, Übertragung ähnlich der Hepatitis B, Risiko bei Intimkontakten aber geringer; häufiger parenteral; sehr häufig chronischer Verlauf mit höherem Risiko der Entwicklung einer Leberzirrhose und/oder eines HCC	2–24 Wochen (meist 6–9 Wochen)	akute Hepatitis: symptomatisch; ggf. aber auch direkt antivirale Behandlung chronische Hepatitis: direkt antivirale Kombinationstherapie mit dem Ziel der Viruselimination (Zulassungen ab 3 Jahren) Es steht keine Impfung zur Verfügung.
HDV	defektes DNA-Virus; nur in Ko-Existenz mit chronischer HBV-Infektion, wodurch deren Prognose verschlechtert wird Behandlung wie Hepatitis B	4–12 Wochen (bei Superinfektion kürzer als bei Koinfektion)	Bulevirtide (Hepcludex) sog. Entry-Inhibitor hindert HDV (und HBV) am Eindringen in die Zelle und wirkt so virostatisch. Zulassung ab dem Erwachsenenalter; ggf. Anwendung als individueller Heilversuch Impfung gegen Hepatitis B!
HEV	RNA-Virus; sehr ähnlich der Hepatitis A; meist asymptomatisch; selbstlimitierend; chronische Verläufe nur bei Immundefekt	2–9 Wochen	rein symptomatische Therapie nur bei chronischer HEV-Infektion (meist Genotyp 3) ggf. Therapie mit Ribavirin (außerhalb der Zulassung)

Hepatotrope Viren: sind eigentlich „vorzugsweise die Leber betreffende Viren". Der Begriff ist aber recht unscharf definiert, er soll neben den „primären" Hepatitisviren eine sehr heterogene Gruppe von Viren beschreiben, die im Rahmen einer Infektion (unter anderem) auch zu einer Leberaffektion im Sinne einer „Begleithepatitis" führen können. In erster Reihe sind dies das Epstein-Barr-Virus, das Zytomegalie-Virus, Adenoviren, Herpes-simplex-Viren (1 und 2), HHV6 und 8, das Varizella-Zoster-Virus und Coxsackie-Viren. Darüber hinaus gibt es eine Reihe weiterer, (hierzulande) seltener Viren wie z. B. das Masernvirus (!) und Erreger von hämorrhagischem Fieber wie Gelbfieber-, Dengue-, Ebola-Virus.

Akute Virushepatitis: Entzündung des Lebergewebes im Rahmen einer Infektion mit Hepatitisviren. Typischerweise entwickelt sie sich rasch mit ausgeprägtem Anstieg der Transaminasen in wenigen Tagen, häufig gefolgt von einem cholestatischen Ikterus durch eine globale Funktionsstörung der Hepatozyten. In aller Regel selbstlimitierender Verlauf und vollständige Erholung und Normalisierung der Funktion bei Hepatitis A und E, während die Hepatitis B und C in eine chronische Hepatitis übergehen können.

Chronische Virushepatitis: Nachweis der Infektion über mehr als 6 Monate. Kommt nur bei Hepatitis B und C vor. Das Hepatitis-D-Virus kommt ausschließlich gemeinsam mit einer chronischen Hepatitis B vor, da es auf den Replikationsapparat von HBV angewiesen ist.

38.3 Klinik

38.3.1 Allgemeines

Oftmals verlaufen Infektionen mit den Hepatitisviren klinisch stumm oder nur gering symptomatisch. Vor allem die Hepatitis A und E (aber auch B und C) können klinisch als akut fieberhafte Erkrankung (mit Hepatitis) auffallen. Nach einer Infektion mit Hepatitis B oder C entwickelt sich häufig eine chronische Hepatitis mit dem Risiko einer fortschreitenden Leberschädigung mit zunehmender Fibrose bis zur Zirrhose und Organversagen. Mit zunehmender Dauer der Erkrankung und Fibrosegrad steigt das Risiko für ein hepatozelluläres Karzinom (HCC).

38.3.2 Akute Hepatitis

Wenn eine akute Infektion symptomatisch wird, klagen die Patienten oft über unspezifische Symptome mit akutem Krankheitsgefühl/Abgeschlagenheit, evtl. Bauchschmerzen und oder Durchfälle. Teilweise auch mit hohem Fieber und ggf. ab der zweiten Krankheitswoche auch mit einem cholestatischen Ikterus. Bei der Hepatitis A beschreiben die Patienten mit Auftreten des Ikterus oft eine deutliche Besserung des Allgemeinbefindens. Bei akuter Hepatitis B oder C werden oft auch Glieder- oder Gelenkschmerzen berichtet und es können begleitend Exantheme, Vaskulitiden, Nephritiden und Myokarditiden/Perikarditiden auftreten.

38.3.3 Chronische Hepatitis

Sie kommt nur im Rahmen einer Infektion mit HBV oder HCV vor. Oft besteht keinerlei Krankheitsgefühl oder nur eine gering reduzierte Leistungsfähigkeit – bisweilen aber auch ausgeprägte Abgeschlagenheit/Müdigkeit entsprechend einem Fatigue-Syndrom. In nicht wenigen Fällen sind die ersten berichteten Symptome die Folgen der lange bestehenden Lebererkrankung mit Leberfibrose/-zirrhose und portaler Hypertension wie Ikterus, Pruritus oder Leberhautzeichen.

> **Merke:** Jede Hepatitis durch Hepatitisviren (A–E) ist meldepflichtig (Verdacht/Erkrankung/Tod). Das Labor meldet den Nachweis.

38.4 Diagnostik und Therapie

38.4.1 Hepatitis-A-Virus

Das HAV ist ein RNA-Virus und wird fäkal-oral übertragen. Das Risiko einer Ansteckung ist in Deutschland gering und die Mehrzahl der diagnostizierten Fälle wird im Ausland erworben. Relativ häufig betrifft dies Kinder mit Migrationshintergrund, die die Infektion beim Besuch des Heimatlandes bzw. der Familie erwerben.

Im Labor finden sich stark erhöhte Transaminasen und die Zeichen der Cholestase. Ein schwerer Verlauf mit fulminanter Hepatitis ist sehr selten (< 0,1 %) und chronische Verläufe kommen nicht vor [1]. Junge Kinder haben oftmals nur gastrointestinale Symptome und werden nicht ikterisch.

Die Inkubationszeit liegt im Mittel bei 3–4 Wochen und IgM-Antikörper sind in der Regel bereits mit dem Ausbruch der Erkrankung nachweisbar. Daher ist eine diagnostische Lücke sehr unwahrscheinlich und weitere Diagnostik wie PCR-Diagnostik oder der Antigen-Nachweis im Stuhl ist nur in Ausnahmenfällen sinnvoll.

Die Behandlung ist rein symptomatisch und um weitere Ansteckungen zu vermeiden, müssen strikte hygienische Maßnahmen über 2 Wochen nach Beginn der Symptome bzw. bis eine Woche nach Beginn des Ikterus eingehalten werden. Lebertoxische Medikamente (z. B. Valproat) sollten, wenn möglich, pausiert werden.

Eine aktive Impfung (zwei Impfdosen im Abstand von 6–12 Monaten) ist bereits nach dem ersten Lebensjahr zugelassen und für Personen mit erhöhtem Risiko (Reisen oder Kontakt) empfohlen. Außerdem sollten Patienten mit chronischen Lebererkrankungen unabhängig von ihrem Risiko geimpft werden. Da die Impfung bereits 2 Wochen nach der ersten Dosis eine gute Wirksamkeit zeigt, kann sie auch noch kurz vor Reisebeginn verabreicht werden und bei Ausbrüchen sind ggf. Riegelungsimpfungen sinnvoll.

Eine passive Immunisierung ist nur in Ausnahmefällen – ggf. für Säuglinge vor Reisen in Endemiegebiete – sinnvoll [1].

38.4.2 Hepatitis-B-Virus

DNA-Virus, das weltweit verbreitet ist. Etwa ein Drittel der Weltbevölkerung weist serologische Marker einer Infektion auf [1]. Schätzungsweise 350 Millionen Menschen sind chronische Virusträger. Die Übertragung erfolgt insbesondere durch Intimkontakte bzw. parenteral oder als vertikale Transmission durch perinatale Exposition bei infektiöser Mutter. Letztere ist der bei weitem häufigste Infektionsweg bei Kindern.

Die wichtigsten Antigen-Strukturen sind das Oberflächenantigen HBsAg (*surface*) und das im Inneren gelegene HBcAg (*core*). Darüber hinaus gibt es das lösliche Antigen HBeAg (*extractable*), das einem gekürzten HBcAg entspricht und von infizierten Leberzellen sezerniert wird. Durch die weltweite Verbreitung existiert eine große genetische Variabilität. Relevant sind vor allem sogenannte Precore-Mutationen oder auch „HBe-minus-Mutanten", die kein messbares HBeAg (bzw. Mutanten davon) bilden. Trotzdem entwickeln betroffene Patienten Anti-HBe-Antikörper. Diese Mutanten können eine Infektion mit hoher Viruslast trotz negativem Nachweis von HBe-Antigen verursachen.

Typische Phasen der Infektion
Die akute Phase der Infektion. Sie ist gekennzeichnet durch die akute Hepatitis mit hoher Viruslast. HBs-Ag ist meist in den ersten 8 Wochen nachweisbar, kann aber auch sehr rasch eliminiert werden. Anti-HBc-IgM-Antikörper werden rasch nachweisbar und persistieren 2 Wochen bis über 6 Monate.

> **Merke:** Bei fulminanter Hepatitis B kann durch eine rasche Viruselimination der Nachweis von HBsAg, HBeAg und HBV-DNA (PCR) negativ ausfallen. In diesem Fall ist der Nachweis von Anti-HBc-IgM richtungsweisend! [1]

Der Nachweis von HBe-Ag oder HBV-DNA beweist die aktive Infektion. Bei Persistenz über mehr als 8–10 Wochen wird ein chronischer Verlauf wahrscheinlich.

Die chronische Infektion (> 6 Monate). Solange keine Anti-HBe-Ak gefunden werden, bleibt HBe-Ag im Serum positiv und die Viruslast ist meist hoch (*„hochreplikativ"*). Dabei gibt es Phasen relativer Immuntoleranz, in denen kaum aktive Entzündung gefunden wird und entsprechend die Leberwerte (per Definition ist die zweimalige Messung der GPT ausschlaggebend) normal sind. Diese können aber von immunologisch aktiven Phasen mit vermehrter Entzündung und entsprechend erhöhten Leberwerten abgelöst werden.

Die Serokonversion – ein wichtiger Schritt zur Kontrolle der Infektion. Sobald im Rahmen der Immunantwort die Anti-HBe-Ak positiv werden, ist HBe-Ag nicht mehr zu messen und die Viruslast fällt erheblich ab (*„niedrigreplikativ"*). In dieser Phase der sogenannten *Serokonversion* von Anti-HBe-negativ zu Anti-HBe-positiv kommt es oft zu einem transienten (weiteren) Anstieg der Transaminasen, die sich danach meist normalisieren. Eine spontane Serokonversion tritt bei 8–10 % der Kinder pro Jahr ein. Allerdings ist sie nach vertikaler Transmission (in der immuntoleranten Phase ohne erhöhte Transaminasen) und bei Immundefekten bzw. Immunsuppression noch deutlich seltener [1].

Merke: Es muss immer an die Möglichkeit von HBe-Ag-negativen Verläufen durch die oben erwähnten HBe-minus-Mutanten gedacht werden, da diese oft eine anhaltend hohe Viruslast haben und eine raschere Progredienz der Leberschädigung zeigen können.

„Die Heilung". Im Anschluss an die Serokonversion erreichen pro Jahr etwa 0,5 % der Patienten den „nächsten Schritt" von Anti-HBs-negativ zu Anti-HBs-positiv und damit die Viruselimination (HBs-Ag-negativ). Allerdings kann es trotzdem auch nach Jahren noch zu einer Reaktivierung kommen, wenn das Immunsystem beispielsweise im Rahmen einer Chemotherapie erheblich eingeschränkt wird.

Typische Befundkonstellationen der Laborwerte und deren Deutung sind in Tab. 38.2 aufgeführt. Darüber hinaus gibt es seltene und ungewöhnliche Befunde – beispielsweise bei fehlendem Nachweis von HBs-Ag. Im Zweifelsfall sollte daher die Viruslast überprüft werden.

Tab. 38.2: Häufige Konstellationen im Labor.

	akute Infektion	chronische Infektion		Z. n. Infektion (immun)	Z. n. Impfung (immun)
		vor	bzw. nach Serokonversion (anti-HBe)		
HBs-Ag	+	+	+ (> 6 Monate)	−	−
Anti-HBs	−	−	−	+	+ (Ziel > 100 IU/l)
HBe-Ag	+	+ (− bei HBe minus)	−	−	−
Anti-HBe	−	−	+	+/−	−
Anti-HBc	+	+	+	+	−
Anti-HBc (IgM)	+ +	−	−	−	−
HBV-DNA	+	+ (oft hohe Viruslast > 10^4 Kopien/ml)	+ (niedrige Viruslast < 10^4 Kopien/ml)	−	−
Transaminasen	erhöht	normal-erhöht	normal	normal	normal

Therapie

Bei akuter Hepatitis B ist die Behandlung wie bei der Hepatitis A rein symptomatisch und hepatotoxische Medikamente müssen gemieden werden.

Nur bei fulminanter Hepatitis sind ggf. spezifische Behandlungsversuche mit Nukleosid-/Nukleotid-Analoga gerechtfertigt. Die Behandlung sollte wie die einer chronischen Hepatitis B in die Hände eines in der Behandlung erfahrenen Kindergastroenterologen gelegt oder von ihm begleitet werden.

Für die chronische Hepatitis B steht bislang keine Behandlung zur Verfügung, die eine Viruselimination und damit eine definitive Heilung ermöglicht. Das Ziel besteht stattdessen „nur" in der Beschleunigung der Serokonversion von Anti-HBe-negativ zu Anti-HBe-positiv mit der resultierenden Reduktion der Viruslast. Hierdurch kommt es zwar nicht zu einer kompletten Viruselimination/Heilung, jedoch zur Kontrolle der Infektion und zu einer erheblichen Verbesserung der Prognose.

Möglich ist einerseits eine Therapie mit Interferon alpha (pegyliertes Interferon alpha 1 ×/Woche s. c. ab 3 Jahre möglich, aber *off-label!*) und andererseits die Behandlung mit Nukleosid-/Nukleotidanaloga (in Deutschland zugelassen Entecavir ab 2 Jahren und Tenofovir ab 12 Jahren). Lamivudin wurde in der Vergangenheit bei Kindern regelmäßig eingesetzt – ist aber aufgrund der hohen Rate an Resistenzentwicklung obsolet.

Die Erfolgsquote (Serokonversion zu anti-HBe) der üblichen Behandlungen liegt nach jahrelanger Behandlung bei etwa 30–40 % [2,3]. Eine Serokonversion zu anti-HBs wird aber nur sehr selten erreicht. Vorteil der Interferontherapie ist, dass sie langfristig zumindest bei 5–10 % zu einer Anti-HBs-Serokonversion führt. Nachteile sind die oft erheblichen Nebenwirkungen mit grippeähnlichen Symptomen am Folgetag der Infektion und häufigen autoimmunen Phänomenen (Autoimmunthyreoiditis bei ca. 15 %).

> **Merke:** Bei immuntoleranten Patienten (normale Transaminasen!) sollte keine Behandlung erfolgen, da die Aussicht auf einen Erfolg sehr gering ist.

Da der spontane Verlauf der Erkrankung in den ersten beiden Lebensjahrzehnten oft gutartig ist, muss also die Indikation für eine mögliche Behandlung gegen mögliche Nebenwirkungen abgewogen werden. Insbesondere die wöchentlichen Injektionen des pegylierten Interferon alpha sind durch häufig auftretende grippeähnliche Symptome am Folgetag und zusätzlich notwendige Kontrollen recht belastend.

Prophylaxe/Umgebung

Wichtig: Persönliche Hygiene. Sorgfältige Aufklärung. Immunisierung von engem Umfeld (Familie und Partnern). Gemeinschaftseinrichtungen können in der Regel besucht werden. Wichtig ist die übliche aktive Immunisierung gegen Hepatitis B im Umfeld, die von der betroffenen Einrichtung ggf. explizit erneut empfohlen werden sollte. Dabei sollte auf die Gefahr der Stigmatisierung des Patienten geachtet werden und der Name sollte auf keinen Fall genannt werden.

Neugeborene von Hepatitis-B-positiven Müttern werden innerhalb von 12 Stunden nach Geburt aktiv und passiv geimpft.

Eine passive Immunisierung ist auch nach Inokulation von virushaltigem Material (Nadelstichverletzung o. Ä.) sowohl bei Ungeimpften als auch bei unsicherem oder nicht zu klärendem Immunstatus (Anti-HBs < 10 IU/l) spätestens nach 48 h indiziert.

38.4.3 Hepatitis-C-Virus

RNA-Virus (Gruppe der Flaviviren) mit hoher Mutationsrate. Es gibt sechs Genotypen mit mehreren Untertypen. Hierzulande sind die Typen Ia und Ib am häufigsten (zusammen 75 %), außerdem Typ 2 und 3. Bei Patienten aus Ägypten/Nordafrika ist der Typ 4 besonders häufig.

Übertragung vorwiegend über kontaminierte Spritzenbestecke (i. v. Drogen) seltener durch Sexualkontakte. Auch wenn die Prävalenz hierzulande niedrig ist

(< 0,4 %) nimmt sie weltweit zu und Schätzungen gehen von 200 Millionen Infizierten weltweit aus [4].

Wie bei der Hepatitis B ist bei Kindern die vertikale Übertragung der häufigste Infektionsweg. Die Übertragungsrate von der Mutter auf das Kind liegt bei 5–6 % und ist von der Viruslast der Mutter abhängig. Der Entbindungsmodus scheint keinen relevanten Einfluss zu haben.

Die überwiegende Mehrzahl infizierter Erwachsener und auch Kinder entwickeln eine chronische Infektion (60–80 %). Bei vertikaler Transmission eliminieren 25–40 % der Kinder das Virus innerhalb der ersten beiden Lebensjahre und weitere 6–12 % bis zum 18. Lebensjahr [5].

Bei chronischem Verlauf entwickeln etwa 10 bis 20 % der betroffenen Erwachsenen eine Leberzirrhose und davon wiederum entwickeln 7 % ein hepatozelluläres Karzinom (HCC) [4]. Betroffene Kinder haben meist nur milde entzündliche Aktivität und entwickeln allenfalls eine geringgradige Fibrose – allerdings zeigen 4 % auch eine schwere Hepatitis und bei 2–12 % entwickelt sich eine hochgradige Fibrose bzw. Zirrhose [5]. Und auch wenn die Entwicklung eines HCC im Kindes- und Jugendalter eine Seltenheit ist, muss davon ausgegangen werden, dass das Risiko mit zunehmender Krankheitsdauer bereits im jungen Erwachsenenalter deutlich zunimmt.

Die Diagnose der aktiven Infektion wird durch Nachweis von Anti-HCV-Antikörpern und dem Nachweis von HCV-RNA im Serum gestellt. Die Antikörper werden 6–8 Wochen nach Infektion positiv und sind bereits bei ersten Symptomen nachweisbar (Inkubationszeit ca. 8 Wochen).

Obwohl die Bestimmung des Genotyps für die initiale Therapieentscheidung oftmals nicht mehr notwendig ist, ist sie weiterhin üblich.

Die Transaminasen können auch bei aktiver Infektion normal sein.

Kinder infizierter Mütter haben bis zu 12 Monate einen Anti-HCV-Leihtiter durch mütterliche Antikörper. Ab dem 18. Monat ist bei positivem Anti-HCV sicher von eigenen Antikörpern und damit von einer Infektion auszugehen. Ab dem dritten Lebensmonat kann der Nachweis von HCV-RNA die Infektion nachweisen.

Infizierte Kinder sollten bis zur definitiven Viruselimination jährlich auf die Viruslast, die Aktivität der Hepatitis, die Leberfunktion und auf Hinweise einer zunehmenden Leberfibrose (Sonographie, Elastographie) untersucht werden.

Therapie

Die Behandlung der Hepatitis C hat in den letzten Jahren große Veränderungen durchgemacht und die Einführung von Kombinationstherapien mit direkt antiviral wirkenden Medikamenten (*direct acting antiviral drugs* – DAAD) bedeuten einen Quantensprung, der eine Heilung in fast allen Fällen möglich macht. Allerdings stellt die Behandlung von Patienten mit einer Leberzirrhose und mit bestimmten Genotypen (Typ 3 bzw. nicht klassifizierbare Genotypen) weiterhin eine Herausforderung dar.

Inzwischen gibt es zunehmend Studiendaten und zugelassene Behandlungen für das Kindes- und Jugendalter [6], wobei davon auszugehen ist, dass die derzeit teilweise noch vorsichtig formulierten Empfehlungen in den nächsten Jahren noch angepasst werden. Eine aktuelle Übersicht mit dem Stand Frühjahr 2021 findet sich in Tab. 38.3. Während in den letzten Jahren (als die einzige zugelassene Therapie noch die Behandlung mit Interferon alpha und Ribavirin war) die Behandlung in Erwartung der besseren Regime oftmals vertagt wurde, sollte die Behandlung inzwischen nicht mehr herausgezögert werden. Dabei wird in der Leitlinie explizit darauf hingewiesen, dass die Behandlung in die Hände eines mit der Therapie vertrauten Kinder-Gastroenterologen gehört.

Die akute Hepatitis C wird ggf. rein symptomatische behandelt und vor allem innerhalb der ersten 3 Monate nach Infektion ist eine spontane Ausheilung möglich. Nur in seltenen Fällen, beispielsweise bei ausgeprägter Symptomatik, extrahepatischen Manifestationen oder Komorbiditäten und ggf. auch mit dem Ziel der rascheren Arbeitsfähigkeit nach Nadelstichverletzungen, kann auch eine frühe Therapie der akuten Hepatitis C sinnvoll sein.

Bei Persistenz der Virämie über mehr als 6 Monate sollte abhängig von Genotyp und Alter eine Behandlung mit direkt antiviral wirksamen Medikamenten erfolgen.

Die bis vor wenigen Jahren übliche Anwendung von Interferon alpha (in Kombination mit Ribavirin) ist inzwischen obsolet.

Tab. 38.3: Aktuelle Therapieregime für Kinder/Jugendliche sind [6].

Behandlungsregime	Indikation/Therapiedauer	Zugelassen ab [Jahre]
Ribavirin + Sofosbuvir	Genotyp 2 bzw. 3/12 bzw. 24 Wochen	ab 3
Ledipasvir + Sofosbuvir	Genotyp 1/12 Wochen	ab 3
Sofosbuvir + Velpatasvir	alle Genotypen/12 Wochen	ab 6
Glecaprevir + Pibrentasvir	alle Genotypen/8 Wochen	ab 12

Prophylaxe/Umgebung

Eine Impfung steht nicht zur Verfügung. Wichtig ist die Aufklärung der Patienten über persönliche Hygiene. Insbesondere Gegenstände, die mit Blut in Berührung kommen können, wie Zahnbürste, Rasierer etc. dürfen nicht geteilt werden. Gemeinschaftseinrichtungen dürfen uneingeschränkt besucht werden.

Das Risiko einer Übertragung durch Stillen scheint gering und so soll nur bei Verletzungen/Entzündungen der Brust darauf verzichtet werden.

38.4.4 Hepatitis-D-Virus

Defektes RNA-Virus, das ausschließlich zusammen mit einer HBV-Infektion vorkommt, da es sich nur mit Hilfe dessen Replikationsapparates vermehren kann. Es sind hierzulande höchstens 2–3 % der chronischen HBV-Träger betroffen. Klinisch kann sich die Infektion sowohl als eine akute als auch eine chronische Hepatitis präsentieren und führt dann zu einem ungünstigeren Verlauf und ohne Behandlung ist die Prognose gegenüber der chronischen Hepatitis B erheblich schlechter.

Die Diagnose wird durch Nachweis von Anti-HDV-Antikörpern gestellt und seit kurzem steht für das Erwachsenenalter eine virostatische Behandlung mit Bulevirtide (Hepcludex®) zur Verfügung. Aufgrund der ungünstigen Prognose scheint es auch bei Kindern/Jugendlichen angebracht, trotz fehlender Daten einen individuellen Behandlungsversuch zu erwägen.

Da es keine Impfung gegen HDV gibt, besteht die beste Prävention in der Vorbeugung einer HBV-Infektion durch die übliche Impfung (siehe oben).

38.4.5 Hepatitis E Virus

Das HEV hat viele Ähnlichkeiten zum HAV. Es ist ebenfalls ein RNA-Virus und der häufigste Übertragungsweg ist fäkal-oral – hierzulande meist über infiziertes und nicht ausreichend durchgegartes Schweinefleisch. Die Inkubationszeit wird mit 15–60 Tagen angegeben [1]. Die Infektion verläuft in den allermeisten Fällen asymptomatisch und bleibt entsprechend unerkannt. Die Serumprävalenz liegt immerhin bei 17 %. Selten verursacht sie ein akutes Krankheitsbild ähnlich der Hepatitis A mit teilweise aber lange anhaltendem hohem Fieber und akuter Hepatitis, die selten auch fulminant (bis zum Leberversagen) verlaufen kann. In der Regel ist der Verlauf selbstlimitierend und chronische Infektionen kommen nur im Falle eines Immundefektes/Immunsuppression vor. Bei Infektion in der Schwangerschaft sind schwere Verläufe möglicherweise häufiger.

Eine kausale Therapie steht nicht zur Verfügung und die Behandlung ist rein symptomatisch. Im Falle eines chronischen Verlaufs (bei immunsupprimiertem Patienten) ist eine Behandlung mit Ribavirin außerhalb der Zulassung möglich [7]. Um Infektionen im Umfeld zu vermeiden, müssen strenge hygienische Maßnahmen eingehalten werden und der Besuch von Gemeinschaftseinrichtungen erfolgt erst wieder nach Maßgabe des Gesundheitsamtes.

Take-Home-Message und „aus der täglichen Praxis"

Virusinfektionen sind lediglich eine unter vielen möglichen Ursachen für eine Hepatitis und häufiger als die Hepatitisviren sind ursächlich Infektionen aus der Gruppe der hepatotropen Viren, die eine selbstlimitierende Begleithepatitis auslösen können.

Infektionen mit Hepatitisviren sind (bei Verdacht und beim Nachweis) meldepflichtig. Betroffene müssen über mögliche Infektionswege und über die Verhinderung von Ansteckungen aufgeklärt werden. Gleichzeitig müssen aber Kinder und Jugendliche (ebenso wie erwachsene Patienten) mit chronischer Hepatitis B oder C vor einer Stigmatisierung im sozialen Umfeld geschützt werden.

Hepatitis A:
- wichtige Differentialdiagnose bei der akuten Hepatitis mit gastrointestinalen Symptomen, hohen Transaminasen und im Verlauf Ikterus – insbesondere, wenn eine Reiseanamnese zu einem Hochprävalenzland besteht
- verläuft selbstlimitierend
- Verhinderung von Ausbreitung der fäkal-oral übertragbaren Erkrankung (besonders an gefährdete andere Menschen wie solche mit Immunsuppression) ist vorrangig.

Hepatitis B:
- Durch konsequente Impfung meist zu verhindern. Kinder von erkrankten Müttern erhalten direkt nach der Geburt eine aktive und passive Simultanimpfung.
- Chronische Verläufe mit dem Risiko einer fortschreitenden Lebererkrankung bzw. dem Risiko eines HCC sind vor allem nach horizontaler Transmission oder bei eingeschränkter Immunantwort (auch bei chronischer Niereninsuffizienz) häufig.
- Akute Verläufe bei älteren Kindern und Erwachsenen führen hingegen seltener zu einem chronischen Verlauf.
- Die zur Verfügung stehenden Behandlungen erreichen leider keine Heilung im Sinne der Viruselimination. Das mittelfristige Behandlungsziel der chronischen HBV-Infektion kann daher bislang nur die Serokonversion von Anti-HBe-negativ zu Anti-HBe-positiv sein. Hierdurch wird die Infektion aus einer hochreplikativen Phase in eine niedrigreplikative Phase überführt, wodurch die Prognose erheblich verbessert wird.

Hepatitis C:
- Die frühere „Non-A-Non-B-Hepatitis" war bis vor kurzem ohne die Möglichkeit einer Impfung und mit nebenwirkungsreichen Therapien ein nicht befriedigend gelöstes Problem der (Kinder-)Gastroenterologie.
- Betroffen waren besonders Kinder, deren Mütter (häufig) oder die Kinder selbst (selten) verunreinigte Blutprodukte erhalten haben oder über Nadelstiche (z. B. i.v. Drogenkonsum) infiziert wurden.
- Durch die Entwicklung der DAAD (*direct antiviral acting drugs*) steht seit kurzem eine zwar kostenintensive, aber hocheffiziente Therapie der Erkrankung zur Verfügung.

Hepatitis D:
- tritt nur in Zusammenhang mit einer Hepatitis B und dabei lediglich in 2–3 % der Fälle auf
- sorgt für eine verschlechterte Prognose der Hepatitis B
- Seit kurzem steht eine zugelassene virostatische Therapie (Bulevirtid, für das Erwachsenenalter) zur Verfügung.

Hepatitis E:
- ähnelt der Hepatitis A (ebenfalls fäkal-oral übertragen, Klinik)
- hierzulande meist durch nicht ausreichend gegartes Schweinefleisch übertragen
- Patienten mit Immundefekten (und möglicherweise auch Schwangere) haben ein höheres Risiko für schwere bzw. chronische Verläufe. In diesen Fällen ist ein Behandlungsversuch mit Ribavirin zu erwägen.

Literatur

[1] Wirth S, Gerner P, Henneke P, Lang T und Wintermeyer P. Hepatitisinfektionen. In: Berner R, Bialek R, Forster J et al. (Hrsg.) DGPI Handbuch. 7., vollständig überarbeitete Auflage. Stuttgart: Thieme; 2018. doi:10.1055/b-006-160379.

[2] Jonas MM, Lok ASF, Mcmahon BJ, et al. Antiviral therapy in management of chronic hepatitis B viral infection in children: A systematic review and meta-analysis. Hepatology. 2016;63:307–318

[3] Jonas MM, Chang MH, Sokal E, et al. Randomized, controlled trial of entecavir versus placebo in children with hepatitis B envelope antigen-positive chronic hepatitis B. Hepatology. 2016;63:377–387.

[4] El-Shabrawi MH, Kamal NM. Burden of pediatric hepatitis C. World J Gastroenterol. 2013;19 (44):7880–7888. doi: 10.3748/wjg.v19.i44.7880. PMID: 24307782; PMCID: PMC3848136.

[5] Leung DH, Squires JE, Jhaveri R, et al. Hepatitis C in 2020: A North American Society for Pediatric Gastroenterology, Hepatology and Nutrition Position Paper. JPGN. 2020;71:407–417.

[6] Kim NG, Kullar R, Khalil H, Saab S. Meeting the WHO hepatitis C virus elimination goal: Review of treatment in paediatrics. J Viral Hepat. 2020;27(8):762–769. doi: 10.1111/jvh.13317. Epub 2020 May 25. PMID: 32386099.

[7] Khuroo MS, Khuroo MS, Khuroo NS. Hepatitis E: Discovery, global impact, control and cure. World J Gastroenterol. 2016;22(31):7030–7045. doi: 10.3748/wjg.v22.i31.7030. PMID: 27610014; PMCID: PMC4988308.

39 Angeborene Erkrankungen der Gallenwege und Gallengangatresie

39.1 Einleitung

Die wichtigsten angeborenen Fehlbildungen der Gallenwege lassen sich grob in drei Gruppen einteilen: Die Gruppe der zystischen Erkrankungen der Gallenwege (sog. Choledochuszysten), die Gruppe der fibrozystischen Erkrankungen der Leber und die intrahepatische Gallenganghypoplasie. Im weiteren Sinne kann auch die Gallengangatresie in diese Gruppe eingeordnet werden, wenngleich pathophysiologisch eher ein neonatal beginnender Degenerationsprozess der Gallenwege als eine angeborene Erkrankung führend ist. Allerdings scheint es zumindest eine gewisse Überlappung zu geben, denn bei etwa jedem fünften Kind mit einer Gallengangatresie finden sich histologisch auch Zeichen einer embryonalen Differenzierungsstörung der Gallenwege (sog. Duktalplattenmalformation), die insbesondere für die fibrozystischen Lebererkrankungen charakteristisch ist. Auch ist eine Kombination von Choledochuszysten mit fibrozystischen Lebererkrankungen möglich (Caroli-Syndrom).

Ein weiteres im Alltag vergleichsweise häufiges Phänomen, das wir hier zuordnen möchten, sind einfache Leberzysten (auch „sporadische [solitäre] Leberzysten"), die oftmals als Zufallsbefund auffallen oder auch Schmerzen verursachen können, wenn sie einbluten. Sie haben in der Regel keinen erkennbaren Anschluss an die Gallenwege und können sich aus unterschiedlichen Vorläufergeweben – oftmals aus Keimen des Gallegangepithels – entwickeln [1].

Im folgenden Kapitel werden also die fünf oben genannten Krankheitsbilder besprochen.

1. Gallengangatresie
2. fibrozystische Erkrankungen der Leber
3. intrahepatische Gallenganghypoplasie
4. Choledochuszysten
5. einfache Leberzysten

39.2 Definition

Gallengangatresie (früher extrahepatische G., EHBA, EHGA): Mit einer Häufigkeit von 1:15.000 bei Kaukasiern seltene Erkrankung der Gallenwege, bei der es meist in den ersten Lebenswochen, in einigen Fällen aber bereits pränatal zu einer entzündlichen Degeneration mit Obliteration und Fibrosierung der großen Gallenwege kommt. Dies führt zu einer schweren Cholestase und unbehandelt zur biliären Zirrhose mit terminaler Leberinsuffizienz innerhalb des ersten Lebensjahres.

https://doi.org/10.1515/9783110411881-039

Intrahepatische Gallenganghypoplasie: auch *paucity of bile ducts* oder angeborene Duktopenie. Durch Rarefizierung der kleinen Gallengangstrukturen entwickelt sich eine cholestatische Hepatopathie. Meist ist sie Teil des Alagille-Syndroms (= syndromatische Gallenganghypoplasie) – seltener tritt sie unabhängig davon auf.

Fibrozystische Erkrankungen der Leber: Erkrankungen, die durch eine embryonale Entwicklungsstörung der Gallenwege charakterisiert sind. Ursächlich ist eine Störung der Zilienfunktion. Sie werden in die Gruppe der kongenitalen Leberfibrose und damit assoziierte Erkrankungen und die Gruppe der polyzystischen Lebererkrankungen (ADPKD und ADPLD) eingeteilt. Eine weitere Gruppe der fibrozystischen Erkrankungen der Leber ist die HNF1-Beta-assoziierte Hepatopathie. Hier finden sich meist familiär gehäuft kleine Zysten im Bereich der Nierenrinde.

Kongenitale Leberfibrose: Sie ist die Folge einer Störung in der frühen embryonalen Entwicklung der Gallenwege (ca. 4. Woche). Histologisch ist diese gekennzeichnet durch die Duktalplattenmalformation. Sie ist meist mit anderen Erkrankungen assoziiert (ARPKD, Caroli-Syndrom und verschiedene seltene Fehlbildungssyndrome), kommt aber auch isoliert vor.

Autosomal-rezessive polyzystische Nierenerkrankung (ARPKD): seltene genetisch determinierte Erkrankung mit polyzystischer Erkrankung von Nieren und begleitender Leberfibrose. Histologisch zeigt sich eine Fibrose der Portalfelder und dysplastische Gallengangstrukturen. Die Inzidenz liegt bei ca. 1:20.000. Klinische Manifestation mit teilweise extrem vergrößerten Nieren, Hepatomegalie und eingeschränkter Nierenfunktion bereits im Säuglingsalter.

Autosomal-dominante polyzystische Nierenerkrankung (ADPKD): mit einer Inzidenz von 1:500 bis 1:1.000 relativ häufige genetisch determinierte Erkrankung mit Zysten von Nieren, Leber und anderen Organen (z. B. Milz, Pankreas, Schilddrüse, Ovarien, Hoden). Die Zysten entwickeln sich langsam und die Erkrankung manifestiert sich meist erst im höheren Erwachsenenalter mit zunehmender Niereninsuffizienz.

Autosomal-dominante polyzystische Lebererkrankung (ADPLD): sehr seltene isoliert die Leber betreffende polyzystische Erkrankung mit multiplen subkapsulär gelegenen Zysten.

Gallengangzysten = Choledochuszysten: angeborene Fehlbildungen mit zystischen Erweiterungen der großen Gallenwege, die sowohl die intra- als auch die extrahepatischen Gallenwege betreffen können. Sie entstehen durch eine embryonale Entwicklungsstörung der Gangstrukturen und gehen mit einem teilweise erheblichen Entartungsrisiko einher, das abhängig vom Typ variiert. Abhängig von Lokalisation

und Morphe werden sie entsprechend der sogenannten Todani-Klassifikation eingeteilt (siehe Abb. 39.2).

Caroli-Krankheit: auch als „einfache Form der Carolizysten" bezeichnet. Sie entspricht dem Befund der Gallengangszysten Typ V nach Todani. Sie ist gekennzeichnet durch multifokale sackförmige, fingerförmige oder perlschnurartige Aufweitun-
gen intrahepatischer Gallenwege ohne begleitende kongenitale Leberfibrose.

Caroli-Syndrom: auch „fibroseassoziierte Form der Carolizysten", die in Kombination mit einer Duktalplattenmalformation im Sinne einer kongenitalen Leberfibrose
auftreten.

Von-Meyenburg-Komplex: subkapsulär gelegene 0,1–1 cm große Hamartome der
Leber, die auf der Basis einer Entwicklungsstörung der Gallengänge entstehen. Sie
können Ausgangspunkt für die Entwicklung von Zysten sein – haben ansonsten aber
in aller Regel keinen Krankheitswert. Sie müssen jedoch ggf. gegen primäre Lebertumore oder Metastasen abgegrenzt werden.

39.3 Gallengangatresie

39.3.1 Allgemeines, Pathogenese, syndromale Form

Die Gallengangatresie ist über einen segmentalen oder auch kompletten Verschluss
der extrahepatischen Anteile der Gallenwege definiert und wurde über lange Zeit entsprechend als extrahepatische Gallengangatresie bezeichnet. Da die Erkrankung
aber auch die intrahepatischen Gallenwege in unterschiedlichem Ausmaß betrifft,
wurde diese Bezeichnung verlassen. Ätiologie und Pathophysiologie sind weitgehend unklar, wobei davon ausgegangen wird, dass durch einen unbekannten Stimulus kurz vor oder nach der Geburt eine Immunreaktion angestoßen wird, die zu
einer entzündlichen Degeneration der Gallenwege und dem unwiederbringlichen
Verschluss führt.

In etwa 10 % der Fälle tritt die Gallengangatresie gemeinsam mit sogenannten
Lateralisationsdefekten (Heterotaxien) auf, beispielsweise einem Situs inversus, einer Polysplenie, einer Malrotation oder Gefäßfehlbildungen (insbes. Aplasie der
V. cava inferior) [2] (syndromale Gallengangatresie). Bei jedem fünften Kind finden
sich Zeichen einer Duktalplattenmalformation, was ebenso auf eine gestörte Zilienfunktion während der Embryonalentwicklung hinweisen kann [1]. Auch Assoziationen mit meist leberhilusnahen Gallengangzysten ist möglich (zystische Gallengangatresie). Gelegentlich kommen auch Assoziationen mit anderen Fehlbildungen wie
z. B. Analatresie, Fehlbildungen des Harntraktes vor.

39.3.2 Klinik

Die betroffenen Kinder sind bei Geburt meist eutroph und zeigen zunächst keine Anzeichen der Lebererkrankung. Nur wenige Kinder fallen durch begleitende Fehlbildungen oder bereits früh entfärbte Stühle und eine sich rasch entwickelnde Cholestase auf. Bei der Mehrzahl der Patienten treten erst nach Tagen bis wenigen Wochen zunehmend acholische Stühle und eine mäßig ausgeprägte direkte Hyperbilirubinämie auf. Eine Manifestation im Rahmen einer Vitamin-K-Mangelblutung ist möglich (meist Hirnblutung, rektale Blutung oder Hämatom nach Impfung).

Merke: Gefürchtet ist die Vitamin-K-Mangelblutung (meist als Hirn-, teilweise auch als Darmblutung) infolge einer gestörten Resorption der fettlöslichen Vitamine.

39.3.3 Diagnostik

Der diagnostische Weg wird ausführlich in Kap. 14 beschrieben (siehe dort).

39.3.4 Therapie

Nach möglichst früher Diagnosestellung erfolgt umgehend die Portoenterostomie nach Kasai (siehe Abb. 39.1). Der Erfolg ist insbesondere vom Zeitpunkt der Operation und von der Expertise des Operateurs abhängig. Im günstigen Fall kommt es zur Normalisierung der Cholestaseparameter bis spätestens 3 Monate nach der Operation. Wird dieses Ziel nicht erreicht, so ist ein ungünstiger Verlauf mit zunehmender Leberinsuffizienz und der Notwendigkeit einer frühen Lebertransplantation sehr wahrscheinlich. Aber auch nach erfolgreicher Operation sollten die Patienten an ein Transplantationszentrum angebunden bleiben, da in der überwiegenden Mehrzahl der Fälle aufgrund einer fortschreitenden Leberfibrose eine Transplantation noch vor dem Erreichen des Erwachsenenalters notwendig wird.

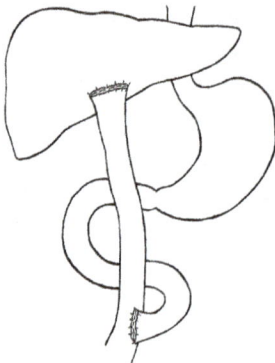

Abb. 39.1: Portoenterostomie nach Kasai.

39.4 Fibrozystische Erkrankungen der Leber

39.4.1 Allgemeines, Überblick der Erkrankungen

Als fibrozystische Lebererkrankungen wird eine Gruppe von Erkrankungen zusammengefasst, die als gemeinsames Merkmal histologisch eine Duktalplattenmalformation zeigen. Ursächlich sind verschiedene sogenannte Ziliopathien, also genetisch determinierte Erkrankungen, denen eine gestörte Funktion des Zilienapparates zugrunde liegt. Die normale Funktion der Zilien ist unter anderem essenziell für die embryonale Entwicklung und Differenzierung von Geweben. In der Mehrheit der Fälle sind daher auch andere Organe, allen voran die Nieren, von der fibrozystischen Entwicklungsstörung betroffen.

In diesem Zusammenhang sind die beiden wichtigsten Lebererkrankungen einerseits die kongenitale Leberfibrose, die selten isoliert, meist jedoch im Zusammenhang mit assoziierten Erkrankungen (Caroli-Syndrom, ARPKD, Nephronophthise u. a., siehe Tab. 39.1) auftritt, und andererseits die polyzystischen Lebererkrankungen im Rahmen der ADPKD oder selten als eigenständige Erkrankung (sog. autosomal rezessive polyzystische Lebererkrankung ADPLD) [3]. Tab. 39.1 gibt einen Überblick über die Krankheitsbilder, wobei zwischen den Erkrankungen teilweise Überlappungen möglich sind (z. B. nicht selten bei Patienten mit ARPKD und Caroli-Syndrom oder Patienten mit kongenitaler Leberfibrose und ADPKD).

Tab. 39.1: Fibrozystische Erkrankungen der Leber.

kongenitale Leberfibrose (KL)				polyzystische Lebererkrankungen	
isolierte KL	KL bei ARPKD	KL bei Caroli-Syndrom	KL im Rahmen anderer Erkrankungen	ADPKD	ADPLD
Die Zysten entsprechen (nicht obstruierenden) zystischen Aufweitungen der Gallenwege.				Leberzysten entstehen aus Mikrohamartomen (Von-Meyen-burg-Komplexen), entwickeln sich langsam, liegen subkapsulär und haben keinen erkennbaren Anschluss an das Gallenwegssystem mehr.	
	PKHD1-Gen		(Nephronophthise; ADPKD, HNF1β, Joubert Syndrom, COACH-Syndrom, Meckel-Syndrom Typ I, Ivemark-Syndrom Typ I, Bardet-Biedl-Syndrom; u. a.)	PKD1-Gen PKD2-Gen	PRKCSH-Gen SEC63-Gen u. a.

ARPKD: autosomal rezessive polyzystische Nierenerkrankung; ADPKD: autosomal dominante polyzystische Nierenerkrankung; ADPLD: autosomal dominante polyzystische Lebererkrankung.

Das histologische Bild der kongenitalen Leberfibrose wurde früher auch als „cholangiodysplastische Pseudozirrhose" beschrieben und ist gekennzeichnet durch die gestörte embryonale Entwicklung der interlobulären Gangstrukturen (Duktalplattenmalformation). Die Portalfelder sind im Sinne einer periportalen Fibrose ohne Zeichen einer Entzündung bindegewebig verbreitert und zeigen ungewöhnlich gestaltete teilweise sehr schmale, teilweise mehr oder weniger erweiterte und unreife Gangstrukturen [1].

39.4.2 Klinik

Die Klinik ist abhängig von der Ausprägung des Befundes sehr variabel. Einige Patienten mit ARPKD beispielsweise entwickeln kaum Symptome der Lebererkrankung. Oftmals ist aber die Fibrose im Verlauf zunehmend und entsprechend fallen Patienten dann in der Regel mit einer portalen Hypertension mit Splenomegalie, Umgehungskreisläufen bzw. Ösophagusvarizen auf, während Synthese und Entgiftung meist lange unbeeinträchtigt sind [4]. Es besteht ein erhöhtes Risiko für bakterielle Cholangitiden, die schwer zu behandeln sein können.

Die polyzystischen Erkrankungen der Leber zeigen meist eine langsame Progredienz und bleiben lange asymptomatisch. Bei einem Teil der Patienten sind subkapsuläre Leberzysten aber bereits im Jugendalter zu finden. Die Zysten können im Einzelfall sehr groß werden und dann auch verdrängend wirken.

39.4.3 Diagnostik

Bei typischen Befunden kann die Diagnose beispielsweise bei der ARPKD oder dem Caroli-Syndrom bereits durch die Sonographie vermutet werden. Ggf. kann eine Leberbiopsie notwendig sein – wie meist auch bei der isolierten kongenitalen Leberfibrose. Bei konkretem Verdacht erfolgt üblicherweise auch gezielte genetische Diagnostik während für unklare Fälle eine Genomsequenzierung oder Paneldiagnostik erwogen werden kann.

39.4.4 Therapie

Eine kausale Therapie existiert nicht. Im Verlauf sollten regelmäßige Kontrollen erfolgen, um eine mögliche Progredienz zu erkennen (siehe Kap. 34).

39.5 Intrahepatische Gallenganghypoplasie/Alagille-Syndrom

39.5.1 Allgemeines, Beschreibung der Erkrankungen

Die intrahepatische Gallenganghypoplasie ist histologisch durch rarefizierte intrahepatische Gallengänge gekennzeichnet. Dabei finden sich in weniger als der Hälfte der angeschnittenen Portalfelder Gallengangstrukuren; der Pathologe spricht in diesem Fall von einer Duktopenie. Zum Vergleich: Das normale Verhältnis von Gallenwegen zu Portalfeldern liegt bei 0,9–1,8 : 1 [5]. Funktionell führt die Duktopenie zu einem gestörten Abfluss der Galle. In der Mehrzahl der Fälle tritt sie im Rahmen eines Alagille-Syndroms auf, seltener aber auch isoliert. Die Pathogenese ist weitgehend unklar und morphologisch gibt es Überschneidungen mit dem sogenannten *vanishing bile duct syndrome*. Letzteres tritt unter anderem als Folge einer Entzündung (z. B. medikamententoxisch oder im Rahmen einer *Graft-versus-Host*-Reaktion) auf. Das Alagille-Syndrom ist eine seltene autosomal dominant vererbte Erkrankung, die durch Mutationen im JAG1-Gen oder selten auch im NOTCH2-Gen entsteht. Die Inzidenz wird mit etwa 3 pro 100.000 angegeben [6].

39.5.2 Klinik

Als Folge der Gallenganghypoplasie manifestiert sich eine mehr oder weniger ausgeprägte cholestatische Hepatopathie. Im Falle der nicht-syndromalen Form fehlen weitere Auffälligkeiten während Patienten mit Alagille-Syndrom eine ganze Reihe weiterer typischer Befunde zeigen können. Das klinische Bild ist aber sehr variabel und die unterschiedliche Penetranz kann auch innerhalb betroffener Familien dazu führen, dass einzelne Patienten klinisch kaum auffällig sind, während andere alle Stigmata tragen und eine cholestatische Lebererkrankung mit rasch fortschreitendem bindegewebigem Umbau entwickeln. Die Mehrzahl der Patienten wird bereits im ersten Lebensjahr klinisch auffällig.

Typische Aspekte des Alagille-Syndroms sind [6]:
- eine typische Facies: Eine prominente breite Stirn, weit auseinanderstehende eher tiefsitzende Augen und ein spitzes schmales Kinn geben dem Gesicht ein „dreieckiges" Aussehen (70–98 % der Fälle) (siehe auch Abb. 14.2).
- eine cholestatische Hepatopathie aufgrund der Gallenganghypoplasie mit ausgeprägtem Pruritus (75–100 % der Fälle)
- eine periphere Pulmonalstenose (selten andere Herzvitien) (26–73 % der Fälle)
- ein Embryotoxon posterius (in der Fundoskopie erkennbar – Hemmungsfehlbildung des Schwalbe'schen Rings) (56–95 % der Fälle)
- Wirbelkörpersegmentationsstörungen, z. B. Schmetterlingswirbel oder seltener auch Skelett-Fehlbildungen der Extremitäten (33–87 % der Fälle)

- Erkrankungen/Fehlbildungen von Nieren und ableitenden Harnwegen
- eine Gedeihstörung – oft bereits mit geringem Geburtsgewicht
- Xanthome
- zerebrale Gefäßanomalien und ein hohes Risiko für zerebrale Blutungen und andere Gefäßkomplikationen (auch nach LTX)
- milde mentale Retardierung

Gefürchtet sind Hirnblutungen als Komplikation von Gefäßaneurysmata.

39.5.3 Diagnostik

Bei Verdacht auf ein Alagille-Syndrom sollten neben der Untersuchung der Leber auch eine Echokardiographie, ein Röntgenbild der Wirbelsäule, ein augenärztliches Konsil, eine Sonographie von Nieren und Harnwegen und eine genetische Diagnostik (primär JAG1-Gen – ggf. zusätzlich NOTCH2-Gen) erfolgen. Zudem kann eine Bildgebung (MR-Angiographie) der intrakraniellen Gefäße erwogen werden.

39.5.4 Therapie

Im Vordergrund steht die symptomatische Behandlung der Cholestase und die Vermeidung von Gedeihstörung und Vitaminmangel (siehe Kap. 34). Der Juckreiz kann dabei sehr ausgeprägt und schwer zu behandeln sein. Beim Versagen medikamentöser Therapien kann eine partielle biliäre Diversion erwogen werden [7].

39.6 Choledochuszysten

39.6.1 Allgemeines, Einteilung

Angeborene Fehlbildungen mit zystischen Erweiterungen der Gallenwege, die sowohl die intrahepatischen als auch die extrahepatischen Gallenwege betreffen können. Sie entstehen durch eine embryonale Entwicklungsstörung der Gangstrukturen und sind Präkanzerosen – gehen also mit einem Entartungsrisiko einher. Die Inzidenz liegt bei etwa 1:100.000 und das weibliche Geschlecht ist ca. 4 × häufiger betroffen.

Die Gallenwegzysten werden abhängig von Lokalisation und Morphe entsprechend der Einteilung nach Todani in fünf verschiedene Typen eingeteilt (siehe Abb. 39.2).

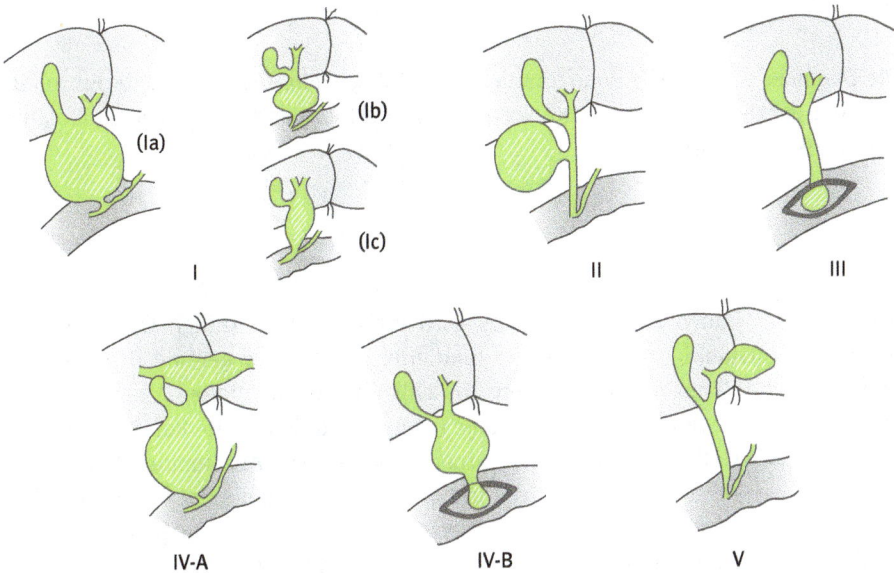

Abb. 39.2: Einteilung der Choledochuszysten nach Todani.

Die Typen I und IV sind die häufigsten und machen zusammen fast 90 % aus. Typ V (Caroli-Krankheit/bei Assoziation mit kongenitaler Leberfibrose Caroli-Syndrom) ist mit < 10 % selten und die Typen II und III sind Raritäten (zusammen < 3 %) [8].

39.6.2 Klinik

Choledochuszysten können lange asymptomatisch sein oder nur unspezifische oder subklinische Beschwerden machen. Die überwiegende Mehrzahl der Fälle (80 %) wird bis zum 10. Lebensjahr diagnostiziert [9].

Mögliche Beschwerden im Kindesalter sind (krampfartige) rechtsseitige Oberbauchschmerzen und gelegentlich auch ein cholestatischer Ikterus. Klinisch kann eine palpable Resistenz im rechten Oberbauch auffallen. Ferner können die Zysten durch Komplikationen symptomatisch werden: So können Konkremente zu Koliken und oder Verschlussikterus bzw. Pankreatitis führen. Sekundäre Infektionen zu einer Cholangitis mit Fieber. In Einzelfällen wurde eine spontane Ruptur beschrieben.

Das Entartungsrisiko mit der Entwicklung eines cholangiozellulären Karzinoms ist im Kindes- und Jugendalter noch gering, steigt aber bereits im jungen Erwachsenenalter an und betrifft 10–30 % der Patienten [8]. Allerdings scheinen die seltenen Typen II und III nicht von einem relevant erhöhten Entartungsrisiko betroffen zu sein [8].

39.6.3 Diagnostik

Die Diagnose wird mittels Sonographie und MRCP gestellt. Die ERCP bleibt Einzelfällen oder speziellen Fragestellung vorbehalten, da hier das Risiko einer Cholangitis oder Pankreatitis besteht.

39.6.4 Therapie

Aufgrund des hohen Entartungsrisikos wird meist zu einer frühen Operation mit möglichst vollständiger Resektion der dilatierten Gallenwege geraten [10]. Bei den Typen II und III kann versucht werden, ausschließlich die dilatierten Anteile zu resezieren, in allen anderen Fällen erfolgt eine (weitgehend) komplette Resektion der extrahepatischen Gallenwege mit Anlage einer biliodigestiven Anastomose. In den Fällen, bei denen die Dysplasie auch die intrahepatischen Anteile der Gallenwege betrifft, ist eine komplette Resektion zwar meist nicht möglich, die weitgehende Resektion ist aber trotzdem empfohlen, um das Entartungsrisiko zu senken.

Langfristig muss auch nach Operation eine regelmäßige (z. B. jährliche) Nachsorge erfolgen.

39.7 Einfache Leberzysten

Einfache Leberzysten sind relativ häufig und werden meist als Zufallsbefund im Ultraschall gesehen, ohne dass ein Trauma vorausgegangen ist. Sie haben keine Verbindung zu den Gallenwegen und sind meist relativ klein (wenige mm bis 2 cm) können aber selten auch sehr groß werden. Mit zunehmender Größe steigt die Wahrscheinlichkeit einer spontanen Einblutung oder einer Infektion, die dann akute Beschwerden machen kann. Wichtig ist die Abgrenzung gegenüber bösartigen Raumforderungen – insbesondere dem Hepatoblastom, mesenchymalen Hamartomen und infektiösen Zysten (insbes. Echinokokkuszysten).

Da einfache Leberzysten kein erhöhtes Risiko für maligne Entartungen zeigen, besteht bei asymptomatischen Kindern und Jugendlichen auch kein Therapiebedarf. Ggf. sind im Rahmen des Wachstums Verlaufskontrollen in größeren Abständen sinnvoll, um eine mögliche Größenprogredienz zu erfassen.

Take-Home-Message und „aus der täglichen Praxis"

Unter den angeborenen Fehlbildungen der Gallenwege fassen wir die zystischen Erkrankungen der Gallenwege, die Gruppe der fibrozystischen Erkrankungen der Leber und die intrahepatische Gallenganghypoplasie zusammen.

Die Choledochuszysten werden nach Todani eingeteilt und bei der Mehrzahl ist eine Resektion der Zyste(n) mit Anlage einer Y-Roux-Anastomose angezeigt, weil langfristig ein hohes Entartungsrisiko besteht.

Die fibrozystischen Erkrankungen haben als gemeinsames pathogenetisches Prinzip eine Ziliopathie und betreffen oft Nieren und Leber/Gallenwege. Zu Ihnen gehören die kongenitale Leberfibrose (oft mit assoziierten Erkrankungen wie Caroli-Syndrom, ARPKD und Nephronophthise) und die polyzystischen Lebererkrankungen (z. B. bei ADPKD).

Die kongenitale Leberfibrose führt klinisch meist zu einer portalen Hypertension, während die Synthese- und Entgiftung kaum oder erst spät beeinträchtigt sind.

Die intrahepatische Gallenganghypoplasie tritt regelhaft als Teil des Alagille-Syndroms auf (syndromale Form), seltener liegt sie isoliert (nicht-syndromal) vor.

Die Gallengangatresie ist eine der häufigsten Ursache für eine Lebertransplantation im Kindesalter. Ihre mittelfristige Prognose hängt von einer frühen Diagnosestellung ab und dies ist der Grund für die konsequente Abklärung des Ikterus prolongatus.

Im Gegensatz zu den zystischen Erkrankungen der Gallenwege haben einfache (sporadische) Leberzysten meist keinen Krankheitswert und müssen nur gegen andere Differentialdiagnosen (z B.: Echinokokkuszysten, mesenchymales Hamartom, Hepatoblastom) abgegrenzt werden.

Literatur

[1]   Klinge O. Formvarianten und Fehlbildungen der Leber und Gallenwege. In: Pathologie der Leber und Gallenwege. Spezielle pathologische Anatomie (Ein Lehr- und Nachschlagewerk). Vol 10. Berlin, Heidelberg: Springer; 2000.

[2]   Schwarz KB, Haber BH, Rosenthal P, et al. Childhood Liver Disease Research and Education Network: Extrahepatic anomalies in infants with biliary atresia: results of a large prospective North American multicenter study. Hepatology. 2013;58(5):1724–1731.

[3]   Gunay-Aygun M. Liver and kidney disease in ciliopathies. Am J Med Genet C Semin Med Genet. 2009;151 C(4):296–306.

[4]   Zhu B, Du Z, Wang Z, et al. Congenital Hepatic Fibrosis in Children and Adults: Clinical Manifestations, Management, and Outcome-Case Series and Literature Review. Gastroenterol Res Pract. 2020;2020:8284274.

[5]   Hashida Y, Yunis EJ. Syndromatic paucity of interlobular bile ducts: hepatic histopathology of the early and endstage liver. Pediatr Pathol. 1988;8(1):1–15.

[6]   Kamath BM, Baker A, Houwen R, Todorova L, Kerkar N. Systematic Review: The Epidemiology, Natural History, and Burden of Alagille Syndrome. J Pediatr Gastroenterol Nutr. 2018;67(2):148–156.

[7]   Turnpenny PD, Ellard S. Alagille syndrome: pathogenesis, diagnosis and management. Eur J Hum Genet. 2012;20(3):251–257.

[8]   Ten Hove A, de Meijer VE, Hulscher JBF, de Kleine RHJ. Meta-analysis of risk of developing malignancy in congenital choledochal malformation. Br J Surg. 2018;105(5):482–490.

[9]   Soares KC, Arnaoutakis DJ, Kamel I, et al. Choledochal cysts: presentation, clinical differentiation, and management. J Am Coll Surg. 2014;219(6):1167–1180.

[10] Knoppke B, Grothues D, Vermehren J, Melter M. Gallenwegzysten bei Kindern und Jugendlichen. Kinder- und Jugendmedizin. 2020;20(03):165–173.

40 Fettlebererkrankung: MAFLD

40.1 Einleitung

Formal wird eine Leberverfettung (Steatosis hepatis) ab 5 % Fettgehalt in der histologischen Beurteilung definiert. Ohne die Histologie ist die Definition schwierig und aufgrund der unterschiedlichen Sensitivität der Surrogatparameter (Ultraschall, erhöhte Transaminasen) gibt es sehr unterschiedliche Daten zur Prävalenz.

Die Leberverfettung ist bereits im Kindes- und Jugendalter ein zunehmend häufiges Phänomen. Sie kommt einerseits im Zusammenhang mit spezifischen Lebererkrankungen wie beispielsweise dem Alpha-1-Antitrypsinmangel, dem Morbus Wilson, der CF-assoziierten Hepatopathie oder verschiedenen Stoffwechselerkrankungen vor oder wird gelegentlich auch als reversibles Phänomen (z. B. nach akuten Infektionen/Virusenteritiden) beobachtet. Sehr viel häufiger und daher im klinischen Alltag auch relevanter ist jedoch die Fettlebererkrankung auf der Grundlage einer genetischen Prädisposition im Zusammenspiel mit einer Adipositas bzw. einer gestörten Stoffwechsellage. In diesen Fällen ist die Fettleber ein Teil des klinischen Spektrums des metabolischen Syndroms. Sowohl die Ausprägung als auch der Verlauf der Erkrankung werden wahrscheinlich erheblich von verschiedensten genetisch determinierten Faktoren beeinflusst, die das Ausmaß der Steatose, aber auch Prozesse wie Inflammation, Zelluntergang und Fibrose modulieren [1].

Für die große und heterogene Gruppe der Fettlebererkrankungen wurde aktuell eine neue Nomenklatur vorgeschlagen und der Begriff der *metabolic dysfunction associated fatty liver disease (MAFLD)* eingeführt. Dieser soll den bisher gebräuchlichen Begriff der Nicht-alkoholischen Fettlebererkrankung (NAFLD) ersetzen. Er definiert die Erkrankung nicht mehr als reine Ausschlussdiagnose und soll den Fokus auf das zugrundeliegende Problem – den gestörten Stoffwechsel – lenken. Die wissenschaftliche Diskussion zu dieser Neuerung hat in der Pädiatrie zwar erst begonnen, es ist jedoch davon auszugehen, dass sich der Begriff durchsetzen wird.

Ursächlich für die vermehrte Fetteinlagerung in den Hepatozyten werden neben der Hyperalimentation toxische Effekte, hormonelle Faktoren, Einflüsse eines veränderten Darm-Mikrobioms sowie Umweltfaktoren wie eine fettreiche oder fruktosereiche Diät, Schlafmangel etc. aufgeführt [2]. Entsprechend ist die klinische Bandbreite der MAFLD sowohl bezüglich der Ausprägung als auch bezüglich des Verlaufes groß. Während die Mehrzahl der Patienten lediglich eine Fettleber (Steatosis hepatis) ohne relevante Organschädigung und ohne Progredienz zeigen, entwickeln andere eine fortschreitende Lebererkrankung mit Inflammation und hepatozellulärer Schädigung (Steatohepatitis) und/oder mit progredienter Fibrose bis hin zu Leberzirrhose und -insuffizienz. In mehreren Industrienationen ist sie bereits eine der häufigsten Ursachen für eine Lebertransplantation bei Erwachsenen und die häufigste Lebererkrankung des Kindes- und Jugendalters. Über Faktoren, die die Prognose beeinflussen, ist bislang nur wenig bekannt und die Therapieoptionen sind beschränkt.

https://doi.org/10.1515/9783110411881-040

Der Fokus liegt vor allem darauf, den Verlauf durch Veränderungen des Lebensstils mit mehr Bewegung und angepasster Ernährung zu beeinflussen und durch regelmäßige Kontrollen diejenigen Patienten zu erkennen, die einen ungünstigen Verlauf nehmen.

Um dem Problem grundsätzlich zu begegnen, wären eine konsequente Prävention durch frühe Schulungen der Eltern und eine frühe und gezielte Behandlung von Übergewicht und Adipositas in der Primärversorgung die mit Abstand besten Maßnahmen. Leider sind entsprechende Strukturen bislang nicht ausreichend verfügbar (bzw. greifen oftmals nicht im gewünschten Ausmaß).

Für den Kindergastroenterologen liegt die Herausforderung des Krankheitsbildes im Wesentlichen darin, ungünstige bzw. progressive Verläufe zu erkennen und behandelbare Ursachen auszuschließen.

40.2 Definition

Metabolic dysfunction associated fatty liver disease – **MAFLD:** Dieser Begriff löst in der aktuellen Nomenklatur die Bezeichnung der Nicht-alkoholischen Fettlebererkrankung – *Nonalcoholic fatty liver disease* (NAFLD) – ab [3]. Er bezeichnet eine chronische Leberverfettung, die nicht durch genetische Erkrankungen, Stoffwechseldefekte, Infektionen, spezifische Medikamente, Alkoholkonsum oder Mangelernährung bedingt ist. Sie ist in der Mehrzahl der Fälle mit einer Insulinresistenz, Fettleibigkeit und Dyslipidämie assoziiert [4].

Sie wird histologisch unterteilt in die prognostisch etwas günstigere **Nicht-alkoholische Fettleber (NAFL)** und die **Nicht-alkoholische Fettleber-Hepatitis (NASH)** (mit Zeichen von Inflammation und hepatozellulärer Schädigung). Das Ausmaß der Fibrose ist unabhängig von der Entzündung (NAFL vs. NASH) ein prognostisch ungünstiger Faktor.

40.3 Klinik

In der Regel finden sich keine spezifischen klinischen Hinweise auf eine Lebererkrankung und meist werden auch keine Beschwerden berichtet. Eine bereits fortgeschrittene Lebererkrankung kann durch eine portale Hypertonie, einen Ikterus, Leberhautzeichen und/oder *Fatigue* symptomatisch werden.

Besonders bei stark übergewichtigen Kindern können sich die typischen Hinweise auf ein metabolisches Syndrom mit arterieller Hypertension, (prä-)diabetischer Stoffwechsellage oder einer Acanthosis nigricans finden (Abb. 40.1).

Dabei handelt es sich um unscharf begrenzte, schmutzig wirkende grau-braune Hautverfärbungen, die symmetrisch im Bereich von Achseln, Nacken, Leisten oder Brustbereich auftreten und im Zusammenhang mit einer Insulinresistenz entstehen.

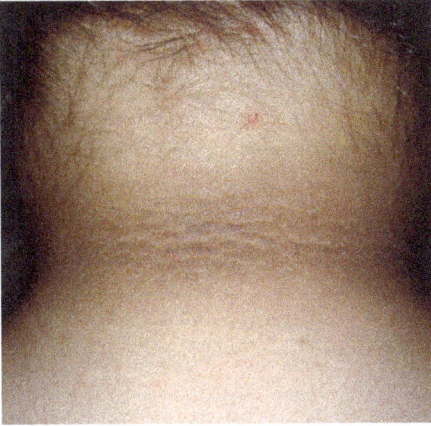

Abb. 40.1: Acanthosis nigricans.

Neben dem Ausmaß des Übergewichts (BMI) ist auch die Fettverteilung ein wichtiger Prognosefaktor und insbesondere eine stammbetonte Fettsucht (Hüftumfang) weist auf ein erhöhtes Risiko für eine Fettleber.

40.4 Diagnostik

40.4.1 Labor

Kinder und Jugendliche mit hohem Risiko für eine MAFLD sollten gezielt auf das Vorliegen einer Fettleber untersucht werden [4]. Das gilt vor allem für
- stark übergewichtige Kinder (BMI > 95. PZ),
- übergewichtige Kinder (BMI 85.–95. PZ) mit zusätzlichen Risikofaktoren wie Dyslipidämie, stammbetonter Adipositas, arterieller Hypertonie, Insulinresistenz, Schlaf-Apnoe oder positiver Familienanamnese
- und auch für normalgewichtige Kinder mit positiver Familienanamnese und zusätzlichen Risikofaktoren wie oben.

Als einfachster, wenngleich unspezifischer Screeningparameter dient die GPT. Bei übergewichtigen Kindern zeigen Werte über 80 U/l ein höheres Risiko (ca. 40 %) für das Vorliegen einer Steatohepatitis (NASH) an. Aber auch bei nur leicht erhöhten Werten findet sich bereits in ca. 20 % der Fälle eine NASH [5].

In der weiteren Abklärung müssen einerseits Hinweise auf ein metabolisches Syndrom abgeklärt werden: Blutbild, GPT, Bilirubin (gesamt und direkt), AP, gGT, Quick/INR, Albumin, Gesamteiweiß, CRP, HbA1c, Nüchtern-Glukose, HOMA-IR, TG, Cholesterin (HDL und LDL). Andererseits sollten mögliche andere Ursachen für die erhöhten Werte ausgeschlossen werden. Die Liste möglicher Erkrankungen ist zwar recht lang, aber die meisten relevanten Differentialdiagnosen lassen sich durch eine gezielte Anamnese, die klinische Untersuchung, eine Sonographie und eine überschaubare Labordiagnostik zumindest weitgehend ausschließen. In Tab. 40.1 sind wichtige Differentialdiagnosen aufgeführt, die dabei berücksichtigt werden sollten. Die hervorgehobenen Laborwerte stellen einen Vorschlag für eine basale diagnostische Abklärung dar. Vor allem bei Patienten, die keine typischen Risikofaktoren zeigen oder die Hinweise auf eine schwere fortschreitende Erkrankung haben, sollte die Diagnostik erweitert werden [1].

Tab. 40.1: Wichtige Differentialdiagnosen der Fettleber [4].

Differentialdiagnosen		Diagnostische Abklärung
Infektionen	Virushepatitis A, B, C	**HAV, HBV, HCV Serologie**, ggf. weitere Virusdiagnostik
Ernährungs-störungen	Pankreasinsuffizienz/intestinale Insuffizienz	Anamnese, Ernährungsstatus, Pankreaselastase i. Stuhl
	zystische Fibrose	Schweißtest
	Mangelernährung/Fehlernährung – Kwashiorkor (chron. Eiweißmangel), Anorexie	Anamnese, klinischer Befund
	TPE-assoziierte Hepatopathie	Anamnese
systemische Erkrankungen	M. Wilson	**Coeruloplasmin, Serum-Kupfer**, Kupferausscheidung im Sammelurin
	Alpha-1-Antitrypsinmangel	**Alpha-1-AT i. Serum**, Phäno- bzw. Genotypisierung (siehe Kap. 43)
	Zöliakie	**TG-IgA, gesamt IgA (ggf. weitere)**
	Autoimmunhepatitis	**IgG, ANA, LKM, SMA**
	Hypothyreose	**TSH, fT4**
	familiäre kombinierte Hypertriglyzeridämie	**TG, Cholesterin (HD, LDL)**
	Hypobeta-Lipoproteinämie	**bei erniedrigtem Cholesterin: Beta-Lipoprotein**, LDL-Cholesterin
	Störungen der Fettsäureoxidation, Mitochondriopathien, LAL-D, Lipodystrophien, Harnstoffzyklusdefekte, hereditäre Fruktoseintoleranz	bei Verdacht spezifische Diagnostik
	Stauungshepatopathie (b. Rechtsherzinsuffizienz)	ggf. Echokardiographie
	chronische Hypoxie	Pulsoximetrie, BGA
	eiweißverlierende Enteropathie	Gesamteiweiß i. Serum, Alpha-1-AT i. Stuhl
Medikamente/Toxine	Kortikosteroide, Valproat, MTX, Amiodaron, Alkohol	Anamnese

LAL-D – lysosomale saure Lipase-Defizienz; MTX- Methotrexat

40.4.2 Bildgebung

Der Ultraschallbefund kann richtungsweisend sein und zeigt typischerweise eine erhöhte Echogenität, ggf. auch eine verplumpte Form und/oder eine Hepatomegalie. Die Sonographie ist zwar nicht als Screeningmethode empfohlen, da sie zu wenig sensitiv und unspezifisch ist, sie ist aber essenzieller Bestandteil der Abklärung, um mögliche Differentialdiagnosen bzw. Komorbiditäten (z. B. Gallensteine, Splenomegalie) zu erkennen. Mithilfe einer MRT (bzw. MR-Spektroskopie) ist es zudem möglich, den Leber-Fettgehalt recht genau abzuschätzen. Die Methode steht aber nicht flächendeckend zur Verfügung.

40.4.3 Leberbiopsie/Histologie

Da keine anderen ausreichend spezifischen Tests (bzw. Scores) zur Verfügung stehen, lässt sich die Diagnose bislang mit letzter Sicherheit allein durch eine Leberbiopsie sichern. In der histologischen Untersuchung kann das Ausmaß der Steatose genauer abgeschätzt werden. Außerdem werden Fibrose, Entzündung und hepatozellulärer Schaden als wichtige prognostische Parameter erfasst. In einem erheblichen Anteil der Patienten ist eine Biopsie auch notwendig, um mögliche Differentialdiagnosen sicher auszuschließen. Geschätzte 25–30 % der Kinder und Jugendlichen haben positive Autoantikörper, sodass eine autoimmune Lebererkrankung ausgeschlossen werden muss und auch zum sicheren Ausschluss eines Morbus Wilson kann eine Biopsie notwendig sein.

Andererseits ist die Biopsie ein invasives Verfahren, dass zwar grundsätzlich sicher, aber doch mit gewissen Risiken behaftet ist. So scheint es angesichts des zunehmend häufigen Phänomens nicht angemessen, in jedem Fall die Biopsie anzustreben.

Zu empfehlen ist sie aber,
- wenn sich Hinweise auf eine bereits fortgeschrittene Lebererkrankung (z. B. portale Hypertension, Splenomegalie, Syntheseeinschränkung) ergeben bzw. die Leberwerte schon über einen langen Zeitraum (> 2 Jahre) erhöht sind,
- wenn kein Übergewicht bzw. keine Hinweise auf ein metabolisches Syndrom/ metabolische Risikofaktoren (siehe Abb. 40.2) vorliegen,
- wenn die GPT anhaltend stark erhöht ist (z. B. > 80 U/l) und/oder zudem weitere Leberwerte (GOT, gGT) erhöht sind oder
- wenn die Abgrenzung zu anderen Lebererkrankungen ohne Biopsie nicht möglich ist (insbes. DD autoimmune Lebererkrankungen, M. Wilson).

Sehr viel häufiger findet sich aber die folgende klinische Situation: Der Patient ist mehr oder weniger übergewichtig, die Leberwerte sind leicht bis mäßig erhöht (z. B. GPT bis 100 U/l) und nach der ersten Abklärung findet sich kein Hinweis auf eine andere zugrundeliegende Erkrankung. Es besteht also der hochgradige Verdacht auf eine MAFLD. Praktisch empfiehlt es sich dann, Patient und Familie über die Verdachtsdiagnose aufzuklären und (möglichst im Rahmen eines begleitenden Programmes) im Hinblick auf eine konsequente Änderung der Lebensgewohnheiten zu schulen. Gleichzeitig müssen regelmäßige Kontrollen vereinbart werden. Sofern sich hierunter im Verlauf von 6 bis 12 Monaten eine deutliche Besserung oder sogar eine Normalisierung der Laborwerte ergibt, kann ggf. auf eine Biopsie verzichtet werden. Bei fehlender Besserung und insbesondere bei anhaltend hohen Werten (GPT > 80 U/l) sollte diese jedoch empfohlen werden.

40.4.4 Diagnosekriterien der MAFLD

In einer aktuellen Publikation wurden Diagnosekriterien für die MAFLD für 10- bis 16-Jährige vorgeschlagen [2]. Diese sind eine Adipositas (Taillenumfang > 90. PZ), eine diabetische Stoffwechsellage (Nüchtern-Glukose > 100 mg/dl oder manifester Diabetes mellitus II) oder das Vorliegen von zwei oder mehr definierten Risikofaktoren. Entsprechend dieser Kriterien kann man sich an dem in Abb. 40.2 vorgeschlagenen diagnostischen Weg orientieren.

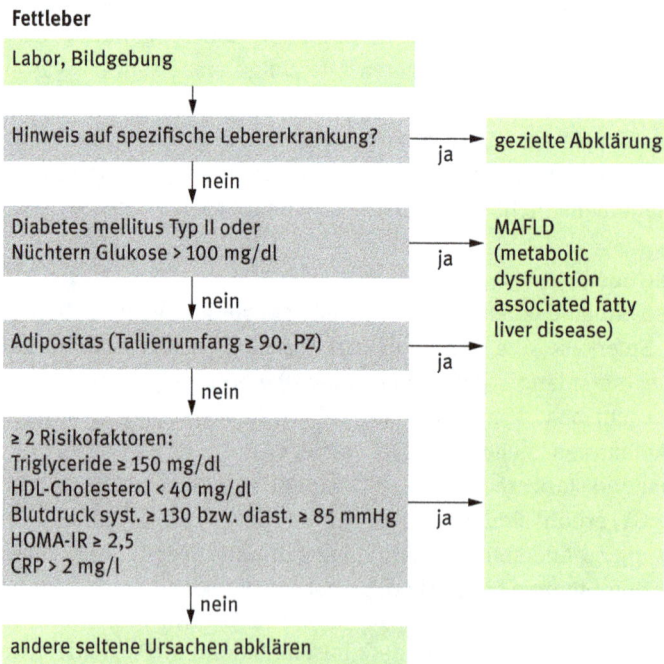

Abb. 40.2: Der diagnostische Weg bei einer Fettleber bei Kindern/Jugendlichen im Alter zw. 10 und 16 Jahren. In Anlehnung an [2].

40.5 Therapie

Übergewichtige Patienten profitieren am ehesten von ambulanten Maßnahmen mit multiprofessioneller Schulung und möglichst enger und langfristiger Anbindung. Das Ziel ist die körperliche Aktivität zu steigern und die Ernährung zu modifizieren. Tab. 40.2 zeigt praktische Inhalte/Ziele. Es wird eine Gewichtsreduktion und die Normalisierung des gestörten Stoffwechsels angestrebt. Spezifische Auslass-Diäten haben keinen Vorteil gegenüber einer normalen (kalorienreduzierten) Kost [4]. Leider gibt es für praktische Behandlungsprogramme in der Primärversorgung bislang kaum passende Strukturen. In ausgewählten Fällen können auch stationäre Maßnahmen sinnvoll bzw. notwendig sein, die dann aber in eine ambulante Anbindung übergehen sollten.

Tab. 40.2: Beispiele praktischer Maßnahmen zur Modifizierung der Lebensgewohnheiten.

Diät	Ernährungsberatung und Schulung möglichst unter Einbeziehung der ganzen Familie; ggf. in Gruppen mit anderen betroffenen Kindern. Ziel ist ein allgemeines Verständnis zum Bedarf und zur Energiedichte einzelner Nahrungsmittel sowie lebensnahe Ansätze, um eine energiereduzierte Ernährung praktisch umzusetzen. Beispielsweise: – Wasser und ungesüßter Tee anstelle zuckerhaltiger Getränke – Obst/Gemüse als Zwischenmahlzeit anstelle energiereicher Snacks – zu späte Mahlzeiten meiden
allgemein	Bildschirmzeiten möglichst reduzieren (insbesondere falls > 2 h/Tag)
körperliche Bewegung	körperliche Aktivität im Alltag steigern: z. B. eine Station früher aus dem Bus aussteigen und laufen/Treppe statt Aufzug/Fahrrad statt Auto etc.
	gezielte sportliche Aktivitäten möglichst täglich und langsam steigern
regelmäßige Kontrollen zur Erneuerung der Vereinbarungen, Vertiefung und Anpassung der Ziele	

Bislang steht keine medikamentöse Therapie zur Verfügung, für die ausreichende Wirksamkeit und Sicherheit belegt wäre. Weder für die Gabe von Metformin noch für andere Substanzen (Vitamin E, Fischöl etc.) konnte bislang ein signifikanter und reproduzierbarer Effekt gezeigt werden. Gleichzeitig werden aktuell mehrere Therapieansätze in Studien eingesetzt und möglicherweise stehen mittelfristig spezifische Behandlungen zur Verfügung.

40.6 Verlaufskontrollen

Da sich der Verlauf nicht zuverlässig vorhersagen lässt, sollten alle Patienten regelmäßig angebunden werden und auch bei nur gering erhöhten Leberwerten sollten jährliche Kontrollen (Labor und Sonographie) erfolgen.

Ein hohes Risiko für einen ungünstigen Verlauf haben insbesondere Patienten, die in der Leberbiopsie Zeichen für Inflammation bzw. hepatozelluläre Schädigung im Sinne einer NASH und/oder eine Fibrose zeigen.

Take-Home-Message und „aus der täglichen Praxis"

Eine Fettlebererkrankung ist ein häufiges Problem, das zunehmend bereits im Kindes- und Jugendalter auftritt.

Meist ist sie die Manifestation eines (inkompletten) metabolischen Syndroms und wird dann als MAFLD – *metabolic dysfunction associated liver disease* – bezeichnet. Sie kann aber auch Folge anderer Leber- bzw. Stoffwechselerkrankungen sein und/oder wird von verschiedenen genetischen Faktoren beeinflusst.

Die Fettlebererkrankungen zeigen ein sehr breites klinisches Spektrum und die Herausforderung besteht darin, behandelbare Ursachen zu identifizieren und ungünstige fortschreitende Verläufe zu erkennen.

In Fällen, die keine Hinweise auf eine schwere oder progrediente Manifestation zeigen, kann zunächst auf eine Leberbiopsie verzichtet werden.

Bei übergewichtigen Patienten bzw. bei gestörtem Stoffwechsel mit (beginnendem) metabolischem Syndrom besteht die Behandlung in einer sorgfältigen Aufklärung über die Zusammenhänge und eine begleitete Schulung mit dem Ziel vermehrter körperlicher Aktivität und veränderter Ess-Gewohnheiten. Zuverlässige Verlaufskontrollen sind essenziell.

Bei schlanken Patienten ohne typische Risikofaktoren muss eine breite Abklärung möglicher Ursachen erfolgen.

Ein Teil der betroffenen Patienten entwickelt eine fortschreitende Lebererkrankung. Als Hinweise auf eine eher ungünstige Prognose finden sich histologisch Entzündungsprozesse mit Zelluntergängen (NASH) und/oder vermehrte Fibrose.

Hilfreich für die Praxis: Flyer zur NAFLD der Leberhilfe unter https://www.leberhilfe.org/wp-content/uploads/2020/06/NASH-EDU-02-pediatric-NASH-DE-1.pdf

Literatur

[1] Liebe R, Esposito I, Bock HH, et al. Diagnosis and management of secondary causes of steatohepatitis. J Hepatol. 2021;74(6):1455–1471.

[2] Flisiak-Jackiewicz M, Bobrus-Chociej A, Wasilewska N, Lebensztejn DM. From Nonalcoholic Fatty Liver Disease (NAFLD) to Metabolic Dysfunction-Associated Fatty Liver Disease (MAFLD)—New Terminology in Pediatric Patients as a Step in Good Scientific Direction? J Clin Med. 2021;10 (5):924.

[3] Eslam M, Sanyal AJ, George J. International Consensus Panel. MAFLD: A Consensus-Driven Proposed Nomenclature for Metabolic Associated Fatty Liver Disease. Gastroenterology. 2020;158 (7):1999–2014.e1.

[4] Vos MB, Abrams SH, Barlow SE, et al. NASPGHAN Clinical Practice Guideline for the Diagnosis and Treatment of Nonalcoholic Fatty Liver Disease in Children: Recommendations from the Expert Committee on NAFLD (ECON) and the North American Society of Pediatric Gastroenterology, Hepatology and Nutrition (NASPGHAN). J Pediatr Gastroenterol Nutr. 2017;64(2):319–334.

[5] Schwimmer JB, Newton KP, Awai HI, et al. Paediatric gastroenterology evaluation of overweight and obese children referred from primary care for suspected non-alcoholic fatty liver disease. Aliment Pharmacol Ther. 2013;38(10):1267–1277.

41 Gallensteine

41.1 Einleitung

Gallensteine sind im Kindesalter vergleichsweise selten. Oft werden sie als Zufallsbefund in der Sonographie gefunden und sind klinisch stumm [1]. Das Spektrum möglicher Beschwerden reicht von relativ unspezifischen wiederkehrenden Bauchschmerzen über das typische Bild einer Gallenkolik bis hin zum akuten Verschlussikterus und/oder einer chologenen Pankreatitis. Letztere tritt vorwiegend bei Konkrementen auf, die zu einem Verschluss des Ductus choledochus unmittelbar vor der Papille führen.

Die Konkremente entstehen durch Kristallisation von Bestandteilen der Gallenflüssigkeit. Auslöser kann sowohl eine veränderte Zusammensetzung der Galle als auch eine Stase der Gallenflüssigkeit bei gestörter Motilität der Gallenblase oder bei anatomischen Veränderungen der Gallenwege sein. Daher finden sich Gallenkonkremente nicht nur bei den „üblichen Verdächtigen" (übergewichtigen) Mädchen und jungen Frauen (hier meist Cholesterinsteine), sondern beispielsweise auch bei Frühgeborenen, bei schwer behinderten Kindern, die stark in ihrer Mobilität eingeschränkt sind, bei parental ernährten Kindern oder bei Kindern mit einer chronischen Hämolyse [2] (hier meist Bilirubinsteine).

41.2 Definition

Gallensteine: Konkremente, die durch Kristallisation in den Gallenwegen entstehen. Meist in der Gallenblase – gelegentlich aber auch in ektatischen intra- oder extrahepatischen Gallenwegen. Sie werden entsprechend der Zusammensetzung eingeteilt in:

- **Bilirubinsteine:** Im Kindes- und Jugendalter sind ca. 70 % aller Steine Bilirubinsteine, während sie im Erwachsenenalter seltener gefunden werden als andere Steinarten. Sie entstehen bei erhöhtem Bilirubingehalt der Galle durch die Ausfällung von Kalziumbilirubinat. Weitere Bestandteile sind unter anderem Kalziumphosphat und Kalziumcarbonat. Risikofaktoren sind vor allem Erkrankungen, die mit einer chronischen Hämolyse einhergehen, aber auch ein prolongierter Ikterus bei Frühgeburtlichkeit, eine parenterale Ernährung oder eine Behandlung mit Ceftriaxon im Neugeborenenalter.
- **Cholesterinsteine:** Sie machen bei Kindern und Jugendlichen etwa ein Viertel aller Steine aus und treten meist erst ab dem Jugendalter auf. Ursächlich ist ein Ungleichgewicht zwischen dem Cholesteringehalt der Galle und Faktoren, die die Löslichkeit des Cholesterins fördern wie Phospholipide oder Gallensäuren, die aktiv sezerniert werden. So gibt es multiple Faktoren, die das Risiko erhöhen: Übergewicht, hormonelle Einflüsse (z. B. orale Kontrazeptiva, Hypothyreose,

https://doi.org/10.1515/9783110411881-041

Schwangerschaft, Insulinresistenz), genetische bedingte Veränderungen in Cholesterin-Transportern oder Phospholipid-Transportern und auch eine intestinale Malabsorption nach Darmresektion oder bei entzündlichen Darmerkrankungen [3,4]. Auch Veränderungen im Mikrobiom oder eine chronische H.p.-Gastritis werden mit einem erhöhten Risiko in Verbindung gebracht [5].

– **Gemischte Steine:** stellen mit etwa 5 % die kleinste Gruppe und entstehen insbesondere bei gestörtem Galgefluss aus Zelldetritus und neutrophilen Granulozyten. Sie manifestieren sich gehäuft in den intrahepatischen oder auch in den ableitenden extrahepatischen Gallenwegen und finden sich (neben Cholesterinsteinen) auch gehäuft bei Patienten mit zystischer Fibrose. Gemischte Steine sind nicht selten eine Komplikation von Cholangitis und Cholezystitis.

Gallenblasen-Sludge: Wörtlich übersetzt bedeutet *sludge* Schlamm und der Begriff beschreibt eine stark eingedickte Galle, die durch Ausfällung verschiedener Bestandteile und Gallenblasenmucine dickflüssig wird. Aus diesem Zustand heraus können sich auch richtige Konkremente entwickeln. Häufig entwickelt sich Sludge im Zusammenhang mit einer gestörten Motilität der Gallenblase zum Beispiel im Rahmen akuter schwerer Erkrankungen und löst sich dann meist innerhalb weniger Tage wieder auf [6]. In der Sonographie kann er als zähflüssiges, aber mobiles Sediment ohne Schallschatten erscheinen – er kann aber auch als Sludge-Ball kugelig oder fest wandständig erscheinen.

41.3 Klinik

Wie bereits erwähnt bleiben Gallensteine im Kindesalter meist asymptomatisch. Nur selten führen sie zu akuten Beschwerden, die dann das typische Bild einer Gallekolik haben können: starke krampfartige rechtsseitige Oberbauchschmerzen begleitet von Übelkeit, gelegentlich auch Durchfällen und anderen vegetativen Symptomen. Begleitendes Fieber ist ggf. hinweisend auf eine Cholezystitis.

Gleichzeitig kann ein Verschlussikterus und ein chologener Pruritus auftreten. Bei der klinischen Untersuchung zeigt sich oft ein deutlicher Druckschmerz im rechten Oberbauch und ein geblähtes Abdomen. Ein gürtelförmiger Schmerz lässt an eine begleitende Pankreatitis denken.

Allerdings sind die Beschwerden und auch die klinischen Zeichen bei Kleinkindern (und auch bei schwer beeinträchtigten Kindern) häufig unspezifisch und schwerer zu deuten. Ebenfalls schwierig stellt sich die Lage dar, wenn die Beschwerden geringer ausgeprägt sind und beispielsweise nur intermittierend mit längeren beschwerdefreien Intervallen auftreten. Dabei findet sich zwischen den Schmerzepisoden klinisch meist ein unauffälliger Befund.

41.4 Diagnostik

Das wichtigste diagnostische Mittel ist die Sonographie, durch die sich Konkremente in der Gallenblase mit hoher Sensitivität und Spezifität (jeweils > 95 %) nachweisen lassen. Schwieriger kann die Darstellung bei Steinen in den Gallenwegen proximal oder distal der Gallenblase sein. Gegebenenfalls finden sich erweiterte Gallenwege, die sowohl Folge einer (akuten) Obstruktion als auch die zugrundeliegende Ursache für die Bildung der Konkremente wie zum Beispiel bei einer Choledochuszyste sein können.

Die Labordiagnostik spielt bei der Diagnosestellung kaum eine Rolle. Sie ist aber wertvoll um mögliche Komplikationen wie eine starke Entzündungsreaktion bei einer Cholangitis oder Cholezystitis, eine begleitende Pankreatitis oder die Cholestase bei einem Verschluss zu erfassen. Außerdem sollte beim Nachweis von Konkrementen immer nach möglichen Risikofaktoren – insbesondere nach Zeichen für eine Hämolyse und nach einer Hyperlipidämie/Hypercholesterinämie – gesucht werden. Auch sollte ein Hyperparathyreoidismus durch Bestimmung von Kalzium, Phosphat und PTH im Serum und ggf. auch eine zystische Fibrose ausgeschlossen werden.

Bei unklaren Befunden in der Sonographie kann weitere Bildgebung (MRCP, CT) notwendig sein. Insbesondere bei Verdacht auf einen Verschluss durch ein obstruierendes Konkrement oder eine Stenose ist zeitnah eine sichere Darstellung der ableitenden Gallenwege notwendig. Hierfür kann eine ERCP oder seltener eine perkutane transhepatische Cholangiographie ggf. mit Drainage (PTC/PTCD) notwendig sein – zumal dabei ggf. auch die interventionelle Behandlung möglich ist.

41.5 Therapie

Zunächst sollte bei akuten Gallekoliken eine symptomatische Behandlung mit dem Ziel einer adäquaten Schmerzkontrolle erfolgen. Dabei werden regelhaft Butylscopolamin und Metamizol intravenös gegeben.

Im Fall einer akuten Obstruktion mit Verschlussikterus, chologener Pankreatitis und oder Gallenblasenhydrops sollte zeitnah auch eine kausale Therapie erfolgen. Symptomatische Konkremente in den großen Gallenwegen, die meist direkt präpapillär lokalisiert sind, sollten im Rahmen einer ERCP durch einen erfahrenen Untersucher entfernt werden. Eine asymptomatische Choledocholithiasis benötigt meist keine Intervention [7]. Bei akuter steinassoziierter Cholezystitis (siehe Kap. 42) ist eine zeitnahe Cholezystektomie indiziert. Auch ein Gallenblasenhydrops macht in der Kombination mit Gallensteinen häufig eine zeitnahe Operation notwendig. Nur sofern die Ursache (das Abflusshindernis) beseitigt werden kann, ist ein konservatives Vorgehen unter engmaschigen Kontrollen möglich. Bei symptomatischen Konkrementen der Gallenblase (ohne Cholezystitis) steht zunächst die symptomatische Therapie im Vordergrund und eine Cholezystektomie kann im Intervall erfolgen.

Auch im Falle von rezidivierenden oder chronischen Beschwerden, die nicht das typische Bild einer Gallenkolik annehmen, sollte bei nachgewiesener Cholezystolithiasis auch bei fehlenden sonographischen Zeichen einer Cholezystitis eine Cholezystektomie großzügig erwogen werden [8].

Der Versuch einer medikamentösen Lyse eines Konkrementes mit Ursodesoxycholsäure (UDC) spielt im Kindesalter theoretisch nur eine untergeordnete Rolle, da ausschließlich Cholesterinsteine auf einen solchen Behandlungsversuch ansprechen. Trotzdem wird in der Praxis häufig die Entscheidung für einen Behandlungsversuch getroffen – insbesondere, wenn keine Hinweise/Risikofaktoren für das Vorliegen von Bilirubinsteinen vorliegen und wenn es sich um kleine (< 5 mm) und solitäre Steine handelt. Dabei wird UDC in einer Dosis von 10–15 mg /kgKG/d in einer Einzeldosis gegeben und es erfolgen sonographische Kontrolle alle 6 Monaten. Sofern sich nach 12 Monaten kein Ansprechen zeigt, kann die Behandlung wieder beendet werden, andernfalls wird sie bis zur Auflösung der Konkremente (bis 24 Monate) fortgeführt. Häufig erfolgt eine Behandlung mit UDC auch zur Prävention (z. B. bei Sludge, nach Steinextraktion oder bei hohem Risiko/zystischer Fibrose: 20 mg/kgKG/d in 2–3 ED).

Take-Home-Message und „aus der täglichen Praxis"
Steine in der Gallenblase bleiben häufig klinisch stumm und sind dann keine Indikation zur chirurgischen Therapie. Auch asymptomatische Konkremente im Ductus choledochus benötigen meist keine spezifische Behandlung.
Bei einem akuten Verschlussikterus ebenso wie bei einer akuten chologenen Pankreatitis– beide meist durch Obstruktion des Ductus choledochus im Bereich der Papilla vateri – ist zunächst eine sichere Darstellung der Gallenwege und ggf. eine zeitnahe ERCP zur Steinextraktion indiziert.
Bei Gallenblasenkonkrementen, die (intermittierende) kolikartige Beschwerden machen, besteht die Indikation zur Cholezystektomie. Histologisch finden sich dann oft Zeichen einer chronischen Cholezystitis.
Eine perkutane Steinzertrümmerung (Lithotripsie) ist obsolet.
- Beim Nachweis von Gallensteinen sollte unabhängig von der Behandlung immer nach möglichen Risikofaktoren gesucht werden.
- Der Versuch einer medikamentösen Lyse ist nur selten erfolgreich, wird aber in der Praxis häufig unternommen.
- Vor invasiver Diagnostik (ERCP) sollten die Möglichkeiten nicht-invasiver Untersuchungen (Sonographie, MRCP) genutzt werden.

Literatur

[1] Lang T. Gallensteine im Kindesalter. Kinder- und Jugendmedizin. 2020;20:160–164.

[2] Friesen CA, Roberts CC. Cholelithiasis. Clinical characteristics in children. Case analysis and literature review. Clin Pediatr (Phila). 1989;28(7):294–298. doi: 10.1177/000992288902800701. PMID: 2661103.

[3] Rebholz C, Krawczyk M, Lammert F. Genetics of gallstone disease. Eur J Clin Invest. 2018;48(7): e12935. doi: 10.1111/eci.12935. Epub 2018 May 9. PMID: 29635711.

[4] Schweizer P, Lenz MP, Kirschner HJ. Pathogenesis and symptomatology of cholelithiasis in childhood. A prospective study. Dig Surg. 2000;17(5):459–67. doi: 10.1159/000051941. PMID: 11124549.

[5] Di Ciaula A, Wang DQ, Portincasa P. An update on the pathogenesis of cholesterol gallstone disease. Curr Opin Gastroenterol. 2018;34(2):71–80. doi: 10.1097/MOG.0000000000000423. PMID: 29283909.

[6] Wesdorp I, Bosman D, de Graaff A, et al. Clinical presentations and predisposing factors of cholelithiasis and sludge in children. J Pediatr Gastroenterol Nutr. 2000;31(4):411–417. doi: 10.1097/00005176-200010000-00015. PMID: 11045839.

[7] Vrochides DV, Sorrells DL Jr, Kurkchubasche AG, et al. Is there a role for routine preoperative endoscopic retrograde cholangiopancreatography for suspected choledocholithiasis in children? Arch Surg. 2005;140(4):359–361. doi: 10.1001/archsurg.140.4.359. PMID: 15837886.

[8] Blackwood PB, Grabowski J. Chronic cholecystitis in the pediatric population: an underappreciated disease process. Gastroenterol Hepatol Bed Bench. 2017;10:125–130.

42 Cholezystitis

42.1 Einleitung

Im Vergleich zum Erwachsenenalter ist die akute Cholezystitis im Kindes- und Jugendalter selten und sie wird in der überwiegenden Mehrzahl der Fälle nicht durch Gallensteine verursacht. Meist tritt sie im Zuge von viralen Infektionen auf. Daher kann in vielen dieser Fälle auf die Cholezystektomie, wie sie bei einer Obstruktion durch ein Konkrement oder bei bakterieller Infektion notwendig ist, verzichtet werden. Es geht also zunächst darum, die Fälle zu erkennen, die eine zeitnahe chirurgische Intervention benötigen, und in allen anderen Fällen um eine supportive Therapie unter engmaschigen Kontrollen, um mögliche Komplikationen zu erkennen.

Andererseits ist die chronische Cholezystitis ebenso wie im Erwachsenenalter in der überwiegenden Mehrzahl der Fälle mit Gallensteinen assoziiert. Da die chronische Entzündung häufig weder in der Labordiagnostik noch sonographisch eindeutig erfasst wird, muss hier vor allem die Anamnese und das klinische Beschwerdebild über die Notwendigkeit einer chirurgischen Therapie entscheiden.

Zuverlässige epidemiologische Daten für Kinder gibt es kaum. Die Inzidenz der Cholezystektomie im Kindes- und Jugendalter nimmt aber deutlich zu und weist wie im Erwachsenenalter eine deutliche Mädchenwendigkeit auf (3–4:1) [1].

42.2 Definition

Akute Cholezystitis: akute Entzündung der Gallenblase. Es wird die kalkulöse – also die steinassoziierte – von der akalkulösen – der nicht-steinassoziierten – Cholezystitis unterschieden. In beiden Fällen kommt es zu einer akuten Schädigung der Gallenblasenwand durch Faktoren wie Druck, Durchblutungsstörungen mit lokaler Ischämie, oxidativen Stress und Inflammation/Infektion. Nicht selten wird entsprechend auch ein Gallenblasenhydrops – also eine Abflussstörung mit prall gefüllter und entsprechend pathologisch vergrößerte Gallenblase – gefunden.

Von einer akuten Cholezystitis sind in der Mehrzahl Kinder betroffen, die weder vorbestehende Gallensteine noch eine Grunderkrankung haben. Am häufigsten sind in diesen Fällen Virusinfektionen als Auslöser zu finden – insbesondere EBV und HAV. Aber auch bakterielle Infektionen oder Parasiten kommen als Auslöser in Frage. Tab. 42.1 zeigt eine Liste möglicher Auslöser. Neben Infektionen sind es verschiedene Erkrankungen, die mit vermehrter Entzündung einhergehen, die eine akalkulöse Cholezystitis (mit-)auslösen können. Dies ist unter anderem beschrieben für das Kawasaki-Syndrom, die Purpura Schönlein-Henoch, den Lupus erythematodes und das nephrotische Syndrom und auch im Zuge einer Autoimmunhepatitis oder einer primär sklerosierenden Cholangitis tritt sie gelegentlich auf.

https://doi.org/10.1515/9783110411881-042

Tab. 42.1: Mögliche Ursachen einer akuten Cholezystitis [2].

viral	HAV
	EBV
	HHV-6
bakteriell	Salmonella (inkl. S. typhi)
	Brucella abortus
	Staph. aureus
	Coxiella burnetii
Parasiten	Plasmodien
	Askariden
entzündliche Multisystemerkran-kungen/Vaskulitiden	Kawasaki-Syndrom (häufig auch Gallenblasenhydrops)
	Purpura Schoenlein-Henoch
	Lupus erythematodes
	juvenile Dermatomyositis
	Autoimmunhepatitis
	primär sklerosierende Cholangitis
Konkremente/Sludge	hämolytische Erkrankungen/Hämoglobinopathien
	Dyslipidämie
	weitere Risikofaktoren: Frühgeburtlichkeit, abdominelle Operationen, hypomotile Gallenblase, Adipositas, Fehlbildungen und genetische Faktoren (siehe Kap. 41)
schwere kritische Erkrankung	z. B. sekundär bei bakterieller Sepsis oder nach Bauchtrauma

Auch kritisch kranke Patienten wie zum Beispiel Patienten mit einer bakteriellen Sepsis oder auch nach schwerem Bauchtrauma haben ein erhöhtes Risiko eine akute Cholezystitis zu entwickeln. In diesen Fällen ist sogar von einer erhöhten Mortalität (10 und 30 %) auszugehen [2].

Eine **chronische Cholezystitis** gehört zu den selteneren Ursachen chronischer oder rezidivierender Bauchschmerzen im Kindesalter und ist meist mit Gallensteinen assoziiert. Allerdings finden sich in Cholezystektomiepräparaten bei symptomatischer Cholezystolithiasis wiederum sehr häufig Zeichen einer chronischen Cholezystitis, die weder sonographisch noch laborchemisch auffallen muss, sodass die Häufigkeit möglicherweise unterschätzt wird [3].

42.3 Klinik

Patienten mit akuter Cholezystitis haben typischerweise starke, akut einsetzende rechtsseitige Oberbauchschmerzen, die oft als kolikartig beschrieben werden. Außerdem können Übelkeit und Erbrechen sowie ein Ikterus, Fieber und Durchfälle – selten auch Obstipation bestehen. Komplikationen wie eine Sepsis oder eine Perforation der Gallenblase mit folgender Peritonitis führen zu einem schweren und akut bedrohlichen Krankheitsbild.

Eine chronische Cholezystitis kann klinisch schwer zu erkennen sein und lediglich mit unspezifischen rezidivierenden Bauchschmerzen einhergehen.

Aus den bisherigen Ausführungen kann man ableiten, dass man mit vier Patientengruppen rechnen muss:

1. vormals gesunde Patienten – meist ohne Konkremente – häufig virale Infektionen
2. Patienten mit entzündlicher Erkrankung – meist ohne Konkremente – vermutlich Folge einer starken systemischen Entzündungsreaktion
3. Patienten mit Gallensteinen – meist erst ab dem Jugendalter – häufiger Mädchen, oft auch chronische Cholezystitis mit längerer Vorgeschichte
4. kritisch kranke Patienten – im Rahmen schwerer systemischer Infektion/Sepsis oder auch nach Bauchtrauma

42.4 Diagnostik

Die Diagnose der akuten Cholezystitis ergibt sich aus der Kombination der passenden Klinik – insbesondere dem rechtsseitigen Oberbauchschmerz und dem Befund der Sonographie. Tab. 42.2 führt die typischen sonographischen Befunde auf. Da diese für sich genommen nicht spezifisch für eine Cholezystitis sind, sollten mindestens 2 der 4 Befunde nachweisbar sein.

Tab. 42.2: Sonographische Befunde bei akuter Cholezystitis [4].

Befund	Häufigkeit bei akuter Cholezystitis [%]
verdickte Gallenblasenwand (> 3,5 mm)	100 %
Sludge bzw. nicht-schattengebendes echogenes Material in der Gallenblase	50 %
Distension der Gallenblase	50 %
freie Flüssigkeit um die Gallenblase	41 %
aufgelockertes inhomogenes Leberparenchym angrenzend an die Gallenblasenwand	40 %

Im Labor finden sich oft deutlich erhöhte Entzündungswerte – insbesondere eine deutliche Leukozytose. Virologische Diagnostik sollte vor allem EBV und HAV einschließen. Ggf. auch seltenere Erreger (siehe Tab. 42.1).

Die chronische Cholezystitis ist in der Mehrzahl der Fälle letztlich nicht sicher zu diagnostizieren, da abgesehen von einem Konkrementnachweis die typischen Befunde in der Sonographie meist fehlen. Die Kombination aus rechtsseitigen Oberbauch-beschwerden und dem Nachweis von Konkrementen bzw. Sludge rechtfertigt nach Ausschluss anderer möglicher Ursachen die Indikation zur (laparoskopischen) Cho-lezystektomie. Insbesondere bei steinassoziierter Cholezystitis sollte an die Gefahr ei-ner biliären Pankreatitis gedacht werden, da diese ggf. eine umgehende ERCP not-wendig macht.

42.5 Therapie

Bei der akuten Cholezystitis mit Nachweis von Konkrementen ist die Therapie wie auch im Erwachsenenalter in aller Regel chirurgisch mit zeitnaher Cholezystektomie. Anders aber verhält es sich bei der im Kindesalter häufigeren Situation mit fehlen-dem Konkrementnachweis. Da meist virale Infektionen ursächlich sind, steht hier die konservative Behandlung mit intravenöser Schmerztherapie (primär Metamizol in Kombination mit Butylscopolamin) und parenteraler Flüssigkeitssubstitution im Vordergrund. Gleichzeitig sollte jede enterale Ernährung gestoppt werden und eine nasogastrale Ablaufsonde gelegt werden. Da eine bakterielle Infektion ursächlich meist nicht ausgeschlossen werden kann, sollte eine antibiotische Behandlung ge-gen gramnegative Erreger und Anaerobier großzügig eingeleitet werden, insbesonde-re bei Fieber in Kombination mit einer Leukozytose oder sonographischen Zeichen wie Luft in den Gallenwegen (Aerobilie) bzw. Luft in der Gallenblasenwand. Übli-cherweise wird ein Cephalosporin der dritten Generation (Cefotaxim) mit Metronida-zol kombiniert.

Befunde, die eine zeitnahe Cholezystektomie notwendig machen, sind neben dem Nachweis von Gallensteinen ein Gallenblasenempyem oder eine Perforation. Bakterielle Infektionen oder schwere Vaskulitiden machen häufig auch bei fehlen-dem Konkrementnachweis eine Cholezystektomie notwendig. Sofern eine dringende Indikation zur Entlastung der Gallenwege besteht, der Patient aber nicht operabel ist, kann eine perkutane Drainage der Gallenblase als Cholezystostomie sinnvoll sein [2].

In allen anderen Fällen kann zunächst der Verlauf unter engmaschigen kli-nischen und sonographischen Kontrollen beobachtet werden. In der Mehrzahl der Fälle wird eine spontane Besserung zu beobachten sein und nur bei Befundver-schlechterung oder bei Komplikationen muss die Indikation zur Operation erneut ge-prüft werden.

Take-Home-Message und „aus der täglichen Praxis"

Die akute Cholezystitis im Kindes- und Jugendalter ist selten, aber potenziell komplikationsreich. Häufig ist sie nicht mit Gallensteinen assoziiert, sondern Folge einer Virusinfektion (insbes. HAV und EBV). Hier ist die Therapie vor allem symptomatisch und die Prognose grundsätzlich gut. Allerdings sind schwere Verläufe (bakterielle Infektionen, akutes Abdomen nach Perforation) mit erheblicher Morbidität und Mortalität möglich.

Zeichen eines komplizierten Verlaufs sind zum Beispiel Fieber in Kombination mit einer Leukozytose, Luft in den Gallenwegen (Aerobilie) bzw. Luft in der Gallenblasenwand.

Eine chronische Cholezystitis kann Ursache relativ unspezifischer wiederkehrender Bauchschmerzen sein und es gibt keine klaren diagnostischen Kriterien, sodass bei Verdacht eine (laparoskopische) Cholezystektomie zu erwägen ist.

Literatur

[1] Murphy PB, Vogt KN, Winick-Ng J, et al. The increasing incidence of gallbladder disease in children: A 20 year perspective. J Pediatr Surg. 2016;51:748–752.

[2] Poddighe D, Sazonov V. Acute acalculous cholecystitis in children. World J Gastroenterol. 2018;24:4870–4879.

[3] Blackwood PB, Grabowski J. Chronic cholecystitis in the pediatric population: an underappreciated disease process. Gastroenterol Hepatol Bed Bench. 2017;10:125–130.

[4] Imamoğlu M, Sarihan H, Sari A, Ahmetoğlu A. Acute acalculous cholecystitis in children: Diagnosis and treatment. J Pediatr Surg. 2002;37:36–39.

43 Alpha-1-Antitrypsin-Mangel

43.1 Einleitung

Der Alpha-1-Antitrypsinmangel ist die häufigste monogenetische Lebererkrankung und wird autosomal rezessiv vererbt. Der Phänotyp weist aber eine extreme Variationsbreite auf und die Mehrheit der Betroffenen entwickeln keine oder nur eine geringgradige Lebererkrankung. Andererseits bietet ein kleiner Teil der Kinder das Bild einer neonatalen Cholestase, und in diesen Fällen kann die Lebererkrankung selten auch ähnlich dramatisch verlaufen wie beispielsweise eine (unbehandelte) extrahepatische Gallengangatresie. Ursache für die Lebererkrankung ist eine durch die Mutation bedingte Fehlkonformation des Alpha-1-Antitrypsins. Durch die veränderte Tertiärstruktur des Proteins kommt es zu einer gestörten Ausschleusung aus den Hepatozyten, in denen es synthetisiert wird. Im endoplasmatischen Retikulum der Leberzellen bilden sich hepatotoxische Polymere aus dem retinierten Alpha-1-Antitrypsin, die lichtmikroskopisch als PAS-positive Granula sichtbar sind. Die Ausprägung der Lebermanifestation ist im Einzelfall kaum vorherzusagen und wie auch bei anderen Lebererkrankungen kann sie von einer ganzen Reihe von Modifier-Genen sowohl positiv wie auch negativ beeinflusst werden.

Die Lungenerkrankung manifestiert sich erst im mittleren bis höheren Erwachsenenalter. Durch die fehlende Hemmung entzündlicher Prozesse entsteht eine langsam voranschreitende Schädigung des Parenchyms aus der letztlich ein Lungenemphysem resultiert. Das Risiko für Lungenschäden korreliert eng mit dem Ausmaß der Erniedrigung des Alpha-1-Antitrypsin-Serumspiegels.

43.2 Definition

Das **Protein Alpha-1-Antitrypsin** ist ein Akut-Phase-Protein und wird auch als Alpha-1-Protease-Inhibitor (PI) bezeichnet, was seine physiologische Aufgabe beschreibt. Sie besteht vorwiegend darin, Proteasen wie die PMN-Elastase, die bei entzündlichen Prozessen vermehrt aktiviert werden, zu hemmen und damit entzündliche Abbauprozesse zu begrenzen. Der größte Teil der Alpha-1-Antitrypsin-Synthese findet in den Hepatozyten statt, von wo es über den Blutstrom ins Gewebe transportiert wird.

Es sind zahlreiche Mutationen im Alpha-1-Antitrypsin-Gen bekannt. Die häufigste klinisch relevante Mutation, die im homozygoten Zustand zum oben dargestellten Pathomechanismus führt, ist ein mit dem Buchstaben Z bezeichneter Aminosäureaustausch. Die Prävalenz des homozygoten Zustands („PIZZ") wird für Personen mit mitteleuropäischer Abstammung mit 1:2.000 bis 1:4.000 (im Mittel 1: 2.500) angegeben [1].

https://doi.org/10.1515/9783110411881-043

43.3 Klinik

Das Vollbild der Erkrankung entsteht dann, wenn die Z-Mutation homozygot vorliegt (sog. PIZZ-Typ). Neben der Z-Mutation gibt es verschiedene andere Mutationen, die meist nur geringe klinische Relevanz besitzen (siehe Tab. 43.1). Die häufigste ist die S-Mutation – insbesondere auf der Iberischen Halbinsel.

Träger heterozygot vorliegender Mutationen erkranken in der Regel nicht. Compound-heterozygote Mutationen (PISZ) können zu einem meist milderen Krankheitsbild führen. Aber auch homozygote Träger der Z-Mutation können einen sehr milden Krankheitsverlauf haben.

Tab. 43.1: Genetische Grundlagen des Alpha-1-Antitrypsinmangels (Genlokus 14q31-32.3).

häufige Mutanten	Eigenschaft
PI*M	Wildtyp – normale Funktion
PI*Z	häufigste klinisch relevante Mutation; das Genprodukt akkumuliert in den Leberzellen
PI*S	zahlenmäßig häufigste Mutation; klinisch geringe Relevanz; das gebildete Protein wird ebenfalls vermindert sezerniert, bildet intrahepatisch aber kaum hepatotoxische Polymere.
seltene Mutanten	
PI*Malton und PI*Siiyama	seltene Mutationen, deren Genprodukt ähnlich wie bei der Z-Variante in den Hepatozyten akkumuliert
PI*Null	Nullmutationen, durch die kein messbares Genprodukt produziert werden, da die resultierende mRNA instabil ist

95 % der Patienten, die eine klinisch relevante Hepatopathie haben, sind homozygot für die Z-Mutante (PI*ZZ). Die übrigen 5 % sind überwiegend compound heterozygot PISZ oder tragen verschiedene Kombinationen seltenerer relevanter Mutationen. In Tab. 43.2 sind relevante Konstellationen und das resultierende Erkrankungsrisiko aufgeführt.

Der Heterozygotenstatus mit einem Wildtyp-Allel (z. B. PiMZ) gilt für sich allein nicht als pathogen, kann jedoch im Zusammenhang mit anderen Erkrankungen wie z. B. einer zystischen Fibrose, einer Fettlebererkrankung oder einer chronischen Virushepatitis einen relevanten krankheitsaggravierenden Einfluss haben.

Tab. 43.2: Genotypen und resultierende Risiken für Lebererkrankung/Lungenemphysem.

Genotyp	Alpha-1-AT im Serum [2]		Risiko für Lebererkrankung	Risiko für Lungenerkrankung
	µMol/l	mg/dl		
PIMM	20–48	150–350	nicht erhöht – „Wildtyp"	
PIZZ	2,5–7	20–55	hoch	hoch
PISS	15–33	100–200	nicht erhöht	erhöht
PISZ	8–16	75–120	im späteren Erwachsenenalter in Kombination mit weiteren Faktoren ggf. erhöht	gering erhöht – niedrige Serumwerte für Alpha-1-AT (< 11µM) gehen mit einem erhöhten Risiko für ein Lungenemphysem einher
PIMZ	17–33	90–210		
PINull-Null	–	–	nicht erhöht (kein Genprodukt)	hoch

Das klinische Bild der Erkrankung variiert stark, da für die Manifestation einer Leberschädigung vermutlich neben dem eigentlichen Gendefekt weitere Faktoren relevant sind (sog. *second hit*), wie Polymorphismen in anderen Genen (Modifier-Gene), Infektionen, und im Erwachsenenalter hepatotoxische Substanzen oder eine NASH und andere.

Mögliche hepatische Manifestation eines Alpha-1-Antitrypsinmangels [3,4]:

1. Neonatale Hepatitis/Cholestase im frühen Säuglingsalter. 11 % betroffener Kinder haben in den ersten Lebensmonaten ein erhöhtes direktes Bilirubin, das sich meist bis zum 6. Lebensmonat normalisiert. Erhöhte Transaminasen finden sich im ersten Lebensjahr in über 70 % der Fälle. Mit 12 Jahren haben aber nur noch 15 % erhöhte Werte.

2. Hepatopathie im Kleinkind-/Jugendalter. Meist mit mildem Verlauf und lediglich durch erhöhte Leberwerte (als Zufallsbefund) auffällig und nur selten mit Zeichen einer kritischen Lebererkrankung (Cholestase, portale Hypertension oder sogar Zirrhose). Etwa 7 % der Patienten entwickelten im Kindesalter eine Leberzirrhose und von diesen benötigt etwa jedes sechste eine Lebertransplantation [5]. Da in den zugrundeliegenden Studien symptomatische Patienten aber sicher überrepräsentiert sind, kann man vermutlich davon ausgehen, dass weniger als 1 % genetisch betroffener Patienten (PiZZ) im Kindesalter transplantiert werden müssen.

3. Leberfibrose, Fettleber oder Cholestase im höheren Erwachsenenalter. Auch unter den Erwachsenen, die bezüglich einer Lebererkrankung nicht symptomatisch sind, hat etwa jeder dritte histologisch eine relevante aber eben klinisch inapparente Leberfibrose oder Zirrhose. Das Risiko für eine kritische Lebererkrankung

scheint damit auch im Erwachsenenalter eher gering zu sein, steigt aber im höheren Alter deutlich an.

Die Mehrzahl der Patienten entwickelt also keine relevante Lebererkrankung und wird ggf. erst im Erwachsenenalter durch die sich dann manifestierende Lungenerkrankung auffällig, die sich meist als ein progredientes Lungenemphysem im 4. Lebensjahrzehnt manifestiert.

43.4 Diagnostik

Bei klinischem Verdacht auf einen Alpha-1-Antitrypsin-Mangel erfolgt zunächst die Bestimmung von Alpha-1-Antitrypsin im Serum (siehe Tab. 43.2). Homozygote Träger der Z-Mutation haben im Schnitt eine auf 15 % der Norm erniedrigte Serumkonzentration, heterozygote Träger typischerweise nur leicht erniedrigte Spiegel. Als alleiniger Labortest ist der Serumspiegel aber nicht ausreichend sicher, da Alpha-1-Antitrypsin ein Akutphase-Protein ist, das entsprechend hochreguliert und damit (phasenweise) „falsch normal" sein kann. Andererseits gibt es für erniedrigte Werte auch andere Ursachen (z. B. bei enteralem Eiweißverlust oder global eingeschränkter Synthesefunktion bei anderen Lebererkrankungen).

Daher wird bei auffälligem Befund oder bei fortbestehendem Verdacht eine genetische Untersuchung auf die häufigsten relevanten Mutationen (Z und S) ergänzt. Alternativ kann eine isoelektrische Fokussierung, also die Phänotypisierung des Alpha-1-Antitrypsin, durchgeführt werden. Diese war in der Vergangenheit ein zentraler Baustein in der Diagnostik, wurde jedoch durch die inzwischen leicht verfügbare genetische Testung vielerorts verdrängt. Nur selten ist zum Nachweis seltener Mutationen eine umfassendere Sequenzierung des Alpha-1-Antitrypsin-Gens notwendig [6].

Bei Nachweis der Erkrankung sollte eine genetische Beratung angeboten werden. Die gezielte Untersuchung von Geschwisterkindern ist zu empfehlen. Grundsätzlich besteht auch die Möglichkeit zu pränataler Diagnostik; aufgrund des in den meisten Fällen gutartigen Verlaufs der Erkrankung ist diese aber in der Regel nicht angemessen.

In der Sonographie werden Echogenität und Textur der Leber beurteilt mit der Frage nach einer Fibrose/Zirrhose. Außerdem werden Hinweise auf eine portale Hypertension (Pfortaderfluss, Milzgröße, Umgehungskreisläufe) untersucht. Sofern verfügbar, kann eine Elastographie der Leber (ultraschallbasierte Messung der Lebersteifigkeit) zur Beurteilung des Verlaufs eingesetzt werden.

Eine Leberbiopsie mit ihren bekannten Risiken ist in der Regel weder zur Diagnosestellung noch in der Verlaufsbeobachtung notwendig. In Einzelfällen kann sie sinnvoll sein, zum Beispiel beim Verdacht auf Koexistenz eines Alpha-1-Antitrypsinmangels mit einer weiteren Hepatopathie oder um in Zweifelsfällen das Ausmaß der Fibrose/Zirrhose abzuschätzen.

Weiterführende Diagnostik wird meist im Zusammenhang mit Komplikationen der fortgeschrittenen Lebererkrankung notwendig. Beispielsweise die ÖGD bei V. a. Ösophagusvarizen (siehe Kap. 34.3).

43.5 Therapie

Zunächst müssen betroffene Patienten bzw. Familie über die Natur der Erkrankung und die große Varianz in der klinischen Ausprägung aufgeklärt werden. Dabei muss klarwerden, dass es essenziell ist, dass betroffene Patienten (und auch heterozygote Träger) niemals rauchen und auch Passivrauch meiden sollten. Sofern bei Diagnosestellung bereits eine erhebliche Leberschädigung im Sinne einer höhergradigen Fibrose vorliegt, müssen die Betroffenen verstehen, dass ein ungünstiger Verlauf vorliegt und ein Risiko für eine weitere Verschlechterung besteht [7]. In allen anderen Fällen ist in der Beratung darauf abzuheben, dass die große Mehrzahl der Patienten einen günstigen Verlauf nimmt und die „Leberwerte" sich bis spätestens zum jungen Erwachsenenalter meist sogar normalisieren. Allerdings steigt im höheren Alter das Risiko einer fortschreitenden Lebererkrankung wieder deutlich an, weshalb auch im günstigen Fall eine Transition in die Erwachsenenmedizin und langfristige Verlaufskontrollen erfolgen sollten (siehe unten).

Luftwegsinfekte sollten frühzeitig abgeklärt und offensiv behandelt werden. Eine großzügige Entscheidung zu einer Inhalationstherapie (zur Unterstützung der Mukolyse) und eine vergleichsweise großzügige Indikationsstellung für eine antibiotische Therapie sind zu erwägen, wenngleich hierzu keine Daten existieren.

Für Patienten mit manifester pulmonaler Erkrankung steht ab einem bestimmten Ausmaß der Lungenfunktionsreduktion eine Enzymersatztherapie zur Verfügung. Diese hat keinen wesentlichen Effekt auf die Lebermanifestation der Erkrankung.

Eine kausale Therapie der Lebererkrankung existiert nicht. Die orale Gabe von Ursodesoxycholsäure (20–30 mg/kgKG/d) soll den Gallefluss verbessern und die Zusammensetzung der Gallensäuren hin zu den weniger toxischen wasserlöslichen Gallensäuren verschieben. Sie führt oft zur Verbesserung oder sogar Normalisierung von gGT und/oder Transaminasen. Es gibt bislang aber keinen Nachweis, dass der Krankheitsverlauf bzw. die langfristige Prognose relevant beeinflusst wird [7].

Verschiedene Substanzen, die entweder den Abbau des akkumulierten Genprodukts steigern oder dessen Synthese hemmen sollen, werden derzeit weiter untersucht [8]. Unter anderem könnten Nor-Ursodesoxycholsäure und Carbamazepin einen therapeutischen Mehrwert haben. Auch gentherapeutische Verfahren werden intensiv untersucht [9].

Unter der Vorstellung, dass jede Akut-Phase-Reaktion auch die Produktion von Alpha-1-Antitrypsin stimuliert (und damit bei Trägern der Z-Mutation die intrahepatische Akkumulation verstärkt), kann neben den empfohlenen Schutzimpfungen auch die jährliche Influenza-Impfung und je nach Expositionsrisiko eine Hepatitis A-Impfung empfohlen werden.

43.6 Verlaufskontrollen

Säuglinge und Kleinkinder sollten zunächst engmaschig klinisch und laborchemisch kontrolliert werden, bis der Krankheitsverlauf abschätzbar ist. Bei relevanter Leberbeteiligung sollte frühzeitig ein pädiatrisches Leber-Transplantationszentrum in die Betreuung eingebunden werden.

Bei günstigem Verlauf können die Kontrollintervalle mit der Zeit verlängert werden – mindestens aber jährliche Vorstellungen beim pädiatrischen Gastroenterologen/Hepatologen sind über die gesamte Kindheit zu empfehlen. Im Erwachsenenalter steht meist die Betreuung beim Pulmologen im Vordergrund – eine Anbindung beim Hepatologen mit langfristigen Verlaufskontrollen ist aber ebenfalls sinnvoll. Im Sinne einer geordneten Transition aus der Jugendmedizin heraus ist daher zu empfehlen, auch bei asymptomatischen Patienten eine Erstvorstellung beim Pulmologen und Hepatologen aktiv zu vermitteln.

Bei den klinischen Kontrollen liegt das Augenmerk vor allem auf den folgenden Punkten:
- Hinweise auf eine Cholestase bzw. eine fortschreitende Lebererkrankung: Ikterus, Juckreiz, Blutungsneigung, Splenomegalie, Leberhautzeichen; körperliches Gedeihen und Wachstum; Dystrophie, reduzierte Muskelmasse, Infekte
- Impfstatus
- Patienten, die häufiger Bronchitiden haben oder ein Asthma entwickeln, sollten frühzeitig von einem pädiatrischen Pulmologen mitbetreut werden.
- Laborkontrollen der Leberenzyme, Synthese- und Entgiftungsparameter inkl. fettlöslicher Vitamine/plasmatische Gerinnung – ggf. Substitution
- jährliche Sonographie: Leberparenchymumbau, fokale Veränderungen, Zeichen der portalen Hypertension; sofern verfügbar inkl. Elastographie
- ggf. frühzeitige Anbindung an ein Zentrum für pädiatrische Lebertransplantation

Take-Home-Message und „aus der täglichen Praxis"

Der Alpha-1-Antitrypsinmangel ist eine Multisystem-Erkrankung, die bei Manifestation im Säuglings- und Kindesalter vor allem die Leber betrifft. Erst im Erwachsenenalter manifestiert sich die Lungenerkrankung.

Der Verlauf der Erkrankung und insbesondere der Leberbeteiligung ist sehr variabel. Im ungünstigen Fall (< 1 % der Betroffenen) kann eine Lebertransplantation bereits im Kleinkindalter notwendig werden. Bei Zeichen für eine chronische Lebererkrankung (Fibrose, portale Hypertension) sollte daher ggf. frühzeitig eine Anbindung an ein Zentrum für pädiatrische Lebertransplantation erfolgen.

Häufig wird eine Hepatopathie im Kindes- und Jugendalter nicht klinisch relevant. Im höheren Erwachsenenalter steigt aber das Risiko für eine fortschreitende Lebererkrankung erneut an.

Strenger Verzicht auf aktives Rauchen oder Passivrauchen ist angezeigt, wegen des zweiten Erkrankungsgipfels aber auch das Meiden anderer Noxen.

Die Entscheidung zu einem Behandlungsversuch mit Ursodeoxycholsäure sollte aufgrund des sehr günstigen Nebenwirkungsprofils im Kindesalter großzügig getroffen werden.

Eine geplante Transition sollte sicherstellen, dass die Patienten sowohl beim Pulmologen als auch beim Hepatologen angebunden werden.

Betroffene Patienten sollten auf die Patientenorganisation Alpha 1 Deutschland aufmerksam gemacht werden. Diese setzt sich für die Interessen Betroffener ein und fördert Information und Forschung; auch sind hier regionale Selbsthilfegruppen zu finden: https://www.alpha1-deutschland.org.

Es existiert außerdem ein unterstützenswertes deutsches Register für Patienten mit Alpha-1-Antitrypsinmangel, das auch mit einem internationalen Register in Verbindung steht: www.alpha-1-register.de.

Literatur

[1] Fregonese L, Stolk J. Hereditary alpha-1-antitrypsin deficiency and its clinical consequences. Orphanet J Rare Dis. 2008;3:16.

[2] American Thoracic Society; European Respiratory Society. American Thoracic Society/European Respiratory Society statement: standards for the diagnosis and management of individuals with alpha-1 antitrypsin deficiency. Am J Respir Crit Care Med. 2003;168(7):818–900.

[3] Sveger T. Liver disease in alpha1-antitrypsin deficiency detected by screening of 200,000 infants. N Engl J Med. 1976;294:1316–1321.

[4] Mostafavi B, Piitulainen E, Tanash HA. Survival in the Swedish cohort with alpha-1-antitrypsin deficiency, up to the age of 43–45 years. Int J Chron Obstruct Pulmon Dis. 2019;14:525–530.

[5] Townsend SA, Edgar RG, Ellis PR, et al. Systematic review: the natural history of alpha-1 antitrypsin deficiency, and associated liver disease. Aliment Pharmacol Ther. 2018;47(7):877–885.

[6] Miravitlles M, Dirksen A, Ferrarotti I, et al. European Respiratory Society statement: diagnosis and treatment of pulmonary disease in α1-antitrypsin deficiency. Eur Respir J 2017; 50: 1700610

[7] Lykavieris P, Ducot B, Lachaux A, et al. Liver disease associated with ZZ alpha1-antitrypsin deficiency and ursodeoxycholic acid therapy in children. J Pediatr Gastroenterol Nutr. 2008;47 (5):623–629.

[8] Pye A, Turner AM. Experimental and investigational drugs for the treatment of alpha-1 antitrypsin deficiency. Expert Opin Investig Drugs. 2019;28(10):891–902.

[9] Lomas DA, Hurst JR, Gooptu B. Update on alpha-1 antitrypsin deficiency: New therapies. J Hepatol. 2016;65(2):413–424.

44 Zystische Fibrose

44.1 Einleitung

Die Prognose der zystischen Fibrose (CF) oder Mukoviszidose hat sich in den letzten Jahrzehnten ganz erheblich verbessert. Noch vor 70 Jahren ist die Mehrzahl der betroffenen Kinder nur wenige Monate alt geworden, während die durchschnittliche geschätzte Lebenserwartung eines heute in Deutschland geborenen Kindes mit CF über 50 Jahren liegt [1,2].

Grundlage der großen Fortschritte ist vor allem die frühzeitige intensive symptomatische Therapie der sich entwickelnden Lungenerkrankung und der begleitenden extrapulmonalen Manifestationen. Darüber hinaus werden aktuell mit der Einführung der noch relativ neuen Medikamentenklasse der sogenannten CFTR-Modulatoren für zunehmend mehr Patienten weitere teilweise ganz erhebliche Therapieerfolge möglich und inzwischen stehen entsprechende Behandlungen für über 80 % der Patienten zur Verfügung.

Im Rahmen der multidisziplinären Betreuung ist der Gastroenterologe im Zusammenhang mit sehr verschiedenen Manifestationen der Erkrankung gefragt. Allen voran die sehr häufige exokrine Pankreasinsuffizienz, gefolgt von dem Problem der Gedeihstörung, aber auch bei Passagestörungen wie dem Mekoniumileus oder dem distalen intestinalen Obstruktionssyndrom (DIOS) und bei der CF-assoziierten Hepatopathie.

44.2 Definition

Der CFTR-Kanal ist ein energieabhängiger Chlorid-Ionen-Transporter, der an der Regulation des transmembranösen Chlorid-, Bicarbonat- und Wasserhaushalts beteiligt ist. Damit reguliert er auch die Sekretbildung in allen exokrinen Drüsen. Durch unterschiedliche Mutationen im CFTR-Gen kommt es zu einer mehr oder weniger eingeschränkten Funktion oder sogar zum kompletten Fehlen des Transporters. Die häufigste Mutation (F508del) führt zu einer gestörten Faltung und zum Abbau des Proteins im endoplasmatischen Retikulums noch vor Einbau in die Membran. Darüber hinaus existieren über 2.000 weitere mehr oder weniger seltene Mutationen. Betroffen sind vor allem die Lunge, die Bauchspeicheldrüse, der Darm und die Leber, aber auch die oberen Atemwege, die Geschlechtsorgane mit Aspermie beim Mann und die Schweißdrüsen. Letzteres wird diagnostisch genutzt, da eine abnorm hohe Chlorid-Ionen-Konzentration im Schweiß für eine CF beweisend ist.

Mit einer Inzidenz von ungefähr 1:4.500 ist die **zystische Fibrose** die häufigste autosomal rezessiv vererbte Multiorganerkrankung [3]. Patienten, die eine Restfunktion des CFTR-Kanals haben, weisen in der Regel ein milderes klinisches Bild auf.

https://doi.org/10.1515/9783110411881-044

44.3 Klinik

Die früheste mögliche Manifestation der zystischen Fibrose ist ein Mekoniumileus, der bei etwa jedem sechsten Kind auftritt [4]. Damit ist die CF die mit Abstand häufigste Ursache für einen Mekoniumileus und muss in jedem Fall abgeklärt werden. Außerdem haben Kinder mit CF ein erhöhtes Risiko (6 %) für eine neonatale Cholestase [5]. Später fallen unbehandelte Kinder meist durch eine Gedeihstörung mit mehr oder weniger ausgeprägter Enteropathie als Folge einer Pankreasinsuffizienz auf. Respiratorische Symptome können zwar auch schon früh auftreten, werden oft aber erst jenseits des Säuglingsalters relevant in Form von gehäuften/schweren pulmonalen Infektionen bzw. chronischem produktivem Husten. Weitere mögliche Hinweise sind persistierend pathologische Befunde in der Bildgebung der Lunge oder ein persistierender Nachweis von Staphylokokken, Hämophilus, Pseudomonas und/oder Burkholderia im Respirationstrakt, ebenso Trommelschlegelfinger, eine beidseitige chronische Rhinosinusitis, ein Rektumprolaps, ein Salzverlustsyndrom oder eine chronische Pankreatitis [6].

Selten kann auch die Haut das führende klinische Zeichen sein mit dem Bild einer ausgeprägten Dermatitis – eine sogenannte Acrodermatitis dysmetabolica, die klinisch wie eine schwere atopische Dermatitis oder wie eine Acrodermatitis enteropathica (genetisch bedingter Zinkmangel) aussehen kann.

Der klinische Verlauf wird vor allem durch die Lungenerkrankung und die Ernährungsprobleme bestimmt. Ein Teil der Patienten entwickelt zudem eine CF-assoziierte cholestatische Lebererkrankung.

44.4 Diagnostik

Obwohl die CF inzwischen in das Neugeborenenscreening aufgenommen wurde, sollte weiterhin der Grundsatz gelten, dass immer, wenn man an eine mögliche CF denkt, auch eine entsprechende Diagnostik, also zunächst ein Schweißtest oder genauer ein Pilocarpin-Iontophorese-Schweißtest erfolgen sollte. Dabei wird nach oberflächlicher Stimulation der Haut mit Pilocarpin der produzierte Schweiß z. B. in einer Kapillare gesammelt um den Chloridionengehalt zu messen.

Auffällige Befunde im Schweißtest müssen immer kontrolliert werden und sollten dazu führen, dass der Patient in einem Mukoviszidose-Zentrum vorgestellt wird. Bei wiederholt grenzwertigen Befunden muss weitere Diagnostik folgen.

Die Diagnose einer CF gilt als gesichert, wenn zum einen

- ein diagnostischer Hinweis (z. B. positives NG-Screening, erstgradig Verwandter mit CF oder passende Klinik wie eine chronische Lungenerkrankung oder eine Gedeihstörung) besteht und

– zusätzlich eine Störung der Funktion des CFTR-Kanals nachgewiesen wurde. Dieser Nachweis kann durch verschiedene Methoden erbracht werden:
  – den Schweißtest (Chloridgehalt > 60 mmol/l) oder z. B. bei grenzwertigem Befund (30–60 mmol/l):
  – eine direkte elektrophysiologische Messung der CFTR-Funktion an einem spezialisierten Zentrum mit einer der beiden folgenden Methoden:
    – der nasalen Potenzialdifferenzmessung oder
    – der intestinalen Kurzschlussstrommessung an einem Rektumschleimhautbiopsat
  – den sicheren genetischen Nachweis (eine homozygote oder zwei Compound-heterozygot vorliegende Mutationen)

44.5 Therapie

Bis vor kurzem bestand die Therapie ausschließlich in einer multiprofessionellen Behandlung mit dem Ziel, Komplikationen vorzubeugen bzw. symptomatisch zu behandeln und damit das Voranschreiten der Organschädigung zu verlangsamen. Allen voran ist hier die Behandlung der Lungenerkrankung mit regelmäßigen Inhalationen zur Mukolyse (mit hypertoner Kochsalzlösung und DNAse) zu nennen. Aber auch die Behandlung der extrapulmonalen Manifestationen, das Ernährungsmanagement sowie Physiotherapie und die offensive Therapie von Infekten spielen eine wichtige Rolle.

Über diese Behandlung hinaus stehen inzwischen auch kausale Therapien mit sogenannten CFTR-Modulatoren zur Verfügung (siehe Tab. 44.1). Sie wirken entweder als Korrektoren, die die fehlerhafte Herstellung des CFTR-Kanals korrigieren oder als Potentiatoren, die vorhandene CFTR-Kanäle aktivieren, und ihre Wirkung hängt daher erheblich von der zugrundeliegenden Mutation ab. Zunehmend werden sie in Kombinationspräparaten angewendet und die Zulassungen sind an die zugrundeliegenden Mutationen geknüpft. Aktuell können bereits über 80 % der Patienten entsprechend behandelt werden. In Tab. 44.1 sind die in Deutschland zugelassenen Präparate aufgelistet. In Studien wurde gezeigt, dass bereits nach kurzer Behandlungsdauer die Chlorid-Konzentration im Schweißtest erheblich zurückgeht. Gleichzeitig findet sich eine deutliche Verbesserung der Lungenfunktion und die Häufigkeit pulmonaler Exazerbationen geht zurück [7]. Auch die extrapulmonalen Manifestationen können sich erheblich verbessern und die Veränderungen können dabei so ausgeprägt sein, dass sie zu einer neuen Herausforderung für Patienten und Behandler werden. Beispielsweise kann eine Gedeihstörung innerhalb kurzer Zeit in eine (zu) rasche Gewichtszunahme umschlagen oder bei Patienten mit CF-Diabetes kann es plötzlich zu Hypoglykämien durch einen erheblich reduzierten Insulinbedarf kommen.

Tab. 44.1: Verfügbare CFTR-Modulatoren in der Reihenfolge der Zulassung (Stand 4/2021).

Präparat	Wirkstoff	Zulassung
Kalydeco	Ivacaftor	ab 6 Monate
Orkambi	Ivacaftor, Lumacaftor	ab 2 Jahre
Symkevi	Ivacaftor, Tezacaftor	ab 12 Jahre
Kaftrio	Ivacaftor, Tezacaftor, Elexacaftor	ab 12 Jahre

Obwohl abzusehen ist, dass die neuen Behandlungsmöglichkeiten den Verlauf und das klinische Bild der Erkrankung erheblich verändern werden, wird die symptomatische Behandlung weiter eine wichtige Grundlage der Therapie bleiben. Im Folgenden soll auf die gastroenterologischen Aspekte eingegangen werden. Diese sind im Wesentlichen:

- Pankreasinsuffizienz und Gedeihstörung
- die CF-assoziierte Lebererkrankung
- der Mekoniumileus und das später auftretende DIOS
- Mangelzustände von Vitaminen, Spurenelementen oder Elektrolyten

44.5.1 Exokrine Pankreasinsuffizienz

Etwa 90 % der betroffenen Kinder entwickeln bereits im ersten Lebensjahr eine exokrine Pankreasinsuffizienz. Typisch sind dabei fettige, voluminöse und überriechende Stühle und eine Gedeihstörung, die sie sich auf den gesamten Krankheitsverlauf und bei älteren Kindern auch auf die Lebensqualität negativ auswirkt. Die Entscheidung zur Enzymsubstitution sollte daher sehr großzügig gestellt werden, d. h. bei jeder Gedeihstörung und bei erniedrigten Elastasewerten im Stuhl (einmalig unter 50 oder mehrfach unter 200 µg/g). Wichtig ist dabei die Schulung der Eltern bzw. der Patienten, insbesondere bezüglich des Zeitpunktes der Einnahme und der Dosierung in Abhängigkeit vom Fettgehalt der Nahrung. Die Pankreasenzyme müssen unbedingt direkt zur Mahlzeit, also möglichst mit Beginn der Mahlzeit, bei längeren bzw. größeren Mahlzeiten auch mit aufgeteilter Dosis zu Beginn und zur Hälfte der Mahlzeit, gegeben werden. Da auch die Bicarbonat-Sekretion des Pankreas gestört ist, kann die Wirksamkeit der (pH-Wert abhängigen) Enzyme erheblich reduziert sein. Im Einzelfall kann versuchsweise eine gleichzeitige Behandlung mit einem PPI oder langfristig eher die Umstellung auf ein anderes Präparat (Rizolipase) sinnvoll sein [8].

Praktische Aspekte der Pankreas-Enzymsubstitution

Es sollten immer säurefeste Präparate verwendet werden und die Gabe muss direkt zu jeder Mahlzeit erfolgen. Die Enzyme dürfen aber nicht ins Essen gegeben werden. Anfangs kann mit einer niedrigen Dosis gestartet werden, die bei Bedarf im Verlauf gesteigert wird, um Überdosierung zu vermeiden. Eltern und Patienten müssen geschult werden, um den Fettgehalt der Nahrung abschätzen zu können. Alternativ kann auch ein festes Dosierungsschema festgelegt werden.

– Säuglinge: 2.500–4.000 U Lipase/120 ml Säuglingsnahrung bzw. 2.000 E/g Nahrungsfett
– Kleinkind/Schulkind: 2.000–4.000 U Lipase/g Nahrungsfett

44.5.2 Endokrine Pankreasfunktion – CF-assoziierter Diabetes mellitus

Ein Teil der Patienten (10–20 %) entwickelt im Laufe der Erkrankung (frühestens ab dem Schulalter) einen Diabetes mellitus. Ursache ist einerseits die Vernarbung des Pankreas und andererseits eine periphere Insulinresistenz. Ab dem 10. Lebensjahr gehört daher die Kontrolle auf eine mögliche Insulinresistenz mittels oralem Glukose-Toleranztest zur jährlichen Routine. Die alleinige Bestimmung des HbA1c ist nicht ausreichend sicher.

44.5.3 Ernährung

Der Energiebedarf von CF-Patienten liegt oft deutlich über dem gesunder Menschen. Abhängig von der Schwere der Lungenerkrankung wird er auf 110–200 % geschätzt. Qualitativ unterscheiden sich die Empfehlungen zur Ernährung aber nicht von denen für gesunde Kinder. In den ersten Monaten sollte möglichst voll gestillt bzw. eine übliche Formulanahrung gefüttert werden. Bei nicht ausreichendem Gedeihen sollte zugefüttert bzw. angereichert werden: Im Säuglingsalter mit hochkalorischer Formula oder angereicherter Beikost (MCT/LCT-Fette, Maltodextrin), später dann durch energetische Anreicherung der normalen Kost und/oder die zusätzliche Gabe von hochkalorischer Zusatznahrung wie Smoothies oder Trinknahrungen (siehe auch Kap. 49). Entsprechend muss auch die Pankreasenzymsubstitution angepasst werden.

Die hohe Energiezufuhr wird von manchen Patienten als Belastung erlebt und kann zur Ursache für Konflikte zwischen Eltern und Kindern bzw. für ein gestörtes Essverhalten werden. Gegebenenfalls kann dann eine Ernährung über eine nasogastrale Sonde oder eine PEG sinnvoll sein und als Entlastung erlebt werden. Eine solche Sondenernährung ist als möglichst kurzzeitige Intervention empfohlen, wenn Gewicht und/oder Länge unter der 10. Perzentile liegen, bzw. die PEG falls auch das Längenwachstum zurückbleibt (Größe < 3. Perzentile). Untergewichtige Patienten profitieren von der Normalisierung des Ernährungszustandes häufig sehr mit einer erheblichen Verbesserung der Lebensqualität und der Lungenfunktion. Obwohl die Entscheidung zur Anlage einer PEG insbesondere für Jugendliche kein einfacher Schritt ist, sollten Patienten mit chronischer Gedeihstörung hierzu ermutigt werden.

Praktisches Vorgehen zur Abklärung einer Gedeihstörung bei CF:
- Wie hoch sind die Energiezufuhr bzw. der Energiebedarf? Ernährungsprotokoll und ggf. Anpassung der Ernährung.
- Inwiefern bestehen Probleme mit Inappetenz – auch im Rahmen des häufiger auftretenden GÖR oder spielt eine gestörte Interaktion bzw. ein gestörtes Essverhalten eine Rolle?
- Wird die exokrine Pankreasinsuffizienz optimal behandelt? Ggf. muss die Enzymsubstitution angepasst (auf bezüglich der zeitlich korrekten Einnahme) werden. Evtl. Umstellung auf ein Präparat mit anderem pH-Optimum oder Gabe eines Protonenpumpeninhibitors.
- Gibt es Hinweise für Mangelzustände oder andere Ursachen für eine Enteropathie? Z. B. Eisenmangel, Infektionen, bakterielle Fehlbesiedlung, Zink-Mangel, Passagestörungen (DIOS)?
- Gibt es Hinweise auf einen beginnenden CF-Diabetes? Hierzu sollte ggf. immer ein OGTT durchgeführt werden.

44.5.4 CF-assoziierte Lebererkrankung

Die Beteiligung der Leber ist sehr variabel und eine mögliche Organschädigung entsteht meist schleichend und bleibt lange asymptomatisch. Im Laufe des Lebens entwickeln 5–10 % der Patienten eine Leberzirrhose, wobei schon im Säuglingsalter 20 % Zeichen einer relevanten Lebererkrankung zeigen und dieser Anteil mit der Zeit noch deutlich ansteigt (bis 70 % im höheren Alter) [10,11].

Die Funktionseinschränkung im CFTR-Kanal führt zu einer veränderten Zusammensetzung der Galle mit erhöhter Viskosität, was nebenbei auch zu einem erhöhten Risiko für Gallensteine führt. Es entwickelt sich eine Fibrose und bei weiterem Voranschreiten auch eine biliäre Zirrhose. Der individuelle Verlauf wird erheblich von begleitenden Faktoren beeinflusst. So erhöhen Mangelernährung, Vitaminmangelzustände und vermutlich auch vermehrter oxidativer Stress das Risiko ebenso wie weitere Faktoren: Männliches Geschlecht, bestimmte HLA-Eigenschaften oder ein heterozygoter Alpha-1-Antitrypsin-Mangel (im Sinne eines *second hit*), der beim sonst gesunden Menschen keinen Krankheitswert besitzt. Einen zusätzlichen negativen Einfluss hat auch hier ein reduzierter Ernährungszustand [11].

Im Labor finden sich anfangs oft nur gering erhöhte Transaminasen (< 100–200 U/l) und eine leicht erhöhte gGT. Bei fortschreitender Erkrankung entwickelt sich eine cholestatische Hepatopathie mit portaler Hypertension.

Die Behandlung besteht wiederum vor allem in einer optimalen Ernährung (siehe oben) und in der Substitution von Vitaminen und Mikronährstoffen, insbesondere Zink. Mit den ersten Anzeichen einer Lebererkrankung bzw. einer Erkrankung der Gallenwege kann entsprechend der Leitlinien eine Behandlung mit Ursodesoxycholsäure (UDC) 15–20 mg/kg/d in 2 ED erwogen werden. Aufgrund des günstigen Nebenwirkungsprofils und erster Daten, die auf einen positiven Effekt hinweisen, sollte die Entscheidung zur Therapie leichtfallen [11,12]. Ansonsten ist die Therapie der Lebererkrankung symptomatisch und richtet sich nach dem Befund (siehe Kap. 34).

44.5.5 Mekoniumileus

Etwa 15–20 % aller NG mit CF manifestieren sich mit einem Mekonium-Ileus. In etwa der Hälfte der Fälle wird dieser entweder durch eine gleichzeitig bestehende Atresie oder einen Volvulus oder durch möglicherweise bereits intrauterin entstehende Komplikationen wie eine Darm-Perforation oder Fisteln mit resultierender Peritonitis zu einem komplizierten Mekonium-Ileus, der immer operativ versorgt werden muss. Nur bei einfachem (unkompliziertem) Mekonium-Ileus kann eine konservative Therapie mit zunächst oral und ggf. auch rektal verabreichtem Kontrastmittel versucht werden. In seltenen Fällen wird eine langstreckige Resektion von Darm notwendig, die zu einem Kurzdarmsyndrom führt.

44.5.6 DIOS – distales intestinales Obstruktions-Syndrom

Das DIOS ist definiert als eine Passagestörung ähnlich einer Obstipation, wobei die Impaktation des zähen Stuhls nicht in Rektum und Kolon stattfindet, sondern im Ileozökalbereich. Klinisch bestehen Bauchschmerzen im rechten Mittel- und Unterbauch und ein Stuhlverhalt. Oftmals ist eine Resistenz im rechten Unterbauch zu tasten. Das klinische Bild kann also an eine Appendizitis oder an eine Obstipation erinnern. Entsprechend sollten diese Differentialdiagnosen durch die klinische Untersuchung und ggf. einen Ultraschall abgeklärt werden.

Die klinische Definition der ESPGHAN unterscheidet zwischen einem kompletten DIOS mit klinischen Zeichen eines Darmverschlusses und einem inkompletten DIOS, bei dem diese fehlen.

DIOS-Definition der ESPGHAN [13]:
1. kompletter Darm-Verschluss mit galligem Erbrechen und/oder mit Spiegelbildung in der Abdomen-Übersichtsaufnahme
2. Stuhlimpaktation im Ileozökalbereich
3. Bauchschmerzen und/oder Distension

Komplettes DIOS: 1 + 2 + 3 – inkomplettes DIOS 2 + 3 (ohne 1)

Die Inzidenz liegt bei ca. 8 Ereignissen pro 1.000 Patientenjahre und ist bei Kindern und Jugendlichen ähnlich wie bei Erwachsenen. Das Risiko für ein DIOS ist bei schwerem Krankheitsverlauf erhöht, insbesondere bei Patienten, die in der Anamnese einen Mekoniumileus erlitten hatten.

Die Behandlung eines DIOS sollte rasch und konsequent, also in der Regel unter stationären Bedingungen erfolgen. Zunächst ist eine ausreichende Hydratation wichtig. Diese sollte vorzugsweise enteral ggf. auch über Sonde erfolgen. Zusätzlich sollte eine iso-osmotische (keine salzfreie!) Polyethylenglykol-Lösung in hohen Dosen gegeben werden: 20–40 ml/kg/h (maximal 1 l/h) über 8 Stunden. Die zusätzliche Gabe von salinischen Klysma oder Einläufen erreicht zwar nicht den Ort des Geschehens – ist aber sinnvoll, um die Darmtätigkeit zu stimulieren.

Falls diese Behandlung nicht innerhalb weniger Stunden zur Besserung führt, ist oftmals ein therapeutischer Versuch mit oral verabreichtem Gastrografin erfolgreich. Kinder unter 6 Jahren erhalten einmalig 50 ml in 200 ml Wasser oder Saft, Kinder über 6 Jahre erhalten 100 ml verdünnt in 400 ml Flüssigkeit. Falls notwendig kann an folgenden Tagen erneut die Hälfte der initialen Dosis gegeben werden [14].

In einigen Fällen wurde auch eine erfolgreiche Behandlung durch eine Ileo-Koloskopie zur Mobilisierung beschrieben – in bis zu 11 % der Fälle wird aber eine Operation notwendig [4].

Nach einer ersten Episode eines DIOS wird die Behandlung mit Polyethylenglykol in reduzierter Dosis fortgeführt unter der Vorstellung, Rezidive zu verhindern.

44.5.7 Substitution von Vitaminen, Elektrolyten und Spurenelementen

Durch gestörte Resorption (insbesondere fettlöslicher Vitamine) und vermehrte Verluste über den Schweiß oder bei Durchfällen (Elektrolyte/Spurenelemente) können verschiedene Mangelzustände auftreten. Die fettlöslichen Vitamine werden regelhaft substituiert. Natrium-Chlorid wird insbesondere im Säuglingsalter routinemäßig gegeben. Andere Elektrolyte bzw. Zink, Eisen und Selen werden nur bei nachgewiesenem Mangel ersetzt. Die entsprechenden Empfehlungen aus der AWMF-Leitlinie für die ersten beiden Lebensjahre sind in Tab. 44.2 zusammengefasst [9].

Tab. 44.2: Kritische Mikronährstoffe mit Referenzwerten und Empfehlungen zu Substitution und Kontrollen [9].

Mikronähr-stoff	Referenzwert	Substitutionsdosis	Kontrollen	Bemerkungen
Vitamin A	Laborabhängig	0–2 J: 2.000 IE; 3–4 J: 4.000 IE; 5–6 J: 6.000 IE; 7–8 J: 8.000 IE; > 8 J: 10.000 IE	nach Diagnose/Dosis-änderung alle 3–6 Monate, dann jährlich	Einnahme mit fetthaltiger Nahrung/ ggf. mit Pankreas-enzymen
Vitamin D	25-OH-Vitamin D i. S. > 20 ng/mL (50 nmol/L)	1.000 IE/d		
Vitamin E	Serum alpha-Toco-pherol: Cholesterol-Ratio > 5,4 mg/g	Säuglinge 50 IU/d, danach 100– 400 IU/d (1 mg entspricht 1,5 IU)		
Vitamin K	Quick 70*–125 INR 0,85*–1,27	abhängig vom Labor/Leberfunktion/Choles-tase, Substitution ggf. auch parenteral		Resorption ggf. durch Cholestase gestört!
NaCl	Na 135–145 mmol/l Cl 95–110 mmol/l	1–2(–4) mmol/kg/d (1 g Kochsalz entspr. 17 mmol NaCl)	abhängig vom Risiko; (Na/Krea-Quotienten i. Urin)	über den Tag verteilt mit der Nahrung; höhere Dosen bei Verlusten (Fieber, Hitze, Durchfall, Sport, Erbrechen)
Eisen	Bestimmung von Eisen, Ferritin, Transferrinsätti-gung bzw. lösl. Transferrinrezeptor	Differenzierung von Eisenmangelanämie vs. Anämie durch chronische Inflammation; ggf. zunächst Ursachen der chronischen Ent-zündung behandeln	siehe [15]	
Zink	laborabhängig, Serumwerte unter-liegen starken Schwankungen	Substitution ggf. für 6 Monate bei Risiko oder V. a. Mangel (z. B. Wachstumsretar-dierung, Infektanfälligkeit, verzögerte Pu-bertätsentwicklung)	Säuglinge 1 mg/ kg/d (max. 15) Kinder (2–18 J): 15 mg/d Erwachsene 25 mg/d	
Selen	laborabhängig	nur bei Risiko oder Mangel, ggf. jährliche Kontrollen		
Vitamin B$_{12}$	Nur nach Ileumresektion sollte eine regelmäßige parenterale Substitution erfolgen. Dann auch jährliche Kontrollen von Holo-Transcobalamin (Ziel > 50 pmol/l) bzw. Bestimmung von Methylmalonsäure im Urin.			

* bei Säuglingen ggf. niedriger Normwerte

44.5.8 Sonstiges

Patienten mit einer CF haben ein deutlich erhöhtes Risiko, eine gastroösophageale Refluxkrankheit zu entwickeln. Daher sollte bei Beschwerden eine diagnostische Abklärung großzügig eingeleitet werden um dann entsprechend zu behandeln. Außerdem entwickeln viele Patienten eine Obstipation, die üblicherweise mit Polyethylenglykol einfach zu behandeln ist.

Take-Home-Message und „aus der täglichen Praxis"

Die zystische Fibrose ist eine Multiorganerkrankung und sowohl die Prognose als auch die Lebensqualität der betroffenen Patienten ist von einer frühzeitigen, konsequenten multidisziplinären Behandlung abhängig. Daher sollten Patienten immer an einem Mukoviszidose-Zentrum angebunden werden.

Die neuen Behandlungsmöglichkeiten mit den sogenannten CFTR-Modulatoren bedeuten einen Quantensprung in der Therapie. Ihr Effekt ist aktuell zwar noch nicht abschließend zu beurteilen – gemessen an den bisherigen Erfahrungen ist er aber ganz erheblich.

Inwiefern sich durch den Wandel in der Therapie auch eine Veränderung des klinischen Bildes und der Verläufe ergibt, lässt sich bislang nur erahnen, aber auch bei den extrapulmonalen Manifestationen sind erhebliche Effekt wahrscheinlich. Trotzdem sollten die kindergastroenterologischen Aspekte der Erkrankung im Blick der Therapeuten bleiben.

Die Ernährungssituation hat eine ganz entscheidende Bedeutung für die Lebensqualität und für die Gesamtprognose. Daher müssen ggf. die Pankreasinsuffizienz und jede Gedeihstörung konsequent behandelt werden und Mangelzuständen muss vorgebeugt werden.

Eine CF-assoziierte Hepatopathie sollte früh erkannt und regelmäßig kontrolliert werden, um ungünstige Verläufe frühzeitig zu erkennen. Die vorsichtige Empfehlung für eine Behandlung der Lebererkrankung mit Ursodesoxycholsäure in der aktuellen Leitlinie möchten wir ausdrücklich verstärken, insbesondere so lange keine anderen Behandlungsmöglichkeiten etabliert sind.

Literatur

[1]   German cystic fibrosis register – Mukoviszidose e. V.: www.Muko.info
[2]   Mantle DJ, Norman AP: Life-table for cystic fibrosis. Br Med J. 1966;2:1238–1241.
[3]   Sommerburg O, Hammermann J, Lindner M, et al. Five years of experience with biochemical cystic fibrosis newborn screening based on IRT/PAP in Germany. Pediatr Pulmonol. 2015;50 (7):655–664.
[4]   Doef HPJ, Kokke FTM, Ent CK, Houwen RHJ. Intestinal obstruction syndromes in cystic fibrosis: meconium ileus, distal intestinal obstruction syndrome, and constipation. Current Gastroenterology Reports. 2011;13(3):265–270.
[5]   Leeuwen L, Magoffin AK, Fitzgerald DA, Cipolli M, Gaskin KJ. Cholestasis and meconium ileus in infants with cystic fibrosis and their clinical outcomes. Arch Dis Child. 2014;99(5):443–447.
[6]   Nährlich L, Stuhrmann-Spangenberg M, Derichs N. Handlungsempfehlung nach der Leitlinie „Diagnose der Mukoviszidose". Monatsschr Kinderheilkd. 2014;162:723–724.
[7]   Middleton PG, Mall MA, Dřevínek P, et al. VX17-445-102 Study Group. Elexacaftor-Tezacaftor-Ivacaftor for Cystic Fibrosis with a Single Phe508del Allele. N Engl J Med. 2019;381(19):1809–1819.
[8]   Classen, M. Mukoviszidose: Was muss der Pädiater in der Praxis wissen? Pädiatrie hautnah. 2015;27(5):23–27.

[9]   Hammermann J, Claßen M, Schmidt S, et al: S3-Leitlinie: Mukoviszidose bei Kindern in den ersten beiden Lebensjahren, Diagnostik und Therapie. AWMF-Registernummer 026 – 024; Klasse S3, Version vom 6.3.2020.

[10] Colombo C, Russo MC, Zazzeron L, Romano G. Liver disease in cystic fibrosis. J Pediatr Gastroenterol Nutr. 2006;43(Suppl 1):S49–55.

[11] Toledano MB, Mukherjee SK, Howell J, et al. The emerging burden of liver disease in cystic fibrosis patients: A UK nationwide study. PLoS One. 2019;14(4):e0212779.

[12] Siano M, De Gregorio F, Boggia B, et al. Ursodeoxycholic acid treatment in patients with cystic fibrosis at risk for liver disease. Dig Liver Dis. 2010;42:428–431.

[13] Houwen RH, van der Doef HP, Sermet I, et al. ESPGHAN Cystic Fibrosis Working Group. Defining DIOS and constipation in cystic fibrosis with a multicentre study on the incidence, characteristics, and treatment of DIOS. J Pediatr Gastroenterol Nutr. 2010;50(1):38–42.

[14] Colombo C, Ellemunter H, Houwen R, et al.; ECFS. Guidelines for the diagnosis and management of distal intestinal obstruction syndrome in cystic fibrosis patients. J Cyst Fibros. 2011;10(Suppl 2):S24–28.

[15] Turck D, Braegger CP, Colombo C, et al. ESPEN-ESPGHAN-ECFS guidelines on nutrition care for infants, children, and adults with cystic fibrosis. Clin Nutr. 2016;35(3):557–577.

Teil IV **Ernährung**

45 Ernährung im ersten Lebensjahr

45.1 Einleitung

Der Ernährungsplan des ersten Lebensjahres ist in groben Zügen seit langem gleich-geblieben, dennoch haben sich gerade in den letzten Jahren einige wichtige Ver-änderungen ergeben: Zum einen kam es zu einem Paradigmenwechsel bezüglich des Zeitpunktes des Einführens bestimmter Nahrungsmittel im Hinblick auf eine Allergie-prävention, zum anderen wurden die Empfehlungen aus medizinischen Gründen und aufgrund veränderter gesellschaftlicher Sichtweisen aktualisiert.

45.2 Allgemeine Überlegungen

Grundsätzlich gilt [1,2]:
- Stillen ist für das Kind in den ersten Lebensmonaten (mindestens vier bis sechs, im Sinne eines Zustillens womöglich auch 12) die beste Ernährung.
- Im zweiten Lebenshalbjahr reicht das Stillen allein nicht mehr dazu aus, die nö-tigen Mikronährstoffe (besonders Eisen) zu liefern.
- Kann ein Kind nicht gestillt werden, so gibt es Formulanahrungen (in aller Regel auf Kuhmilchbasis, wobei es mittlerweile auch auf dem deutschen Markt ein Pro-dukt gibt, das auf Ziegenmilchbasis entwickelt wurde), die das Kind mit allen notwendigen Nährstoffen, Mineralstoffen, Spurenelementen und Vitaminen ver-sorgen. Dabei sind Säuglingsanfangsnahrungen wie die sog. Pre- und 1er-Nah-rungen ausreichend, für Folgenahrungen ab Beikostbeginn (2, 3) besteht kein Bedarf.
- Bei Kindern mit erhöhtem Allergierisiko (Allergie Elternteil und/oder Geschwis-ter) können HA-Nahrungen zum Einsatz kommen.
- Ab dem vollendeten vierten Lebensmonat kann, ab dem vollendeten sechsten Lebensmonat sollte zugefüttert (die Beikost begonnen) werden. Dabei wird suk-zessive eine Milchmahlzeit nach der anderen durch einen Brei (Obst-Getreide-Brei/Vollmilch-Getreide-Brei/Gemüse-Fleisch-Brei) ersetzt (siehe Abb. 45.1). Breie kann man selbst herstellen, es gibt sie jedoch auch als sog. Babygläschen als Fertigprodukt zu kaufen; die Herstellung dieser Produkte unterliegt sehr strengen Anforderungen. Informationen für die häusliche Zubereitung des Ge-müse-Kartoffel-Fleischbreies, des Milchgetreidebreies und des Getreide-Obst-Breies finden sich z. B. unter „In Form, Gesund ins Leben". Bereits früh ist ein häufiger Wechsel der Geschmacksrichtungen (z. B. verschiedene Gemüse) dabei im Hinblick auf die spätere Breite der Geschmackspalette günstig [2].
- Anders als lange Zeit propagiert, scheint es günstig zu sein, potenzielle Nah-rungsmittelallergene schon relativ früh in die Ernährung aufzunehmen (Tole-ranzentwicklung) – dies möglichst noch in der Stillzeit.

https://doi.org/10.1515/9783110411881-045

Ernährungsplan für das 1. Lebensjahr

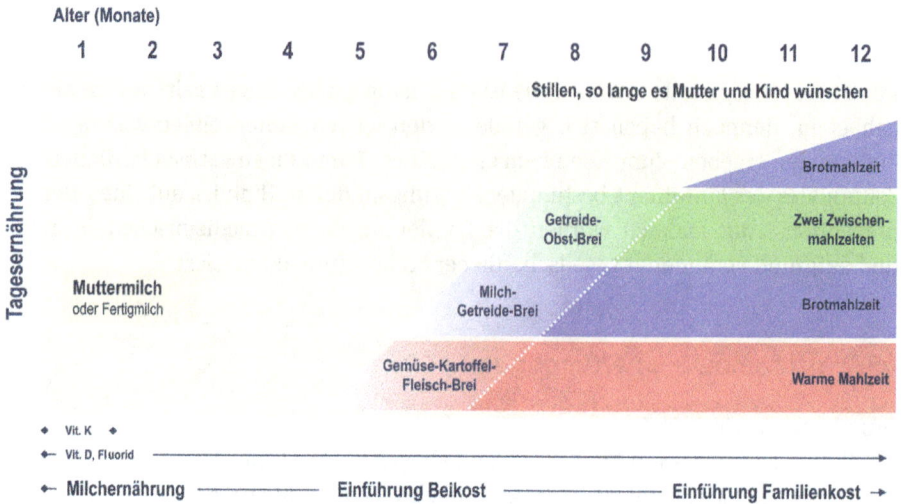

Abb. 45.1: Ernährungsplan für das erste Lebensjahr. Quelle: mit freundlicher Genehmigung von www.fke-bo.de.

– Am Ende des ersten Lebensjahres beginnt das Kind am Tisch mitzuessen, dann kann auch Vollmilch statt der Formulanahrung gegeben werden (vorher nicht geeignet u. a. aufgrund des hohen Phosphat-, Natrium und Eiweißgehaltes).
– Trinkbreie, Trinkmahlzeiten und „Gute Nacht-Fläschchen" sind ungeeignet – kein Löffeln für die altersgerechte Entwicklung, Kariesgefahr (*nursing bottle-syndrome*, Nuckelflaschensyndrom), Verwechslungsgefahr mit „normaler Formulanahrung".

45.3 Formulanahrungen, Überlegungen zu bestimmten Inhaltsstoffen und „Indikationen"

Das Warenangebot in den Regalen von Supermärkten und Drogerien ist sehr, sehr groß, der Markt umkämpft. Fragen, wie die nach LC-PUFA für die Hirnentwicklung, Prä-/Probiotika für das Mikrobiom (mit entsprechenden Auswirkungen auf die Entstehung von z. B. Allergien und Autoimmunerkrankungen) sprengen den Rahmen dieses Buches. Dennoch sollen hier ein paar Überlegungen zur Orientierung genannt sein.

– Pre-Nahrungen haben als einziges Kohlenhydrat Laktose, 1er- (und 2er-)Nahrung dürfen zusätzlich Stärke enthalten.
– Erlaubte Zusätze zu Formulanahrungen sind langkettige, mehrfach ungesättigte Fettsäuren (LC-PUFA), Probiotika (lebende Mikrobakterien wie z. B. Bifidobakte-

rien und Laktobazillen, die in aktiver Form in den Darm gelangen) sowie Präbiotika (unverdauliche Kohlenhydrate, z. B. Galakto- und Fructooligosaccharide (GOD, FOS), die das Wachstum oder die Aktivität bestimmter (günstiger) Bakterien stimulieren (sollen). Weiterhin Taurin und Nukleotide. Die Zusätze sind so zu kennzeichnen.

– Neben den therapeutischen Nahrungen wie extensive Hydrolysate und Elementardiäten werden Nahrungen ausgezeichnet für

- – Spuckneigung (AR – oft Johannesbrotkernmehl, Maniokstärke; partiell hydrolysiertes Milcheiweiß – Kombination von Casein und Stärke);
- – Schreien, Durchfall (mit Pro- und/oder Präbiotika angereichert). Angesichts des hohen Leidendrucks z. B. des Säuglings mit Koliken ist hier der Wunsch nach einer entsprechenden Nahrungsmodifikation sehr groß und zumindest kleine Studien geben bei diesem Ansatz auch zur Hoffnung Anlass [3]. Die früher beliebten Heilnahrungen sind heutzutage obsolet und sollten nicht zum Einsatz kommen.
- – Verstopfung (mit oder ohne Blähungen). Reduzierter Laktosegehalt, Zusatz von Laktase, partiell hydrolysiertes Eiweiß, Zusatz von Präbiotika, besondere Fettstruktur.

All diesen Nahrungen ist wie auch den Säuglingsnahrungen auf Sojaeiweißbasis, die bei angeborenem Laktasemangel oder Galaktosämie zum Einsatz kommen, gemein, dass sie nur nach Rücksprache mit dem Pädiater zum Einsatz kommen.

45.4 Baby-led Weaning, Complementary Feeding

Bzgl. der Beikost gibt es in den letzten Jahren einen Trend [4,5], der, wenn man ehrlich ist, von einigen Kindern immer schon selbst so bestimmt wurde: Das sogenannte *Baby-led Weaning* oder – ebenfalls neudeutsch – *Complementary Feeding* lässt dem Säugling im zweiten Lebenshalbjahr schon früh die Chance, sich neben dem Stillen seine Ernährung aus einer breiteren Palette „selbst zusammenzustellen" im Sinne von *Fingerfood* am gemeinsamen Tisch. Dadurch kann eine frühzeitige Gewöhnung an sensorisch vielfältige Lebensmittel erreicht werden. In der Folge fanden sich keine Hinweise auf gravierende Aspirationsereignisse, das Gedeihen ist ähnlich dem von „normal mit Beikost gefütterten Säuglingen", Bedingung ist, dass das Kind frei sitzen kann [6]. Kritisch kann allerdings sein, dass die Kinder im Schnitt mehr Muttermilch zu sich nehmen und damit die Gefahren des ausschließlichen Stillens über das erste Lebensjahr hinaus (Eisenmangel) bestehen. Weiterhin ist die Frage der Allergieprävention (durch verzögerte Beikosteinführung) noch nicht abschließend beantwortet und in Ermangelung entsprechend darzureichenden Fleisches besteht auch die Sorge, dass Fleisch später in die Ernährung kommt [7]. Das Thema ist weiter Inhalt teilweise hitziger Diskussionen, sodass man zumindest festhalten kann, dass zum einen die sogenannte „Optimierte Mischkost" [8] am Familientisch die Basis für das *Complementary Feeding* sein sollte und dass womöglich in der Realität die Mischung aus der langerprobten Beikost und dem neuen Trend die Vorteile kombiniert [7].

45.5 Kritische Punkte, Gefahren anhand von Fällen

Das gemeinsame Ziel des den Säugling im Hinblick auf die Ernährung betreuenden Teams, also primär der Eltern, der Hebammen, der Kinderärzte, sollte es sein, dass dieser zufrieden ist und gedeiht (Gedeihen bedeutet bei einem 170 cm großen Vater und einer 150 cm großen Mutter nicht, dass Größe, Gewicht und Kopfumfang auf der 97. Perzentile liegen müssen!).

Leider gibt es jedoch eine Reihe von Faktoren wie z. B. gut meinende Ratgeberinnen (Großeltern, Freundinnen) oder Ratschläge aus dem Internet, die Eltern verunsichern können.

Zu welchen Irrwegen dies führen kann, sollen die nachfolgenden Beispiele aus der Praxis illustrieren:

Fall 1: Ein 8 Monate alter Säugling, der von seinem rührend Mandelmus löffelnden Vater vorgestellt wird. Die Mutter ist Veganerin, das Kind wird ebenfalls ohne Fleisch ernährt und weiter gestillt. Nach einem Infekt ist es seit nunmehr 3 Monaten weder gewachsen, noch hat es Gewicht zugenommen, der Kopfumfang bleibt ebenfalls stehen. Der Patient hat kein Unterhautfettgewebe, die Kopfkontrolle gelingt nur schwerlich und er blickt aus weit geöffneten Augen in die Welt. Später werden ein schwerer Vitamin B_{12}- und ein Eisenmangel diagnostiziert, die fehlenden Substanzen werden substituiert, er beginnt wieder zu essen, die neurologische Entwicklung „explodiert".

Fall 2: Ein 2–3 Monate alter Säugling, der viel schreien würde und seit einigen Wochen schlechter gedeihe. Er ist voll gestillt. Stillproben ergeben, dass es „Hunger an der Brust" hat und durch Zufütterung von Säuglingsanfangsnahrung löst sich das Rätsel rasch.

Fall 3: Das dritte Kind ist 8 Monate alt und wird von den Eltern beim Füttern, weil die Aufmerksamkeit immer wieder vom Essen abschweift, mit einer beeindruckenden Laienschauspielervorstellung bespaßt, wenn es isst: Mal ist es das iPad, mal sind es Kasperlefiguren oder Tiere, mal reichen auch Grimassen und Geräusche, die das zweite Elternteil fabriziert, während der erste „heimlich" Essen ins Kind reinlöffelt. Hier bedurfte es einer längeren Behandlung durch eine Logopädin mit Erfahrung bei frühkindlicher Fütterungsstörung, ehe das Essen wieder zur Freude wurde.

Stillen heißt nicht von ungefähr Stillen, es sollten wie auch später die Mahlzeiten in einer ruhigen Umgebung stattfinden.

Andererseits wird die Person, die füttert, sich schlecht fühlen, wenn das Kind nicht trinkt, nicht isst (ich denke, dass dies jeder, der einmal mit voller Flasche oder Breischale nach der erfolglosen „Raubtierfütterung" mit hängenden Schultern zurückgekehrt ist, lebhaft bestätigen kann). So kommt oft zusätzlicher Stress in die Fütterungssituation.

45.6 Vegetarische Ernährung, vegane Ernährung

Vegane Ernährung ist im ersten Lebensjahr nicht geeignet. Eine vegetarische Ernährung kann sehr gut gelingen und es gibt viele Kulturen, in denen dies selbstverständlich ist. Wird aber bei einer normalen mitteleuropäischen Säuglingskost komplett auf Fleisch verzichtet, erfordert dies eine kritische Auseinandersetzung mit der Ernährungsphysiologie, um das Kind nicht durch einen Eisenmangel zu gefährden [7,9]. Wieder einmal sind also die kleinen Kinder das schwächste Glied der Kette, wenn einerseits Eltern, die alles besonders gut machen wollen und dabei einer bestimmten Ideologie folgend die Ernährung „neu erfinden" oder andererseits z. B. ein junger alleinerziehender Elternteil keinerlei Anleitung und sehr knappe finanziellen Möglichkeiten hat.

45.7 Begleitung durch das erste Lebensjahr

Die Vorsorgeuntersuchungen sind ein wichtiges Instrument, um Eltern bezüglich einer ausgewogenen Ernährung zu sensibilisieren und anzuleiten und Fehlentwicklungen zu erkennen. Eine sehr gute Anleitung mit Anregungen und Tipps bietet zum Beispiel auch die App „Baby und Essen", die vom Netzwerk Gesund ins Leben bzw. von der Bundesanstalt für Landwirtschaft und Ernährung herausgegeben wird.

Die Zahl der Kinder, die in einem gefährlichen Ausmaß fehlernährt sind, ist glücklicherweise klein, die gefährdeten sind weiter oben genannt. Aufgrund der körperlichen Untersuchung und der Perzentilen (Größe, Gewicht und Kopfumfang – wenn letzterer im Verlauf aus der Perzentile fällt, besteht die Gefahr bleibender Schäden) muss versucht werden, die Kinder „herauszufischen", die aufgrund einer originären Erkrankung mit der regulären Nahrung nicht ernährbar sind bzw. einer Modifikation der Ernährung bedürfen. Ein großes Feld stellen hierbei die Kinder dar, die Allergien und Unverträglichkeiten haben oder – häufiger – deren Eltern denken, die Kinder würden etwas nicht vertragen. Hier kann es im Einzelfall extrem schwer sein, die Diskussion zu versachlichen und eine von allen Seiten akzeptierte Ernährung zu finden.

Take-Home-Message und „aus der täglichen Praxis"

Die Ernährung im ersten Lebensjahr steht seit langem im Fokus und ist durch den Ernährungsplan gut strukturiert.

Basis ist das Stillen in den ersten 4–6 Monaten, nach Abschluss des vierten, spätestens sechsten Lebensmonats kann/soll zugefüttert werden.

Ist das Stillen nicht möglich, gibt es Säuglingsmilchen („Formulanahrung"), die unter strengen Auflagen produziert werden.

Für eine Reihe von Befindlichkeitsstörungen bzw. besondere Situationen werden im freien Handel „passende Formulanahrungen" angeboten.

Vollmilch ist vor dem Ende des ersten Lebensjahres wegen seines hohen Phosphat-, Natrium- und Eiweißgehalt nicht als Säuglingsmilch geeignet.

In den letzten Jahren kam es durch den Paradigmenwandel der frühen Einführung potenziell allergener Nahrungsbestandteile und gesellschaftlichen Veränderungen (Zunahme der vegetarisch oder vegan ernährten Menschen, *Baby-led Weaning* etc.) zu neuen Aspekten (und teilweise auch Gefahren).

Im Falle eines unzureichenden Gedeihens oder einer Fütterstörung können oft bestimmte Muster erkannt und in der Folge behandelt/behoben werden.

Literatur

[1] Koletzko B, Bauer C-P, Cierpka M et al. Ernährung und Bewegung von Säuglingen und stillenden Frauen. Aktualisierte Handlungsempfehlungen von „Gesund ins Leben – Netzwerk Junge Familie", eine Initiative von IN FORM. Monatsschr Kinderheilkd. 2016;164:S433–S457.

[2] Prell C, Koletzko B. Stillen und Beikost – Empfehlungen für die Säuglingsernährung. Dtsch Arztebl Int. 2016;113:435–444.

[3] Pärtty A, Luoto R, Kalliomäki M, Salminen S, Isolauri E. Effects of early prebiotic and probiotic supplementation on development of gut microbiota and fussing and crying in preterm infants: a randomized, double-Blind, placebo-controlled trial. J Pediatr. 2013;163:1272–1277.e1-2.

[4] Cameron SL, Heath AL, Taylor RW. How feasible is Baby-led Weaning as an approach to infant feeding? A review oft he evidence. Nutrients. 2012;4:1575–1609.

[5] Rapley G, Murkett T. Baby-led Weaning – das Grundlagenbuch. München: Kösel-Verlag, 2013.

[6] Cameron SL, Taylor RW, Heath AL. Development and pilot testing of Baby-Led Introduction to Solids – a version of Baby-Led Weaning modified to address concerns about iron deficiency, growth faltering and choking. BMC Pediatrics. 2015;15:99. DOI 10.1186s12887-015-0422-8.

[7] Kersting M, Kalhoff H, Melter M, Lücke T. Vegetarische Kostformen in der Kinderernährung? Eine Bewertung aus Pädiatrie und Ernährungswissenschaft. Aktuel Ernahrungsmed. 2018;43:78–85.

[8] Kersting M, Kalhoff H, Lücke T. Von Nährstoffen zu Lebensmitteln und Mahlzeiten: das Konzept der Optimierten Mischkost für Kinder und Jugendliche in Deutschland. Aktuel Ernahrungsmed. 2017;42:304–315.

[9] Prell C, Koletzko B. Restriktive Diäten. Gefahr einer Fehlernährung und Möglichkeiten der Prävention. Monatsschr Kinderheilkd. 2014;162:503–510.

Weiterführende Literatur

Gesund ins Leben – Netzwerk Junge Familie. Bundeszentrum für Ernährung. Hrsg. Bundesanstalt für Landwirtschaft und Ernährung (BLE). Das beste Essen für Babys. Impressum 0329/2020.

App: „Baby und Essen". Bundesinstitut für Landwirtschaft und Ernährung.

Alexy U, Hilbig A, Lang F. Ernährungspraxis Säuglinge, Kinder, Jugendliche – Beratungswissen kompakt. Hrsg. Smollich M. Wissenschaftliche Verlagsgesellschaft; 2020.

Marx G, Mathis A. Kinderernährung – Expertenwissen für den Alltag. S. Karger Verlag; 2020.

Kersting M. Vom Stillen zur Familienkost – (wie) ist Beikost ohne Brei möglich. Die Hebamme. 2016;29:268–272.

Kalhoff H, Lücke T, Kersting M. Praktische Beratung und Betreuung bei vegetarischer Kinderernährung. Empfehlungen aus dem Forschungsdepartment Kinderernährung Bochum. Monatsschr Kinderheilkd. 2019;167:803–812.

Ernährungskommission der Deutschen Gesellschaft für Kinder- und Jugendmedizin (DGKJ). Ernährung gesunder Säuglinge. Monatsschr Kinderheilkd. 2014;527–538. DOI 10.1007/s00112-014-3129-2.

46 Ernährung im Kleinkindalter

46.1 Einleitung

Während im ersten Lebensjahr der relativ klare Kalender zur Einführung der Beikost vorliegt und so eine Struktur vorgibt, wird die Lage mit dem zweiten Lebensjahr komplexer. Der „Übergang zur Familienkost" kann sich je nach Kind sehr individuell gestalten und so wundert es nicht, dass die entsprechenden Studien zur Ernährungssituation den Jüngsten in Deutschland (DONALD/DONALD 2, VELS, GRETA) [1–5] eine schlechtere Ernährungssituation im Kleinkind- als im Säuglingsalter attestiert. Andererseits bietet gerade das Alter unter 2 Jahren die Chance auf „Eroberung neuer Geschmäcker", während danach oft eine Neophobie, also die Ablehnung von Neuem („*Wat de Buer nich kennt, dat frett he nich*") dominiert [6]. Gleichzeitig wird immer deutlicher, dass durch Antrainieren eines „schlechten Essverhaltens" (und ein erheblicher Teil der Eltern hat dieses) die Weichen für eine ungesunde Ernährung und die Entwicklung von Übergewicht gestellt werden (metabolische Programmierung). Und – traurig genug – es gibt in unseren reichen Ländern Familien, die sich zumindest im Falle älterer Kleinkinder die richtige Ernährung nicht leisten können. Zu guter Letzt ist es manchmal besonders schwer, die nötigen Informationen aus sprachlichen oder kulturellen Gründen gut zu kommunizieren.

Mit dem Vorbehalt, dass viele der Empfehlungen anders als bei Medikamenten nur Schätzcharakter besitzen, zeigen besagte Studien, dass die Kinder zu wenig Gemüse und kohlenhydratreiche Lebensmittel (Reis, Teigwaren, Kartoffeln, Vollkornbrot) essen. Es fehlt an mehrfach ungesättigten Fettsäuren, Vitamin D, Kalzium, Folsäure, Eisen (Letzteres oft in Zusammenhang mit exorbitantem Milchkonsum, gerne auch bei jungen Kleinkindern in bestimmten Kulturen). In der Schweiz und in Österreich wird das Kochsalz mit Jod angereichert, in Deutschland ist dies nicht zwingend so und folglich in einem Großteil des Landes (jenseits der Waterkant) kritisch.

Hingegen gibt es zu viele Nahrungsmittel mit geringer Nährstoffdichte sowie eiweiß- und salzreiche Lebensmittel in der Ernährung. Es werden zu viele gesättigte Fettsäuren und raffinierter Zucker konsumiert und die Natriumzufuhr ist zu hoch.

46.2 Optimierte Mischkost

Infolge dieser Erkenntnisse wurden Bemühungen unternommen, Empfehlungen auszusprechen. Grundregeln für eine „Optimierte Mischkost" [7] sind wie dann auch später im Schulalter (und für uns Erwachsene) (Abb. 46.1):

Neben den reichlich zu konsumierenden pflanzlichen Lebensmitteln und (ungesüßten) Getränken, den mäßig zu konsumierenden tierischen und den sparsam zu konsumierenden zucker- und fettreichen Lebensmitteln wird *Junk-Food* geduldet. Praktisch (und für Eltern verfügbar) ist u. a. in diesem Zusammenhang die Broschüre

https://doi.org/10.1515/9783110411881-046

Optimierte Mischkost für Kinder und Jugendliche
Orientierung für die Lebensmittelauswahl

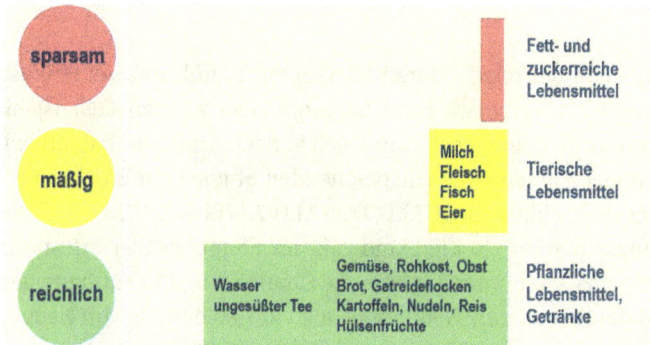

Abb. 46.1: Optimierte Mischkost. Quelle: mit freundlicher Genehmigung Forschungsdepartment Kinderernährung, Bochum; www.fke-bo.de [7].

„Was Kleinkinder brauchen" (In Form, Gesund ins Leben, Netzwerk Junge Familie, www.in-form.de).

Unter Anwendung dieser Regeln kann auf eine Supplementierung von Mikronährstoffen verzichtet werden. Ausnahme sind (je nach Jahreszeit und Landstrich) Vitamin D und (siehe oben) Jod.

Lebensmittel wiederum, die (Stand 2020/21) in zu großen Mengen konsumiert werden, sind solche, die

- eine geringer Nährstoffdichte aufweisen → Süßigkeiten, Weißbrot und Backwaren
- viel Eiweiß (mit oder ohne Salz) enthalten → Fleisch, Wurst, Käse – empfohlen im Kleinkindalter ist eine Eiweißzufuhr von 1 g/kg und Tag, eine höhere Zufuhr ist mit einem höheren Gewicht im frühen Schulalter assoziiert, Gefahr der sich entwickelnden Adipositas. Empfohlen wird deshalb eine Einschränkung des Verzehrs von Wurstwaren (maximal dreimal pro Woche, kleine Mengen), wenn, dann eher magere Fleisch- und Wurstwaren (z. B. gekochter Schinken, Geflügelaufschnitt) und von Milchprodukten (nicht mehr als 300–330 ml Milch/ 100 ml Joghurt/30 g Schnittkäse/15 g Weichkäse am Tag).
- einen großen Anteil gesättigter Fettsäuren besitzen → hauptsächlich in tierischen Fetten, empfohlen sind 10 Energieprozent statt der 15 %, die z. Zt. noch aufgeführt werden
- zu viel Zucker beinhalten → *Soft Drinks*, Süßigkeiten – nicht mehr als 10 Energieprozent empfohlen – energiearme oder energiefreie Getränke sollten verwendet werden (Wasser, ungesüßte Tees, stark verdünnte *Fruchtsäfte*)
- zu salzig sind → Wurst, Knabbergebäck, Schmelzkäse. Insgesamt besteht die Tendenz, zu stark zu salzen, wenn Kleinkinder mit vom Tisch essen, sollte Koch-

salz sehr sparsam verwendet werden – Gefahr der Präferenz der Geschmacks-richtung salzig mit dem Risiko für eine arterielle Hypertonie.

Auf der anderen Seite stehen diejenigen Nahrungsmittel, die zum jetzigen Stand zu wenig konsumiert werden. Es sind
- Gemüse, Obst
- kohlenhydratreiche Lebensmittel → Vollkornbrot, Vollkornprodukte allgemein
- mehrfach ungesättigte Fettsäuren → Fisch, Raps-, Sonnenblumen- oder Mais-keimöl (z. Zt. werden nur vier statt der empfohlenen sechs bis zehn Energiepro-zent hierdurch abgedeckt) – eine Reihe von hieraus resultierenden Gefahren werden diskutiert (möglicher Zusammenhang mit dem Sehen, Entstehung von ADHS, Autismus und Teilleistungsstörungen)
- Vitamine (A, C, E, D) → empfohlen wird der Verzehr von rotem Gemüse, Karot-ten, Spinat, Hülsenfrüchten, Tomaten, Orangen sowie Zitrusfrüchten allgemein, Fisch, Zuchtpilzen. Für den Vitamin-D-Haushalt regelmäßige körperliche Aktivi-täten im Freien. Supplementierung von Vitamin D für „Stubenhocker und Dun-kelhäutige".
- Folsäure → Vollkornprodukte, grünes Gemüse (Spinat, Brokkoli), Blattsalate (En-divien), Hülsenfrüchte (Linsen), Tomaten, Kartoffeln, Orangen, Nüsse, Eier
- Eisen → rotes Fleisch oder eisenhaltige Gemüse-/Obstsorten und Pseudogetreide (dann mit Vitamin C, um das weniger aktive dreiwertige Eisen in zweiwertiges umzuwandeln). Hier sind besonders gefährdet Kinder mit hohem Milchkonsum („Milch ist kein Getränk, sondern Nahrung"), die „gut im Futter" sind, aber teil-weise dramatische Eisenmangelsituationen erleben (Beispiel: 100 ml Säuglings-nahrung enthalten 0,7 mg, 100 ml Vollmilch 0,06 mg, 100 g Rindfleisch 2 mg Eisen). Besondere Bedeutung hat dieses in der Phase der besonders raschen Hirnentwicklung der ersten beiden Lebensjahre („Brain growth"-Spurt) [8].
- Kalzium → findet sich in Milchprodukten, Mineralwasser (wenn kalziumreich, dann > 300 mg/l) bzw. in entsprechend angereicherten Fruchtsäften (cave Zu-ckerkonsum); von Bedeutung für den Knochenstoffwechsel
- Jod → Seefisch, mit Jod angereichertes Speisesalz – nicht ganz unproblematisch, weil in Produkten wie Wurst und Brot oft aus Kostengründen nicht jodiertes Salz Verwendung findet. Dies ist eher kein Problem in Österreich und der Schweiz.

46.3 Vegetarische, vegane Ernährung

Immer mehr Eltern sind/werden zwischenzeitlich Vegetarier (seltener Veganer) und nicht selten wird dies auch auf die Kinder ausgedehnt. Eine Reihe von Gedanken hierzu finden sich in Kap. 48.2. Kritisch ist insbesondere die Eisenzufuhr (siehe oben – eisenreiche [Pseudo-]Getreide empfohlen). Es sollten eher mehr als die ein bis zwei sonst empfohlenen Eier pro Woche konsumiert werden. Ferner sollen folsäurereiche Gemüsesorten (Erbsen, Brokkoli etc.) und Vollkornprodukte täglich gegeben werden, mit geriebenen Nüssen und Samen können anderweitige Defizite ausgeglichen werden. Hülsenfrüchte sollen mindestens einmal wöchentlich als Basis einer warmen Hauptmahlzeit eingeplant werden [9–11].

Eine vegane Ernährung im Kleinkindalter birgt wiederum Gesundheitsrisiken und sollte, wenn argumentativ nicht zu verhindern, „begleitet" werden.

Letztlich gilt aber wie auch im Säuglingsalter, dass ein gedeihendes, zufriedenes Kind Anlass zur Freude geben sollte und dass gemeinsam eingenommene Mahlzeiten mit ausreichend Zeit füreinander oder wenig Ablenkung das Allerwichtigste bleiben.

Take-Home-Message und „aus der täglichen Praxis"

Das zweite Lebensjahr bietet die Chance auf „neue Geschmäcker", danach oft „neophobische Phase" – Kehrseite: Eine einseitige oder ungesunde Ernährung wird in dieser Zeit „verankert".

Ein häufiges Phänomen ist eine zu hohe Milchzufuhr („Milch ist kein Getränk, sondern Nahrung"), u. a. mit der Gefahr eines Eisenmangels.

Hilfestellung bietet das Prinzip der „Optimierten Mischkost" – unter den Literaturhinweisen werden Quellen genannt.

Zurzeit gibt es eine Tendenz in der Kleinkindernährung mit zu wenig an Obst, Gemüse und kohlenhydratreichen Nahrungsmitteln – es fehlt an mehrfach ungesättigten Fettsäuren, Vitaminen, insbesondere Vitamin D, Kalzium, Folsäure, Eisen und Jod.

Andererseits wird zu viel Süßes, Salziges, Eiweißreiches und Fettes (gesättigte Fettsäuren) zugeführt durch Konsum von Süßigkeiten, Soft Drinks, Weißbrot, Backwaren, Fleisch, Wurst, Käse, Knabbergebäck.

Literatur

[1] Alexy U, Kersting M, Sichert-Hellert W. Trends in dietary intake of vitamin A, C and E in German children and adolescents – Results of the DONALD study. Int J Vitam Nutr Res. 2003;73:335–342.

[2] Hilbig A, Alexy U, Drossard C, Kersting M. GRETA: Ernährung von Kleinkindern in Deutschland German Representative Study of Toddler Alimentation. Aktuel Ernahrungsmed. 2011;36:224–31.

[3] Kersting M, Clausen K. Ernährungsphysiologische Auswertung einer repräsentativen Verzehrstudie bei Säuglingen und Kleinkindern VELS mit dem Instrumentarium der DONALD Studie. Schlussbericht, 2003.

[4] Kersting M, Alexy U, Kroke A, Lentze MJ. Ernährung von Kindern und Jugendlichen. Ergebnisse der DONALD Studie. Bundesgesundheitsblatt Gesundheitsforschung Gesundheitsschutz. 2004;47:213–218.

[5] Sichert-Hellert W, Wenz G, Kersting M. Vitamin intakes from supplements and fortified food in German children and adolescents: results from the DONALD study. J Nutr. 2006;136:1329–1333.

[6] Dovey TM, Staples PA, Leigh Gibson J, Holford CG. Food neophobia and ‚picky/fussy' eating in children: a review. Appetite. 2008;50:181–193.

[7] Kersting M, Kalhoff H, Lücke T. Von Nährstoffen zu Lebensmitteln und Mahlzeiten: das Konzept der Optimierten Mischkost für Kinder und Jugendliche in Deutschland. Aktuel Ernahrungsmed. 2017;42:304–315.

[8]   WHO. WHO guidance helps detect iron deficiency and protect brain development. Internet: https://www.paho.org/en/news/4-4-2020-who-guidance-helps-detect-iron-deficiency-and-pro-tect-brain-development (letzter Zugriff: 20.4.2020).

[9]   Alexy U. Fehlernährungen bei Kindern. Nur wenige Nährstoffe sind kritisch. Pädiatrie hautnah. 2013;25(S1):36–38.

[10] Claßen M. Die Situation der Kleinkinderernährung in Deutschland. Pädiatrie hautnah. 2014;26:90–92.

[11] Kersting M, Kalhoff H, Melter M, Lücke T. Vegetarische Kostformen in der Kinderernährung? Eine Bewertung aus Pädiatrie und Ernährungswissenschaft. Aktuel Ernahrungsmed. 2018;43:78–85.

Weiterführende Literatur

App „Kind und Essen" aus der App-Trilogie des Netzwerks „Gesund ins Leben"; Bundesinstitut für Landwirtschaft und Ernährung: www.gesund-ins-leben.de; www.familie-gesund-ernährt.de; www.kindergesundheit.de.

Alexy U, Hilbig A, Lang F. Ernährungspraxis Säuglinge, Kinder, Jugendliche – Beratungswissen kompakt. Hrsg. Smollich M. MWV Medizinisch Wissenschaftliche Verlagsgesellschaft; 2020.

Marx G, Mathis A. Kinderernährung – Expertenwissen für den Alltag. S. Karger Verlag; 2020.

Deutsche Gesellschaft für Ernährung, Österreichische Gesellschaft für Ernährung, Schweizerische Gesellschaft für Ernährungsforschung, Schweizerische Vereinigung für Ernährung: Referenzwerte für die Nährstoffzufuhr. 1. Auflage, 3. vollständig durchgesehener und korrigierter Nachdruck. Neuer Umschau Buchverlag; 2008.

Koletzko B, Armbruster M, Bauer CP, et al. Ernährung und Bewegung im Kleinkindesalter. Handlungsempfehlungen des Netzwerks „Gesund ins Leben – Netzwerk Junge Familie", ein Projekt von IN FORM. Monatsschr Kinderheilkd. 2013;161:1187–1200.

47 Ernährung im Schulkindalter

47.1 Einleitung

Weltweit gesehen ist ein Kind, das die ersten 5 Lebensjahre überlebt hat, in Bezug auf Unterernährung relativ „in Sicherheit". Zudem ist das Risiko, hierzulande unterernährt zu sein, nur etwa ein Drittel so hoch wie die Gefahr der Überernährung bzw. Adipositas. Sieht man von den „kritischen" Ernährungsbestandteilen Jod, Eisen und Vitamin D ab, sind es besonders die Art, wie wir essen, und bestimmte Muster, die bemerkenswert sind.

Da viele Aspekte aus dem vorangegangenen Kap. auch in der hier besprochenen Altersgruppe gelten, soll in der Folge auf weitere, spezifischere Punkte eingegangen werden.

47.2 Essen im Schulalter, kleine Bestandsaufnahme

Zunächst zum „Wie wir essen". Gemeinsames Essen ist neben dem reinen Löschen von Durst und Hunger auch wichtig für Gemeinschaft und Lebensqualität. Man kann sich unterhalten, Sorgen besprechen und miteinander etwas Schönes erleben. Durch unser immer schneller werdendes Leben und die rasante Entwicklung der Technik geht dieses soziale Moment mehr und mehr verloren. Zunächst überraschend ergreifen nun die Jüngeren und Prominenten Maßnahmen, die zeigen können, dass eine teilweise Rückbesinnung womöglich Chancen eröffnet. Wenn junge Menschen, um sich unterhalten zu können, einen „Handyturm" bauen und derjenige verliert, der als erstes an sein Smartphone geht, oder wenn der Sänger Bob Dylan sich zu Beginn seines Konzertes das Filmen, Photographien oder Aufnehmen seiner Musik mit dem Handy verbittet, dann sind das Signale, die zeigen, dass es Situationen gibt, in denen die Medien explizit „draußen" bleiben können, womöglich müssen. Und die gemeinsame Mahlzeit, die im Übrigen für die Psychohygiene eine enorme Bedeutung hat, ist hier sicherlich ganz oben zu nennen. Aber auch schon in Zeiten vor dem Smartphone war es in manch einer Familie üblich, dass die Mahlzeiten nicht gemeinsam, sondern von jedem einzelnen allein vor dem Fernseher eingenommen wurde. In diesem Fall ist der „Weg zurück" an einen gemeinsamen Tisch wohl lang, aber er lohnt sich. Auch das Drumherum ist von Bedeutung: Gemeinsames Tischdecken, gemeinsames Abräumen und wieder „Klarmachen" der Küche klingt altbacken, aber mit Kleinigkeiten wie dem berühmt-berüchtigten Knabbergemüse oder ein wenig Zeit für das Arrangieren des Tisches wird das Essen ein kleines bisschen „entschleunigt" und bekommt einen anderen Stellenwert. Hier können wir viel lernen, wenn wir Menschen aus dem arabischen Raum oder Südamerika oder aber einfach „die Alten" beobachten (ich kann mich gut erinnern, wie meine Großmutter bis ins hohe Alter liebevoll für sich allein den Tisch gedeckt hat, sich Dazuzusetzen war immer ein Vergnügen).

https://doi.org/10.1515/9783110411881-047

47.3 Typische Muster

Zunächst einmal werden wir immer dicker. Paradoxerweise sind es oft die weniger Privilegierten oder diejenigen, die sozusagen zwischen den Kulturen aufwachsen (die KiGGs-Studie hat Kinder und Jugendliche mit Migrationshintergrund, z. B. aus der Türkei und Russland, hier insbesondere die Jungen, benannt), die gefährdet sind [1]. Ursachen sind Verhaltensweisen, die für den Mangel funktionieren, nicht aber den Überfluss, aber auch der Überfluss an „leichten Geschmäckern" (süß, salzig, fett), die teilweise mit nachweislich falschen Argumenten beworben als cool gelten. Auch wird das Prinzip der festen „Mahlzeiten" verlassen, man läuft durch das Haus, durch die Straßen und isst zwischendurch vermeintliche Kleinigkeiten. Mit Stolz verkündetes Ausfallenlassen (gerne das Frühstück) führt zum kaloriendichten Snack kurze Zeit später und erhöht sogar noch die Wahrscheinlichkeit der Entwicklung einer Adipositas. In den Familien ist das dicke Kind/der dicke Jugendliche nicht allein mit seinem Gewichtsproblem, denn oft wird Liebe mit Essengeben gleichgesetzt. Deshalb ist es auch so komplex, die Adipositas zu behandeln, und entsprechende Programme, die neben dem Wissen um gesunde Ernährungsweisen auch den Zugang zu Sport und Bewegung vermitteln, arbeiten je nach „Aussicht auf Erfolg" mit verschiedenen Ansätzen bzw. Intensität daran, wissend, dass oft die Familie und das Umfeld einen nachhaltigen Erfolg erschweren und im Extremfall die Quote der erfolgreich „Bekehrten" gering ist.

Das zweite Muster ist die Sache mit dem Körperschema. Von Werbung und Prominenz beeinflusst eifern mittlerweile schon Mädchen unter 12 Jahren ihren Idolen nach und behaupten „überhaupt keinen Hunger" zu haben. Glücklicherweise ist dies oft ein passageres Problem, aber der Übergang zu einer bedrohlichen Essstörung ist zuweilen fließend und der Umgang mit den kleinen „Hungerkünstlern" kann nervenaufreibend sein und die Prognose einer manifesten Anorexie ist sehr schlecht. Während sich die meist weiblichen Jugendlichen als zu dick bezeichnen und sich teilweise sehr intensiv mit der Ernährung beschäftigen, finden einige der männlichen Jugendlichen ihre Konstitution als „Lauch" (schlank, nicht breit, wir Älteren wissen, dass das meist noch früh genug kommt) verbesserungsbedürftig und unternehmen so manches, um als gut bemuskelter Mann buchstäblich Gewicht zu gewinnen. Dabei ist der Zugang zu Proteinpräparaten etc. zum Beispiel beim Krafttraining oft sehr leicht, sodass man zur Vermeidung von gesundheitlichen Störungen auch hier nachfragen muss (manch einer erkundigt sich auch, ob es denn damit ein Problem gäbe) [2,3]. Manche Nahrungsergänzungsmittel, die über das Internet vertrieben werden und oftmals eine erhebliche Steigerung der sportlichen Leistungsfähigkeit versprechen, unterliegen kaum einer Kontrolle. Das kann dazu führen, dass die angegebenen Zutaten (die für den Laien sowieso schon schwer zu durchschauen sind) möglicherweise nicht korrekt sind. Entsprechende Untersuchungen haben unter anderem „Verunreinigungen" mit anabolen Hormonen aus der Viehmast nachgewiesen [4]. Sicherheit bieten Produkte, die regelmäßige geprüft werden. Weitergehende Informationen finden sich u. a. unter [5].

Das dritte Muster wurde schon angesprochen bzw. wird noch unter den Sonderdiäten ausgeführt werden: Die vegetarische (geschätzt z. Zt. 6 % der Jugendlichen) und die vegane Ernährung (ca. 2 % der Jugendlichen). In der Zeit, in der dieses Buch entstand, ist diese Zahl fortwährend im Steigen begriffen, dies, weil das ökologische Gewissen mehr und mehr Beachtung findet (und da kommen tierische Produkte regelhaft schlechter weg als pflanzliche), aber auch weil die Hintergründe des Fleischkonsums transparenter werden (schon die Mode-Ikone Karl Lagerfeld sagte sinngemäß vor vielen Jahren, dass fast alle Menschen Vegetarier wären, wenn die Schlachthöfe Wände aus Glas hätten). Während einige sich zu einem „Jetzt erst recht" stimuliert fühlen (und auch Gebiss und Magen-Darm-Trakt des Menschen sind keinesfalls die eines reinen Pflanzen„fressers"), wächst so gerade unter den jungen, gebildeten Menschen die Zahl derjenigen, die diese Art der Ernährung wählen. Dabei kann es mit der im Vorabsatz beschriebenen Gruppe der eh schon dünnen Jugendlichen manchmal unheilvolle Tendenzen geben und der Satz „Ich bin jetzt Veganerin" ist manchmal als Warnsignal zu werten, weil die Ernährung weniger energiereich ist und bei nicht hinreichender Beschäftigung mit dem Mangelpotential auch Gefahrmomente bietet (Vitamin B_{12}, Folsäure, Eisen etc.) [6].

Die beschriebenen Muster sorgen so dafür, dass ähnlich wie in den Vereinigten Staaten von Amerika die Schere zwischen schlank und fit mit der Gefahr der Ernährungsstörung und übergewichtig und immobil immer weiter auseinander auseinanderklafft.

Take home-message und „aus der täglichen Praxis
Die Gefahr, übergewichtig oder gar adipös zu sein, ist hierzulande viel größer als die, an Untergewicht zu leiden.
Die kritischen Punkte der Ernährung im Schulalter ähneln denen im Kleinkindalter – hervorzuheben sind Eisen, Vitamin D und Jod.
(Nicht nur) im Kindes- und Jugendalter ist das gemeinsame Essen zumindest einer Mahlzeit am Tag – sowohl aus Ernährungs- als auch aus psychologischen Aspekten – von großer Bedeutung. In jedem Fall ist die regelmäßige Einnahme von Mahlzeiten zu wünschen.
Neben diesen grundsätzlichen Aspekten gibt es eine Reihe von Mustern, die erkannt und benannt werden sollten:
- Übergewicht und Adipositas
- Körperschema (sowohl – meist, aber nicht nur bei Mädchen und weiblichen Jugendlichen – im Hinblick auf sich zu dick finden als auch – meist bei männlichen Jugendlichen – im Sinne von sich zu dünn finden)
- vegetarische und insbesondere vegane Ernährung (ggf. kritisch Vitamin B_{12}, Folsäure, Eisen)

Literatur

[1] https://www.kiggs-studie.de/literatur.html
[2] www.dosb.de. AG Ernährungsberatung an den Olympiaschwerpunkten. Sportgerecht einkaufen. 1. Auflage 2011.
[3] www.dosb.de. Nahrungsergänzungsmittel. 1. Auflage 2014.
[4] Geyer H, Parr MK, Mareck U, et al. Analysis of non-hormonal nutritional supplements for anabolic-androgenic steroids – results of an international study. Int J Sports Med. 2004;25:124–129.
[5] www.verbraucherzentrale.de/aktuelle-meldungen/lebensmittel/endlich-klartext-bei-nahrungsergaenzungsmitteln-13409
[6] Kalhoff H, Lücke T, Kersting M. Praktische Beratung und Betreuung bei vegetarischer Kinderernährung – Empfehlungen aus dem Forschungsdepartment Kinderernährung Bochum. Monatsschr Kinderheilkd. 2019;167:803–812.

Weiterführende Literatur

Alexy U, Hilbig A, Lang F. Ernährungspraxis Säuglinge, Kinder, Jugendliche – Beratungswissen kompakt. Hrsg. Smollich M. MWV Medizinisch Wissenschaftliche Verlagsgesellschaft; 2020.

Marx G, Mathis A. Kinderernährung – Expertenwissen für den Alltag. S. Karger Verlag; 2020.

Alexy U, Kersting M, Sichert-Hellert W. Trends in dietary intake of vitamin A, C and E in German children and adolescents – Results of the DONALD study. Int J Vitam Nutr Res. 2003;73:335–342.

Alexy U. Fehlernährungen bei Kindern. Nur wenige Nährstoffe sind kritisch. Pädiatrie hautnah. 2013;25(S1):36–38.

Deutsche Gesellschaft für Ernährung, Österreichische Gesellschaft für Ernährung, Schweizerische Gesellschaft für Ernährungsforschung, Schweizerische Vereinigung für Ernährung: Referenzwerte für die Nährstoffzufuhr. 1. Auflage, 3. vollständig durchgesehener und korrigierter Nachdruck. Neuer Umschau Buchverlag; 2008.

Kersting M, Alexy U, Kroke A, Lentze MJ. Ernährung von Kindern und Jugendlichen. Ergebnisse der DONALD Studie. Bundesgesundheitsblatt Gesundheitsforschung Gesundheitsschutz. 2004;47:213–218.

Sichert-Hellert W, Wenz G, Kersting M. Vitamin intakes from supplements and fortified food in German children and adolescents: results from the DONALD study. J Nutr. 2006;136:1329–1333.

Prell C, Koletzko B. Restriktive Diäten. Gefahr einer Fehlernährung und Möglichkeiten der Prävention. Monatsschr Kinderheilkd. 2014;162:503–510.

48 Sonderdiäten und Ernährung bei spezifischen Erkrankungen

48.1 Einleitung

Relevante Unter- und Überversorgungen mit Nährstoffen und Vitaminen sind beim gesunden Kind mit Normalkost, wie in den ersten drei Kapiteln dieses Buchabschnitts ausgeführt, zwar möglich, aber selten. Dem gegenüber stehen bestimmte Konstellationen, in denen durch gezielte Diäten oder aber vorbestehende Erkrankungen vergleichsweise häufig problematische Felder bzw. Muster der Ernährung gesehen werden. Um eine Begleitung dieser Kinder zu erleichtern, soll im Folgenden auf einige solcher Situationen eingegangen werden.

48.2 Sonderdiäten und allgemeine Überlegungen

In letzten Jahren bzw. Jahrzehnten finden unterschiedlichste Ernährungstrends und Sonderdiäten zunehmend viele Anhänger und ebenso zunehmend werden bereits Kinder entsprechend neuer Konzepte und Vorstellungen ernährt. Vorreiter sind vor allem gut gebildete und gesundheitsbewusste Bevölkerungsschichten und dahinter stehen oft neben Gesundheitsaspekten ökologische oder ethische Überlegungen. Andererseits gibt es auch Familien, die aus religiösen oder traditionellen Beweggründen besondere Diäten einhalten. In Gesellschaften, die seit Jahrhunderten eine strikte vegetarische Ernährung einhalten (Beispiel: bestimmte Regionen in Indien), entstehen Mangelzustände sehr selten, da meist eine traditionelle Küche gepflegt wird, die eine ausreichende Versorgung mit allen wichtigen Nährstoffen bietet. Anders ist es aber, wenn häufige Bestandteile einer traditionellen Ernährung wie zum Beispiel Gluten, Fleisch oder Kuhmilch in einer europäischen Mischkost plötzlich gemieden werden. Hier entsteht die Frage, womit man diese ersetzt, ohne eine Mangelversorgung zu riskieren.

Merke: Unabhängig von den Beweggründen der Eltern oder des Kindes gilt: Je jünger ein Kind bei Einführung einer restriktiven Diät ist, desto eher ist es gefährdet, Mangelerscheinungen zu entwickeln.

Beispiele folgen im nächsten Abschnitt.

https://doi.org/10.1515/9783110411881-048

48.2.1 Vollwerternährung

Diese entspricht bis auf den selteneren Fleischkonsum den Empfehlungen der Fachgesellschaften, dies gilt nicht für „strengere" Empfehlungen (z. B. Vollwertkost nach Bruker), die besonders für Säuglinge und Kleinkinder ungeeignet sind.

48.2.2 Vegetarische Ernährung

Sie wird meist im Sinne einer lakto-(ovo-)vegetarischen Ernährung durchgeführt, d. h., Milchprodukte (und Eier) sind im Speiseplan enthalten, Fleisch, Fisch und Meeresfrüchte werden gemieden. In der Regel sind hierunter eine ausreichende Nährstoffversorgung und eine normale Entwicklung zu erwarten. Einerseits führt diese Ernährungsform zu einer höheren Zufuhr an Ballaststoffen und Antioxidantien, andererseits ist der Energiegehalt meist geringer, ebenso der an gesättigten Fettsäuren und Cholesterin und an biologisch hochwertigem Eiweiß.

Kritisch kann die Versorgung werden für
- Jod (jodiertes Speisesalz verwenden!),
- Eisen (das dreiwertige Eisen hat eine geringere Bioverfügbarkeit als das Häm-Eisen aus Fleisch/Eigelb, die Resorption kann allerdings durch gleichzeitige Einnahme von Vitamin C oder Säuren aus Obst, Gemüse oder Sauerkraut verbessert werden).

Kontrolluntersuchungen von Eisenhaushalt und Schilddrüsenwerten sollten erwogen werden. Vorteilhaft mag ein geringerer Konsum an Salz und ein Mehr an ungesättigten Fettsäuren und Vitaminen sein [4,5].

48.2.3 Vegane Ernährung

Hier werden nun zusätzlich zu den Einschränkungen einer vegetarischen Ernährung sämtliche vom Tier stammenden Produkte, also Eier und Milchprodukte, aber auch beispielsweise Honig gemieden. Eine ausgewogene Ernährung ist fast nur noch unter Zuhilfenahme von Spezialnahrungen bzw. Nahrungssupplementen zu erreichen.

Unzureichend ist, insbesondere im Säuglingsalter aber auch in späteren Phasen schnellen Wachstums, die Versorgung mit
- Kalzium
- Eisen
- Jod
- Protein
- Vitamin B_{12}, Vitamin B_2
- Vitamin D

Im Säuglingsalter und für Kleinkinder kann insbesondere der Vitamin-B_{12}-Mangel zu teilweise irreversiblen neurologischen Entwicklungsstörungen führen [4,5].

Kommentar: Vitamin B_{12} (empfohlene Zufuhr – siehe Tab. 48.1) in Lebensmitteln. Vitamin B_{12} ist enthalten in Muskelfleisch, Fisch, Eiern, Milch, Käse, der bei weitem ergiebigste Vitamin-B_{12}-Lieferant ist Leber. Lebensmittel pflanzlicher Herkunft enthalten nur dann Spuren von Vitamin B_{12}, wenn sie einer Gärung durch Bakterien unterworfen worden sind (z. B. Sauerkraut).

Tab. 48.1: Empfohlene Zufuhr von Vitamin B_{12} – D-A-CH-Referenzwerte für die Nährstoffzufuhr [6].

Alter	µg/Tag
0–4 Monate	0,4
4–12 Monate	0,8
1–4 Jahre	1,0
4–7 Jahre	1,5
7–10 Jahre	1,8
10–13 Jahre	2,0
13–15 Jahre	3,0
15–19 Jahre	3,0

Kommentar: Protein in Lebensmitteln. Nach der Verordnung über nährwert- und gesundheitsbezogene Angaben zu Lebensmitteln kann ein Lebensmittel als „Proteinquelle" bezeichnet werden, wenn mindestens 12 % der Energie des Lebensmittels aus Proteinen stammt. Die Angabe „hoher Proteingehalt" ist erlaubt, wenn mindestens 20 % der Energie des Lebensmittels aus Proteinen stammt.

Zu den Lebensmitteln tierischen Ursprungs mit einem hohen Proteingehalt zählen Fleisch, Innereien, Fisch, Ei, Milch und Milchprodukte.

Zu den Lebensmitteln pflanzlichen Ursprungs mit einem hohen Proteingehalt zählen Lebensmittel aus der Familie der Hülsenfrüchte sowie Pilze und grüne Erbsen. Auch Brot zählt zu den Proteinquellen.

Zur Sicherstellung einer angemessenen Versorgung mit Protein bzw. essenziellen Aminosäuren ist neben der Proteinmenge (siehe Tab. 48.2) auch die Proteinqualität, also die Aminosäurenzusammensetzung der jeweiligen Proteine und die Bioverfügbarkeit der freigesetzten Aminosäuren, von Bedeutung.

Tab. 48.2: Empfohlene Proteinzufuhr – D-A-CH-Referenzwerte für die Nährstoffzufuhr [6].

Alter	g/kg/KG/Tag
0 bis unter 1 Monate	2,5
1 bis unter 2 Monate	1,8
2 bis unter 4 Monate	1,4
4 bis unter 12 Monate	1,3
1 bis unter 4 Jahre	1,0
4 bis unter 7 Jahre	0,9
7 bis unter 10 Jahre	0,9
10 bis unter 13 Jahre	0,9
13 bis unter 15 Jahre	0,9
15 bis unter 19 Jahre	männlich 0,9 weiblich 0,8

Die Deutsche Gesellschaft für Ernährung (DGE) empfiehlt Veganern vielfältige pflanzliche Proteinquellen wie Getreide, Hülsenfrüchte, Kartoffeln, Nüsse und Soja-produkte bei gleichzeitig ausreichender Energiezufuhr über den Tag verteilt zu nut-zen. Durch die gezielte Kombination verschiedener proteinreicher Lebensmittel wie Linsengemüse mit Reis oder Erbseneintopf mit Brot kann die Proteinqualität erhöht werden. So kann der Proteinbedarf eines **Erwachsenen** bei einer veganen Ernährung ohne Ersatzprodukte gedeckt werden.

Exkurs. Referenzwerte für Nährstoffe. Die sogenannten D-A-CH-Referenzwerte für die Nährstoffzufuhr benennen Mengen für die Zufuhr von Energie und Nährstoffen in altersspezifischen Gruppen. Es werden u. a. Informationen über Physiologie, Funk-tionen, Mangel- und Überversorgung und Lebensmittelkunde gegeben [6]. Sie wer-den von den Fachgesellschaften aus Deutschland (D), Österreich (A) und der Schweiz (CH) gemeinsam erarbeitet.

48.2.4 Makrobiotik

Lebensmittel werden, der taoistischen Lehre folgend, nach ihrer energetischen Ei-genschaft unterteilt. Bis auf kleine Mengen Fisch weitestgehend vegetarisch. Ist für das Säuglings- und Kleinkindalter nicht geeignet. Die weiterentwickelte Kushi-Diät ist den westlichen Ernährungsgewohnheiten angepasst [1].

48.3 Ernährung bei spezifischen Erkrankungen

Jenseits der normalerweise überschaubaren Herausforderungen einer altersgerechten Ernährung bei gesunden Kindern stellen sich bei bestimmten Erkrankungen ganz andere Anforderungen. Unterschiedlichste Ernährungsprobleme machen teilweise spezielle Diäten oder besondere Maßnahmen bei der Nahrungszufuhr notwendig. Je nach Grunderkrankung wiederholen sich dabei bestimmte Muster, die im Folgenden benannt werden sollen.

48.3.1 Herzerkrankungen

Kinder mit schweren Herzerkrankungen und/oder einer Herzinsuffizienz sind oft durch eine Volumenüberladung bedroht und entsprechend auf eine Flüssigkeitsrestriktion angewiesen, aufgrund von Perfusionsproblemen kann bei Früh- und Neugeborenen das Risiko einer nekrotisierenden Enterokolitis erhöht sein. Zudem ist die Ernährung durch abdominelle Beschwerden und häufiges Erbrechen erschwert. Andererseits sollen die Kinder möglichst optimal gedeihen, z. B. um gute Voraussetzungen für einen kardiochirurgischen Eingriff zu schaffen oder einfach um eine altersgerechte Entwicklung zu ermöglichen. Um dieser Situation gerecht zu werden, ist es oftmals notwendig, die Energiedichte der Nahrung zu erhöhen. Muttermilch bzw. normale Säuglingsnahrungen haben einen Brennwert von ca. 70 kcal/100 ml. Für das erste Lebensjahr gibt es hochkalorische Trink- und Sondennahrungen mit 100 kcal/100 ml. Die Umstellung von Säuglingsnahrung auf hochkalorische Trinknahrung sollte schrittweise erfolgen. Alternativ kann eine übliche Nahrung durch Supplemente angereichert werden, um so eine ausreichende Energiezufuhr bei vertretbarem Volumen zu ermöglichen. Bilanzierte Trink- und Sondennahrungen bieten den Vorteil, Energie, Eiweiß und alle notwendigen Vitamine, Mineralstoffe und Spurenelemente zu liefern. In Kap. 49 findet sich eine Aufstellung entsprechender Trink- und Sondennahrungen und Supplemente. Wichtig ist hier besonders die Zufuhr von Eiweiß, damit auch notwendige Muskelmasse aufgebaut (oder Sarkopenie verhindert) werden kann.

Nach einem kardiochirurgischen Eingriff kann durch ein prärenales Nierenversagen oder ein Rechtsherzversagen die Notwendigkeit bestehen, Aspekte, die unter den Abschnitten Nieren- und/oder Lebererkrankungen aufgeführt sind, mit in die Überlegungen aufzunehmen. Eine Sondersituation stellt ein postoperativer Chylothorax dar, bei dem beginnend mit einer fast fettfreien Ernährung im Verlauf eine fettarme Diät mit einer Anreicherung durch MCT-Fette für mehrere Wochen zum Einsatz kommt. Eher experimentell sind Versuche mit entrahmter Muttermilch [7]. Bei ausbleibendem Erfolg muss eine vollparenterale Ernährung zum Einsatz kommen, ggf. flankiert von einer Therapie mit Somatostatinanaloga, die den Perfusionsdruck im Splanchnicusstromgebiet verringern.

> **Merke:** Bei energiereichen Nahrungsergänzungsmitteln muss bedacht werden, dass entsprechende Supplemente *ausschließlich* Kohlenhydrate oder Kohlenhydrate und Fett enthalten (also der wichtige Nährstoff Eiweiß und viele Mikronährstoffe fehlen).

48.3.2 Nierenerkrankungen

In kaum einer Gruppe von „Organerkrankungen" hat die Ernährung einen derartigen Stellenwert. Patienten in der Urämie gedeihen schlecht, leiden unter Übelkeit – die Nahrungszufuhr geht entsprechend zurück [8]. Wenn sie katabol werden, steigt wiederum der Harnstoff weiter an. Entsprechend detailliert sind die Empfehlungen der Fachgesellschaften nach dem jeweiligen Stadium der Niereninsuffizienz unterteilt (Stadium 1–5 – unterteilt nach GFR in ml/min/1,73 m²) [9].

Gesonderte Überlegungen sind anzustellen, wenn die Nierenerkrankung in einer Phase der Polyurie (höherer Natriumbedarf) steht, tubuläre Verluste bestehen (höherer Kalium- bzw. Phosphatbedarf) und/oder ein arterieller Hypertonus vorliegt (Natriumreduktion).

Niereninsuffiziente Kinder sind bezüglich Ihres Wachstums besonders im Säuglings- und Kleinkindalter gefährdet und benötigen ausreichend Eiweiß. So wird z. B. im Stadium 3 der Niereninsuffizienz (GFR 30 und 59 ml/min/1,73 m²) eine Protein-Zufuhr von 120–140 % der D-A-CH-Empfehlungen angeraten. Problematisch ist, dass viele der eiweißreichen Nahrungsmittel auch besonders phosphatreich sind und deswegen der Einsatz von kalium- und phosphatreduzierten Eiweißkonzentraten sinnvoll ist.

Die Patienten leiden an einem Eisenmangel, es fehlt Erythropoetin, eine Anämie entwickelt sich.

In der Regel werden Phosphat und Kalium, aber auch Natrium nur in deutlich geringeren Mengen toleriert.

Bei fortgeschrittener Niereninsuffizienz droht eine „Überwässerung", d. h., die Patienten sind im Verlauf der Erkrankung ebenfalls bzgl. des zugeführten Flüssigkeitsvolumens zu restringieren.

Dies gilt ebenfalls für Kinder mit nephrotischem Syndrom, bei denen durch die Verschiebung von Flüssigkeit in das Interstitium auch die Natriumzufuhr potenziell kritisch ist.

Da viele Patienten Probleme mit der oralen Nahrungsaufnahme haben, muss die Nahrung häufig zumindest zu einem Teil sondiert werden.

> **Merke:** Bei Patienten mit fortschreitender Niereninsuffizienz, die (perspektivisch) auf eine Sondenernährung angewiesen sind, sollte frühzeitig, insbesondere vor dem möglichen Beginn einer Peritoneal-Dialyse, eine PEG-Sonde gelegt werden.

Angesichts der fehlenden Toleranz gegenüber Flüssigkeit werden oft hochkalorische, eiweißbilanzierte, kalium- und phosphatreduzierte Nahrungen gewählt, die auch schon für das Säuglingsalter verfügbar sind. Je nach Diätplan werden diese mit der herkömmlichen Säuglingsnahrung gemischt und dem nierenerkrankten Säugling angeboten. Ab Beikostalter versucht man, tierischen Produkten in der fettreichen Variante den Vorzug zu geben, kaliumreiche Obst- und Gemüsesorten zu meiden und Reis und Nudeln häufiger als Kartoffeln anzubieten. Phosphatzusätze (z. B. Schmelzkäse) in Fertigprodukten sollen gemieden werden.

Wenn die Kinder „an der Dialyse" sind, muss im Falle einer Peritonealdialyse weniger auf Flüssigkeit und Kalium geachtet werden, es soll ausreichend Protein gegessen werden. Andererseits bleiben Phosphat- und Natriumzufuhr wie auch die Flüssigkeitsmenge limitiert und die Versorgung mit Vitaminen kann kritisch werden und muss kontrolliert werden, um sie ggf. während der Dialyse zu ersetzen. Im Falle einer Hämodialyse müssen meist Natrium, Kalium, Flüssigkeit und Phosphor reduziert werden, auch hier darf/soll die Eiweißzufuhr hochgenommen werden.

Kochsalz muss auch sparsam verwendet werden, da salzige Speisen zu Durst führen und dies bei einer eingeschränkten Flüssigkeitszufuhr kontraproduktiv ist [8].

Zusammenfassende Leitlinien der *National Kidney Foundation* (NKF) sind für den englischsprachigen Raum vorhanden [9]

48.3.3 Lebererkrankungen

Auch in der Hepatologie sind Ernährungsprobleme ein häufiges Phänomen. Probleme mit dazugehörigen Ursachen und daraus resultierenden Maßnahmen sind dabei:
- Infolge einer portalen Hypertension kommt es zur venösen Stauung, aber auch zur Splenomegalie mit funktioneller Verkleinerung des Magens, klinisch vermehrtem Spucken und Erbrechen. Vor diesem Hintergrund führt man häufige kleine Mahlzeiten zu.
- Bei fortgeschrittenem Funktionsverlust infolge eines zirrhotischen Umbaus der Leber sinkt die Proteintoleranz, da die Entgiftungsfunktion leidet. Die Ammoniakkonzentration steigt. Spezifisch zusammengesetzte Nahrungen mit erhöhter Konzentration verzweigtkettiger Aminosäuren werden eingesetzt. Die Eiweißzufuhr muss den Wachstumsbedürfnissen der Kinder auf der einen Seite angepasst werden, aber auf der anderen Seite auch die eingeschränkte Proteintoleranz berücksichtigen. Dies bedeutet, dass die Eiweißmenge auf 0,5 bis 1 g/kg reduziert werden muss, eine weitere Reduktion führt zum Katabolismus mit Verbrauch des körpereigenen Eiweiß.
- Die Glykogenreserven nehmen ab, die Patienten sind bzgl. ihrer Glukosehomöostase gefährdet. Je nach Ausprägungsgrad der Hypoglykämieneigung müssen komplexe Kohlenhydrate (Polysaccharide) und häufig kleinere Mahlzeiten gegessen bzw. lange Nüchternphasen vermieden werden.

- Infolge einer cholestatischen Lebererkrankung kann ein Großteil der Fettsäuren nicht oder nur teilweise aufgenommen werden, was zusätzlich zu einem Energiemangel führt. Entsprechend erfolgt eine Anreicherung mit MCT-Fetten, da diese unabhängig von der Galle resorbiert werden. Gerade bei jüngeren Patienten (und für den Bereich der Pädiatrie sind hier natürlich Kinder mit Gallengangatresie numerisch am häufigsten vertreten) ist aber auch ein Mindestanteil an essenziellen LCT-Fetten für die zerebrale Entwicklung notwendig.
- Auch die Resorption der fettlöslichen Vitamine (A, D, E, K) ist kritisch. Ein Vitamin-K-Mangel kann im Einzelfall zu (lebens-)bedrohlichen Blutungen führen und muss ebenso wie ein Mangel an Vitamin A, D oder E ggf. auch parenteral behoben werden.

Eine (schwere) Dystrophie kann die allgemeine Entwicklung der Kinder gefährden und im Falle einer Lebertransplantation zu einer deutlich erhöhten Morbidität und Mortalität führen.

In einem aktuellen internationalen Positionspapier wird daher für Kinder mit Cholestase [10] ein klarer Behandlungsplan empfohlen:
- Schritt 1: 130 Energie-% einer weitestgehend normalen Diät
  - Evaluation nach 2–4 Wochen
    - bei unzureichendem Gedeihen
- Schritt 2: häufigere kleine Portionen, kalorische Anreicherung, vermehrt MCT-Fette
  - Reevaluation nach 4 Wochen
    - bei unzureichendem Gedeihen, dem Nichttolerieren der oralen Zufuhr oder einer Hypoglykämieneigung
- Schritt 3: Anlage einer Magensonde. Steigerung der MCT-Supplementation auf 50 % der zugeführten Fette, ggf. Dauersondierung, nächtliche Sondierung (insbesondere bei Hypoglykämieneigung)
  - Reevaluation nach 2–4 Wochen
- Schritt 4: stationäre Aufnahme und teilparenterale Ernährung erwägen

Die wesentlichen kritischen Bestandteile der Ernährung und Überlegungen hierzu fasst Tab. 48.3 zusammen.

Vor dem Hintergrund der vielen anderen z. T. bedrohlichen Aspekte der (cholestatischen) chronischen Lebererkrankungen droht die Überwachung der Ernährungssituation gelegentlich aus dem Fokus zu geraten, ist aber von großer Bedeutung [11].

Tab. 48.3: Nährstoffsupplementation bei chronischer Cholestase (unter Verwendung von [10]).

Nährstoff	Bedarf	Kommentare
Energie	ca. 130 % der Altersempfehlung	Steigerung und Applikationsart siehe Fließtext
Fett	– 30–50 % der Kalorien – MCT/LCT-Verhältnis 30/70 % – 3 % Linolsäure* – 0,7–1 % Linolensäure*	bei unzureichendem Gedeihen MCT-Anteil auf 50 % anheben, Kontrolle der essenziellen Fettsäuren
Eiweiß	130–150 % der Altersempfehlung	ggf. noch Adaptation nach Verlusten bzw. fehlender Aufnahme durch Maldigestion/ Malabsorption
Kohlenhydrate	40–60 % der Kalorien*	auf Hyperglykämie (Insulinresistenz) und Hypoglykämie (fehlende Glykogenspeicher) achten
Vitamin A	< 10 kg – 5.000 IE/Tag > 10 kg – 10.000 IE/Tag	Spiegelkontrollen
Vitamin D	Cholecalciferol 2.000–5.000 IE/Tag	Spiegelkontrollen
Vitamin E	TPGS (wasserlösliches Vitamin E) 15–25 IU/kg × Tag	Spiegelkontrollen
Vitamin K	2–5 mg/Tag, ggf. bis zu 10 mg, ggf. intravenös oder intramuskulär	Kontrollen von Quick/INR

*Anteil der Gesamtkalorien

48.3.4 Neurologische Erkrankungen

Da der Magen-Darm-Trakt besonders reich an Nervenzellen ist, verwundert die Aussage, dass bei neurologischen Erkrankungen auch hier besonders häufig Störungen vorliegen, nicht. Schlucken der Nahrung (oropharyngeale Dysphagie), Transport und Stuhlverhalten sind oftmals erheblich kompromittiert (siehe auch Kap. 6). Liegende oder verdrehte Haltung und fehlende Bewegung sorgen für weitere Schwierigkeiten wie z. B. der gastroösophagealen Refluxerkrankung mit Aspirationsgefahr oder auch die Stressgastritiden und -ulzera. Mindestens drei Viertel der Kinder mit infantiler Zerebralparese haben erhebliche Ernährungsprobleme.

Zur Einschätzung der Ernährungssituation ist die folgende Checkliste [12] hilfreich:
– Welche Nahrungsmittel bevorzugt das Kind?
– Was können daraus für Rückschlüsse gezogen werden über
  – Kalorienzufuhr
  – Konsistenz
  – Fähigkeit zur Bolusformation?

- Ist die Variabilität der aufgenommenen Speisen ausreichend für den Basisbedarf an
  - Kalzium, Vitamin D
  - weiteren Vitaminen, Spurenelementen, Jod, Eisen
  - Ballaststoffen?
- Sind Flüssigkeitsaufnahme und Urinproduktion ausreichend?
- Wer kümmert sich um die Ernährung, wenn die Eltern nicht da sind oder z. B. in der Schule/in Einrichtungen?
- In welcher Position erfolgt die Essensaufnahme
  - z. B. im Rollstuhl
  - auf dem Schoß der Eltern
  - im Bett?
- Wie häufig am Tag erfolgt die Nahrungsaufnahme? Wie lange dauert sie?
- Werden Supplemente eingesetzt: Trinknahrungen, pflanzliche Präparate, Vitamine?
- Wenn die Ernährungssituation als problematisch angesehen wird: Welche Maßnahmen wurden bisher ergriffen und haben diese zum Erfolg geführt?
- Hat das Kind eine (ausgeprägte) Obstipation? Wie ist diese behandelt? Gibt es noch Optimierungspotential/-notwendigkeit?

Die Einordnung des Ernährungszustandes leidet darunter, dass die alleinige Bestimmung von Körperlänge und -gewicht sowie des BMI wenig geeignet ist, dies aufgrund einer oft erheblichen Skoliose, aber auch Verschiebungen in den Körperkompartimenten (z. B. hohe Fettmasse, niedrige Muskelmasse). Man behilft sich hier mit Längenschätzungen anhand von Segmentlängenmessungen – Oberarm-, Tibialänge und Kniehöhe [13], bzgl. des Ernährungszustandes (siehe auch Kap. 34.5) mit der Bestimmung des mittleren Oberarmumfangs (MUAC) und der Trizepshautfaltendicke [14,15]. Für Kinder mit schwerer Tetraspastik wurden eigene Perzentilen entwickelt, die in Abhängigkeit vom GMFCS-Score (Grad der Behinderung nach dem *Gross Motor Function Classification System*) erstellt wurden und teilweise erheblich unter den Normwerten für Gesunde liegen [16]. Damit wird einem anderen, niedrigeren Grundumsatz, der geringeren Muskelmasse, aber auch dem Aspekt der Pflegbarkeit Rechnung getragen. Allerdings handelt es sich nur um eine Beschreibung eines (teilweise mangelhaften) Istzustandes im zugrundeliegenden Kollektiv.

Im Falle einer Fütterungsstörung, ausgedrückt durch [17,18]
- mehr als 30 Minuten Fütterungszeit pro Mahlzeit,
- Stress bei der Fütterung,
- 2–3 Monate ohne Gewichtszunahme,
- Atemprobleme,

wird frühzeitig eine Sondierung begonnen. Diese erfolgt meist über eine PEG mit Bolusgaben, bei ausgeprägter gastroösophagealer Refluxkrankheit evtl. über einen jejunalen Schenkel oder bei Aspirationsereignissen ggf. auch flankiert von einer (Hemi-) Fundoplicatio. Dabei ist zu beachten, dass eine jejunale Ernährung nur mit dafür geeigneter Sondennahrung und nur als kontinuierliche Sondierung erfolgen darf (siehe auch Kap. 49).

Die Anlage einer Sonde/einer PEG sollte im Wissen darum erfolgen, dass bei Eltern/Pflegenden dadurch oft ein Insuffizienzgefühl entsteht. Dabei bedeutet die Anlage einer Ernährungssonde keinesfalls eine Niederlage und der kleine Patient muss auch nicht regelhaft nur über die „Tankstelle PEG" gefüttert werden. Ganz im Gegenteil kann die Möglichkeit der Sondierung dazu führen, dass der Ernährungssituation der Stress genommen wird, und womöglich kann dies dem Patienten wieder zu mehr Lust am Essen verhelfen und für die Familie Zeit für anderes gewinnen.

Die gewählte Nahrung soll ausreichend Ballaststoffe enthalten und außerdem muss auf eine ausreichende Flüssigkeitszufuhr geachtet werden. Der Energiebedarf kann auf die Körperlänge bezogen werden und wird nach Ausprägung der Behinderung berechnet [19]:
- 15 kcal/cm, wenn motorisch wenig beeinträchtigt
- 14 kcal/cm, wenn beeinträchtigt, aber gehfähig
- 11 kcal/cm, wenn nicht gehfähig

Unabhängig von den initialen Überlegungen ist es im Verlauf wichtig, dass es durch die Ernährungsintervention nicht zu einer Überernährung mit „Explosion" des Gewichtes kommt [20].

Eine Sonderform der Ernährung ist die sogenannte ketogene Diät, die bei therapierefraktären Epilepsien teilweise zum Einsatz kommt. Prinzip ist dabei der Ersatz von Kohlenhydraten und Proteinen durch Fette, dadurch wird ein Hungerstoffwechsel herbeigeführt, der die Anfallshäufigkeit positiv beeinflussen kann. Zum Einsatz kommen folgende Verhältnisse: 4:1 (4 Teile Fett zu 1 Teil Kohlenhydrate und Eiweiß) und 3:1 (3 Teile Fett zu 1 Teil Kohlenhydrate und Eiweiß). Gerade zu Beginn der Ernährungsumstellung, die teilweise erhebliche Gefahren der Flüssigkeitsverluste und damit auch für Elektrolytimbalanzen (Natrium, Kalium, Magnesium, Kalzium) mit sich bringt, ist eine enge Überwachung angezeigt.

48.3.5 Pankreasinsuffizienz, zystische Fibrose

Die zystische Fibrose geht in den allermeisten Fällen mit einer irreversiblen Pankreasinsuffizienz einher. Klinisch entwickelt sich so im Verlauf das Bild einer Gedeihstörung und Untergewicht. Man weiß, dass dies im Verlauf zu einer signifikant schlechteren Prognose im Sinne eines schwereren Krankheitsverlaufs mit höherer Mortalität mündet [21,22] (siehe Kap. 44). Somit ist eine frühzeitige, offensive Ernährungstherapie einer der wichtigsten Pfeiler der Therapie. Neben der Substitution mit Pankreasenzymen bedeutet dies eine hochkalorische Ernährung wegen des erhöhten Umsatzes durch die pulmonale Entzündung. Wie immer, wenn die Fettresorption kritisch ist, leiden auch Kinder und Jugendliche mit Mukoviszidose regelhaft an Hypovitaminosen der fettlöslichen Vitamine, die entsprechend substituiert werden müssen.

Weitere häufige Mangelzustände finden sich im Hinblick auf den Zinkhaushalt. Das klinische Bild der Acrodermatitis enteropathica mit Hautveränderungen perioral und perianal ist nahezu pathognomonisch, oft ist die AP bei diesen Patienten auffallend niedrig.

Andere Erkrankungen mit exokriner Pankreasinsuffizienz wie das Shwachman-Diamond-Syndrom (SDS) werden in aller Regel nach den gleichen Überlegungen behandelt, wobei spezifisch beim SDS bei einem nicht unerheblichen Teil dennoch kein normales Gedeihen gelingt, wohl jedoch bei anderen Ursachen wie z. B. der Pankreasinsuffizienz infolge rezidivierender Pankreatitiden.

Sollte eine Energieanreicherung über langkettige Fette mit der dazu gehörigen Pankreas-Enzym-Einnahme nicht akzeptiert werden, können MCT-Fette als Energiesupplement ohne die Gabe von Pankreasenzymen eingesetzt werden.

48.3.6 Stoffwechselerkrankungen

Angeborene, genetisch bedingte Stoffwechselkrankheiten sind durch die eingeschränkte oder fehlende Funktion eines Enzyms verursacht. Dieser Funktionsverlust kann dazu führen, dass sich ein oder mehrere Metaboliten vor dem Enzym-Block anreichern und/oder notwendige Produkte der enzymatischen Reaktion hinter dem Block fehlen.

Störungen des Intermediärstoffwechsels: Das Prinzip der Behandlung von Störungen des Intermediärstoffwechsels besteht darin, eine Überlastung des beeinträchtigten Stoffwechselwegs zu vermeiden. Dies geschieht bei Störungen im Abbau von Aminosäuren oder Proteinen durch Reduktion der Zufuhr z. B. von einzelnen oder mehreren Aminosäuren (z. B. Phenylalanin bei PKU, Isoleuzin. Methionin, Threonin, Valin bei Propionazidurie und Methylmalonazidurie) oder ganzer Nährstoffgruppen (z. B. Einschränkung nicht-essenzieller Aminosäuren bei Harnstoffzyklusdefekten).

Bedrohlich sind bei vielen der Stoffwechselstörungen „katabole" Zustände, die, ausgelöst durch Infektionen, Operationen aber z. B. auch längere Obstipationsphasen, zu einer endogenen Vergiftung durch Abbau körpereigenen Proteins und Freisetzung von Toxinen aus dem bakteriellen Stoffwechsel des Magen-Darm-Trakts führen.

Die Behandlung sollte aufgrund der Vielfalt der verschiedenen Einzeldefekte immer im oder in Zusammenarbeit mit dem spezialisierten Zentrum erfolgen.

Dennoch seien hier ein paar Grundregeln aufgeführt.

– In oder bei drohender Stoffwechselkrise muss bei Krankheiten des Harnstoff-zyklus, bei Ahornsirup-Krankheit oder bei Organoazidopathien die exogene Proteinzufuhr gestoppt werden, Anabolismus durch „hochdosierte" Kohlenhydrat-zufuhr angestrebt werden.

– Die Eiweißzufuhr darf maximal 24–48 Stunden komplett unterbrochen werden. Die Wiedereinführung erfolgt in Absprache mit dem betreuenden Zentrum. Meist werden 0,25 bis 0,5 g einer Standard-Aminosäurenlösung pro kg KG parenteral problemlos vertragen.

– Synthetische Aminosäurenmischungen haben einen Eigengeschmack, der in aller Regel bei früher Gewöhnung im Säuglingsalter für die Kinder kein Problem darstellt. Bei später Diagnose kann die Einführung schwierig sein und die Einnahme die Lebensqualität erheblich beeinträchtigen. Trotz der zunehmenden Bereitstellung aromatisierter Aminosäurenmischungen durch die Hersteller sollte dennoch immer wieder kritisch evaluiert werden, ob diese wirklich notwendig sind. Bei vielen Patienten ist eine Behandlung ohne synthetische Supplemente möglich.

Störungen des Energiestoffwechsels: Die schwerwiegendsten Störungen des Energiestoffwechsels sind die, die die Endstrecke der Energiegewinnung aus allen Substraten betreffen (Atmungskettendefekt oder Mitochondriopathien). Prinzipiell sind auch hier katabole Situation für die Kinder eine große Gefahr.

Bei Mitochondriopathien (klinisch oft definiert durch erhöhte Laktatkonzentration, Multisystemerkrankung) kann es unter hohen Dosen von Kohlenhydraten zu einem Anstieg der Laktatkonzentration und damit zu einer weiteren Beeinträchtigung der mitochondrialen Funktion kommen.

Bei der Galaktosämie (wird in der Regel im Neugeborenenscreening diagnostiziert) ist der Einfachzucker Galaktose, der in der Muttermilch/Säuglingsmilchnahrung vorhanden ist, betroffen. Hier gilt es umgehend die Milchzufuhr zu stoppen und mit einer laktosefreien, galaktosearmen Diät (Nahrung auf Sojabasis) zu beginnen.

Bei der hereditären Fruktoseintoleranz (schwere Lebererkrankung bei Fruktosegenuss) muss auf Fruktose verzichtet werden. Oft spüren die Patienten das Problem und verzichten von sich aus auf Fruktose. Frühestes Auftreten von Symptomen erst ab dem Beikostalter.

Bei den Glykogenosen ist der Körper nicht in der Lage, die als Glykogen gespeicherten Kohlenhydrate (insbesondere aus der Leber) wieder zu Glukose abzubauen und freizusetzen. Es drohen Hypoglykämien bei längeren Nahrungspausen (die Kinder werden meist im Alter von 2–5 Monaten symptomatisch, wenn sich die Nahrungsintervalle über 3 Stunden hinaus verlängern). Bei zu hoher Kohlenhydratzufuhr erfolgt eine Einlagerung von Glykogen und vor allem Fett in die Leber und bei einigen Formen auch in andere Organe. Die Ernährung wird streng kohlenhydratbilanziert. Die kurze Fastentoleranz muss beachtet werden (ggf. ist eine nächtliche Dauersondierung notwendig). „Rohe" Stärke (aus Mais, Weizen, Kartoffeln) und das Produkt Glycosade® haben einen niedrigen glykämischen Index, sodass die Abstände zwischen den Mahlzeiten verlängert werden können. Da auch die Verstoffwechslungen von Galaktose und Fruktose zu Glukose bei einigen Formen kompromittiert sind, sind auch laktosefreie (enthalten oft Galaktose) Produkte und Light-Produkte (ggf. fruktosehaltig) zu berücksichtigen [23,24].

48.3.7 Neonatologie

Weiter oben steht sinngemäß, dass es keine Subdisziplin der Pädiatrie gibt, die sich mehr mit der Ernährung beschäftigt als die Nephrologie. Das stimmt natürlich nicht, denn die Frage der Ernährung bestimmt sicherlich das „Leben des Neonatologen" noch maßgeblicher (und folglich wird der Kindergastroenterologe nur selten befragt).

Eigentlich beginnt alles sogar noch früher zum spannenden Thema zu werden, denn im Mutterleib kommt es zur fetalen oder pränatalen Programmierung.

So steigt die Gefahr eines Übergewichts/einer Adipositas im Alter von 4 Jahren beim Kind auf über 20 % an [25,26], wenn

- die Mutter einen hohen BMI bei der Konzeption hat,
- die Gewichtszunahme während der Schwangerschaft besonders stark ausfällt,
- eine verminderte Glukosetoleranz (oder gar ein Schwangerschaftsdiabetes) vorliegt und
- die Mutter früh abstillt.

Die Mutter setzt durch ihr Essverhalten in der Schwangerschaft bereits Geschmacksvorlieben.

Der Geburtsmodus scheint bzgl. des Mikrobioms große Bedeutung zu haben. Dabei kommt die *vias naturales* deutlich besser weg – die per Sectio geborenen Kinder haben eine Darmflora, die mehr Charakteristika der Hautflora der Mutter besitzt [27]. Auch das Stillen besitzt eine Reihe von positiven Effekten auf die spätere kindliche Gesundheit (u. a. in Bezug auf Übergewicht/Adipositas und Asthma) [28,29].

Die Suche nach der „besten" Frühgeborenennahrung/Säuglingsnahrung wird in Bezug auf Anreicherung mit mehrfach ungesättigten Fettsäuren, dem Proteingehalt, der Hinzugabe von Pro- und/oder Präbiotika fortwährend diskutiert.

Die Spezialisierung im Bereich der Neonatologie bezieht sich dabei in erster Linie auf den enteralen Nahrungsaufbau sowie die Darmgesundheit bei Frühgeborenen. Das Wissen über die speziellen Ernährungsbedürfnisse sowie über die Risiken aufgrund der Unreife des Gastrointestinaltrakts bestimmen das Vorgehen beim Nahrungsaufbau, die Zusammensetzung der Nahrung und die Nahrungsergänzung. Die Ziele der enteralen Ernährung sind

- ein kurzfristiges adäquates Wachstum (angelehnt an das zu erwartende intrauterine),
- ein vermindertes Risiko von Morbiditäten (insbesondere nekrotisierende Enterokolitis [NEC], Sepsis) und
- letztlich ein verbessertes *long-term outcome*.

Dabei bestehen die Schwierigkeiten in der bereits erwähnten Unreife des Gastrointestinaltrakts, dem erhöhten Flüssigkeitsbedarf und dem gleichzeitig erhöhten Energiebedarf von Frühgeborenen. Die Volumenbelastung der eigentlich erforderlichen Nahrungsmenge begrenzt den Nahrungsaufbau. Aber auch die Stuhlentleerung ist von Bedeutung; in Studien zeigte sich, dass der letzte Tag des Mekoniumabgangs das Nahrungsvolumen bestimmt. Gleichzeitig ist bekannt, dass ein früher enteraler Nahrungsaufbau die Peristaltik stimuliert, einen immunmodulatorischen Effekt hat und das Wachstum sowie die Reifung der Darmmukosa über Stimulation von Hormonen fördert. Zeichen der Nahrungsunverträglichkeit, um eine gefürchtete NEC frühzeitig zu erkennen, werden rege diskutiert. Letztlich gibt es gute Daten für eine Prävention dieser Komplikation durch frühen Nahrungsaufbau, eine konstante Nahrungssteigerung mit einem standardisierten Ernährungskonzept, Probiotika-Gaben (Mehrfachpräparate aus Lactobacillus acidophilus und Bifidobacterium infantis) und vor allem Muttermilchfütterung. In den letzten Jahren erfahren so gut organisierte Muttermilchbanken zur Versorgung großer Neonatologien eine Renaissance. Muttermilch ist einer Formulanahrung nicht nur für die Risikoreduktion einer NEC vorzuziehen. Um den erforderlichen Proteinbedarf aufgrund des raschen Wachstums abzudecken, ist auch weiterhin die Supplementierung der Muttermilch mit *Fortifiern* erforderlich [30].

Die fehlende intrauterine Optimalversorgung, bedingt durch die verfrühte Geburt, erfordert aber noch weitere Anpassungen. Die Plazenta als Nährstoffversorger muss ersetzt werden. Nahrungsergänzungen mit Vitamin D, Kalzium und Phosphat als Bausteine des Skeletts sowie Eisen für die Blutbildung sind Standard.

Aber nicht nur Nahrung und Darm sind im Bereich der Ernährung für den Neonatologen entscheidend, sondern insbesondere die Grundsteinlegung für das spätere Leben: das Essen an sich. Das Erlernen des Essens wird physiologischer Weise durch die frühe Entbindung gestört. Wann geht wieviel und wie sowie durch wen füllt inzwischen Kongresse mit verschiedenen Subdisziplinen. Die Fähigkeit zu saugen, zu schlucken und gleichzeitig zu atmen wird angeboren, ist aber bei extrem Frühgeborenen teilweise noch nicht vorhanden.

Hieraus ist zu erahnen, warum die Neonatologie die Ernährung „ihrer Frühchen" oft in der eigenen Hand behält.

Letztlich spielt die Ernährung sowohl im „normalen Alltag" als auch beim Versuch, sie entweder bestimmten Ideen anzupassen oder aufgrund von Erkrankungen zu modifizieren, stets eine große Rolle und die Kunst liegt darin, die Freude am (gemeinsamen) Essen trotz der bestimmten Notwendigkeiten im Auge zu behalten.

Take-Home-Message und „aus der täglichen Praxis"

Je mehr spezifische Diäten bei der Ernährung gesunder Kinder und Jugendlichen im Alltag Verbreitung finden, desto wichtiger ist es, mögliche „Achillesfersen" der Ernährungsformen zu kennen (besonders bei kleineren Kindern).

In eigentlich jedem Gebiet der Pädiatrie tauchen spezifische Ernährungsaspekte auf, insbesondere, wenn es sich um chronische Erkrankungen handelt.

In der Nephrologie, „dem Stoffwechsel" und der Neonatologie liegt die Aufgabe des Kindergastroenterologen vornehmlich in der Frage der Indikation einer Sondierung bzw. der Anlage einer PEG-Sonde, während die spezifischen Ernährungsaspekte Bestandteil des jeweiligen Teilgebiets geworden sind.

In anderen Bereichen wiederum (Kardiologie, Neurologie, interessanterweise auch der Hepatologie und Pankreatologie) ist die Mitarbeit des Kindergastroenterologen und der Diätassistenten/Ernährungswissenschaftler von besonders großer Bedeutung, gerade weil womöglich durch andere Aspekte der Erkrankung die Ernährungssituation aus dem Fokus gerät und so Schaden droht.

Literatur

[1] Prell C, Koletzko B. Restriktive Diäten – Gefahr einer Fehlernährung und Möglichkeiten der Prävention. Monatsschr Kinderheilkd. 2014;162:503–510.

[2] Fewtrell M, Bronsky J, Campoy C, et al. Complementary Feeding: A Position Paper by the ESPGHAN Committee on Nutrition. JPGN. 2017;64:119–132.

[3] Ferrara P, Corsello G, Quattrocchi E, et al. Caring for Infants and Children following alternative dietary patterns. J Pediatr. 2017;187:339–340.e1.

[4] Kersting M, Kalhoff H, Melter M, Lücke T. Vegetarische Kostformen in der Kinderernährung? Eine Bewertung aus Pädiatrie und Ernährungswissenschaft. Deutsche Medizinische Wochenschrift. 2018;143:1–8.

[5] Rudloff S, Bührer C, Jochum F, et al. Vegetarische Kostformen im Kindes- und Jugendalter. Stellungnahme der Ernährungskommission der Deutschen Gesellschaft für Kinder und Jugendmedizin. Monatsschrift Kinderheilkunde. 2018;166:999–1005.

[6] www.dge.de/wissenschaft/referenzwerte

[7] Chan GM, Lechtenberg E. The use off at-free human milk in infants with chylous pleural effusion. J Perinatol. 2007;27:434–436.

[8] Schäfer F. Leitlinien der KDOQI zur Ernährung von Kindern mit chronischer Niereninsuffizienz. Ettlingen: IPSEN Pharma GmbH; 2012.

[9] KDOQI Work Group, N. K. KDOQI Clinical Practice Guideline for Nutrition in Children with CKD: 2008 update. Executive summary. American Journal of Kidney Diseases. 2009;53:11–104.

[10] Mouzaki M, Bronsky J, Gupte G, et al. Nutrition Support of Children With Chronic Liver Diseases: A Joint Position Paper of the North American Society for Pediatric Gastroenterology, Hepatology, and Nutrition and the European Society for Pediatric Gastroenterology, Hepatology and Nutrition. JPGN. 2019;69:498–511.

[11] www.gpge.eu/leitlinien – Cholestase im Neugeborenenalter.

[12] Claßen M, Schmidt-Choudhury A. Ernährungsprobleme und Unterernährung bei schwer neurologisch beeinträchtigten Kindern und Jugendlichen. Monatsschr Kinderheilkd. 2019;167:675–685.

[13] Stevenson RD. Measurement of growth in children with developmental disabilities. Dev Med Child Neurol. 1996;38:855–860.

[14] Gurka MJ, Kuperminc MN, Busby MG, et al. Assessment and correction of skinfold thickness equations in estimating body fat in children with cerebral palsy. Dev Med Child Neurol. 2010;52:e35–e41.

[15] Romano C, van Wynckel M, Hulst J, et al. ESPGHAN Guidelines for the Evaluation and Treatment of Gastrointestinal and Nutritional Complications in Children with Neurological Impairment. JPGN. 2017;65:242–264.

[16] Brooks J, Day S, Shavelle R, Strauss D. Low weight, morbidity, and mortalitiy in children with cerebral palsy: new clinical growth charts. Pediatr Electron Pages 128:e299-e307.

[17] Bell KL, Samson-Fang L. Nutritional management of children with cerebral palsy. Eur J Clin Nutr. 2013;67:S13–S16.

[18] Arvedsen JC. Feeding children with cerebral palsy and swallowing difficulties. Eur J Clin Nutr. 2013;67:S9–S12.

[19] Stevenson RD. Measurement of growth in children with developmental disabilities. Dev Med Child Neurol. 1996;38:855–860.

[20] Sullivan PB, Alder N, Bachlet AME, et al. Gastrostomy feeding in cerebral palsy: too much of a good thing? Dev Med Child Neurol. 48;796–800.

[21] Hammermann J, Claßen M, Schmidt S, et al. S3-Leitlinie: Mukoviszidose bei Kindern in den ersten beiden Lebensjahren, Diagnostik und Therapie. AWMF-Registriernummer 026 – 024; Klasse S3, Version vom 6.3.2020.

[22] Stern M, Ellemunter H, Palm B, Posselt HG, Smaczny C. Mukoviszidose (Cystische Fibrose): Ernährung und exokrine Pankreasinsuffizienz. AWMF-Registernummer 068/020; Klasse S1, Version von 05/2001.

[23] Zschocke J, Hoffmann GF. Vademecum Metabolicum: Diagnose und Therapie erblicher Stoffwechselerkrankungen. 4. Auflage. Schattauer; 2012.

[24] Alexy U, Hilbig A, Lang F. Ernährungspraxis Säuglinge, Kinder, Jugendliche – Beratungswissen kompakt. Hrsg. Smollich M. MWV Medizinisch Wissenschaftliche Verlagsgesellschaft; 2020.

[25] Ensenauer R. Kongressmitschrift zu Ergebnissen der PEACHES-STUDIE, anlässlich des Seminars zur Ernährungsmedizin, Lübeck, 05/2019.

[26] Brüll V, Hucklenbruch-Rother E, Ensenauer R. Programmierung von kindlichem Übergewicht durch periantale Überflusssituation. Monatsschrift Kinderheilkunde. 2016;164:99–105.

[27] Rutayisire E, Huang K, Liu Y, Tao F. The mode of delivery affects the diversity and colonization pattern of the gut microbiota during the first year of infants' life: a systemic review. BMC Gastroenterol. 2016;16:86. Doi:10.1186/s12876-016-0498-0.

[28] Lodge CJ, Tan DJ, Lau MXZ, et al. Breastfeeding and asthma and allergies: a systematic review and meta-analysis. Acta Paediatr. 2015;104:38–53.

[29] Victora CG, Bahl R, Barros AJ, et al. Breastfeeding in the 21st century: epidemiology, mechanisms, and lifelong effect. The Lancet. 2016;387:475–490.

[30] AWMF-Leitlinien-Register Nr. 024/009. Nekrotisierende Enterokolitis. Leitlinie der Gesellschaft für Neonatologie und Pädiatrische Intensivmedizin, der Deutschen Gesellschaft für Kinder- und Jugendmedizin, der Gesellschaft für Pädiatrische Gastroenterologie und Ernährung und der Deutschen Gesellschaft für Kinderchirurgie.

Weiterführende Literatur

www.dge.de/wissenschaft/referenzwerte

49 Enterale Ernährung

49.1 Einleitung

Wenn ein Kind nicht ausreichend essen kann, kommt im Falle eines (weitgehend) funktionsfähigen Gastrointestinaltraktes die enterale Ernährung zum Einsatz. Nicht ausreichend zu essen, bedeutet dabei [1,2], wenn

- weniger als 60–80 % des Tagesbedarfs für mehr als zehn Tage zugeführt oder
- bei einem Kind mit psychomotorischer Retardierung mehr als 4–6 Stunden am Tag auf Fütterung verwendet werden oder
- ein *Wasting* oder *Stunting* (siehe auch Kap. 4) vorliegt, d. h. inadäquates Wachstum und mehr als ein Monat Gewichtsverlust bei Kindern unter 2 Jahren bzw. mehr als 3 Monate Gewichtsverlust/-stillstand bei Kindern über 2 Jahren oder andere Zeichen der Mangelernährung wie z. B. Kreuzen von zwei Hauptperzentilen in der Gewichtsentwicklung.

Enterale Ernährung bedeutet im engeren Sinn, dass Nahrung über eine Sonde oder ein Stoma in den Magen gegeben wird oder aber – wenn Aspirationsgefahr besteht oder die Magenentleerung gravierend beeinträchtigt ist – „postpylorisch" in den Dünndarm. Dies kann grundsätzlich über eine nasale Sonde oder aber auch über ein Stoma (z. B. eine PEG) erfolgen. Je nach Alter des Kindes, zugrundeliegender Erkrankung, klinischem Zustand und Applikationsort gilt es dabei, eine Reihe von Überlegungen anzustellen.

49.2 Definition

Enterale Ernährung: „Künstliche Ernährung" bei Ernährungsproblemen, die über den Magen-Darm-Trakt erfolgt. Oft muss beispielsweise bei Schluckproblemen der Mund- und Rachenraum mittels Sonde oder Stoma überbrückt bzw. umgangen werden. Die Nahrung wird also meist jenseits des Ösophagus in den Magen oder auch postpylorisch verabreicht. Hierbei kommen diätetische Nahrungen oder solche für spezielle medizinische Zwecke zum Einsatz.

Der Begriff wird aber auch verwendet, wenn spezielle (Trink-)Nahrungen verabreicht werden, die vom Patienten getrunken werden, wie z. B. bei der exklusiven enteralen Ernährungstherapie bei Morbus Crohn oder bei Patienten, die keine feste Nahrung schlucken können und auf eine flüssige Ernährung angewiesen sind.

Maxime soll immer sein, dass lieber oral als gastral, lieber gastral als postpylorisch und lieber postpylorisch als parenteral ernährt wird, denn

- wenn sondiert wird, geht der orale Genuss verloren,
- wenn postpylorisch eine Dauersondierung erfolgt (siehe unten), kann der Patient keinen Hunger entwickeln, der dann gestillt wird und

https://doi.org/10.1515/9783110411881-049

– wenn parenteral ernährt wird, geht die Darmbarriere als Schutz verloren, direkt mit der parenteralen Ernährung assoziierte Gefahren und Probleme können auftreten.

49.3 Praktische Umsetzung

49.3.1 Ernährungsphysiologisches, Medizinisches

Für die Beantwortung der Frage, wie die Ernährung appliziert wird, wenn eine normale orale Nahrungsaufnahme nicht gelingt, muss zunächst geklärt werden, ob eine enterale Ernährung grundsätzlich möglich ist. Ist dies der Fall, sind zwei weitere Fragen zu beantworten:
– Besteht Aspirationsgefahr (durch einen Reflux von Mageninhalt)?
– Wird die Sondierung voraussichtlich einen Zeitraum von 4–8 Wochen überschreiten?

Wenn Aspirationsgefahr besteht, wird jejunal sondiert. Je nach der Dauer der Notwendigkeit gilt es im Verlauf zu entscheiden, ob statt einer nasogastralen bzw. nasojejunalen Sonde im Verlauf über eine PEG (ggf. mit jejunalem Schenkel – PEG-J) bzw. allgemeiner ein Gastrostoma ernährt wird oder bei jejunaler Applikation eine PEJ (Jejunostoma). Der Entscheidungsbaum ist in Abb. 49.1 skizziert.

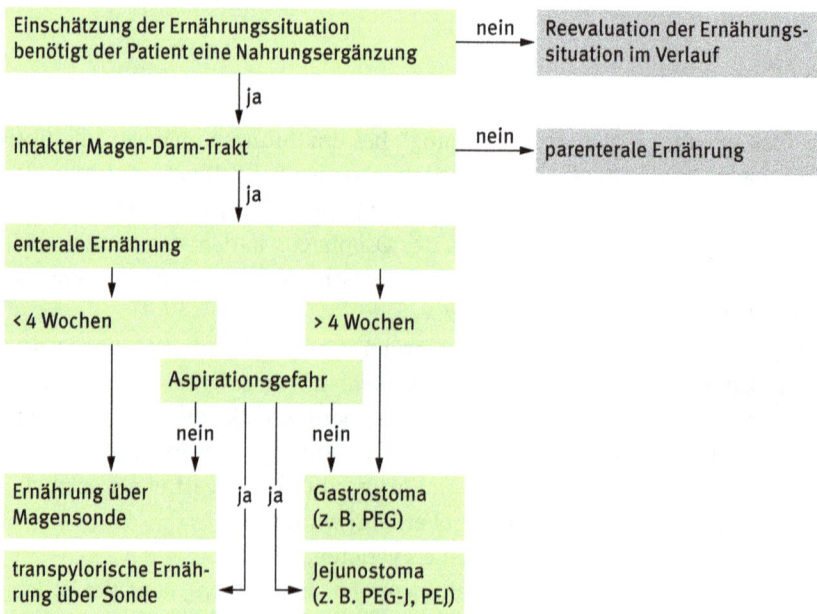

Abb. 49.1: Entscheidungsbaum Ernährungsunterstützung enteral [2].

Während absolute Kontraindikationen für eine orale und enterale Ernährung bei einem paralytischen oder mechanischen Ileus, einer Obstruktion und einer Perforation vorliegen, kann bei einer Reihe von anderen klinischen Situationen die Kunst genau darin liegen, so viel enterale Ernährung zu geben, wie der Darm „gerade noch toleriert" bzw. benötigt, um die Mukosa zu ernähren (sogenanntes *„trophic feeding"*). Diese Anstrengung wird unternommen, um eine bessere intestinale Perfusion, die Freisetzung von enteralen Hormonen und eine Verbesserung der Darmbarriere zu erreichen und einer Atrophie der Schleimhaut vorzubeugen. Dies kann z. B. bei intestinaler Dysmotilität, einer Peritonitis, einer GI-Blutung, dem unstillbaren Erbrechen oder einer „intractable diarrhea" der Fall sein.

Bei gastraler Gabe von Nahrung wird je nach Verträglichkeit versucht, Bolusgaben im normalen Essensrhythmus zu geben. Gegebenenfalls muss auf häufige kleine Boli oder eine Dauersondierung gewechselt werden. Für die *postpylorische Gabe* hingegen gilt immer, dass eine *Dauersondierung über Pumpe* erfolgen muss mit Nahrungen, die für diese Indikation auch geeignet sind. Grund ist, dass die Reservoirfunktion des Magens fehlt und die zu rasche Applikation einer hochosmolaren Nahrung zu Flüssigkeits- und Elektrolytverschiebungen bzw. als Folge einer ausgeprägten Insulinantwort auch zu reaktiven Hypoglykämien führen kann. Die Sondierung wird daher schrittweise eingeschlichen.

> **Merke:** Faustregel: Start mit 25 % der errechneten Endmenge, schrittweise Steigerung der Laufraten, Erreichen der Zielmenge frühestens nach 4–5 Tagen. Die maximale Geschwindigkeit für die postpylorische Gabe liegt dabei bei Kindern bei ca. 80 ml/h, bei Jugendlichen bei ca. 125 ml/h.

Kommt es unter der Dauersondierung zu Beschwerden (Bauchschmerzen, Durchfall, Erbrechen, ggf. Unruhe), wird die Laufrate reduziert, um ggf. zu einem späteren Zeitpunkt einen erneuten Steigerungsversuch zu unternehmen. Teilweise kann auch z. B. tagsüber oral oder gastral mit Bolusgaben über den Magen und einer nächtlichen Dauersondierung eine Kombination zwischen beiden Vorgehensweisen angewendet werden (und ist, wenn eine Dauersondierung erforderlich ist, unbedingt anzustreben).

Wichtig ist, anders als man vermuten könnte:

> **Merke:** Nicht der Ort der Sondierung ist für die Auswahl der Sondenkost von Entscheidung, sondern die Indikation/klinische Situation.

Zu letzterem sind folgende Überlegungen erforderlich: Bei normaler Verdauungs- und Stoffwechselsituation kommen hochmolekulare, nährstoffdefinierte Diäten zum Einsatz, d. h., die Nährstoffe liegen in intakter Form vor, die Relation zueinander entspricht der in der üblichen oralen Ernährung. Je nach Energiedichte wird in

- normokalorische (1 kcal/ml) und
- hochkalorische (≥ 1,3 kcal/ml)

Nahrungen unterschieden. Dabei gibt es spezielle Nahrungen für die unterschiedlichen Altersgruppen (Säuglingsalter vs. Kleinkindalter) und ab einem Alter von 8–10 Jahren kann auch „Erwachsenennahrung" verwendet werden (siehe Tab. 49.1). Eine aktuelle ausführliche Auflistung der einzelnen Trink- und Sondennahrungen und Nahrungszusätze findet sich auf der Website der GPGE (www.gpge.eu). Diese Nahrungen sind „voll bilanziert" – liefern also eine bilanzierte Mischung aller essenziellen Nährstoffe und Mikronährstoffe, die man für die physiologischen Bedürfnisse und das jeweilige Wachstum benötigt. Sie sind damit so konzipiert, dass sie allein als Nahrungsquelle dienen (dies gilt es gegen Nahrungssupplemente abzugrenzen). Sie basieren meist auf Kuhmilch und sind regelhaft glutenfrei und laktosearm oder -frei.

Tab. 49.1: Trink- und Sondennahrungen, Nahrungszusätze – D-A-CH Referenzwerte.

Supplement	Energiedichte	Alter/Gewicht	Erstattungs-fähigkeit
Trink- und Sondennahrung zur Ernährungstherapie von Säuglingen und Kleinkindern bei erhöhtem Energiebedarf	1,0 Kcal/ml	< 9 kg	ja
Sondennahrungen für Kinder	1,0/1,5 Kcal/ml	1–7 Jahre	ja
Sondennahrungen für Kinder	1,0/1,5 Kcal/ml	7–12 Jahre	ja
Trinknahrungen (mit Geschmack)	1,5–2,4 Kcal/ml	ab 1 Jahr	ja
Trinknahrung in Pulverform zubereitet	1,0–1,5 Kcal/ml	ab 1 Jahr	ja
Trinknahrung in Pulverform zubereitet als Pulver zum Supplement	1–1,5 Kcal/ml 20 g = 100 Kcal	1–10 Jahre	ja
Maltodextrin	390 Kcal/100 g	ab 1 Jahr	nein
Maltodextrin-Fett-Pulvergemisch	490 Kcal/100 g	ab 1 Jahr	nein
Eiweißkonzentrate	80 g Eiweiß /100 g	ab 1 Jahr	nein

Oft ist es sinnvoll, eine Nahrung mit Ballaststoffen zu wählen, einmal, weil diese Fermentationsprodukte (kurzkettige Fettsäuren) liefern mit positiven trophischen Effekten, aber auch zur Stuhlregulation [3].

Eine spezifisch angepasste Ernährung wird zahlenmäßig am häufigsten notwendig bei Kindern und Jugendlichen mit Nahrungsmittelallergien (im Kindesalter am häufigsten Kuhmilchallergie). Meist kommen Nahrungen mit extensiv hydrolysiertem Milcheiweiß zum Einsatz, da die darin enthaltenen Oligopeptide von den meisten Patienten gut toleriert werden. In wenigen Fällen wird aber auch dies nicht vertragen und es muss eine aminosäurebasierte Nahrung (sog. Elementarnahrung) gewählt werden. Die Indikation für den Einsatz sollte klar sein, denn die enteronutritive Wertigkeit nimmt mit dem Grad der Aufschlüsselung des Eiweißanteils ab und ganz nebenbei leidet auch der Geschmack unter der zunehmenden Hydrolyse. Es gilt also: „so stark hydrolysiert wie nötig (für eine normale Verträglichkeit), aber auch so wenig wie möglich." Weitere Krankheitsbilder, die eine spezifisch angepasste Ernährung notwendig machen, sind Malassimilationssyndrome, Lebererkrankungen, Fettverwertungsstörungen wie Krankheiten des Pankreas oder Galleverlustsyndrome (siehe Tab. 49.2). Weiterführende Gedanken hierzu finden sich in Kap. 48.

Tab. 49.2: Geeignete Nahrung nach Indikation, Applikationsort und -art.

Indikation	Applikationsort	Applikationsart	geeignete Nahrung
Wachstums- und Gedeihstörungen z. B. in Folge von chronischen Erkrankungen wie Herzerkrankungen, neurologische Erkrankungen im ersten Lebensjahr	PEG PEJ	Bolus Dauersondierung z. B. 20 Std/Tag	normokalorisch (1,0 kcal/ml): hohe Energiedichte für Säuglinge
Wachstums- und Gedeihstörungen z. B. in Folge von chronischen Erkrankungen wie Herzerkrankungen, neurologische Erkrankungen, onkologische Erkrankungen nach dem ersten Lebensjahr	PEG PEJ	Bolus Dauersondierung z. B. 20 Std/Tag	normokalorisch mit Ballaststoffen hochkalorisch mit Ballaststoffen
Ess-Störung neurologischen Erkrankungen mit einhergehenden Kau- und Schluckstörungen Schädel-Hirn-Traumen Gedeihstörung	PEG	Bolus	normokalorisch mit Ballaststoffen hochkalorisch mit Ballaststoffen
Aspirationsgefahr	PEJ	Dauersondierung z. B. 20 Std/Tag	normokalorisch mit Ballaststoffen
Kuhmilcheiweißallergie, Sojaeiweißallergie, Allergien gegen jedes andere Nahrungsprotein	PEG	Bolus	Extensiv-Hydrolysat-Formula-Nahrung (eHF) **(cave Osmolarität)**
schwere Nahrungsmittelunverträglichkeiten, schwere Kuhmilcheiweißallergie, Sojaeiweißallergie, Allergien gegen jedes andere Nahrungsprotein	PEG	Bolus	Formula-Nahrung auf Basis non-allergener Aminosäuren **(teilweise sehr hohe Osmolarität)**
schwere gastrointestinale Störungen z. B. chronische und schwere akute Diarrhö, Malassimilationssyndrom, Kurzdarmsyndrom, Nahrungsmittelallergien/-unverträglichkeiten im ersten Lebensjahr	PEG PEJ	Bolus Dauersondierung z. B. 20 Std/Tag	hypoallergene, semi-elementare Spezialnahrung (niedrige Osmolarität)

Tab. 49.2: (fortgesetzt)

Indikation	Applikationsort	Applikationsart	geeignete Nahrung
Malassimilationssyndrom (Kurzdarmsyndrom), chronisch-entzündliche Darmerkrankungen, Fettverwertungsstörungen (Pankreasinsuffizienz) ab dem ersten Lebensjahr	PEG PEJ	Bolus Dauersondierung z. B. 20 Std/Tag	niedermolekulare, chemisch definierte Diäten

Das Prinzip der niedermolekularen, chemisch definierten Diäten liegt darin, dass die Nährstoffe in „vorverdauter" Form vorliegen, damit nur wenig Digestion und Resorptionsleistung erforderlich. D. h., sie sind

- frei von Ballaststoffen und Laktose,
- die Proteinquelle sind zu 80 % Oligopeptide, 15 % Peptide und 5 % Aminosäuren,
- die Fettquelle sind überwiegend MCT-Fette und
- Kohlenhydrate sind hauptsächlich Oligosaccharide (wenig Mono- oder Polysaccharide).

Neben der genannten Indikation (Nahrungsmittelallergien) werden sie bei Patienten mit Maldigestion und Malabsorption eingesetzt.

49.3.2 Rezeptierung und Erstattungsfähigkeit

Trink- und Sondennahrungen (medizinische enterale Ernährung) gelten als Lebensmittel für besondere medizinische Zwecke (bilanzierte Diäten).

Trink- und Sondennahrungen können verordnet werden, wenn der Patient eine „fehlenden oder eingeschränkten Fähigkeit zur ausreichenden normalen Ernährung" hat und sonstige alternative Maßnahmen nicht ausreichen, um die Ernährungssituation zu verbessern.

Die Verordnungsfähigkeit ist festgelegt in § 21 der Arzneimittelrichtlinie [1] (AM-RL) des Gemeinsamen Bundesausschusses (G-BA).

Alternative Maßnahmen (beispielsweise die Anpassung der normalen Ernährung) können mit der Verordnung von Trink- oder Sondennahrung kombiniert werden

49.4 Refeeding-Syndrom

Schwer mangelernährte Patienten dürfen nur vorsichtig und langsam realimentiert werden. Unter regelmäßigen Kontrollen von Phosphat, Magnesium, Kalzium und Kalium (und Zink) (die jeweils in dieser Situation substituiert werden müssen) und unter zurückhaltender Substitution von Flüssigkeit, Protein und Natrium wird die errechnete Nahrungszufuhr zum Gedeihen erst in der zweiten Woche erreicht, um ein Refeeding-Syndrom zu verhindern. Außerdem muss ein Thiaminmangel bedacht und ggfs. ausgeglichen werden.

Klinisch beinhaltet das Refeeding-Syndrom schwere Flüssigkeits- und Elektrolytverschiebungen (insbesondere von Phosphat) und ihre assoziierten Probleme mit dem klinischen Bild einer Herzinsuffizienz, Schock und womöglich Exitus bei (schwer) mangelernährten Kindern in der Realimentation. Die Gefahr ist besonders hoch am Ende der ersten Woche. Die recht spärliche Literatur zu diesem Thema umfasst eine ältere, sehr praktisch gehaltene Arbeit [4] und ein aktuelles, sehr komplexes Konsensuspapier [5]. Weniger wissenschaftlich kennt der Tropenpädiater den Moment des ersten Lächelns eines Kindes bei der schwersten Form des Protein-Energie-Mangels, dem Kwashiorkor-Syndrom, in der Realimentation, nach dem die volle Ernährung gegeben werden darf. Auch dieser ist typischerweise am Tag fünf bis sieben zu sehen.

49.5 Weitere Komplikationen der enteralen Ernährung

49.5.1 Durchfall, Übelkeit, Erbrechen

Bei im Zusammenhang mit der enteralen Ernährung auftretenden Durchfällen, Übelkeit und Erbrechen oder Aspirationsereignissen sollten mögliche Ursachen durchgegangen werden. Diese sind mit möglichen Maßnahmen in Tab. 49.3 abgehandelt. Bei postprandialen Problemen mit Hypoglykämien oder Kreislaufproblemen ist ein Dumping-Syndrom (siehe Exkurs) differentialdiagnostisch zu erwägen.

Tab. 49.3: Mögliche Maßnahmen bei praktischen Problemen der enteralen Ernährung.

Klinisches Problem	mögliche Ursachen und Maßnahmen
Durchfall	bei Dauersondierung: Reduktion der Laufgeschwindigkeit (Rückkehr auf die zuletzt tolerierte Infusionsgeschwindigkeit)
	ggf. Änderung der Nahrungszusammensetzung?
	Überprüfung mögl. NW von Medikamenten (Antibiotika, prokinetische Medikamente)
	möglicherweise zu tiefe Lage einer nasogastralen Sonde oder unbemerktes transpylorisches Vorwandern der PEG-Sonde bei fehlerhafter Fixierung?
	Fehllage bei akzidenteller Punktion des Kolons im Rahmen der PEG-Anlage, ggf. Bildgebung?
Übelkeit/Erbrechen	Reduktion des Volumens bei Bolusgaben (mehrere kleine MZ) bzw. Reduktion der Laufgeschwindigkeit bei Dauersondierung
	Mögliche Fehllage der Sonde?
	Förderung der Motilität: Magenleerung (z. B. Erythromycin); ggf. Obstipation effektiv behandeln (Nahrung mit Ballaststoffen, medikamentöse stuhlauflockernde Maßnahmen, Sondierung in Rechtsseitenlage)
	Dumpingsyndrom (insbesondere bei Voreingriffen, die den N. vagus kompromittiert haben könnten – Hemifundoplikatio, Herz-OPs etc.) – Maßnahmen siehe anschließender Exkurs
Reflux/Aspiration	nasogastrale Sonde als „Schiene" für Reflux? Ggf. Indikation für PEG prüfen
	ggf. Wechsel von gastraler auf duodenale Applikation
	bei Risiko einer Aspiration auf nächtliche gastrale Sondierung verzichten

49.5.2 Dumping-Syndrom

Nach der Nahrungsaufnahme auftretende gastrointestinale und vasomotorische Symptome, die durch eine (zu) schnelle Entleerung des (oft voroperierten) Magens auftreten. Häufiger sieht man ein Frühdumping mit systemischen (u. a. Tachykardie, Palpitationen, Fatigue, Flush oder Blässe, arterielle Hypertension bis zur Synkope) und abdominellen Symptomen – Bauchkrämpfe, Sättigungsgefühl, Diarrhö, Übelkeit, Meteorismus. Symptombeginn binnen 30 Minuten nach Nahrungsaufnahme. Ursachen sind die Dehnung der Hohlorgane des Magendarmtraktes, die Hypersekretion intestinaler Hormone und eine autonome Dysregulation. Neben dieser häufigeren Form gibt es auch ein Spätdumping, das 1–3 Stunden nach der Nahrungsaufnahme auftritt und Symptome wie Schweißausbruch, Schwindel, Bewusstseinsstörungen als Folge von Hypoglykämien aufweist. Therapeutisch werden häufigere Mahlzeiten, die Trennung von flüssigen und festen Nahrungsbestandteilen, eine Reduktion von einfachen Kohlenhydraten, eine Erhöhung von Ballaststoffen (und teilweise eine Reduktion von Milch- und Milchprodukten) in der Ernährung sowie postprandiales Ruhen eingesetzt. Ferner kommen eine Reihe von Pharmakologika zur Verlangsamung der Magenentleerung zum Einsatz (u. a. Loperamid, Tinctura opii). Einen guten Überblick liefert eine Übersichtsarbeit aus 2016 [6].

> **Take-Home-Message und „aus der täglichen Praxis"**
> „Nahrung sollte, wenn möglich, gegessen werden."
> Wenn eine enterale Ernährung erforderlich ist, sollte diese folglich sowohl bezüglich der Zusammensetzung als auch der Applikation möglichst wenig von der normalen physiologischen Ernährung abweichen.
> Die Gabe über eine Sonde (enterale Ernährung) birgt einerseits eigene Risiken und nimmt die Freude der oralen Nahrungsaufnahme.
> Die Dauersondierung über eine postpylorisch liegende Sonde reduziert zudem den physiologischen Hungerreiz und dessen Befriedigung durch ein folgendes Sättigungsgefühl.
> Postpylorisch applizierte Nahrung muss als Dauersondierung mit langsamen Flussraten erfolgen. Ist eine Sondierung über mehr als 1–2 Monate erforderlich (bzw. ist sicher abzusehen, dass dies erforderlich ist), kann eine PEG-Sonde (bzw. eine PEJ bzw. eine PEG-Sonde mit jejunalem Schenkel) erwogen werden.
> Bei Problemen im Sinne von Diarrhöen, Übelkeit und Erbrechen oder Unterzuckerungen müssen Sondenkost, Sondenlage, Laufgeschwindigkeit und individuelle Besonderheiten (Voroperationen, Medikamentenanamnese, psychologische Komorbidität) hinterfragt werden und ggf. Modifikationen vorgenommen werden.
> Insbesondere bei schwerer Mangelernährung erfolgt die Realimentation zur Verhinderung eines Refeeding-Syndroms schrittweise.
> – Rezeptierung und Erstattungsfähigkeit werden im Abschnitt 49.3.2 behandelt.

Literatur

[1]   Axelrod D, Kazmerski K, Iyer K. Pediatric enteral nutrition. J Parenter Enteral Nutr. 2006;30:S21–S26.
[2]   Braegger C, Decsi T, Dias JA, et al. Practical Approach to Paediatric Enteral Nutrition: A Comment by the ESPGHAN Committee on Nutrition. JPGN. 2010;51:110–122.
[3]   Aggett P, Agostini C, Axelsson I, et al. Non-digestible carbohydrates in the diets of infants and young children. A commentary by the ESPGHAN Committtee on Nutrition. JPGN. 2003;36:329–337.
[4]   Afzal NA, Addai S, Fagbemi S, et al. Refeeding syndrome with enteral nutrition in children: a case report, literature review and clinical guidelines. Clinical Nutrition. 2002;21:515–520.
[5]   Da Silva JSV, Seres DS, Sabino K, et al. ASPEN Consensus Recommendations for Refeeding Syndrome. Nutrition in Clinical Practice. 2020;35:178–195.
[6]   Berg P, McCallum R. Dumping Syndrome: A Review of the Current Concepts of Pathophysiology, Diagnosis, and Treatment. Dig Dis Sci. 2016;61:11–18.

Weiterführende Literatur

Yi DY et al. Enteral Nutrition in Pediatric Patients (Review). Pediatr Gastroenterol Hepatol Nutr. 2018;21:12–19.

50 (Langzeit-)Parenterale Ernährung

50.1 Einleitung

Die parenterale Ernährung kommt zum Einsatz, wenn Kinder über einen Zeitraum von mehr als einer Woche nicht ausreichend enteral ernährt werden können [1]. Als Faustregel kann man sagen, dass 3 Tage meist problemlos über einen peripheren Zugang mit einer Glukose/Elektrolyt-Infusion überbrückt werden können und bis zu einer Woche reicht meist ebenfalls eine peripher verabreichte Infusion, die dann um Aminosäuren, Lipide und Vitamine ergänzt werden kann. Längerfristig bedarf es eines zentralen Zugangs, wenn weniger als 50 % enteral zugeführt werden und Magnesium, Kalzium, Phosphat und Spurenelemente parenterale zugeführt werden müssen bzw. wenn die Osmolarität der Infusionslösung 800 mosmol/l übersteigt.

Dies ist regelhaft auf pädiatrischen Intensivstationen oder in der Neonatologie der Fall. Frühgeborene und schwerwiegend erkrankte Reifgeborene stellen aufgrund der Unreife des Gastrointestinaltraktes und des hohen Risikos für eine NEC, der muskulären und neurologischen Unreife [2] die größte und am besten untersuchte Gruppe von parenteral ernährten Patienten. Im folgenden Kapitel soll es insbesondere um die Ernährung von Kindern mit chronischem Darmversagen gehen (siehe Kap. 30), da sie oft langfristig und dann auch im ambulanten Setting – also heimparenteral – ernährt werden müssen.

Im Jahr 2018 wurden die europäischen Leitlinien zur parenteralen Ernährung aktualisiert [3–15], 2015 und 2020 wurden gut lesbare deutschsprachige Empfehlungen herausgebracht [2,17].

50.2 Definition

Parenterale Ernährung: Wortgetreu ist dies eine Ernährung unter Umgehung des Verdauungstraktes. Sie erfolgt über einen venösen Zugang – in aller Regel über einen zentralvenösen Katheter.

Totale parenterale Ernährung: intravenöse Applikation der gesamten Ernährung bei Patienten mit intestinaler Insuffizienz.

Heimparenterale Ernährung: parenterale Ernährung unter häuslichen Bedingungen [16].

https://doi.org/10.1515/9783110411881-050

50.3 Praktische Umsetzung

50.3.1 Einleitende Fragen

Vor der Berechnung der parenteralen Ernährung gilt es zwei Fragen zu beantworten:
- Wie ist der Bedarf an Flüssigkeit und Energie? Dies wird im nächsten Abschnitt „Flüssigkeit, Energie" weiter besprochen.
- Wie viel davon kann enteral appliziert werden? Teilweise stellt dies eine *Black Box* dar, ist aber notwendig, um den Mittelweg zwischen Unter- und Überernährung, Dehydratation und Flüssigkeitsüberladung zu finden. Für gewöhnlich nimmt man den Ist-Zustand in Bezug auf orale Zufuhr und benennt, wie viel davon verwertet, also resorbiert werden kann (Volumenquotient – VQ).

50.3.2 Flüssigkeit, Energie

Der physiologische Bedarf an Flüssigkeit pro kg sinkt von 160 ml in der Neonatalperiode auf 40–50 ml beim Jugendlichen. Ähnlich verhält es sich mit dem Kalorienbedarf (siehe Tab. 50.1). Da die Patienten mit einem chronischen Darmversagen teilweise extreme Flüssigkeitsmengen über den Darm verlieren, kann allerdings der Bedarf im Einzelfall viel höher ausfallen. Neben dem klinischen Status, dem Gewicht und der Flüssigkeitsbilanz sind die Serumelektrolyte und die Blutgasanalyse (hier pH, BE, Bikarbonat, pCO2) und ggf. auch Urinosmolarität und -elektrolyte wichtige Parameter zur Abschätzung des Flüssigkeitshaushaltes [17].

Tab. 50.1: Flüssigkeits- und Energiebedarf.

	Neonaten/Frühgeborene	Säuglinge	Kleinkind (10–25 kg)	Schulkind (25–50 kg)	Jugendliche (> 50 kg)
Flüssigkeit (ml/kg × d)	Steigerung von 60–100 auf 140–160 in der ersten Woche	100–150	60–80	50–60	40–50
Energie (kcal/kg × d)	Steigerung von 45–55 auf 90–120 in der ersten Woche	80–120	60–100	50–75	30–50

50.3.3 Kohlenhydrate, Lipide, Proteine, Carnitin

Zum Errechnen der durch die parenterale Ernährung zugeführten Energie werden nur Fette (9 kcal/kg) und Kohlenhydrate (4 kcal/kg) berücksichtigt, da die Aminosäuren im anabolen Stoffwechsel nicht zur Energiegewinnung, sondern für die Proteinsynthese genutzt werden.

Dabei werden 25–40 % der Kalorien durch Fette (maximal 4 g/kg bei Früh- und Neugeborenen, nicht mehr als 3 g/kg bei älteren Kindern) zugeführt. Es kommen regelhaft sogenannte Mischfettemulsionen (z. B. SMOFLipid®: Mehrkomponentenlösung aus Soja [30 %], Kokosnuss [MCT, 30 %], Olive [25 %] und Fisch [15 %]) [18] zum Einsatz, die anders als die früher verwendeten reinen Sojalösungen keinen zu hohen Anteil an mehrfach ungesättigten langkettigen Fettsäuren aufweisen. Alternativ gibt es noch Mischemulsionen aus Olivenöl und Sojaöl, in bestimmten Situationen (wie der IFALD – *intestinal failure associated liver disease*) auch Fischöllösungen.

Insbesondere im Säuglingsalter (rasante Hirnentwicklung!), aber auch später liegt ein zweiter Fokus auf den essenziellen Fettsäuren. Es sollen bei Frühgeborenen täglich mindestens 0,25 g/kg Körpergewicht Linolsäure zugeführt werden, bei Neugeborenen und älteren Kindern 0,1 g/kg. Dies ist mit den erwähnten Lipidlösungen bei regelmäßiger Gabe kein Problem, kann aber bei Pausierung der Fettinfusionen problematisch werden.

Die Fettinfusion läuft lichtgeschützt bei neonatologischen Patienten und Kindern bis zum 3. Lebensjahr. Die Zumischung von Heparin ist wegen Inkompatibilitäten nicht indiziert. Auch für kritisch kranke Kinder ist die Lipidemulsion Bestandteil der parenteralen Ernährung, sofern die Indikation dafür gestellt wird. Die Dosis muss ebenso wie bei Auftreten einer Thrombozytopenie unter Kontrolle der Triglyceride angepasst werden.

Als Verlaufsparameter werden Triglyceride bestimmt, dies auch bei laufender Infusion, diese sollen [17] nicht über 265 mg/dl (Frühgeborene/Neugeborene) bzw. 400 mg/dl (ältere Kinder) liegen.

Die verbleibenden 60–75 % der Nicht-Protein-Kalorien sollen durch Glukose (Zufuhr heutzutage meist in mg/kg × min angegeben) zugefügt werden [20].

Bei Frühgeborenen und längerer parenteraler Ernährung soll Carnitin (20–30 mg/kg × d) substituiert werden.

Für Glukose gilt [11]:
- Bei Frühgeborenen kommen Mengen bis zu 12 mg/kg × min (entspricht bei einer Dauerinfusion 17,3 g/kg und Tag – Umrechnungsfaktor 1,4) zum Einsatz,
- bei Säuglingen maximal 10 mg/kg × min (14 g/kg),
- später 3–6 mg/kg × min (4,2–8,4 g/kg).

Wenngleich diese Höchstgrenzen in die Literatur so Einzug gefunden haben, kann es im Einzelfall erforderlich sein, zum Gedeihen des Kindes die Zahlen zu überschreiten, dies in der Regel, indem man sich langsam nach oben „vortastet".

Die im Verlauf gemessenen Glukosewerte sollen nicht über 145 mg/dl liegen, sind diese regelhaft über der Nierenschwelle (180 mg/dl), ist auch ein Einsatz von Insulin zu erwägen. Werte von unter 45 mg/dl sollen verhindert werden [17].

Die Aminosäuren müssen bei jüngeren Kindern in Form von pädiatrischen Lösungen gegeben werden, weil eine Reihe von Aminosäuren – Cystin, Taurin, Tyrosin, Histidin – in diesem Alter, nicht aber bei älteren Kindern, Jugendlichen und Erwachsenen essenziell sind. Sie dienen nicht der Energiegewinnung, sondern sollen zur Herstellung von Muskulatur und Knochen („Lehngewebe") Verwendung finden. Um zu verhindern, dass die Aminosäuren zur Energiegewinnung (bei der u. a. hepatotoxische Metabolite entstehen) genutzt werden, ist es wichtig, dass ausreichend Energie aus Fett und Kohlenhydraten (25–40 kcal pro Gramm Aminosäuren) zugeführt wird. Wenn diese Menge überschritten wird, stehen nicht genug Proteine zur Verfügung, um Lehnmasse aufzubauen.

Merke:
- Fette – 25–40 % der Nicht-Protein-Energie – 9 kcal/g
- Kohlenhydrate – 60–75 % der Nicht-Protein-Energie – 4 kcal/g
- Das Verhältnis zwischen Nicht-Protein-Kalorien zu Aminosäuren (in g) soll bei 25–40 liegen.
- Die Menge der Aminosäuren sollte bei
  - Säuglingen bei 1,5–3 g/kg liegen,
  - bei Frühgeborenen ggf. auch etwas höher (2–4 g/kg),
  - im Kleinkindalter werden 1,5–2,5 g/kg,
  - im Schulkindalter 1,3–2 g/kg und
  - bei Jugendlichen 1–1,3 g/kg als Richtwert gesetzt [17].

Die Untergrenze wird durch die Gefahr des Katabolismus (negative Proteinbilanz) bestimmt, die bei Säuglingen um 1,5 g/kg und Tag, bei Frühgeborenen eher bei 2 g/kg und Tag, bei den Kindern jenseits des ersten Lebensjahres für etwa 1 g/kg und Tag angesetzt wird (bei kritisch kranken Kindern eher höher).

50.3.4 Elektrolyte

Hierbei geht es um Natrium, Kalium, Chlorid, Kalzium, Phosphat und Magnesium. Ähnlich wie bei der Flüssigkeit sind bei (sekretorischen) Diarrhöen teilweise enorme Mengen von über 10 mmol/kg × Tag Natrium erforderlich, um die Verluste auszugleichen. Es besteht ein komplexes Abhängigkeitsgefüge zu Chlorid und Kalium. Die Einstellung erfolgt idealerweise über die Urinelektrolyte, wobei eine sehr niedrige Natriumausscheidung hinweisend für eine Verarmung des Organismus an Natrium ist. Dies ist gleichzeitig eine mögliche Ursache für eine Gedeihstörung trotz eigentlich hinreichender kalorischer Versorgung. Die Faustregeln für den Bedarf (Kalium 1–2 mmol/l, Natrium 2–4 mmol/l, Chlorid 2–3 mmol/l) sind im Regelfall hilfreich.

Merke: Eine ausreichende Supplementation von Natrium ist essenziell. Neben dem Serumspiegel hilft die Bestimmung der Ausscheidung im Urin zur Abschätzung, ob der Organismus droht an Natrium zu verarmen.

Kalzium und Phosphat (mindestens 1 : 1, eher 1 : 1,3 substituieren) wiederum sind von Bedeutung für den Knochenstoffwechsel, der ebenfalls eine der Achillesfersen der langzeitparenteralen Ernährung darstellt (siehe auch Tabelle in Kap. 30). Die empfohlene Zufuhr findet sich in der folgenden Tab. 50.2.

Tab. 50.2: Empfohlene Zufuhr von Kalzium, Phosphat und Magnesium in mmol/kg × d [17].

	Kalzium	Phosphat	Magnesium
0–6 Monate	0,8–1,5	0,7–1,3	0,1–0,2
7–12 Monate	0,5	0,5	0,15
1–18 Jahre	0,25–0,4	0,2–0,7	0,1

50.3.5 Vitamine

Da es keine Einzelvitamine zur parenteralen Anwendung gibt, ist hier meist das Statement ausreichend, dass die Versorgung mit den handelsüblichen Dosisempfehlungen für wasserlösliche bzw. fettlösliche Vitamine hinreichend ist. Die Vitaminpräparate werden mit der Fettinfusion zugeführt.

Lediglich Vitamin D kann kritisch sein (und ist angesichts der bei parenteral ernährten Kindern auch kritischen Knochengesundheit besonders im Fokus). Laut Literatur gibt es auch Fälle von Unterversorgung mit Vitamin B_{12} (dies entspricht nicht unserer Erfahrung). Spiegelkontrollen anderer Vitamine als die beiden genannten sind nicht erforderlich.

Merke: Ein ausgewogenes Verhältnis zwischen der Kalzium- und Phosphatsubstitution und ein hinreichendes Vitamin D sind von großer Bedeutung zur Verhinderung einer Osteopathie beim langzeitparenteral ernährten Kind (siehe Kap. 30).

50.3.6 Spurenelemente

Genannt werden Zink, Kupfer, Fluor, Chrom, Eisen, Iod, Cobalt, Selen, Mangan und Molybdän. Keines der für Kinder < 15 kg zugelassenen Spurenelementpräparate enthält Eisen oder Molybdän. Die Selenzufuhr ist für Kinder > 20 kg zu gering. Verwendet man ein ab 15 kg Körpergewicht zugelassenes Präparat für Erwachsene, ist die

Zinkkonzentration so hoch, dass in der angegebenen Dosierungsempfehlung andere Spurenelemente wie Selen und Kupfer zu niedrig substituiert werden. Das darin enthaltene Eisen deckt nicht mehr als 20 % der empfohlenen täglichen Zufuhr. Es herrscht keine Einigkeit, ab wann bei Frühgeborenen mit einem Gewicht von unter 1.500 g mit der Substitution begonnen werden soll. Praktisch wird es meist auch bei den extrem Frühgeborenen von Geburt an substituiert. Frühgeborene haben einen deutlich höheren Zinkbedarf, sodass Zink bei einer total parenteralen Ernährung ergänzt werden muss.

> **Merke:** Eisen, Zink und Selen können zu wenig substituiert werden und sollten ein Monitoring erfahren. Im Falle einer Cholestase/IFALD kann eine zu hohe Manganzufuhr ätiologisch mitverantwortlich sein, ggf. ist ein Serumspiegel sinnvoll.

Bei Eisenmangel liegen für Eisensucrose (Venofer®) ab einem Alter von einem Monat bzw. einem Jahr Daten vor. Der tägliche Grundbedarf liegt bei 50–100 µg Eisen pro Kilogramm. Bei einer Eisenmangelanämie wird zuvor nach der Formel von Ganzoni das Gesamteisendefizit berechnet:

$$\text{Gesamteisendefizit [mg]} = \text{Körpergewicht [kg]} \times (\text{Soll-Hb–Ist-Hb}) \text{ [g/dl]} \times 2,4^*$$
$$+ \text{Speichereisen}^{**} \text{ [mg]}$$

* Faktor 2,4 errechnet sich aus 0,0034 (Eisengehalt des Hb = 0,34 %) × 0,07 (Blutvolumen = 7 % des KG) × 1.000 (Umrechnung von [g] in [mg])
** unter 35 kgKG: Soll-Hb = 13 g/dl/Speichereisen = 15 mg/kgKG × 35 kgKG
** über 35 kgKG: Soll-Hb = 15 g/dl/Speichereisen = 500 mg

$$\text{Gesamtmenge Venofer (in ml)} = \text{Gesamteisendefizit [mg]} : 20 \text{ mg ([ml]) [19]}.$$

Bei einem Selenmangel kann Selenase® substituiert werden.

Die empfohlene parenterale Zinkzufuhr liegt bei 450–500 µg/kg und Tag bei Frühgeborenen, 250 µg/kg und Tag bei jungen Säuglingen und ab einem Alter von 4 Monaten bei 50 µg/kg und Tag (Höchstdosis 5 mg). Bei Zinkmangel (auffallend niedrige AP, erniedrigter Serumspiegel, klinisch z. B. Ekzeme) kann es parenteral substituiert werden.

50.3.7 Anordnen der parenteralen Ernährung

Nach den Vorbemerkungen zu den Bestandteilen der parenteralen Ernährung wird nun die parenterale Ernährung „angeordnet". Bei den meisten Kindern werden mittlerweile Standardlösungen empfohlen, besonders, wenn nur für kurze Zeit die Notwendigkeit besteht. Anders sieht dies bei Kindern mit ausgeprägten Flüssigkeits- oder Elektrolytverlusten allgemein und speziell bei den in Kap. 30 beschriebenen

Kindern und Jugendlichen aus. Diese benötigen meist individuelle Infusionslösungen, die dem Bedarf angepasst werden. In vielen Kliniken gibt es eine entsprechende Software/Programme, die durch Plausibilitätskontrollen und „Mengen-Fenster" helfen sollen, Fehler hierbei zu vermeiden. Da die Infusionslösungen auf ihre Stabilität hin geprüft und unter strengsten hygienischen Kautelen hergestellt werden muss, erfolgt dies über eine entsprechend ausgestattete Apotheke. Ein Beispiel für einen Anordnungsbogen liefert die folgende Tab. 50.3.

Tab. 50.3: Musteranordnungsbogen. Quelle: modifiziert nach [2].

	Datum				
	Lebenstag (n)				
	korrigiertes Alter (Schwangerschaftswoche + Tage)				
	aktuelles Gewicht (g); Differenz zum Vortag (± g)[a]				
Urin	Ausscheidung (ml/Tag)				
	Ausscheidung (ml/kgKG/Tag)				
Flüssigkeits-bedarf	Flüssigkeitsbedarf (ml/kgKG/Tag)				
	Abzüge/Zuschläge (± %)				
	Tagesflüssigkeitsbedarf (ml/Tag)				
enteraler Nahrungsanteil	Nahrungsart (MM/FM/Formula)				
	Anzahl (n) der Mahlzeiten und ml/Mahlzeit				
	Tagesvolumen, enteral (ml/Tag)				
	Proteingehalt, enteral/Tag (g)				
	Lipidgehalt, enteral/Tag (g)				
	Supplemente, enteral (ml oder %)				
Proteine	Bedarf an Proteinen/Tag (g/kgKG/Tag)				
	Gesamtzufuhr/Tag (Bedarf • Körpergewicht)				
	i.v.-Proteinanteil (Gesamtbedarf – enteralem Anteil)				
	Volumen AS-Lösung, 10%ig (ml)				
Lipide	Bedarf an Lipiden/Tag (g/kgKG/Tag)				
	Gesamtvolumen/Tag (Bedarf • Körpergewicht)				
	i.v.-Lipidanteil (Gesamtlipidbedarf – enterale Lipide)				
	Volumen Lipidemulsion, 20%ig (ml)				

Tab. 50.3: (fortgesetzt)

Elektrolyte	NaCl, 5,85%ig (ml), 1 ml ≈ 1 mmol				
	KCl, 7,45%ig (ml), 1 ml ≈ 1 mmol				
	Ca-Gluconat, 10%ig (ml), 1 ml ≈ 0,22 mmol				
	Magnesium, 10%ig (ml), 1 ml ≈ 0,32 mmol				
	Na-Glycero-Phosphat (ml), 1 ml ≈ 1 mmol P + 2 mmol Na				
Vitamine/ Spurenelemente	wasserlösliche Vitamine (ml)				
	fettlösliche Vitamine (ml)				
	Spurenelemente (ml)				
Volumen	Medikamentenvolumen (ml)				
	Restvolumen (ml/Tag, Gabe z. B. als Glukoselösung)				
	5%ig (ml)				
	10% (ml)				
	%ig (ml)				
	absolute Glukosezufuhr/Tag (g/Tag)				
	relative Glukosezufuhr (mg/kgKG/min)				
	Kalorien/Tag (kcal/Tag)				
	Kalorien/Kilogramm-Körpergewicht/Tag (kcal/kgKG/Tag)				
	Zufuhrgeschwindigkeit der Mischinfusion (ml/h)				
	Zufuhrgeschwindigkeit der Lipidemulsion (ml/h)				

Sobald eine stabile Situation erreicht ist, wird die parenterale Ernährung zyklisiert, d. h., von einer kontinuierlichen in eine diskontinuierliche Form überführt. Man beginnt mit kurzen Pausen von 30 bis 60 Minuten und versucht im Verlauf die Pausen abhängig von der Fastentoleranz und den laufenden Verlusten zu verlängern. Oft gelingt es, das Kind schrittweise tagsüber ohne laufende Infusion einzustellen und die parenterale Ernährung auf eine Dauer von 10–15 Stunden zu konzentrieren. Dabei ist es üblich, die Infusionsgeräte so einzustellen, dass die Flussrate zu Beginn eingeschlichen und zum Ende wieder ausgeschlichen wird, um einerseits Hyperglykämien bzw. reaktive Hypoglykämien zu verhindern. Gleichzeitig ist die enterale Ernährung von größter Bedeutung, um den Darm in der Adaptation optimal zu stimulieren und möglicherweise eine spätere Entwöhnung von der parenteralen Ernährung zu erreichen.

50.3.8 Heimparenterale Ernährung

Bei absehbarer Abhängigkeit von der parenteralen Ernährung für mindestens 3 Monate kann an die Implementierung einer heimparenteralen Ernährung (HPE) und damit auch eine Entlassung gedacht werden. Hierfür müssen die Eltern optimal geschult und ein funktionierendes Netzwerk aufgebaut werden.

– Die Eltern
  – müssen im Umgang mit dem Katheter und der parenteralen Ernährung angelernt sein – idealerweise nach einem hausinternen Protokoll (womöglich auch schon unter Einbindung des späteren Pflegedienstes)
  – im häuslichen Umfeld muss ein Platz zum Vorbereiten der Infusion vorhanden sein
  – es muss ein separater Kühlschrank vorhanden sein (meist werden Beutel für z. B. eine Woche, teilweise auch 2 Wochen geliefert)
– Der betreuende Arzt:
  – soll „rund um die Uhr" erreichbar sein – dies insbesondere bei Fragen bzgl. etwaiger Komplikationen wie Fieber mit der DD Kathetersepsis, Katheterdislokationen, Infusionsproblemen
  – zumindest vierteljährliche Routinekontrollen anbieten
  – sollte, wenn nicht selbst an einem mit der Betreuung von Kindern mit langzeitparenteraler Ernährung erfahrenen Zentrum arbeitend, einen Kontakt/Ansprechpartner an solch einer Klinik besitzen
– Der Pflegedienst
  – stellt das Verbindungsglied zwischen „Klinik" und Eltern dar
  – unterstützt die Eltern im Umgang mit dem zentralen Venenkatheter (An-/Abstöpseln, Pflege der Einstichstelle, Umgang mit „Alarmen")
  – kennt die häuslichen Bedingungen gut und kann so rückmelden, wie „weit" und sicher die Eltern sind, wo individuelle Probleme oder Optimierungsbedarf besteht
– Die Apotheke (Hersteller der Infusionslösungen)/das Homecare-Unternehmen
  – Herstellung der Mischinfusionslösung nach den Regeln der „Guten Pharmazeutischen Praxis")
  – Verantwortlich für die Kompatibilität der Bestandteile der parenteralen Ernährung, die Stabilität der Mischung, Vermeidung von chemischen oder mikrobiellen Verunreinigungen

Es hat sich bewährt, die Kontakte (Telefon, Handy, E-Mail, Fax, Adresse) schriftlich zusammenzufassen und allen vier „Parteien" verfügbar zu machen.

Grundregeln sind dabei für die im unmittelbaren Kontakt mit dem Katheter stehenden Personen, dass der Katheter die „Lebensader des Patienten" ist, d. h., er soll nur für die Mischinfusion genutzt werden, Blutabnahmen sollen nicht hierüber erfolgen, vor einer nicht vermeidbaren Gabe von Medikamenten über den ZVK muss die Kompatibilität mit der parenteralen Ernährung geprüft werden.

Der Katheter wird mit NaCl 0,9 % an- und abgestöpselt, ein Heparinblock (früher üblich) ist nicht sinnvoll, da dadurch die Bildung von Biofilmen gefördert wird. Zur Prävention von Katheterseptitiden kann ein täglicher Taurolidin-Block eingesetzt werden. Auch deshalb immer das Füllvolumen und das Kathetermodell schriftlich fixieren.

An der Kathetereinstichstelle werden sterile Gazepflaster (zweitägig wechseln) oder transparente Folien-Pflaster (wöchentlich wechseln) verwendet.

Kommt es zu einem Katheterverschluss, kann der Einsatz von rtPA oder Urokinase sinnvoll sein.

50.3.9 Komplikationen, Kontrollen

In Kap. 30 wird das Thema Komplikationen bei der langzeit-/heimparenteralen Ernährung tabellarisch abgehandelt. Ferner sind hier auch Kontrollintervalle und Umfang der Kontrollen aufgeführt.

Take-Home-Message und „aus der täglichen Praxis"

Eine parenterale Ernährung ist am häufigsten in der Neonatologie und auf Intensivstationen notwendig.

In aller Regel muss nach 1–1,5 Wochen hierfür ein zentraler Venenkatheter gelegt werden.

Ist abzusehen, dass die parenterale Ernährung länger dauert (regelhaft bei Kindern mit intestinaler Insuffizienz), ist die Anlage eines getunnelten Katheters (Broviac®, Hickman®) sinnvoll/erforderlich.

Die parenterale Ernährung wird strukturiert mit den Fragen nach
- Flüssigkeits- und Energiebedarf
- der verbliebenen Restfunktion des Magen-Darm-Traktes zur Berechnung des oralen/enteralen Beitrags an der Ernährung und dem Flüssigkeitshaushalt
- den Energiequellen (Fette, Kohlenhydrate)
- dem Verhältnis von Nicht-Protein-Kalorien zu Aminosäuren
- Elektrolyte, Spurenelemente, wasser- und fettlösliche Vitamine
- der Infusionsdauer

Zunächst sind engmaschige Kontrollen von klinischen und laborchemischen Daten erforderlich, im Verlauf können diese gestreckt werden, während gleichzeitig die Infusionsdauer verkürzt wird, Tage mit „Fettpausen" eingelegt werden.

In den Phasen des Einschleichens und des Ausschleichens der Infusion muss auf einen stabilen Blutzucker geachtet werden.

Der Übergang in die heimparenterale Ernährung erfordert ein engmaschiges Miteinander von Eltern, Pflegedienst, Apotheke, Homecare-Unternehmen, behandelnden Ärzten.

Die enterale Funktion muss gleichzeitig optimal gefördert werden und das Ziel sollte möglichst immer die Entwöhnung von der parenteralen Ernährung sein. Dies gelingt bei ca. 90 % der Kinder mit Kurzdarmsyndrom und bei den allermeisten Frühgeborenen/Intensivpatienten.

- Der Übergang von der parenteralen Ernährung auf Station in die heimparenterale Ernährung sollte frühzeitig antizipiert werden und die verschiedenen Akteure (Eltern, Pflegedienst, Apotheke, Homecare-Unternehmen) benannt und vernetzt werden, um einen „Bruch" bei Entlassung zu vermeiden
- Es ist sinnvoll, die Eltern auf die Elterninitiative von und für Eltern mit Kindern in schwieriger Ernährungssituation (KISE) hinzuweisen. Website: www.kise.de.

Literatur

[1]   Jochum F, Krohn K, Kohl M, et al. Parenterale Ernährung in der Kinder- und Jugendmedizin. S3-Leitlinie der Deutschen Gesellschaft für Ernährungsmedizin (DGEM) in Zusammenarbeit mit der Gesellschaft für Klinische Ernährung der Schweiz (GESKES), der Österreichischen Arbeitsgemeinschaft für Klinische Ernährung (AKE), der Deutschen Gesellschaft für Kinder- und Jugendmedizin (DGKJ) sowie der Gesellschaft für Neonatologie und Pädiatrische Intensivmedizin (GNPI). Aktuel Ernährungsmed. 2014;39:e99–e147.

[2]   Jochum F, Krohn K, Kohl M, et al. Parenterale Ernährung von Jugendlichen: Empfehlungen und Experten-Statements. Essentials der S3-Leitlinie der Deutschen Gesellschaft für Ernährungsmedizin (DGEM) in Zusammenarbeit mit der Gesellschaft für Klinische Ernährung der Schweiz (GESKES), der Österreichischen Arbeitsgemeinschaft für Klinische Ernährung (AKE), der Deutschen Gesellschaft für Kinder- und Jugendmedizin (DGKJ) sowie der Gesellschaft für Neonatologie und Pädiatrische Intensivmedizin (GNPI). Monatsschr Kinderheilkd. 2015;163:150–163.

[3]   Bronsky J, Campoy C, Braegger C, the ESPGHAN/ESPEN/ESPR/CSPEN working group on pediatric parenteral nutrition. ESPGHAN/ESPEN/ESPR/CSPEN guidelines on pediatric parenteral nutrition: Vitamins. Clinical Nutrition. 2018;37:2366–2378.

[4]   Domellöf M, Szitanyi P, Simchowitz V, Franz A, Mimouni F, the ESPGHAN/ESPEN/ESPR/CSPEN working group on pediatric parenteral nutrition. ESPGHAN/ESPEN/ESPR/CSPEN guidelines on pediatric parenteral nutrition: Iron and trace minerals. Clinical Nutrition. 2018;37:2354–2359.

[5]   Hartman C, Shamir R, Simchowitz V, et al. ESPGHAN/ESPEN/ESPR/CSPEN guidelines on pediatric parenteral nutrition: Complications. Clinical Nutrition. 2018;37:2418–2429.

[6]   Hill S, Ksiazyk J, Prell C, Tabbers M, the ESPGHAN/ESPEN/ESPR/CSPEN working group on pediatric parenteral nutrition. ESPGHAN/ESPEN/ESPR/CSPEN guidelines on pediatric parenteral nutrition: Home parenteral nutrition. Clinical Nutrition. 2018;37:2401–2408.

[7]   Jochum F, Moltu SJ, Senterre T, et al. ESPGHAN/ESPEN/ESPR/CSPEN guidelines on pediatric parenteral nutrition: Fluid and electrolytes. Clinical Nutrition. 2018;37:2401–2408.

[8]   Josten K, Embleton N, Yan W, Senterre T, the ESPGHAN/ESPEN/ESPR/CSPEN working group on pediatric parenteral nutrition. ESPGHAN/ESPEN/ESPR/CSPEN guidelines on pediatric parenteral nutrition: Energy. Clinical Nutrition. 2018;37:2309–2314.

[9]   Kolacek S, Puntis JWL, Hojsak I, the ESPGHAN/ESPEN/ESPR/CSPEN working group on pediatric parenteral nutrition. ESPGHAN/ESPEN/ESPR/CSPEN guidelines on pediatric parenteral nutrition: Venous access. Clinical Nutrition. 2018;37:2379–2391.

[10] Lapillonne A, Fidler Mis N, Goulet O, et al. ESPGHAN/ESPEN/ESPR/CSPEN guidelines on pediatric parenteral nutrition: Lipids. Clinical Nutrition. 2018;37:2324–2336.

[11] Mesotten D, Joosten K, van Kempen A, Verbruggen S, the ESPGHAN/ESPEN/ESPR/CSPEN working group on pediatric parenteral nutrition. ESPGHAN/ESPEN/ESPR/CSPEN guidelines on pediatric parenteral nutrition: Carbohydrates. Clinical Nutrition. 2018;37:2337–2343.

[12] Mihatsch W, Fewtrell M, Goulet O, et al. ESPGHAN/ESPEN/ESPR/CSPEN guidelines on pediatric parenteral nutrition: Calcium, phosphorus and magnesium. Clinical Nutrition. 2018;37:2360–2365.

[13] Puntis JWL, Hojsak I, Ksiazyk, the ESPGHAN/ESPEN/ESPR/CSPEN working group on pediatric parenteral nutrition. ESPGHAN/ESPEN/ESPR/CSPEN guidelines on pediatric parenteral nutrition: Organisational aspects. Clinical Nutrition. 2018;37:2392–2400.

[14] Riskin A, Picaud J-C, Shamir R, the ESPGHAN/ESPEN/ESPR/CSPEN working group on pediatric parenteral nutrition. ESPGHAN/ESPEN/ESPR/CSPEN guidelines on pediatric parenteral nutrition: Standard versus individualized parenteral nutrition. Clinical Nutrition. 2018;37:2409–2417.

[15] Van Goudoever JB, Carnielli V, Darmaun D, Sainz de Pipaon M, the ESPGHAN/ESPEN/ESPR/CSPEN working group on pediatric parenteral nutrition. ESPGHAN/ESPEN/ESPR/CSPEN guidelines on pediatric parenteral nutrition: Amino acids. Clinical Nutrition. 2018;37:2315–2323.

[16] Valentini L, Volkert D, Schütz T, et al. Leitlinie der Deutschen Gesellschaft für Ernährungsmedizin (DGEM). Aktuel Ernahrungsmed. 2013;38:97–111.

[17] Ernährungskommission der Österreichischen Gesellschaft für Kinder- und Jugendheilkunde (ÖGKJ) – Ernährungskommission der Deutschen Gesellschaft für Kinder- und Jugendmedizin (DGKJ) – Ernährungskommission der Schweizerischen Gesellschaft für Pädiatrie (SGP) – Deutsche Gesellschaft für Ernährungsmedizin (DGEM) – Haiden N. Parenterale Ernährung von Früh-, Neugeborenen, Kindern und Jugendlichen. Konsensuspapier, basierend auf den Leitlinien der ESPGHAN, ESPEN, ESPR und CSPEN. Monatsschr Kinderheilkd. 2020;168:634–643.

[18] Silverman JA, Turner JM, Wales PW. Composite Lipid Emulsion for the Infant at Risk of Intestinal Failure-associated Liver Disease: The Canadian Perspective. JPGN. 2020;71:283–287.

[19] Fachinformation Venofer®

Teil V Verschiedenes

51 Impfungen im Zusammenhang mit immunmodulierender Therapie

51.1 Einleitung

Eine immunmodulierende Therapie kann dazu führen, dass die Abwehr gegenüber Infektionskrankheiten geschwächt ist. Insbesondere unter einer intensiven Therapie mit Kombination mehrerer Wirkstoffe besteht ein Risiko für gehäufte Infektionen oder für schwere oder prolongierte Verläufe. Zudem können opportunistische Infektionen auftreten, die bei immunkompetenten Menschen in der Regel nicht beobachtet werden.

Impfungen sind auch bei immunsupprimierten Patienten ein hochwirksames Mittel, um Infektionen vorzubeugen. Daher sollte möglichst bereits vor dem Beginn einer immunmodulierenden Behandlung darauf geachtet werden, dass der Impfstatus soweit möglich aktuell und komplett ist. Unter der Therapie ist es notwendig, sowohl die Sicherheit als auch die Wirksamkeit geplanter Impfungen besonders zu betrachten.

51.2 Häufige Fragen

Häufige Fragen, die im Kontext „Immunsuppression und Impfung" gestellt werden, sind die Folgenden:

Sind vermehrte Nebenwirkungen durch die Impfung zu erwarten?

Was die üblichen Totimpfungen betrifft, gibt es erfreulicherweise keinerlei Hinweise darauf, dass Komplikationen gehäuft auftreten. Lebendimpfungen sind allerdings kritisch zu betrachten. Hier besteht das Risiko, dass die Elimination eines Impfvirus gestört ist mit der Folge einer unkontrollierten Vermehrung. Dabei kann es zu impfassoziierten Erkrankungen bis hin zu schwersten Komplikationen kommen. Daher stellt eine starke Immunsuppression grundsätzlich eine Kontraindikation für die Impfung mit Lebendimpfoffen dar, während sie unter einer geringgradigen Immunsuppression unter bestimmten Voraussetzungen sinnvoll sein können (siehe unten). Sowohl vor als auch nach einer entsprechenden Therapie müssen ausreichende zeitliche Abstände zu einer Impfung eingehalten werden. Vor dem Beginn einer Therapie ist ein Abstand von 2 Wochen bei Totimpfungen und 4 Wochen bei Lebendimpfungen in der Regel ausreichend. Eine detaillierte Aufstellung der empfohlenen Abstände nach einer Therapie liefern das RKI oder auch die Schweizer Impfkommission [1,2].

https://doi.org/10.1515/9783110411881-051

Ist die Impfantwort ausreichend?

Um diese Frage zu klären, empfehlen sich (sofern verfügbar) Kontrollen der Impfantwort mit Bestimmung der Impftiter z. B. 4 Wochen nach Impfung. Ggf. können Booster-Impfungen sinnvoll sein.

Steigt durch eine Impfung die Gefahr für einen Schub einer entzündlichen Grunderkrankung?

Dies ist eine häufige Angst von Patienten zum Beispiel im Zusammenhang mit der jährlichen Grippeimpfung. Es gibt aber keine Hinweise auf einen Zusammenhang zwischen Impfungen und vermehrter Aktivität entzündlicher Darmerkrankungen oder anderen autoimmunen Erkrankungen. Daher sollten diese Ängste gezielt angesprochen und entkräftet werden.

Die meisten der genannten Punkte sind also unstrittig und leicht umzusetzen. Es bleibt aber die Frage, unter welchen Voraussetzungen anstehende Lebendimpfungen möglich sind. Da aber die biologische Wirksamkeit verschiedener Therapien schwer abzuschätzen ist und weder die jeweilige Dosierung noch Medikamentenspiegel zuverlässig mit dem Effekt korrelieren, ist die Antwort nicht ganz einfach.

Trotzdem ist es vertretbar, auch Lebendimpfungen zu erwägen, solange eine geringgradige Immunsuppression erfolgt und sich kein Hinweis auf eine relevante Einschränkung der Immunantwort zeigt.

Aus rechtlichen Gründen muss zudem klar sein, ob eine Impfung innerhalb der Zulassung möglich ist, oder ob sie außerhalb dieser erfolgt. Im Fall eines *off-label-use* muss der Patient besonders sorgfältig über Nutzen und Risiken sowie über die möglicherweise fehlende Haftung des Herstellers aufgeklärt werden.

51.3 Einordnung der Therapie nach dem Grad der immunsuppressiven Wirkung

In einer aktuellen Stellungnahme des RKI wird genauer darauf eingegangen, wann man von einer geringgradigen bzw. einer schweren immunsuppressiven Wirkung einer Behandlung ausgehen kann [1]. Tab. 51.1 zeigt eine entsprechende Aufstellung. Diese gibt eine praktische Orientierung, wirft aber im Detail auch Fragen auf. Beispielsweise sind die angegebenen Dosierungen in der Praxis teilweise unüblich, was sicher auch der Tatsache geschuldet ist, dass die verfügbaren Daten hierzu begrenzt sind. Auch kann es verwundern, dass eine Behandlung mit Azathioprin unabhängig von der Dosierung in die Gruppe mit schwerer immunsuppressiver Wirkung eingeordnet wird. Da aber laut Fachinformation unter der Anwendung von Azathioprin jede Lebendimpfung kontraindiziert ist, kann hierzu kaum eine andere Empfehlung ausgesprochen werden. Inwiefern diese Bewertung auch für niedrig dosierte Behandlungen sinnvoll ist, scheint jedoch fraglich und wird beispielsweise auch von der Schweizer Impfkommission anders bewertet [2].

Tab. 51.1: Orientierende Einordnung der immunsuppressiven Wirkung ausgewählter Therapeutika mit Hinweisen zur Anwendung von Lebendimpfstoffen. Auszug aus [1].

Therapeutika mit geringgradiger immunsuppressiver Wirkung bei niedriger Dosierung	
niedrigdosierte Glukokortikoidtherapie (Erwachsene: < 10 mg Prednisolonäquivalent/ Tag, Kinder: < 0,2 mg Prednisolonäquivalente/ kg/Tag) oder Kurzzeittherapie (< 2 Wochen) und/ oder nicht systemische Glukokortikoidtherapie	keine Kontraindikation für alle MMR, MMR-V, Varizellen-Impfstoffe
folgende niedrigdosierte Basistherapeutika: MTX: (Erwachsene: ≤ 0,4 mg/kg/Woche oder ≤ 20 mg/Woche; Kinder: ≤ 15 mg/m² KOF/Woche), Ciclosporin A (Kinder und Erwachsene: ≤ 2,5 mg/kg/Tag), MMF (Erwachsene: ≤ 2.000 mg/Tag, Kinder: ≤ 1.200 mg/m2/Tag)	Laut Expertenkonsens besteht bei geringgradiger Immunsuppression durch die hier aufgeführten niedrigdosierten Basistherapeutika keine Kontraindikation für die MMR-, MMR-V- und Varizellen-Impfung mit Priorix®, PriorixTetra® bzw. Varilrix®.
einige niedrigdosierte Biologika, z. B. Infliximab (≤ 3 mg/kg alle 8 Wochen)	Die Gabe dieser Lebendimpfstoffe kann nach individueller Nutzen-Risiko-Abwägung in stabilen Krankheitsphasen in Betracht gezogen werden. Andere Lebendimpfstoffe sind laut Fachinformation während der Therapie generell kontraindiziert. Bezüglich empfohlener Impfabstände siehe [2].
Therapien mit schwerer immunsuppressiver Wirkung	
Hochdosis-Glukokortikoidtherapie (Grenzwerte siehe oben), Therapiedauer über ≥ 2 Wochen oder i.v.-Stoßtherapie mit sehr hohen Dosen (z. B. 20 mg/kg/Tag Prednisolonäquivalent über mehrere Tage in monatlicher Wiederholung)	Lebendimpfstoffe sollten generell während der Therapie nicht gegeben werden. Bezüglich empfohlener Impfabstände siehe [2].
hochdosierte Basistherapeutika (MTX etc. Richtwerte siehe oben)	
Azathioprin	
Biologika mit schwerer immunsuppressiver Wirkung, z. B. Infliximab (≥ 5 mg/kg alle 4 Wochen bzw. ≥ 7 mg/kg alle 8 Wochen);	
Rituximab (für mindestens 6 Monate)	
Kombinationen von Immunsuppressiva	

KOF = Körperoberfläche; MTX = Methotrexat; MMF = Mycophenolat-Mofetil.

51.4 Die „immunologische Checkliste" zum Ausschluss einer Immundefizienz

Durch die Analyse einer Reihe von Parametern der „immunologischen Checkliste" wird versucht, wichtige Funktionen des Immunsystems zu erfassen. Tab. 51.2 listet eine solche Checkliste auf. Wenn alle genannten Kriterien erfüllt sind, kann davon ausgegangen werden, dass eine Lebendimpfung auch unter einer geringgradigen Immunsuppression ausreichend sicher ist.

Tab. 51.2: Immunologische Testung immunmodulierender Therapie vor Impfung mit Lebendimpfstoffen. Adaptiert nach [3].

Leukozyten	> 3.000/µl
Granulozyten	> 1.000/µl
Lymphozytenzahl:	≥ 1.200/µl
Gesamtlymphozyten	≥ 500/µl (> 5.Lebens-
und/oder CD4+ T-Zellen	jahr); ≥ 700/µl (< 5. LJ.)
nach Rituximab: B-Zellen wieder im Altersnormbereich (frühestens nach 6–12 Monaten)	
Immunglobuline im Serum	
IgG	> 500 mg/dl
IgM	> 20 mg/dl
Vorhandener Impftiter für Totimmunisierung z. B. gegen Tetanustoxin. Bei fehlendem protektivem Impftiter (0,1 IE/ml) wird ggf. eine Boosterimpfung durchgeführt und der Impftiter im Verlauf kontrolliert („Boostertest").	
nachweisbare T-Zellfunktion Lymphozytenproliferation oder analysierbare Positivkontrolle des Tuberkulose-Interferon-Gamma-Release (z. B. TB-ELISpot® oder QuantiFERON-GOLD®)	
kein anamnestischer Hinweis auf einen Immundefekt Ausschluss pathologischer Infektanfälligkeit: opportunistische Erreger, atypische oder polytope Lokalisation, Intensität und Häufigkeit	

51.5 Rechtliche Aspekte bei Anwendungen außerhalb der Zulassung

Die Anwendung von Lebendimpfungen unter einer Immunsuppression darf nur erfolgen, wenn der Nutzen die Risiken überwiegt. Unter einer Monotherapie mit niedrigdosierten Steroiden ist dies für alle verfügbaren MMR-/V-Impfstoffe möglich. Darüber hinaus kann aber entsprechend der Fachinformation lediglich für einzelne Produkte (Priorix®, Priorix-Tetra® und Varilrix®) eine Anwendung unter geringgradiger

Immunsuppression erwogen werden. In diesem Fall erfolgt die Anwendung zwar „off-label", also außerhalb der Zulassung, trotzdem handelt es sich unter den genannten Voraussetzungen um einen „bestimmungsgemäßen Gebrauch" und damit liegt die sogenannte Gefährdungshaftung weiterhin beim Hersteller. Über eine off-label-Anwendung muss der Patient ebenso wie über Nutzen und mögliche Risiken der Impfung besonders aufgeklärt werden und es muss eine entsprechend sorgfältige Dokumentation erfolgen.

Take-Home-Message und „aus der täglichen Praxis"

Zusammenfassend lassen sich folgende Grundsätze für eine Impfstrategie ableiten:

Der Impfstatus sollte bereits vor Beginn einer immunmodulierenden Therapie überprüft werden! Fehlende Impfungen sollten soweit möglich mit ausreichendem Abstand zum Therapiebeginn ergänzt werden.

Auch während einer Behandlung sollte der Impfstatus regelmäßig überprüft werden!

Totimpfungen können auch unter einer immunsuppressiven Therapie erfolgen. Lebendimpfungen sollten nur im Falle einer geringgradigen Immunsuppression und nach sorgfältiger Abwägung und entsprechender Aufklärung gegeben werden.

Impfungen sollten möglichst in Phasen der Remission der Grunderkrankung durchgeführt werden und die Impfantwort sollte sofern möglich durch Titer-Kontrollen überprüft werden.

Kontaktpersonen in die Impfstrategie einbeziehen!

Enge Kontaktpersonen insbesondere im selben Haushalt lebende sollten komplett geimpft sein. Dies gilt für alle empfohlenen Impfungen, insbesondere aber für MMR, VZV und die jährliche Influenza-Impfung (Totimpfstoff) sowie aktuell (und vermutlich auch in Zukunft) auch für eine Impfung gegen SARS-CoV-2.

Gegebenenfalls postexpositionelle Maßnahmen nutzen!

Wenn aktive Impfungen nicht möglich oder nicht gewünscht sind, sollten – sofern verfügbar – alternative Strategien genutzt werden, z. B. eine postexpositionelle Chemoprophylaxe (z. B. bei Kontakt mit VZV) oder Postexpositionsimpfungen (z. B. Passivimpfung nach Masernkontakt).

Literatur

[1] Wagner N, Assmus F, Arendt G, et al: Impfen bei Immundefizienz: Anwendungshinweise zu den von der Ständigen Impfkommission empfohlenen Impfungen. (IV) Impfen bei Autoimmunkrankheiten, bei anderen chronisch-entzündlichen Erkrankungen und unter immunmodulatorischer Therapie. Bundesgesundheitsblatt Gesundheitsforschung. Gesundheitsschutz. 2019;62 (4):494–515.

[2] Bundesamt für Gesundheit und Eidgenössische Kommission für Impffragen: Impfprinzipien und Empfehlungen für Personen mit chronisch entzündlichen Darmerkrankungen oder anderen gastroenterologischen (Auto-)Immunerkrankungen. 2017. BAG-Bulletin 50 vom 11. Dezember 2017.

[3] Schleker T, Speth F, Posovszky C. Impfen beim immunsupprimierten Kind. Pädiatrische Praxis 2016;85(3):363–384.

52 Transition

52.1 Begriff, Patientengruppen, die besonders einer geordneten Transition bedürfen

Der Begriff Transition beschreibt in der Medizin den geplanten Übergang eines pädiatrischen Patienten aus der kinder- bzw. familienzentrierten Betreuung in die Erwachsenenmedizin. Dieser Prozess bringt für die chronisch kranken Patienten viele tiefgreifende Veränderungen mit sich und er fällt in eine Zeit, in der sich das gesamte Leben der Jugendlichen und jungen Erwachsenen im Umbruch befindet. Dabei besteht die Gefahr, dass der Umbruch zum Schiffbruch wird und tatsächlich ist manch ein Patient schon durchs Raster gefallen und war damit sozusagen *„lost in transition"*. Um solche ungünstigen Verläufe zu verhindern, lohnt es sich, die möglichen Stolpersteine etwas genauer zu betrachten und ein klares Konzept für die Transition zu haben.

Insbesondere drei Gruppen von Patienten sollten in einen geplanten Transitionsprozess eingebunden werden [1]:

- Jugendliche mit chronischen Erkrankungen, die in der Erwachsenenmedizin bekannt sind (und der Weiterbetreuung bedürfen). Diese Gruppe ist in der Kindergastroenterologie sicher die wichtigste und schließt u. a. Kinder mit chronisch-entzündlichen Darmerkrankungen (CED), Z. n. Lebertransplantation, Autoimmunhepatitis, Morbus Wilson und anderen chronischen Lebererkrankungen ein.
- Patienten mit Erkrankungen, die in der Erwachsenenmedizin aufgrund der früher sehr viel kürzeren Überlebenszeit wenig bekannt sind (z. B. Mukoviszidose, intestinale Insuffizienz)
- Patienten mit geistigen und Mehrfachbehinderungen

52.2 Voraussetzung für eine erfolgreiche Transition

Die große Herausforderung der Transition besteht darin, dass der Patient lernt, sich aus der Rolle des chronisch kranken Kindes und aus dem Umfeld der kinderzentrierten Betreuung der Pädiatrie in die Rolle eines mündigen und selbständigen Patienten zu entwickeln. Wichtige Voraussetzungen dafür sind:

1. Allen voran die Kompetenz des Patienten und das Wissen um die eigene Erkrankung: Schon der jugendliche Patient sollte möglichst gut über seine Erkrankung aufgeklärt sein und verstehen, welche Behandlungen mit welchem Ziel durchgeführt werden. Er sollte mögliche Krankheitszeichen kennen und lernen, wann und warum Kontrollen notwendig sind. Auch sollte er schon früh in die Behandlung und anstehende Entscheidungen eingebunden werden und zum Beispiel auch bei der Medikamenteneinnahme Selbständigkeit entwickeln.

https://doi.org/10.1515/9783110411881-052

Neben diesen krankheitsspezifischen Kompetenzen ist es essenziell, dass er lernt, sich im Gesundheitswesen zurecht zu finden. Zum Beispiel: Wie bin ich versichert und wie funktioniert das mit dem Krankenversicherungskärtchen? An wen wende ich mich, wenn ich einen Termin benötige? Wozu ist der Hausarzt zuständig und was macht der Facharzt? Auch Fragen zu Krankmeldungen etc. gehören in diesen Bereich.

2. Compliance und Adhärenz: Eigentlich ließe sich dieser Punkt unter dem Begriff der Kompetenzen subsumieren. Er soll hier aber noch einmal besonders betont werden, da er eine besondere Herausforderung darstellen kann.

   Eine gute Compliance und Adhärenz sind wichtige Voraussetzungen für eine erfolgreiche Therapie bei chronischen Erkrankungen. Während sie bei jungen Kindern unter der elterlichen Führung oft hervorragend sind, wissen wir, dass sie insbesondere in der Pubertät und im jungen Erwachsenenalter eine große Herausforderung für Patienten (und Behandler) darstellen. Beispielsweise haben in einer Studie an Patienten mit CED nur 25 % der Jugendlichen im Alter von 15–18 Jahren mehr als 80 % der verordneten Aminosalizylate eingenommen gegenüber fast 84 % bei den Kindern bis 12 Jahren. Für andere Medikamentengruppen waren die Zahlen noch deutlich schlechter [2]. Letzteres passt auch zu dem Phänomen, dass die Medikamenten-Compliance umso schwerer gelingt, je komplexer das Therapieregime ist. Also „je mehr Pillen, desto schlechter die Compliance" und damit sind gerade schwer erkrankte Patienten, die eine Kombination verschiedener Medikamente benötigen, zusätzlich gefordert.

   Verbessern kann man dies, wenn man regelmäßig auf das Phänomen hinweist und Strategien entwickelt, die die Jugendlichen unterstützen können, wie z. B. eine Erinnerung durch Handy o. ä.

3. Einbindung und Information des Umfeldes: Um die oben genannten Ziele zu erreichen, ist es unbedingt notwendig (wenn möglich schon früh), auch die Familie in den Prozess einzubeziehen und für die Herausforderungen zu sensibilisieren. Beispielsweise kann ein übermäßig behütendes Umfeld der Entwicklung der Selbständigkeit eines Jugendlichen erheblich im Wege stehen, und gleichzeitig kann es für Eltern (und manchmal auch für den Arzt ...) eines möglicherweise schon lange kranken Kindes schwer sein, aus alten Verhaltensmustern herauszufinden und „loszulassen".

4. Klare Strukturierung des Übergangs und zeitliche Planung: Die Transition sollte in einer Zeit erfolgen, in der nicht gleichzeitig viele weitere Herausforderungen wie Abschlussprüfungen oder der Beginn einer Ausbildung zu bewältigen sind. Optimal ist es mit der Suche nach einem weiterbetreuenden Kollegen bereits frühzeitig zu beginnen. Insbesondere für Patienten mit (in der Erwachsenenmedizin) sehr seltenen Erkrankungen kann es bisweilen schwierig sein, einen geeigneten Ansprechpartner in räumlicher Nähe zu finden. Ein Transitionsprogramm (siehe unten) oder ein ähnliches Netzwerk mit direktem Kontakt zu den weiterbetreuenden Kollegen kann sehr hilfreich sein.

52.3 Zeitlicher Ablauf

Aus den genannten Punkten ergibt sich, dass die Vorbereitung der Transition möglichst früh beginnen sollte. Im Hinblick auf die Transition bei chronischen Darmerkrankungen hat Escher [3] folgenden Ablauf, der ebenso auf andere Krankheiten übertragen werden kann, als ideal geschildert:

- bereits ab dem 14. Lebensjahr Schritt für Schritt Informationen über Krankheit, Therapiemöglichkeiten und Folgen der Noncompliance erwerben
- zweijährige Übergangszeit mit konkreter Planung der weiteren Anbindung
- Vollzug bis zum 18. Lebensjahr ohne Eltern
- Eltern dabei „mitnehmen"
- mindestens eine gemeinsame Sprechstunde mit Erwachsenenmediziner

Der letzte Punkt ist in der Praxis nicht immer einfach zu realisieren. Essenziell ist aber die lückenlose Übergabe der wichtigsten Informationen beispielsweise in Form einer strukturierten Epikrise.

Bekanntestes Beispiel eines Programmes ist das Berliner Transitionsprogramm, das jeweils etwa über 2 Jahre läuft und in eine vorbereitende Phase und die Phase der Übergabe eingeteilt ist. Zusätzlich wird jedem Patienten ein sogenannter Transitionskoordinator zugewiesen, der (aus der Ferne) beratend zur Seite steht und als externe Instanz aus der Ferne den Kontakt zum Patienten hält und beispielsweise daran erinnert, Termine zu vereinbaren. Auch wenn solche Programme nicht überall verfügbar sind, ist es sinnvoll, die Transition zu strukturieren.

Als Orientierungshilfe für die Vorbereitung und Schulung empfiehlt die NASPGHAN für Kinder und Jugendliche mit CED Checklisten, die einerseits Ziele bezüglich der Kompetenzen und Aufgaben für Patienten, andererseits aber auch Aufgaben für das medizinische Team auflisten. Diese sind in ähnlicher Weise auf Patienten mit anderen Erkrankungen übertragbar. Tab. 52.1 zeigt eine gekürzte Aufstellung [4]. Auch Informationen über Patientenverbände und Selbsthilfegruppen sind ein wichtiger Baustein (beispielhaft sei hier die Broschüre der Gastro-Liga für CED-Patienten genannt [5]).

Tab. 52.1: Checklisten für Patienten mit CED zur Vorbereitung der Transition [4], übersetzt in [5].

Alter	Patienten	medizinisches Team
12–14	– Ich kann meine Medikamente benennen und weiß, wann ich sie einnehmen soll. – Ich kenne wichtige Nebenwirkungen meiner Medikamente. – Ich weiß, wie mein behandelnder Arzt heißt. – Ich kann mir selbst Fieber messen. – Ich nehme meine Medikamente während der Schulzeit selbstständig ein. – Ich kann meinen Arzt selbst anrufen und einen Termin vereinbaren. – Ich kann meinem Arzt beschreiben, wie es mir geht.	– Termine ohne Anwesenheit der Eltern vorschlagen – Teile der Kontrollen finden ohne die Eltern statt – Aufgaben und Ziele zu Selbständigkeit und Kompetenzen vereinbaren
14–17	– Ich weiß welche Untersuchungen mit welcher Fragestellung durchgeführt werden. – Ich weiß, was einen Schub auslösen kann. – Ich kenne meine Krankengeschichte. – Ich weiß, dass ich meinen Arzt wechseln muss, wenn ich erwachsen werde. – Wenn ich neue Medikamente brauche, kümmere ich mich selbst. – Ich bin beim Arztbesuch die meiste Zeit allein mit dem Arzt. – Ich weiß um die Risiken, wenn ich Medikamente nicht einnehme oder Kontrollen auslasse. – Ich kenne die Auswirkungen, die Rauchen und Alkohol auf meine Erkrankung haben. – Ich kenne die Auswirkungen meiner Erkrankung auf meine Sexualität.	– Der Patient ist primärer Adressat von Fragen/Erklärungen und er entscheidet, wann Eltern anwesend sind. – Bedeutung der Selbständigkeit in Hinblick auf die Transition besprechen – weitere Ziele vereinbaren, z. B.: selbst Termine ausmachen/Wissen um Krankenversicherung und Kostenübernahme etc. – weitere Information geben zu Alkohol, Rauchen, Drogen, Sexualität/Fertilität, Non-Adhärenz, Berufsplanung etc. – Übergang zum weiterbetreuenden Gastroenterologen planen
17 +	– Alle Medikamente, die ich einnehme, nehme ich selbständig ein und ich kümmere mich um Folgerezepte. – Ich weiß, welche Medikamente ich nicht in Kombination mit meiner Therapie einnehmen darf. – Ich weiß, welche Konsequenzen es hat, wenn ich 18 Jahre alt werde – z. B. was die Krankenversicherung und meine medizinische Betreuung betrifft. – Ich vereinbare die Termine mit meinem Arzt selbständig und gehe allein zum Arzt bzw. wähle selbst aus, wer mich begleitet. – Ich weiß, wo ich mehr Informationen über CED bekomme.	– konkrete Pläne für eigenständige Organisation (Medikamentenplan, Kontrollen etc.) auch in Ausbildung/Beruf erarbeiten – Epikrise für die Transition erstellen – ersten Termin beim weiterbetreuenden Kollegen planen und Übergabe vollziehen

52.4 Exemplarische Fälle und Gedanken zur praktischen Umsetzung

Wenn es gelingt, die Kompetenzen der jungen Patienten wie oben beschrieben zu fördern, so ist der weitere Transitionsprozess für die überwiegende Mehrzahl erfahrungsgemäß keine große Herausforderung und gelingt gut. Nur ein kleiner Teil benötigt mehr Aufmerksamkeit und gegebenenfalls auch erheblich mehr Unterstützung als ein einfaches Transitionsprogramm bieten kann.

Eine kleine Fallsammlung von Patienten mit chronisch-entzündlichen Darmerkrankungen mag das Spannungsfeld aufzeigen ...

- Der bequeme Typ: Diagnose eines M. Crohn mit 14 Jahren. Noch bis zum 19. Lebensjahr („bestandenes Abitur") unter regelmäßigen Biologikainfusionen. Obwohl die Transition schon vor über einem Jahr empfohlen wurde, vereinbart er jeweils „sicherheitshalber" schon den nächsten Infusionstermin. Letztlich mit 20 Jahren als Student Transition in die Erwachsenenmedizin. Keine Rückmeldung. In der Retrospektive immer mit seiner Mutter gekommen, die mehr als die Hälfte der Ambulanzzeit besorgte Fragen hat und mit ihrem Sohn „Kämpfe" wegen der schlechten Compliance ausfechtet.
- Der selbständige Typ. Neben einer Colitis ulcerosa deutliches Übergewicht. Schwierige soziale Verhältnisse. Die Patientin kommt immer öfter allein zu den Untersuchungsterminen. Wünscht zum 18. Geburtstag die Transitionsunterlagen, hat bereits eine Weiterbetreuung ausgemacht.
- Der perfekte, behütete Patient: Diagnose einer Colitis ulcerosa mit 16 Jahren. Die Mutter fährt ihn zu den Terminen, bleibt aber während des Sprechstundentermins im Wartezimmer. Beide nehmen am sogenannten Transitionsworkshop (siehe unten) teil. Mutter kommt noch einmal mit in das Behandlungszimmer, weil er sich nicht traut zu sagen, dass er erst nach Abschluss der Schule in der Erwachsenenmedizin behandelt werden möchte. Findet selbst einen weiterbehandelnden Arzt, Rückmeldung nach einem Jahr, dass alles gut geklappt hat.
- Der „Muss an die Hand genommen werden"-Typ. Schon Diagnosestellung deutlich verzögert (perianaler Crohn mit schwersten entzündlichen Veränderungen – Vorstellungsgrund: Obstipation). Psychomotorisch retardiert (Anmerkung: Also die dritte Gruppe aus der Einleitung). Mehrere Versuche zum „Andocken" beim Gastroenterologen verstreichen („zu weit weg", „nicht gefunden", „kein Termin"). Sie taucht 6 Monate nach der vermeintlichen Transition wieder auf in sehr schlechtem klinischen Zustand. Stabilisierung, ehe mit kindergastroenterologischer Unterstützung ein heimatnah ansässiger niedergelassener Erwachsenengastroenterologe für die Weiterbetreuung gewonnen wird.
- Der „Ich hab Angst vorm Arzt"-Typ: Mit 15 Jahren Diagnose eines M. Crohn. Ausgeprägte Spritzenangst (bei den Blutabnahmen muss sich immer jemand auf die andere Seite stellen und sie in ein Gespräch verwickeln). Die Mutter muss sie auf Schritt und Tritt begleiten. Zum Zeitpunkt der Transition leichte bis mittlere Akti-

vität. Telefonkontakt mit dem weiter behandelnden Gastroenterologen. Ein halbes Jahr nach der vermeintlichen Transition Anruf von selbigem: „Vor mir sitzt ..., sie ist frisch an ihrem Crohn operiert ..., ich habe keine Unterlagen ...".

Generell sind so die Faktoren, die eine erfolgreiche Transition besonders gefährden:
- eine aktive Erkrankung bzw. ein schwerer Verlauf
- fehlende Kompetenzen seitens des Patienten
- ein Umfeld, das zu viel oder zu wenig unterstützt und
- komplizierende Faktoren wie psychiatrische Komorbiditäten wie Anpassungsstörungen, Ängste oder auch depressive Episoden, die bei chronisch kranken Jugendlichen und insbesondere bei chronisch-entzündlichen Darmerkrankungen relativ häufig sind.

Take-Home-Message und „aus der täglichen Praxis"
Die Transition muss schon früh thematisiert und gut vorbereitet werden. Essenziell ist die Schulung und Vorbereitung der Patienten mit dem Ziel, die eigenen Kompetenzen und ein hohes Maß an Selbständigkeit zu fördern.
Anhand von Checklisten können Ziele und Erfolge auf diesem Weg kontrolliert werden.
Ein großer Teil der Patienten findet den Weg in die Erwachsenenmedizin mit wenig Aufwand, ein kleinerer ist gefährdet, im Alter zwischen 18 und 21 Jahren „verloren zu gehen" – hier sind Patienten mit fehlender Kompetenz, psychiatrischer Komorbidität, überprotektiven oder vernachlässigenden Eltern besonders gefährdet – zumindest hierbei ist ein „aufsuchendes" Flankieren der Transition immens wichtig (z. B. Transitionsprogramm wie das BTP).
Bei aktiver Erkrankung ist eine persönliche Übergabe in die Erwachsenenmedizin unabdingbar, sonst zumindest ein enger vertrauensvoller Austausch wünschenswert.
Hilfreich sind Transitionsprogramme, für die CED beispielsweise das Berliner Transitionsprogramm (www.drk-kliniken-berlin.de/westend/krankenhaus-westend/berliner-transitionsprogramm), und Transitionsschulungen (z. B. Modulares Schulungsprogramm [ModuS] – Kompetenznetz Patientenschulung e. V. [KomPaS] www.kompetenznetz-patientenschulung.de; between-kompas.com)
Es ist empfehlenswert, sich über die Versorgungsstrukturen in der Erwachsenenmedizin klar zu werden (oft größerer Anteil beim Hausarzt, weniger Spezialambulanzen). Diese kann je nach Krankheitsbild auch unterschiedlich sein:
- Zöliakie: Übernimmt der Hausarzt. Cave andere Autoimmunerkrankungen, Folge einer schlechten Compliance. Hier ist es sinnvoll, den Patienten und dem weiterbetreuenden Kollegen Vorschläge für Kontrollintervalle und notwendige Analysen mitzugeben.
- CED: Hier wird die Betreuung durch Hausarzt und Gastroenterologen übernommen. Da nicht alle Gastroenterologen CED-Patienten annehmen, kann eine Unterstützung bei der Suche nach dem Weiterbehandler erforderlich oder zumindest sinnvoll sein.
- Chronische Lebererkrankungen wie Autoimmunhepatitis, sklerosierende Cholangitis, M. Wilson, aber auch chronische Hepatitis B und C: Hier sollte eine Spezialambulanz (meist Unikliniken), teilweise auch niedergelassene Gastroenterologen mit Spezialisierung gefunden werden. Hauptbetreuung durch den Hausarzt.
- Chronische Lebererkrankungen, bei denen eine Organtransplantation diskutiert wird/wurde, womöglich bereits eine Listung auf eine Warteliste für eine Lebertransplantation erfolgt ist oder die schon transplantiert wurden: Hier muss eine Anbindung an eine Sprechstunde in

einem Transplantationszentrum erfolgen. In den entsprechenden Spezialambulanzen für die Pädiatrie gibt es regelhaft solche Kooperationen. Hauptbetreuung durch den Hausarzt.
–   Chronische Pankreaserkrankungen (exokrine Pankreasinsuffizienz, chronische Pankreatitis, Sonderfall Mukoviszidose): Betreuung durch einen (spezialisierten) Gastroenterologen oder eine Spezialambulanz. Für den Bereich Mukoviszidose bestehen entweder Ermächtigungen für die Weiterbehandlung in den pädiatrischen Spezialambulanzen oder Kooperationen. Cave: Bei der chronischen Pankreatitis erhöhte Malignomgefahr, deshalb Kontinuität in der Weiterbehandlung von großer Bedeutung. Hauptbetreuung durch den Hausarzt.
–   Intestinale Insuffizienz: In enger Abstimmung mit den großen Zentren (z. B. Tübingen) Anbindung an eine Spezialsprechstunde für Erwachsene.
–   Eosinophile Ösophagitis: Es bestehen keine Protokolle wie bei der CED, dennoch sollte analog hierzu ein Gastroenterologe gefunden werden, der die Weiterbetreuung neben der üblichen hausärztlichen Versorgung übernehmen kann.

Literatur

[1]   Müther S, Rodeck B, Wurst C, Notling HD. Transition von Jugendlichen mit chronischen Erkrankungen in die Erwachsenenmedizin. Aktuelle Entwicklungen. Monatsschr Kinderheilkd. 2014;162:711–718.
[2]   LeLeiko NS, Lobato D, Hagin S, et al. Rates and Predictors of Oral Medication Adherence in Pediagtric Patients with IBD. Inflammatory Bowel Diseases. 2013;19:832–839.
[3]   Escher JC. Transition from pediatric to adult health care in inflammatory bowel disease. Dig Dis. 2009;27:382–386.
[4]   Baldassano R, Ferry G, Griffiths A, et al. Transition of the patient with inflammatory bowel disease from pediatric to adult care: recommendations of the North American Society for Pediatric Gastroenterology, Hepatology and Nutrition. JPGN. 2002;34:245–248.
[5]   Rodeck B, Sigmund B, Hartmann F. Transition bei chronisch entzündlichen Darmerkrankungen. Ratgeber der Gastro Liga 2018.

Weiterführende Literatur

Ullrich G. Transition: Mehr als ein „Transfer". Dtsch Arztebl 2014;111:A-1508/B-1301/C-1237.

53 Anhang

Tab. 53.1: Tabelle ausgewählter Medikamente (alphabetisch). Die Angaben der Handelsnamen sind teilweise unvollständig und nur beispielhaft. Die Tabelle soll zur besseren Orientierung bei der Lektüre des Buches dienen. Die Angaben sind teilweise erheblich gekürzt (insbesondere bezüglich Indikationen, möglicher NW, Sicherheitsmaßnahmen etc.) und für die angegebenen Dosierungen kann keine Gewähr übernommen werden.

Wirkstoff:	Handelsname (Bsp.):	Dosierung, Indikation, Hinweise, UAW, KI	Einnahmehinweise:	Quellen:
Adalimumab (Immunsuppressiva/ Tumornekrosefaktor-alpha-Inhibitor)	Humira®, Hulio®, Imraldi® (20 mg/ 40 mg/ 80 mg Injektionslösung, Fertigsprize, Pen) u. a.	*Dosierung:* < 40 kg: 40 bzw. 80 mg in Woche 0 und 20 bzw. 40 mg in Woche 2, dann 20 mg jede zweite Woche > 40 kg: 80 bzw. 160 mg in Woche 0 und 40 bzw. 80 mg in Woche 2, dann 40 mg jede zweite Woche Wenn ein schnelles Ansprechen erforderlich ist und bei der Behandlung einer Colitis ulcerosa wird die jeweils höhere Dosis angewendet. Die Erhaltungstherapie wird bei der Colitis ulcerosa mit der doppelten Dosis (40 bzw. 80 mg) durchgeführt. *Indikation:* u. a. zur Behandlung des mittelschweren bis schweren, aktiven Morbus Crohn sowie der mittelschweren bis schweren aktiven Colitis ulcerosa bei Kindern und Jugendlichen (ab dem Alter von 6 Jahren), die auf eine konventionelle Therapie nicht ausreichend angesprochen haben. Keine Zulassung für Kinder unter 6 Jahren. *Hinweis:* Die Fortsetzung der Therapie sollte bei einem Patienten, der bis Woche 12 nicht angesprochen hat, sorgfältig überdacht werden. *Interaktionen:* Anakinra, Abatacept (Kombi nicht empfohlen) *UAW:* Infektionen des Respirationstraktes, Leukopenie, Anämie, erhöhte Blutfettwerte & Leberenzyme, Kopfschmerzen, Übelkeit & Erbrechen, Hautausschlag, Reaktion an der Einstichstelle, muskuloskelettale Schmerzen.	Injektion in Oberschenkel oder Bauch, 45° Winkel in die Hautfalte	Fachinfo

Tab. 53.1: (fortgesetzt)

Wirkstoff:	Handels-name (Bsp.):	Dosierung, Indikation, Hinweise, UAW, KI	Einnahme-hinweise:	Quellen:
Arnicawurzel, Kamillen-blüten, Küm-melfrüchte, Mariendistel-früchte, Me-lissenblätter, Pferfferminz-blätter, Schöllkraut, Süßholzwur-zel, Iberis amara	Iberogast®	*Dosierung:* Erwachsene und Jugendliche ab 13 J: 3 × 20 Tropfen/d; Kinder von 6 bis 12 J: 3 × 15 Tropfen/d; Kinder von 3 bis 5 J.: 3 × 10 Tropfen/d p. o. *Indikation:* zur Behandlung von funktio-nellen und motilitätsbedingten Magen-Darm-Erkrankungen wie Reizmagen- und Reizdarmsyndrom sowie zur unterstüt-zenden Behandlung der Beschwerden bei Magenschleimhautentzündung (Gastri-tis). *Hinweise:* Bei Kindern unter 3 Jahren darf Iberogast nicht angewendet werden, weil keine ausreichenden Erfahrungen vorlie-gen. Enthält 31 Vol.-% Alkohol. Bei Anwendung von Schöllkraut-haltigen Arz-neimitteln sind Fälle von Leberschädi-gungen (medikamentös-toxischer Hepati-tis) sowie Fälle von Leberversagen auf-getreten.	Bei Leber-erkrankungen auch in der Vorgeschichte od. gleich-zeitiger An-wendung von Arzneimitteln mit leber-schädigenden Eigenschaften darf das Arz-neimittel nicht einge-nommen wer-den.	Fachinfo
Azathioprin (Immunsup-pressiva/ Purin-antagonist)	Azafalk® (50/ 75/100 mg), Imurek® (25/ 50 mg), Zytrim® (50 mg), u. a.	*Dosierung:* initial: 1–3 mg/kg/d in 1 ED, Erhaltung: < 1–3 mg/kg/d in 1 ED **Anm:** ggf. ist die Bestimmung der Azat-hioprin-Metabolite sinnvoll und in selte-nen Fällen kann eine Kombination mit Allopurinol sinnvoll sein (s. Tabelle 26.8) *Indikation:* u. a. Chronisch-entzündliche Darmerkrankungen (Morbus Crohn, Coli-tis ulcerosa *Hinweis:* Azathioprin wird zu Mercapto-purin verstoffwechselt. Ein *steady state* wird erst nach 2 bis 6 Monaten erreicht, dadurch ist der Wirkungseintritt ver-zögert. Wöchentliche Blutbildkontrollen in den ersten 8 Wochen, dann monatlich bis vierteljährlich. *Interaktionen: Allopurinol (Abbau wird vermindert), Trimetoprim/Sulfamethoxa-zol, Cimetidin, Indometacin* UAW: Knochenmarksdepression, virale, mykotische, bakterielle Infektionen, Übelkeit, erhöhtes Risiko für lymphopro-liferative Störungen und maligne Tumoren	Einnahme zu den Mahlzei-ten. Milch sollte min. 1 h vor und 3 h nach der Einnahme vermieden werden.	Fachinfo

Tab. 53.1: (fortgesetzt)

Wirkstoff:	Handels-name (Bsp.):	Dosierung, Indikation, Hinweise, UAW, KI	Einnahme-hinweise:	Quellen:
Budesonid (Cortico-steroid)	Jorveza® 0,5 mg/1 mg Schmelzta-betten **Anm.:** Alter-nativ off-la-bel use von Pulmicort® 0,5 mg/2 ml; 1 mg/2 ml, kann oral ge-schluckt wer-den bzw. Herstellung eines Bude-sonid-Sus-pensionsgels 0,02 %	*Dosierung:* > 18 J: Induktionstherapie: 2 mg/d in 2 ED; Erhaltungstherapie: 1–2 mg/d in 2 ED; bei Kindern off-label: 1–2 mg/d *Indikation:* zur Behandlung der eosino-philen Ösophagitis bei Erwachsenen (über 18 Jahre) Die Sicherheit und Wirksamkeit von Jor-veza® bei Kindern und Jugendlichen im Alter von unter 18 Jahren ist nicht erwiesen. Es liegen keine Daten vor. *Interaktionen:* CYP3A4-Induktoren: Ab-schwächung der Wirkung von Budesonid; CYP3A4-Inhibitoren (Ketokonazol): erhöh-te Plasmakonzentration von Budesonid; Laxantien: Kaliumausscheidung erhöht *UAW:* Infektionsanfälligkeit, orale, oro-pharyngeale und ösophageale Candida-Infektionen, Kopfschmerzen, Gastroöso-phageale Refluxkrankheit, Übelkeit, orale Parästhesie, Dyspepsie	Die Tablette sollte nach der Entnahme aus der Blis-terpackung sofort und ohne Flüssig-keit oder Nahrung ein-genommen werden: nach einer Mahl-zeit, auf der Zungenspitze zergehen lassen, 30 Minuten Abstand bis Patient etwas trinkt oder isst	Fachinfo; DAC/ NRF: Re-zeptur-hinweise von Bu-desonid, Stand 25.11.20-20
Budesonid oral (Corti-costeroid)	Budeno-falk®3 mg; Budenofalk® Uno 9 mg; Entocort® Kapseln	*Dosierung:* Erwachsene ≥ 18 Jahre: 1 × 3 Kapseln á 3 mg (= 9 mg) *Indikation:* Akuter Morbus Crohn mit Beteiligung des Ileums und/oder Colon ascendens **Anm.:** *off label* Anwendung bei auto-immuner Hepatitis. *Hinweis:* Budesonid ausschleichend ab-setzen. Lt. Fachinformation zugelassen für Erwachsene ab 18 Jahren *Interaktionen:* CYP3A4-Induktoren: Ab-schwächung der Wirkung von Budesonid; CYP3A4-Inhibitoren (Ketokonazol): erhöhte Plasmakonzentration von Budesonid; Laxantien: Kaliumausscheidung erhöht *UAW:* Cushing-Syndrom, Schwächung der Immunabwehr	morgens 1/2 Std. vor dem Früh-stück	Fachinfo

Tab. 53.1: (fortgesetzt)

Wirkstoff:	Handels-name (Bsp.):	Dosierung, Indikation, Hinweise, UAW, KI	Einnahme-hinweise:	Quellen:
Budesonid oral (Cortico-steroid)	Corti-ment®MMX® 9 mg Retard-tabletten (Budesonid MMX)	*Dosierung:* Erwachsene ≥ 18 Jahre: 1 × 1 Kapsel *Indikation:* Zur Remissionsinduktion bei leichter bis mäßig schwerer Colitis ulce-rosa und bei mikroskopischer Kolitis. *Hinweis:* Lt. Fachinformation zugelassen für Erwachsene ab 18 Jahren *Interaktionen:* CYP3A4-Induktoren: Ab-schwächung der Wirkung von Budesonid; CYP3A4-Inhibitoren (Ketokonazol): erhöh-te Plasmakonzentration von Budesonid; Laxantien: Kaliumausscheidung erhöht *UAW:* Cushing-Syndrom, Schwächung der Immunabwehr	Morgendliche Einnahme über maximal 8 Wochen. Ggf. aus-schleichend dosieren	Fachinfo
Budesonid rektal (Cortico-steroid)	Budenofalk® Rektal-schaum; Entocort® rektal	Dosierung: Erwachsene ≥ 18 Jahre: 1 × tgl. 2 mg (1 Sprühstoß) *Indikation:* Akutbehandlung der Colitis ulcerosa, die auf das Rektum und das Colon sigmoideum beschränkt ist. *Hinweis:* Lt. Fachinformation zugelassen für Erwachsene ab 18 Jahren. Anwen-dungsdauer i. d. Regel für 8 Wochen *Interaktionen:* CYP3A4-Induktoren: Ab-schwächung der Wirkung von Budesonid; CYP3A4-Inhibitoren (Ketokonazol): erhöh-te Plasmakonzentration von Budesonid; Laxantien: Kaliumausscheidung erhöht *UAW:* Cushing-Syndrom, Schwächung der Immunabwehr	morgens oder abends ein Sprühstoß (idealerweise Darm vor Ap-plikation ent-leeren)	Fachinfo
Butylscopola-miniumbro-mid (Spas-molytika)	Buscopan® Dragees, Buscopan® Injektions-lösg. Buscopan® Plus Spp (CAVE!: ent-hält zusätz-lich PCM!)	*Dosierung:* s. c./i. v.: Kinder, Jugendliche: 0,3–0,6 mg/kg/ED, max. 1,5 mg/kg/d; Erw.: 20–40 mg/ED, max 100 mg/d p. o.: ≥ 6J: 10–20 mg/ED, max 60 mg/d; rektal (nur in Kombi mit PCM erhältlich): > 12 J: 10 mg/800 mg je ED, max 4× tgl *Indikation:* Behandlung von Spasmen im Bereich von Magen, Darm, Gallenwegen und ableitenden Harnwegen (glatte Mus-kulatur) *Hinweis:* Dragees, Ampullen: zugelassen ab 6 J, Zäpfchen: zugelassen ab 12 J. Nach parenteraler Gabe sind allergische Reak-tionen bis zum Schock aufgetreten	oral: Einnah-me mit reich-lich Flüssig-keit i. v., i. m., s. c. oder langsam i. v.	Fachinfo, [1]

Tab. 53.1: (fortgesetzt)

Wirkstoff:	Handels-name (Bsp.):	Dosierung, Indikation, Hinweise, UAW, KI	Einnahme-hinweise:	Quellen:
		UAW: oral: Urtikaria, Blutdruckabfall, Schwindel, Mundtrockenheit, Diarrhoe, Übelkeit, Erbrechen, Magenbeschwerden. i. v.: Akkomodationsstörungen, Tachy-kardie, Schwindel, Hemmung der Spei-chelsekretion		
Colestyramin (Anionen-austausch-harz)	Quantalan® zuckerfrei Colestyra-min- ratio-pharm® Lipocol-Merz® Kau-tablette	*Dosierung:* 60–240 (–340) mg/kg/d, max. 8000 mg/d. Einschleichend dosie-ren. *Indikation:* Primäre Hypercholesterinä-mie, chologene Diarrhoe, Pruritus oder Ikterus bei partiellem Gallengangver-schluss *Interaktionen:* verringerte Absorption an-derer Arzneimittel sind möglich, daher andere AM mindestens 1 h vor oder 4 h nach Colestyramin einnehmen *UAW:* Obstipation, Übelkeit, Völlegefühl, Sodbrennen *KI:* Darmverschluss oder Gallengangver-legung	Einnahme mit reichlich Flüs-sigkeit zu den Mahlzeiten. Einschlei-chend dosie-ren um gas-trointestinale Nebenwirkun-gen zu ver-meiden bzw. gering zu halten	Fachinfo, [1]
Colistin (Polypeptid)	Diarönt® mono Tabl	*Dosierung:* 1–6 Monate: 1,5 Mio E/d in 3–4 ED; 7–12 Monate: 2 Mio E/d in 3–4 ED; 1–6 J: 3 Mio E/d in 3–4 ED; 6–11 J: 3–4 Mio E/d in 3–4 ED; > 12 J: 3–8 Mio E/d in 3–4 ED *Indikation:* Reduktion der gramnegativen aeroben Flora des GIT als Prophylaxe endogener Infektionen (selektive Darm-dekontamination) **Anm.:** Anwendung z. B. bei *bacterial overgrowth* bei Kurzdarmsyndrom Nicht bei Neu- und Frühgeborenen an-wenden, da Colistin resorbiert werden kann UAW: gastrointestinale Störungen	Einnahme mit ausreichend Flüssigkeit	Fachinfo, [1]

Tab. 53.1: (fortgesetzt)

Wirkstoff:	Handels-name (Bsp.):	Dosierung, Indikation, Hinweise, UAW, KI	Einnahme-hinweise:	Quellen:
Cyclosporin A (Immunsup-presiiva, Calcineurin-Inhibitor)	Sandimmun® Ampullen Sandimmun® optoral Kap-seln, Lösung, u. a.	*Dosierung:* Abhängig u. a. von Indikation, Alter, Begleitumständen. Anpassung der Dosis nach Spiegelkontrollen. z. B. 2–4 mg/kg/d i. v.; 6–12 mg/kg/d in 2 ED p. o. *Indikation:* u. a. zur Anwendung i. d. Transplantationsmedizin, bei Nephritis und bei atop. Ekzem. **Anm.:** *off-label* Reservetherapie der ste-roidrefraktären, schweren aktiven Colitis ulcerosa (s. Abbildung 26.7) Laut Fachinfo kann die Anwendung bei Kindern unter 16 J außerhalb der Trans-plantationsindikation mit Ausnahme des nephrotischen Sydroms nicht empfohlen werden. **Anm.:** Standard-Medikament in der Tran-plantationsmedizin auch bei jungen Pa-tienten *Interaktionen:* Plasmaspiegel sinken durch CYP 3A4 Induktoren (Carbamaze-pin, Oxcarbazepin, Orlistat), Plasmaspie-gel steigen durch CYP3A4-Inhibitoren (MCP, Erythromycin, Ketoconazol, Fluco-nazol, **Grapefruitsaft !!!**) *UAW:* Hyperlipidämie, Tremor, Kopf-schmerzen, Hypertonie, Nierenfunktions-störung, Leukopenie, Hyperglykämie, Übelkeit, Erbrechen, u. a.	Einnahme ge-mäß eines festen Dosier-schemas, Lösungen zum Einnehmen vorzugsweise mit Orangen-oder Apfelsaft verdünnen Grapefruitsaft unbedingt meiden!	Fachinfo, [1]
Eisen(II)-glycin-sulfat-KomplexEi-sen(II)-gluconat (An-tianämika)	ferro sanol® Tbl, ferro sanol® Sirup ferro sanol® Tropfen ferro sanol® duodenal Kps	*Dosierung:* Kinder > 2 kg: 3 mg/ED, 2–4 ED/d; > 3 kg: 4,5 mg/ED, 2–4 ED/d; > 4 kg: 6 mg/ED, 2–4 ED/d; > 5 kg: 7,5 mg/ED, 2–4 ED/d; > 10–20 kg: 15 mg/ED, 2–4 ED/d; ≥ 6J: > 20–50 kg: 52,5 mg/ED, 1–2 ED/d; > 50–65 kg:52,5 mg/ED, 3–4 ED Dosisangabe bezieht sich auf elementa-res Eisen. Bei Nüchterneinnahme 2 × tgl Einnahme empfohlen *Indikation:* Prophylaxe und Therapie von Eisenmangelzuständen und Eisenman-gelanämie *Hinweis:* ferro sanol Tropfen dürfen bei Säuglingen und Kleinkindern mit einem Körpergewicht bis zu 2 kg nicht ange-wendet werden	Einnahme 1 h vor, bzw. 2 h nach der Mahlzeit, da die Resorp-tion durch Nahrungsmit-tel vermindert werden kann, Nicht-Nüch-terneinnahme ist möglich, dann sollte die Einnahme 2–4 tgl erfol-gen.	Fachinfo, [1]

Tab. 53.1: (fortgesetzt)

Wirkstoff:	Handels-name (Bsp.):	Dosierung, Indikation, Hinweise, UAW, KI	Einnahme-hinweise:	Quellen:
		UAW: reversible Zahnverfärbung möglich, gastrointestinale Beschwerden, Diarrhoe, Obstipation, Sodbrennen, Erbrechen und Nausea *KI:* Eisenverwertungsstörungen (z. B. sideroachrestischen Anämien, Bleianämien), wiederholte oder chronische Bluttransfusionen		
Eisen(III)-natrium-D-gluconat-hydroxidoxid-Komplex (Antianämika)	Ferrlecit®	*Dosierung:* Gesamteisendefizit [mg] = KG [kg] × (Soll-Hb − Ist-Hb) [g/dl] × 2,4 + Speichereisen [mg] < 35 kg: Soll-Hb = 13 g/dl und Speichereisen = 15 mg/kg KG Ab 35 kg: Soll-Hb = 15 g/dl und Speichereisen = 500 mg *Indikation:* Ausgeprägte Eisenmangelzustände, wenn eine orale Eisensubstitution nicht möglich ist *Hinweis:* Bei Kindern unter 3 Jahren darf Ferrlecit nicht angewendet werden. Bei Kindern im Alter von 3 bis 6 Jahren wird Ferrlecit aufgrund mangelnder Daten nicht empfohlen. *Interaktionen:* Nicht gleichzeitig mit oralen Eisenpräparaten zu verabreichen, da die Resorption des oralen Eisens vermindert sein kann. Mit einer oralen Therapie ist frühestens 5 Tage nach der letzten Injektion zu beginnen. *UAW:* u. a. Geschmackstörung, Überempfindlichkeitsreaktionen	**Wegen dem Risiko schwerer anaphylaktischer/ ana phylaktoider Reaktionen muss während und bis 30 Minuten nach Anwendung eine sorgfältige Überwachung erfolgen und ggf. eine umgehende intensivmedizinische Behandlung möglich sein.**	Fachinfo
Eisen(III)hydroxid-Sucrose-Komplex (Antianämika)	Venofer® 20 mg Fe/ml Injektionslösung	*Dosierung:* Die Gesamtdosis von Venofer muss für jeden Patienten individuell berechnet und darf nicht überschritten werden; Zur Berechnung des Gesamteisendefizits s. o. bei Ferrlecit® Benötigte Gesamtmenge Venofer (in ml) = Gesamteisendefizit [mg]/20 mg/ml *Indikation:* Ausgeprägte Eisenmangelzustände, wenn eine orale Eisensubstitution nicht möglich ist		Fachinfo

Tab. 53.1: (fortgesetzt)

Wirkstoff:	Handels-name (Bsp.):	Dosierung, Indikation, Hinweise, UAW, KI	Einnahme-hinweise:	Quellen:
		Hinweis: Zur Behandlung von Kindern und Jugendlichen unter Studienbedingungen liegen nur wenige Daten vor. Bei klinischem Behandlungsbedarf wird empfohlen, eine Dosis von 0,15 ml Venofer (3 mg Eisen) pro kg Körpergewicht) und eine Anwendungshäufigkeit von höchstens dreimal wöchentlich nicht zu überschreiten *Interaktionen:* Nicht gleichzeitig mit oralen Eisenpräparaten zu verabreichen, da die Resorption des oralen Eisens vermindert sein kann. Mit einer oralen Therapie ist frühestens 5 Tage nach der letzten Injektion zu beginnen. *UAW:* u. a. Geschmackstörung, Überempfindlichkeitsreaktionen		
Eisencarboxy-maltose (Antian-ämika)	Ferinject® 50 mg Eisen/ ml, Injekti-ons- und In-fusionslö-sung.	*Dosierung:* Zur Berechnung des Gesamteisendefizits s. o. bei Ferrlecit® Benötigte Gesamtmenge Ferinject (in ml) = Gesamteisendefizit [mg]/50 mg/ml *Indikation:* zur Behandlung von Eisenmangelzuständen, wenn orale Eisenpräparate unwirksam sind oder nicht angewendet werden können und die medizinische Notwendigkeit einer raschen Eisengabe besteht Die Anwendung von Ferinject wurde bei Kindern nicht untersucht und wird daher bei Kindern unter 14 Jahren nicht empfohlen *Interaktionen* Nicht gleichzeitig mit oralen Eisenpräparaten zu verabreichen, da die Resorption des oralen Eisens vermindert sein kann. Mit einer oralen Therapie ist frühestens 5 Tage nach der letzten Injektion zu beginnen. *UAW:* u. a. Geschmackstörung, Überempfindlichkeitsreaktionen	Wegen dem Risiko schwerer anaphylaktischer/ ana phylaktoider Reaktionen muss während und bis 30 Minuten nach Anwendung eine sorgfältige Überwachung erfolgen und ggf. eine umgehende intensivmedizinische Behandlung möglich sein.	Fachinfo
Erythromycin (Makrolide/ off-label als Prokineti-kum)	Infectomy-cin® 200 Saft, auch als 400 od. 600	*Dosierung:* siehe Fachinfo; zur *off-label* Behandlung als Prokinetikum: 1,5–2,5(–5) mg/kg in 4ED; max. 10 mg/kg oder 250 mg	Einnahme 1 h vor oder 1–2 Stunden nach den Mahlzeiten	Fachinfo, [1]

Tab. 53.1: (fortgesetzt)

Wirkstoff:	Handels- name (Bsp.):	Dosierung, Indikation, Hinweise, UAW, KI	Einnahme- hinweise:	Quellen:
		Indikation: Antibiotikum zur Behandlung bakterieller Infektionen (s. Fachinfo), *off label* zur kurzzeitigen Therapie als Pro-kinetikum zur Förderung einer raschen Magenentleerung **Anm.:** häufig Tachyphylaxie mit Wirk-verlust innerhalb von einigen Tagen (bis ca. 14 d) *Interaktionen:* Erythromycin hemmt CYP-Enzyme; kann Theophyllin-, Carbamaze-pin-, Clozapin-, Phenytoin- und Valpro-insäurespiegel erhöhen *UAW:* gastrointestinale Symptome, er-höhte Leberwerte und Exanthem *KI:* schwere Leberinsuffizienz, angebore-ne oder erworbene QT-Zeit-Verlängerung, Störungen des Elektrolythaushaltes, kli-nisch relevante Herzrhythmusstörungen		
Escherichia coli	Mutaflor®, Mutaflor® MITE	*Dosierung:* Mutaflor: Jugendl von 12–18 J und Erwachsene: 1–4 d 1 Kps, dann 2 Kps/ d; Für die Therapie bei Colitis ulcerosa bei Kindern wg. fehlender Daten keine Dosis-empfehlung. Obstipation: s. Fachinfo *Indikation:* Colitis ulcerosa in der Remis-sionsphase, Chronische Obstipation. Mu-taflor: Zugelassen ab 12 J Mutaflor mite: Zugelassen für Kinder Gegen gramnegative Bakterien gerichtete Antibiotika und Sulfonamide können die Wirksamkeit von MUTAFLOR® Suspension einschränken.	Mutaflor/-Mite: Einnah-me zu einer Mahlzeit, am besten zum Frühstück, un-zerkaut mit ausreichend Flüssigkeit	Fachinfo
Escherichia coli	Mutaflor® Suspension	*Dosierung:* Mutaflor Suspension: – Diarrhö: Säuglinge, Kleinkinder und Kinder: 1–3 × 1 ml pro Tag Dosierung für weitere Indikationen: s. Fachinfo *Indikation:* Diarrhö bei Kleinkindern und Kindern, Kolonisationsprophylaxe bei Früh- und Reifgeborenen, Steigerung der postnatalen Immunkompetenz bei Früh- und Reifgeborenen, Diarrhö bei Säuglin-gen, Kleinkindern und Kindern unter Sondenernährung	Suspension direkt aus dem Behältnis in den Mund träufeln; bei Säuglingen vor dem Trin-ken, bei Klein-kindern nach einer Mahl-zeit. Kann auch sondiert werden.	Fachinfo, [1]

Tab. 53.1: (fortgesetzt)

Wirkstoff:	Handels- name (Bsp.):	Dosierung, Indikation, Hinweise, UAW, KI	Einnahme- hinweise:	Quellen:
		Hinweis: Mutaflor Suspension: Zugelassen für Säuglinge (incl. Frühgeborene) Gegen gramnegative Bakterien gerichtete Antibiotika und Sulfonamide können die Wirksamkeit von MUTAFLOR® Suspension einschränken.		
Esomeprazol (Protonen- pumpen- hemmer)	Nexium® 10 mg Granulat zur Herstel- lung einer Suspension, Nexium® MUPS 20/40 mg, Nexium® 40 mg u. a.	*Dosierung:* p. o.: Kinder 10 – 20 kg: 10 mg/d, Kinder > 20 kg: 10–20 mg/d, i. v.: Kinder 1–11 Jahre: Gewicht < 20 kg: 10 mg/d, Gewicht ≥ 20 kg: 10–20 mg/d, Kinder ≥ 12 Jahre: 40 mg/d *Indikation:* zur Behandlung der endosko- pisch nachgewiesenen erosiven Refluxö- sophagitis und zur symptomatischen Be- handlung der gastroösophagealen Re- fluxkrankheit (GERD) **Anm.:** tw. hohe Zuzahlung vorgesehen bzw. wird die Kostenübernahme von einigen Krankenkassen abgelehnt. In diesen Fällen kann auf ein suspendier- bares Omeprazol-Praparat ausgewichen werden. *Hinweis:* lt. Fachinformation kontraindi- ziert bei Kindern < 1 Jahr (keine aus- reichenden Erfahrungen) *UAW:* gastrointestinale Symptome, er- höhte Leberwerte, Juckreiz, Hautaus- schlag, Kopfschmerzen, Übelkeit, Müdig- keit, Schlafstörungen,	unzerkaut 1 Stunde vor der Mahlzeit	Fachinfo
Golimumab (Immunsup- pressiva, TNF-alpha- Inhibitor)	Simponi®	*Dosierung:* s. Fachinfo *Indikation:* zur Behandlung der mittel- schweren bis schweren aktiven Colitis ulcerosa bei erwachsenen Patienten, bei unzureichendem Ansprechen auf bzw. bei Unverträglichkeit/Kontraindikation gegen eine konventionelle Therapie, (ein- schließl. Kortikosteroide, 6-MP oder AZA). Die Anwendung von Simponi zur Be- handlung der Colitis ulcerosa wird bei Kindern unter 18 Jahren laut Fachinfo nicht empfohlen, für Kinder ab 2 Jahren zur Behandlung der juvenilen idiopathi- schen Arthritis zugelassen.	s. c. Injektio- nen können nach einer Schulung selbst oder von einer Be- treuungsper- son durch- geführt wer- den	Fachinfo

Tab. 53.1: (fortgesetzt)

Wirkstoff:	Handels-name (Bsp.):	Dosierung, Indikation, Hinweise, UAW, KI	Einnahme-hinweise:	Quellen:
		Hinweis: Die Fortführung der Behandlung ist bei Patienten, bei denen innerhalb 12–14 Wochen kein therapeutischer Nutzen belegt werden kann, zu überdenken. *Interaktionen:* Anakinra, Abatacept (Kombi nicht empfohlen) *UAW:* Infektionen, Leukopenie Anämie, allergische Reaktionen, Depression, Schlaflosigkeit, Schwindel, Kopfschmerzen, Asthma, Dyspepsie		
H15, indischer Weihrauch	H15, Indian boswellia, zahlreiche NEM	*Dosierung:* 3 × 2 Tbl H15 (= 400 mg) *Indikation:* in Dtl nicht zugelassen, in Indien zur Therapie des M. Crohn zugelassen *UAW:* allergische Exantheme	Einnahme vor oder nach dem Essen	Keine Angaben
Hamamelis	FaktuLind® Salbe FaktuLind® Zäpfchen u. a.	*Dosierung:* Salbe: mehrmals tgl dünn auftragen; Zäpfchen: 2 × tgl *Indikation:* zur Besserung der Beschwerden in den Anfangsstadien von Hämorrhoidalleiden; Zäpfchen: ab 12 J Salbe: ohne Altersbeschränkung *UAW:* Selten allerg. Reaktionen	Anwendungs-dauer: max. 4 Wochen	Gebrauchs-anweisung
Infliximab (Immun-suppressiva/ TNF-alpha-Inhibitor)	Remsima®, Remicade®, Inflectra®, Flixabi®, Zessly®	*Dosierung:* 5 mg/kg i. v., zur Therapieeinleitung, nach 2 und 6 Wochen, dann alle 8 Wochen, Dosisintervalle können variieren **Anm.:** bei der Behandlung bei Kindern (auch *off-label* < 6 Jahre) und bei langstreckigem Befall werden tw. höhere Dosen und ggf. engmaschige Spiegelkontrollen empfohlen [2] *Indikation:* u. a. zur Behandlung eines schwergradigen, aktiven Morbus Crohn bei Kindern und Jugendlichen im Alter von 6 bis 17 Jahren; zur Behandlung der schweren aktiven Colitis ulcerosa bei Kindern und Jugendlichen im Alter von 6 bis 17 Jahren.	Infusion über einen Zeitraum von 2 Stunden (Beobachtung der Patienten mind. 1–2 Std. nach der Infusion)	Fachinfo, [2]

Tab. 53.1: (fortgesetzt)

Wirkstoff:	Handelsname (Bsp.):	Dosierung, Indikation, Hinweise, UAW, KI	Einnahmehinweise:	Quellen:
		Hinweis: Für Kinder unter 6 Jahren liegen keine ausreichenden Daten vor. Keine Fortführung der Behandlung bei Kindern und Jugendlichen, die nicht innerhalb der ersten 10 Wochen auf die Behandlung angesprochen haben. Bei Patienten, die mit TNFα-Blockern behandelt werden, einschließlich Infliximab, wurden Lymphome, Melanome und Merkelzell-Karzinome berichtet *UAW:* Infektionen, Blutbildveränderungen, Allergische Reaktionen des Respirationstrakts, Schlafstörungen, Kopfschmerzen, Tachykardie		
Jojobaöl, gelbes Bienenwachs	z. B. Posterisan® protect Salbe Posterisan® protect Zäpfchen	*Dosierung:* Salbe: nach Bedarf; Zäpfchen: 2 ×/d *Indikation:* zur Prophylaxe und Pflege bei Hämorrhoiden-Beschwerden *UAW:* Hautreizungen, Reizungen der Schleimhaut	Anwendungsdauer: max. 4 Wochen	Gebrauchsanweisung
Lactobacillus rhamnosus GG	INFECTODIARRSTOP® LGG®	*Dosierung:* 2-mal täglich 1 Beutel unabhängig vom Lebensalter *Indikation:* Zur Therapie der akuten Gastroenteritis bei Säuglingen und Kleinkindern in Kombination mit einer ORL. Zur Wirksamkeit von INFECTODIARRSTOP LGG Mono bei älteren Kindern (über 6 Jahre) und Erwachsenen liegen nur begrenzte Erfahrungen vor. Hinweis: Bei blutigen Durchfällen oder begleitendem Fieber, sollte INFECTODIARRSTOP LGG Mono nur mit besonderer Vorsicht eingenommen werden. Patienten mit folgenden Risikofaktoren sollten das Arzneimittel wegen des nicht einschätzbaren Risikos von Infektionen durch LGG nur mit besonderer Vorsicht unter ärztlicher Beobachtung einnehmen: stark gestörter Immunstatus (z. B. HIV-Infektion, Immunsuppression), lebensbedrohliche Erkrankung (z. B. Krebserkrankung, komplizierte intensivmedizinische Krankheitsverläufe), gestörte intestinale Barriere (z. B. schwere gastrointestinale Grundkrankheit, Kurzdarmsyndrom), liegender ZVK.	Einnahme zu den Mahlzeiten in aufrechter Haltung (Säuglingen mit leicht erhöhtem Oberkörper). INFECTODIARRSTOP LGG Mono soll in Kombination mit einer ORL gegeben werden. Dauer: 3–5 Tage	Fachinfo

Tab. 53.1: (fortgesetzt)

Wirkstoff:	Handels- name (Bsp.):	Dosierung, Indikation, Hinweise, UAW, KI	Einnahme- hinweise:	Quellen:
Lactrase	Lactrase® 1500, Lactrase® 3300, Lactrase® 6000, Lactrase® 12000, Lactrase® 18000	*Dosierung:* je nach Bedarf, Startdosis: 2 Kps *Indikation:* Lactoseintoleranz **Anm.:** Die beste Therapie ist die Laktose- freie Diät	unmittelbar vor oder mit lactosehalti- gen Speisen oder Geträn- ken	www. lactrase. de
Lactulose (Laxanzien)	Bifiteral® Sirup, Bifite- ral® Sachet Sirup, Lactulose ratiopharm Sirup u. a.	*Dosierung:* Kdr: 3–6 g/d in 1–2 ED; Erw: 5–10 g/d in 1–2 ED *Indikation:* Obstipation, die durch bal- laststoffreiche Kost und andere allgemei- ne Maßnahmen nicht ausreichend beein- flusst werden kann; Erkrankungen, die eine erleichterte Defäkation erfordern *Hinweis:* Der abführende Effekt kann nach 2 bis 10 Stunden eintreten, bei ungenü- gender Dosierung können bis zum ersten Stuhlgang 24 bis 48 Stunden vergehen. *UAW:* Diarrhoe, Meteorismus, Flatulent, abdomianle Schmerzen *KI:* Ileus, Darmperforation	unabhängig von den Mahlzeiten	Fachinfo, [1]
Lidocain (Lokal- anästhetika)	Posterisan® akut Rektal- salbe Posterisan® akut Zäpf- chen u. a.	*Dosierung:* Salbe: 2–3 tgl auftragen; Zäpfchen: 2 × tgl 1 Zäpfchen *Indikation:* Linderung von Schmerzen im Analbereich z. B. vor proktologischer Untersuchung bzw. vor der Defäkation, Linderung von anorektalem Juckreiz. **Anm.:** kann bei längerer Anwendung zu lokalen Ekzemen und vermehrtem Juck- reiz führen *UAW:* lokale Überempfindlichkeitsreak- tionen	Salbe mor- gens und abends sowie möglichst vor (ca. 30 min) und nach der Stuhlentlee- rung dünn auftragen.	Fachinfo
Macrogol (+NaCL, NaHCO₃, KCl) (Laxanzien, elektrolyt- haltig)	Movicol® Ju- nior aroma- frei Movicol® aromafrei Kinderlax® mit Zitrus- geschmack Juniorlax®, u. a.	*Dosierung:* 2–6 J: 6,9 g/d (= 1 Btl Movicol junior/d), 7–11 J: 13,8 g/d in 1–2 ED (= 2 Btl Movicol junior/d), ≥ 12 J: 13,7 g/ ED, 1–3 ED/d (= 1–3 Btl Movicol/d) *Indikation:* zur Behandlung von Kopro- stase und chronischer Obstipation **Anm.:** Obwohl im klinischen Alltag üblich gibt es keine Daten zu langfristiger Anwendung	Inhalt eines Beutels in 62,5 ml (6,9 g Macrogol) bzw. 125 ml (13,8 g Macrogol) Wasser lösen und trinken	Fachinfo, [1]

Tab. 53.1: (fortgesetzt)

Wirkstoff:	Handels-name (Bsp.):	Dosierung, Indikation, Hinweise, UAW, KI	Einnahme-hinweise:	Quellen:
		UAW: Bauchschmerzen, Darmgeräusche, Durchfall, Erbrechen, Übelkeit und Be-schwerden im Analbereich *KI:* Darmverengung oder Darmverschluss, vorliegender Darmdurchbruch, schwere entzündliche Darmerkrankungen wie Colitis ulcerosa, Morbus Crohn oder tox. Megacolon		
Macrogol (Laxanzien, elektrolytfrei)	Kinderlax® elektrolytfrei Laxbene® Junior Forlax®	*Dosierung:* z. B.: Startdosis mit ca. 1 Btl Kinderlax/10 kg Körpergewicht, im Verlauf Dosis anpassen. *Indikation:* zur Behandlung von Koprostase und chronischer Obstipation **Anm.:** Obwohl im klinischen Alltag üblich gibt es keine Daten zu langfristiger Anwendung. Kinderlax® elektrolytfrei und Laxbene® Junior können ab 6 Monate angewendet werden. *UAW:* Bauchschmerzen, Darmgeräusche, Durchfall, Erbrechen, Übelkeit und Be-schwerden im Analbereich *KI:* Darmverengung oder Darmverschluss, vorliegender Darmdurchbruch, schwere entzündliche Darmerkrankungen wie Colitis ulcerosa, Morbus Crohn oder tox. Megacolon	Der Inhalt eines Beutels wird in 62,5 ml Wasser (¼ Glas) auf-gelöst und getrunken.	Fachinfo, [1]
6-Mercapto-purin (Immun-suppressiva)	Medipurin®, Puri-Nethol®, Xaluprine® 20 mg/ml Suspension zum Einneh-men	*Dosierung:* 1–1,5 mg/kg/d **Anm.:** ggf. ist die Bestimmung der Wirk-stoff-Metabolite sinnvoll und in seltenen Fällen kann eine Kombination mit Allo-purinol sinnvoll sein (s. Tabelle 26.7) *Indikation:* Zur Induktionstherapie bei ALL; *off label* Anwendung bei chronisch entzündlichen Darmerkrankungen (Morbus Crohn, Colitis ulcerosa) *Hinweis:* Steady State wird erst nach 2 bis 6 Monaten erreicht, dadurch ist der Wirkungseintritt verzögert. Wöchentliche Blutbildkontrollen in den ersten 8 Wo-chen, dann monatlich bis vierteljährlich *Interaktionen:* Allopurinol (Abbau von Mercaptopurin wird vermindert), Trimeto-prim/Sulfamethoxazol, Cimetidin, Indo-metacin	Einnahme zu den Mahlzei-ten. Milch sollte mind 1 h vor und 3 h nach der Einnahme vermieden werden	Fachinfo

Tab. 53.1: (fortgesetzt)

Wirkstoff:	Handels-name (Bsp.):	Dosierung, Indikation, Hinweise, UAW, KI	Einnahme-hinweise:	Quellen:
		UAW: Knochenmarksdepression, virale, mykotische, bakterielle Infektionen, Übelkeit, erhöhtes Risiko für lymphopro-liferative Störungen und maligne Tumoren		
Mesalazin oral (intesti-nale Anti-phlogistika)	Salofalk®, Pentasa®, Mezavant®, Claversal®, Asacol® u. a.	*Dosierung:* Kinder ≥ 6 Jahre: Akutthera-pie: 30–50 mg/kg/d in 2–3 ED, Höchst-dosis 75 mg/kg/d oder 4 g/d, Erhal-tungstherapie: 15–30 mg/kg/d in 2–3 ED, Höchstdosis: 2 g/d *Indikation:* Akutbehandlung der Colitis ulcerosa und Rezidivprophylaxe. Mesalazin soll nicht bei Kindern unter 6 Jahren angewendet werden *Hinweis:* Blutuntersuchungen und *Urin-status* sollten während der Behandlung durchgeführt werden *Interaktionen:* Bei gleichzeitiger Behand-lung mit Azathioprin, 6-Mercaptopurin oder Thioguanin sollte mit einem Anstieg des myelosuppressiven Effektes von Azathioprin, 6 Mercaptopurin oder Thio-guanin gerechnet werden. *UAW:* gelegentlich: Flatulenz, Diarrhoe, allergische Hautreaktionen, Nephritis	Einnahme eine Stunde vor den Mahl-zeiten	Fachinfo
Mesalazin rektal (intes-tinale Anti-phlogistika)	Salofalk®, Pentasa®, Claversal® in Form von Zäpfchen, Klysmen und Rektal-schaum u. a.	*Dosierung:* Zäpfchen: 2–3 × 500 mg (akuter Schub), 2–3 × 250 mg (Rezidiv-prophylaxe); Klysmen (4 g): 1 × tgl. abends vor dem Schlafengehen; Rektal-schaum (1 g/Sprühstoß): 1 × tgl. abends vor dem Schlafengehen 2 Sprühstöße *Indikation:* Akutbehandlung und Rezidiv-prophylaxe der Colitis ulcerosa *Hinweis:* Es liegen nur wenige Daten und Erfahrungen bei Kindern vor, lt. Fach-information gelten Empfehlungen der Klysmen für Erwachsene und Kinder ≥ 12 Jahren; Empfehlungen der Zäpfchen gelten für Erwachsenen und Kinder > 6 J Blutuntersuchungen und *Urinstatus* soll-ten während der Behandlung durch-geführt werden	idealerweise Darm vor Applikation entleeren	Fachinfo

Tab. 53.1: (fortgesetzt)

Wirkstoff:	Handels-name (Bsp.):	Dosierung, Indikation, Hinweise, UAW, KI	Einnahme-hinweise:	Quellen:
		Interaktionen: Bei gleichzeitiger Behandlung mit Azathioprin, 6-Mercaptopurin oder Tioguanin sollte mit einem Anstieg des myelosuppressiven Effektes von Azathioprin, 6-Mercaptopurin oder Tioguanin gerechnet werden. *UAW:* gelegentlich: Flatulenz, Diarrhoe, allergische Hautreaktionen		
Methotrexat (Folsäure-analogon)	Lantarel®, Metex®, MTX®, u. a.	*Dosierung:* 15 mg/m² pro Woche, max 25 mg/m² **Anm.:** bei subcutaner Gabe werden höher konzentrierte Präparate (mit entsprechend geringem Injektionsvolumen) von Kindern oft besser toleriert. Zur Reduktion von Nebenwirkungen und zur Vorbeugung eines Folsäuremangels wird häufig eine Co-Medikation mit Folsäure 1 × 5 mg p. o./Woche ca. 48 h nach der MTX-Gabe empfohlen. *Indikation:* u. a. zur Behandlung bei leichtem bis mittelschwerem Morbus Crohn, allein oder in Kombination mit Kortikosteroiden bei erwachsenen Patienten, die auf Thiopurine nicht ansprechen oder diese nicht vertragen. wenige Daten zur Anwendung bei Kindern verfügbar, zur Behandlung der juvenilen Arthritis ab 3 Jahren zugelassen *Interaktionen:* hepatotoxisch wirkende Arzneimittel (Azathioprin, Sulfasalazin), NSAID, PPI, Cotrimoxazol, Tetrazykline, Ciprofloxacin, Phenytoin u. a. behindern MTX-Ausscheidung (Toxizitätserhöhung) UAW: Myelosuppression, Mukositis, Nephrotoxizität, Hepatotoxizität, thrombozytopenie, Leukopenie, Kopfschmerzen, Alopezie	Gabe einmal wöchentlich p. o. oder s. c. **Anm.:** Gabe möglichst abends (z. B. zum Wochenende), damit mögliche NW „verschlafen" werden.	Fachinfo
Methylpred-nisolon (Gluco-corticoid)	Urbason® 4/8/16/ 40 mg, zahl-reiche Gene-rika	*Dosierung:* Kinder: initial: 0,8–1,5 mg/kg/ d, Erhaltungsdosis: 1–4 mg/d, kurzzeitig bis 8 mg **Anm.:** Dosierung entsprechend der jeweiligen Indikation wählen *Indikation:* u. a. zur Remissionsinduktion bei Morbus Crohn und Colitis Ulcerosa	morgens zu oder nach dem Früh-stück	Fachinfo, [1]

Tab. 53.1: (fortgesetzt)

Wirkstoff:	Handels-name (Bsp.):	Dosierung, Indikation, Hinweise, UAW, KI	Einnahme-hinweise:	Quellen:
		Hinweis: Bei Kindern (im Wachstumsalter) sollte die Therapie möglichst alternierend oder intermittierend erfolgen, nach länger dauernder systemischer Behandlung muss Methylprednisolon ausschleichend abgesetzt werden *Interaktionen:* Laxantien: Kaliumaus-scheidung verstärkt; NSAR: Gefahr von Magen-Darm-Ulzera erhöht; Antacida: Bei gleichzeitiger Einnahme von Magnesium- oder Aluminiumhydroxid verminderte Re-sorption von Prednisolon möglich *UAW:* Adrenale Suppression, Cushing-Syndrom, Muskelatrophie, Hypertonus, Schwächung der Immunabwehr u. a.		
Mycopheno-latmofetil (Immun-supressiva)	CellCept® (Susp., i. v. Lsg, Tbl., Kps) u. a.	*Dosierung:* 2–18 J: 600 mg/m²/ED, 2ED/d, max 200 mg/d *Indikation:* zugelassen zur Prophylaxe von akuten Transplantatabstoßungsreak-tionen. *Hinweis:* Für Kinder unter 2 Jahren liegen begrenzte Daten vor. Um das Hautkrebs-risiko auf ein Minimum zu reduzieren, wird ein konsequenter Sonnen- und UV-Schutz empfohlen. *Interaktionen:* Zu den vielfältigen mögli-chen Interaktionen s. Fachinfo. *UAW:* u. a. opportunistische Infektionen, Sepsis, gastrointestinale Candidose, HWI, Herpes simplex, Herpes zoster, Leukope-nie, Thrombozytopenie, Anämie	**Anm.:** Bei gastrointesti-nalen NW kann die Gabe versuchswei-se auf 3 ED (alle 8 h) ver-teilt werden	Fachinfo
Natrium-alginat Natrium-hydrogen-carbonat Calciumcar-bonat (Anta-zida)	Gaviscon®	*Dosierung:* Kinder ≥ 12 Jahre: 1–2 Beutel nach den Mahlzeiten und vor dem Schla-fengehen *Indikation:* Behandlung vom Sodbrennen und Verdauungsstörungen lt. Fachinformation bei Kindern < 12 Jahren nur auf ärztliches Anraten *Interaktionen:* Da Antacida die Resorption gleichzeitig verabreichter Arzneimittel beeinträchtigen können, sollte grund-sätzlich ein Einnahmeabstand von 2 Std. eingehalten werden	Einnahme nach den Mahlzeiten	Fachinfo

Tab. 53.1: (fortgesetzt)

Wirkstoff:	Handels-name (Bsp.):	Dosierung, Indikation, Hinweise, UAW, KI	Einnahme-hinweise:	Quellen:
Natriumdi-hydrogen-phosphat, Natrium-monohydro-genphosphat (Laxanzien)	Klistier®, Freka-Clyss® u. a.	*Dosierung:* pro Anwendung 1 Klistier ausreichend *Indikation:* zur raschen und nachhaltigen Entleerung des Enddarms vor Operatio-nen, zur Vorbereitung von urologischen, röntgenologischen und gynäkologischen Untersuchungen, Rektoskopie *Hinweis:* darf nicht bei Kindern unter 12 J angewendet werden. In der Vergangen-heit kam es zu schwerer Hyperphospha-tämie nach Anwendung bei Säuglingen *KI:* Niereninsuffizienz, entzündliche Darmerkrankungen und Erkrankungen, die zu Krämpfen, Schmerzen, Verstopfung und Durchfall führen können, Kinder unter 6 J	der Beutel braucht nicht ganz entleert zu werden, er enthält mehr Flüssigkeit als erforderlich	Ge-brauchs-informa-tion
Natrium-hydrogen-carbonat, Natriumdi-hydro-genphosphat (Laxanzien)	Lecicarbon® S CO_2-Laxans 125 mg/170 mg Zäpfchen Lecicarbon® K CO2-La-xans 250 mg/ 340 mg Zäpfchen Lecicarbon® E CO2-Laxans 500 mg/ 680 mg Zäpfchen	*Dosierung:* Bei Bedarf 1 Zäpfch. einfüh-ren; ggf. kann die Anw. nach 30 Min. bis 1 Std. wiederholt werden *Indikation:* Zur kurzfristigen Anwendung bei verschiedenen Ursachen der Stuhl-verstopfung, z. B. bei schlackenarmer Kost oder mangelnder Bewegung sowie bei Erkrankungen, die eine erleichterte Stuhlentleerung erfordern. Zur Darment-leerung bei diagnostischen oder thera-peutischen Maßnahmen im Enddarm-bereich. *Hinweis:* Wirkungseintritt erfolgt 15–30 Min nach Einführen des Zäpfchens *KI:* Ileus, Megakolon, Erkrankungen im Anal- und Rektalbereich	Es stehen Zäpfchen für Säuglinge, Kinder und Erwachsene zur Verfügung	Fachinfo
Natriumpico-sulfat, leich-tes Magnesi-umoxid, Ci-tronensäure	PICOPREP®	*Dosierung:* s. Fachinfo. Bereits am Tag vor der Darmreinigung sollte eine ballast-stoffarme Diät eingehalten werden. Auf ausreichende Hydrierung ist zu achten *Indikation:* Bei Erwachsenen., Jugend-lichen und Kindern ab 1 J.: Zur Darm-reinigung vor Röntgenuntersuchungen oder endoskopischen Untersuchungen. Zur Darmreinig. vor chirurgischen Eingrif-fen. Nicht bei Kindern > 1 Jahr		Fachinfo

Tab. 53.1: (fortgesetzt)

Wirkstoff:	Handels- name (Bsp.):	Dosierung, Indikation, Hinweise, UAW, KI	Einnahme- hinweise:	Quellen:
		KI: u. a. entzündliche Darmerkrankungen, Passagestörungen, Hypermagnesiämie, Niereninsuffizienz. *UAW:* u. a. Elektrolytimbalanzen (Hypo-kaliämie, Hyponatriämie), Übelkeit, Er-brechen, Bauchschmerzen, Hautaus-schläge, allergische Reaktionen		
Omeprazol (Protonen-pumpen-hemmer)	Antra Mups® 10/20 mg Tabl, Omep® MUT®, Omeprazol 1 A Pharma u. a.	*Dosierung:* p. o.: Kinder ≥ 1 Monat: 0,2–3,5 mg/kg/d in 1–(2) ED; Kinder 10–20 kg: 10–(20) mg/d in 1–(2) ED; Kinder > 20 kg: 20–(40) mg/d in 1–(2) ED i. v.: Kinder 1 Monat–12 Jahre: initial: 0,5 mg/kg/d in 1–(2) ED, max 20 mg/d; ggf. steigern auf 2 mg/kg/d, max. 40 mg/d *Indikation:* PPI bei Sodbrennen, schwere Refluxösophagitis bei Kindern ab 1 J., Zollinger-Ellison-Syndrom lt. Fachinformation kontraindiziert bei Kindern < 1 Jahr (keine ausreichenden Erfahrungen) *Interaktionen:* CYP2C19- und CYP3A4-In-hibitoren: erhöhte Serumwerte für Ome-prazol; CYP2C19- und CYP3A4-Iduktoren: Wirkungsabschwächung von Omeprazol *UAW:* gastrointestinale Symptome, er-höhte Leberwerte, Juckreiz, Hautaus-schlag, Kopfschmerzen, Übelkeit, Müdig-keit, Schlafstörungen,	unzerkaut 1 Stunde vor der Mahlzeit	Fachinfo, [1], [3]

Anm.: eine häufige Frage bei der Gabe von PPIs ist die Frage nach der Sondierbarkeit bzw. der Suspendierbarkeit. Bei der Gabe über eine Magensonde dürfen die Magensaft-resistenten Micropellets nicht gemörsert werden und sollten in der Suspension ständig aufgeschüttelt werden, damit sie nicht an Engstellen innerhalb der Sonde verkeilen und damit das Lumen verlegen. Omep MUT kann sowohl über eine Magensonde (Mindest-durchmesser 10 Ch nach Suspension m. Wasser) als auch über eine Duodenalsonde (Mindestdurchmesser 6 Ch nach Mörsern) appliziert werden. Antra mups® kann über eine Magensonde (Mindestdurchmesser der Austrittsöffnung 8 Ch) gegeben werden. Viele weitere Präparate sind suspendierbar oder können auch gelutscht werden, ohne die Pellets zu zerbeißen (z. B. AbZ, AL, Basics, Henning, Heumann, ratiopharm NT u. a.) [3]

Tab. 53.1: (fortgesetzt)

Wirkstoff:	Handels-name (Bsp.):	Dosierung, Indikation, Hinweise, UAW, KI	Einnahme-hinweise:	Quellen:
Ondansetron (Serotonin-Antagonist)	Zofran, Ondansetron B. Braun, u. a. (i. v.-Lösung, Filmtabletten, Schmelz-tabletten)	*Dosierung:* Kinder > 6 Monate und Jugendliche: Dosierschema nach Körper-oberfläche lt. Fachinformation *Indikation:* Übelkeit, Erbrechen bei The-rapie mit Zytostatika und Strahlenthera-pie, Therapie und Prophylaxe von Übel-keit und Erbrechen nach Operationen (i. v.-Gabe empfohlen, da keine Studien zur Anwendung von oral angewendeten Ondansetron durchgeführt wurden) *Interaktionen:* QT-Zeit Verlängerung mgl. bei gleichzeitiger Gabe mit Medikamen-ten, welche diese ebenfalls verlängern *UAW:* Kopfschmerzen, Hitzewallungen, Obstipation *KI:* Kinder < 6 Monaten (keine ausrei-chenden Erfahrungen)		Fachinfo
Orale Rehydratatio-nslösungen: Natrium-chlorid, Kali-umchlorid, Glucose, Dinatrium-hydrogen-citrat (Elek-trolyte)	Elotrans®, Oralpädon®, u. a.	*Dosierung:* Die Dosierung richtet sich nach dem Schweregrad der Erkrankung des einzelnen Patienten und soll die mit dem Durchfall entstehenden Flüssigkeits-verluste ersetzen (s. Kapitel 23) *Indikation:* Zur Rehydratation bei akuter Gastroenteritis *Interaktionen:* QT-Zeit Verlängerung mgl. bei gleichzeitiger Gabe mit Medikamen-ten, die diese ebenfalls verlängern *UAW:* Kopfschmerzen, Hitzewallungen, Obstipation Dauer der Anw bei Sgl: in der Regel 6–12 h, nicht länger als 24 h. Bei Kindern und Erw Anwendungsdauer höchstens 36 h *KI:* metabolische Azidose, unstillbares Erbrechen, Bewusstseinseintrübung bzw Schock bei schwerer Dehydratation	1 Beutel in 200 ml auf-lösen und trinken. Bei Übelkeit oder Erbrechen soll in kleinen Schlucken ge-trunken wer-den bis die benötigte Do-sis erreicht wurde	Fachinfo

Tab. 53.1: (fortgesetzt)

Wirkstoff:	Handels-name (Bsp.):	Dosierung, Indikation, Hinweise, UAW, KI	Einnahme-hinweise:	Quellen:
Pankreatin	Kreon® für Kinder Granulat Kreon® 10000/ 25000/ 40000 Kapseln Cotazym® 20000/ 30000/ 40000 Kapseln u. a.	*Dosierung:* Ngb., Sgl., Kdr.: 5000 Lipase-E pro Mahlzeit; Erw.: 20000–40000 Lipase-E pro Mahlzeit *Indikation:* Störungen der exokrinen Pankreasfunktion, die mit Maldigestion einhergehen *UAW:* Bauchschmerzen, Übelkeit, Erbrechen *KI:* akute Pankreatitis, akuter Schub einer chron. Pankreatitis	Einnahme unzerkaut mit ausreichend Flüssigkeit. Mikropellets sind sondengängig. Einnahme mit Beginn der Mahlzeit. Bei großen Mahlzeiten ggf. auf 2 Dosen zu Beginn und zur Hälfte der Mahlzeit aufteilen.	Fachinfo, [1]
Pantoprazol (Protonenpumpenhemmer)	Pantozol® 20/40 mg	*Dosierung:* 1 × 20–40 mg/d *Indikation:* PPI bei Sodbrennen, Refluxösophagitis bei Kindern ab 12 Jahren lt. Fachinformation kontraindiziert bei Kindern < 12 Jahren (keine ausreichenden Erfahrungen) *UAW:* Diarrhoe, Kopfschmerzen, erhöhte Leberwerte,	unzerkaut 1 Stunde vor der Mahlzeit	Fachinfo
Paraffin, dickflüssig (Laxanzien)	Obstinol® M	*Dosierung:* 2–12 J: 1–2 ml/kg/d in 1 oder mehreren ED; ≥ 12 J: 10–45 ml/d in 1 oder mehreren ED *Indikation:* zur kurzfristigen Anwendung bei Obstipation **Anm.:** bei langfristiger Anwendung besteht u. a. das Risiko von Hypovitaminosen (fettlösl. Vitamine) und Hepatopathien. Für Kinder bis zum vollendeten zweiten Lebensjahr ist die Einnahme von Obstinol M nicht angezeigt. *KI:* Bewusstseinsstörungen, Schluck- und Magenentleerungsstörungen (Gefahr der Aspiration!), akute abdominelle Erkrankungen, Ileus bzw. Verdacht auf Ileus	Einnahme mindestens 1 Stunde vor bzw. nach der Mahlzeit, um die Resorption von fettlöslichen Vitaminen nicht zu stören	Fachinfo, [1]

Tab. 53.1: (fortgesetzt)

Wirkstoff:	Handels-name (Bsp.):	Dosierung, Indikation, Hinweise, UAW, KI	Einnahme-hinweise:	Quellen:
Paromomycin (Amino-glykosid)	Humatin® pulvis, Humatin® Kapseln	*Dosierung:* < 1 Monat–18 J: 25–35 mg/kg/d in 3 ED *Indikation:* bei Erwachsenen sowie bei Säuglingen, Kindern und Jugendlichen im Alter von 1 Monat bis 18 Jahren zur Therapie des nicht invasiven Amöbenbe-falls des Darmlumens **Anm.:** Anwendung *off label* zur intestina-len Keimreduktion z. B. bei bacterial overgrowth beim Kurzdarmsyndrom. Nicht bei Säuglingen < 1 Monat anwen-den. *Hinweis:* Paromomycin darf bei Kindern und Jugendlichen unter 18 Jahren in den Anwendungsgebieten „Therapie und Pro-phylaxe der portosystemischen Enzepha-lopathie" und „Präoperative Reduktion der Darmflora" nicht angewendet werden, da keine Daten vorliegen. Anwendungsdauer: 5 Tage Sofortiger Ab-bruch der Behandlung mit Paromomycin ist erforderlich bei: Auftreten von akuten Hypersensitivitätsreaktionen (z. B. Ana-phylaxie, Urtikaria), Auftreten von schwe-ren, lang anhaltenden Diarrhoen während oder nach der Therapie (pseudomembra-nöse Kolitis) UAW: breiige Stuhlentleerungen, Durch-fall *KI:* Vorschädigung des Vestibular- oder Cochleaorgans, bei Myasthenia gravis, Obstipation und Ileus	Der Inhalt einer Flasche Humatin Pul-vis (1.000 mg Paromomycin) wird in 10 ml destilliertem Wasser, in physiologi-scher Koch-salz- oder Traubenzu-ckerlösung gelöst und kurz geschüt-telt. Kann ge-trunken od. sondiert wer-den	Fachinfo
Penicillamin (Chelat-bildner)	Metal-captase® 150/300 mg	*Dosierung:* Kdr.: 10–20 mg/kg/d *Indikation:* Morbus Wilson *Hinweis:* regelmäßige Blutbild- und Urin-kontrollen erforderlich; Vitamin B6-Substi-tution bei längerer Einnahme erforderlich *UAW:* reversible Geschmacksstörungen, gastrointestinale Beschwerden, gelegent-lich Magen- und Darmblutungen, medi-kamenteninduzierter Lupus erythema-todes. **Anm.:** Cave! Mögliche Übertherapie (siehe Kapitel 37)	Einnahme nüchtern 1 h vor oder 2–3 h nach der Nahrungs-aufnahme mit ausreichend Flüssigkeit	Fachinfo, [1]

Tab. 53.1: (fortgesetzt)

Wirkstoff:	Handels-name (Bsp.):	Dosierung, Indikation, Hinweise, UAW, KI	Einnahme-hinweise:	Quellen:
Pfefferminzöl, Kümmelöl	Carmenthin®	*Dosierung:* ab 12 J: 2 × 1 Kapsel/d p. o. Zur Anwendung dieses Arzneimittels bei Kindern liegen keine ausreichend dokumentierten Untersuchungen vor *Indikation:* Dyspeptische Beschwerden, besonders mit leichten Krämpfen im Magen-Darm-Bereich, Blähungen, Völlegefühl UAW: Magenbeschwerden (Aufstoßen), selten allergische Reaktionen KI: niedrige Magensäureproduktion (Achlorhydrie), bei Lebererkrankungen, bei Gallensteinen, bei entzündlichen Erkrankungen im Bereich der Gallenwege (Cholangitis) oder anderen Gallenerkrankungen.	Die Kapseln müssen im Ganzen geschluckt werden, – dürfen nicht zerkaut werden.	Fachinfo
Phenol-Methanal-Harnstoff-Poly-kondensat, sulfoniert	Tannolact® 40% Bade-zusatz	*Dosierung:* 10 g (= 1 Beutel) auf 25 l Wasser *Indikation:* Bei Hauterkrankungen, die mit Entzündungen, Nässen, und Juckreiz verbunden sind. Insbes. zur Behandlung an schwer zugänglichen Hautpartien (z. B. im Anal- und Genitalbereich) und zur Behandlung bei Windeldermatitis und übermäßiger Schweißsekretion (Hyperhidrosis).	Keine Angaben	Ge-brauchs-anwei-sung
Prednisolon (Gluco-corticoid)	Decortin® H Tabl 1/5/10/ 20/50 mg, zahlreiche Generika	*Dosierung:* Kdr: 0,5–2 mg/kg/d; Erw: 10–80 mg/d *Indikation:* Anwendung u. a. zur Remissionsinduktion bei chronisch entzündlichen Darmerkrankungen (Morbus Crohn, Colitis Ulcerosa), autoimmuner Hepatitis und anderen autoimmunen Erkrankungen *Hinweis:* Bei Kindern (im Wachstumsalter) sollte die Therapie alternierend oder intermittierend erfolgen. Nach länger dauernder systemischer Behandlung muss ausschleichend abgesetzt werden	morgens zu oder nach dem Früh-stück	Fachinfo, [1]

Tab. 53.1: (fortgesetzt)

Wirkstoff:	Handels-name (Bsp.):	Dosierung, Indikation, Hinweise, UAW, KI	Einnahme-hinweise:	Quellen:
		Interaktionen: Laxantien: Kaliumaus-scheidung verstärkt; NSAR: Gefahr von Magen-Darm-Ulzera erhöht; Antacida: Bei gleichzeitiger Einnahme von Magnesium- oder Aluminiumhydroxid verminderte Resorption von Prednisolon möglich *UAW:* Adrenale Suppression, Cushing-Syndrom, Muskelatrophie, Hypertonus, Schwächung der Immunabwehr u. a.		
Prednison (Cortico-steroid)	Decortin® Tabl 5/20/50 mg, zahl-reiche Generika	*Dosierung:* 0,5–2 mg/kg/d *Indikation:* Anwendung u. a. zur Remis-sionsinduktion bei chronisch entzündli-chen Darmerkrankungen (Morbus Crohn, Colitis Ulcerosa), autoimmuner Hepatitis und anderen autoimmunen Erkrankungen *Hinweis:* Bei Kindern (im Wachstumsalter) sollte die Therapie möglichst alternierend oder intermittierend erfolgen. Nach länger dauernder systemischer Be-handlung muss ausschleichend abgesetzt werden *Interaktionen:* Laxantien: Kaliumaus-scheidung verstärkt; NSAR: Gefahr von Magen-Darm-Ulzera erhöht; Antacida: Bei gleichzeitiger Einnahme von Magnesium- oder Aluminiumhydroxid verminderte Re-sorption von Prednison möglich UAW: Adrenale Suppression, Cushing-Syndrom, Muskelatrophie, Hypertonus, Schwächung der Immunabwehr u. a.	morgens zu oder nach dem Früh-stück	Fachinfo, [1]
Prucaloprid (Laxanzien)	Resolor® 1 mg/2 mg FTA	*Dosierung:* Erw: 1 × tgl 2 mg *Indikation:* zur Anwendung für die symp-tomatische Behandlung chronischer Ver-stopfung bei Erwachsenen, bei denen Laxativa keine ausreichende Wirkung erzielen. *Hinweis:* Prucaloprid sollte nicht bei Kindern und Jugendlichen unter 18 Jahren angewendet werden.	Einnahme mit oder ohne eine Mahlzeit	Fachinfo

Tab. 53.1: (fortgesetzt)

Wirkstoff:	Handels-name (Bsp.):	Dosierung, Indikation, Hinweise, UAW, KI	Einnahme-hinweise:	Quellen:
		Interaktionen: Erythromycin, Ketoconazol *KI:* Darmperforation oder Obstruktion infolge einer strukturellen oder funktionellen Erkrankung der Darmwand, obstruktiver Ileus, schwere entzündliche Erkrankungen des Darmtraktes wie beispielsweise Morbus Crohn und Colitis ulcerosa und toxisches Megakolon/Megarektum.		
Racecadotril (Antidiarr-hoika)	Tior-fan®10 mg/ 30 mg Gra-nulat, Tiorfan® 100 mg HKP, Vaprino® 100 mg HKP , DiaVerde® 100 mg HKP u. a.	*Dosierung:* Kinder < 9 kg: 3 × tgl 10 mg; 9–13 kg: 3 × tgl 20 mg; 13–27 kg: 3 × tgl 30 mg; > 27 kg: 3 × tgl 60 mg; Erw: 3 × tgl 100 mg *Indikation:* Zur ergänzenden symptomatischen Behandlung der akuten Diarrhoe bei Säuglingen (älter als 3 Monate) und Kindern, gemeinsam mit oraler Rehydratation und üblichen unterstützenden Maßnahmen, wenn diese Maßnahmen allein nicht ausreichen. Zur Anwendung bei Säuglingen unter 3 Monaten liegen keine klinischen Studien vor. Behandlungsdauer 5–7 Tage *Interaktionen:* gleichzeitige Einnahme mit ACE-Hemmern kann das Risiko eines Angioödems erhöhen *UAW:* Kopfschmerzen	Granulat kann mit Wasser oder der Nahrung/Babyflasche gegeben werden. Nach gründlicher Mischung soll die Einnahme unverzüglich erfolgen.	Fachinfo
Rifaximin (intestinale Antiinfektiva)	Xifaxan® 200 mg Tbl Xifaxan® 550 mg Tbl	*Dosierung:* Reisediarrhoe: 1 × 200 mg alle 8 h bzw. 1 × 400 mg alle 12 h; Prävention der hepatischen Enzephalopathie: 2 × 550 mg/d *Indikation:* Xifaxan® 200 mg Tbl: zur Behandlung der durch nicht-invasive enteropathogene Bakterien verursachten Reisediarrhö; bei Erwachsenen im Alter von ≥ 18 Jahren; Xifaxan® 550 mg Tbl: zur Verminderung des Wiederauftretens von Episoden einer manifesten hepatischen Enzephalopathie bei Patienten ≥ 18 Jahren *Hinweis:* Die Sicherheit und Wirksamkeit von Xifaxan 550 mg Filmtabletten bei Kindern und Jugendlichen (unter 18 Jahren) ist nicht erwiesen. Einnahme kann zu rötlicher Verfärbung des Urins führen	Einnahme mit einem Glas Wasser, mit oder ohne Nahrung	Fachinfo

Tab. 53.1: (fortgesetzt)

Wirkstoff:	Handels- name (Bsp.):	Dosierung, Indikation, Hinweise, UAW, KI	Einnahme- hinweise:	Quellen:
		Anm.: Aufgrund der äußerst geringen Resorption im Gastrointestinaltrakt ist Rifaximin gegen invasive Erreger nicht klinisch wirksam, obwohl sich diese Bakterien in vitro als sensitiv erweisen. *UAW:* Benommenheit, Kopfschmerzen, gastrointestinale Nebenwirkungen, Pyrexie *KI:* Darmverschluss		
Rituximab (Immun- suppressi- vum)	MabThera® i. v./s. c. Rixathon® Truxima®	*Dosierung:* Keine Angaben *Indikation:* Neben den zugelassenen An- wendungen ist in seltenen Fällen ein off- label use als Rescuetherapie bei thera- pierefraktärer autoimmuner Hepatitis sinnvoll. *Zu Warnhinweisen, Vorsichtsmaßnahmen und dem Sicherheitsprofil sowie zu mög- lichen Nebenwirkungen siehe Fachinfor- mation.* **Anm.:** die Behandlung gehört in erfahrene Hände. Sehr lange anhaltender Effekt bereits nach einmaliger Gabe. Länger- fristige Kontrollen incl. Lymphozytensub- populationen und Immunglobulinen not- wendig. U. a. kann auch eine anschlie- ßende Prophylaxe einer Pneumocystis- jirovecii-Pneumonie notwendig sein.	s. Fachinfo	Fachinfo, [4]
Rizolipase, Amylase, Protease	Nortase®	*Dosierung:* Richtwert: 30000–100000 FIP- Einheiten Lipase, 200–6000 FIP Einheiten Amylase und 100–300 FIP-Einheiten Pro- tease p. o. *Indikation:* Störungen der exokrinen Pan- kreasfunktion, die mit einer Maldigestion einhergehen *KI:* akute Pankreatitis, akuter Schub einer chron. Pankreatitis während der voll ausgeprägten Erkrankungsphase **Anm:** im Gegensatz zur Panreaslipase ist die Rizolipase säurestabil und entwickelt ihr Aktivitätsmaximum bei einem pH-Wert zwischen 3,5 und 7	Einnahme mit reichlich Flüs- sigkeit direkt zur Mahlzeit	Fachinfo

Tab. 53.1: (fortgesetzt)

Wirkstoff:	Handels-name (Bsp.):	Dosierung, Indikation, Hinweise, UAW, KI	Einnahme-hinweise:	Quellen:
Saccharomy-ces boulardii (mikrobielle Anti-diarrhoika)	Perenterol® Junior 250 mg Pulver Perenterol® 50 mg Kap-seln, Perenterol® forte 250 mg Kapseln Yomogi®,Yo-mogi 250® u. a.	*Dosierung:* Sgl und Kleinkinder ab 6 Mo-naten, wie auch Kinder und Erwachsene: 1 Btl 1–2 × tgl. *Indikation:* Zur symptomatischen Be-handlung akuter Diarrhöen. Zur Vorbeu-gung und symptomatischen Behandlung von Reisediarrhöen sowie Diarrhöen unter Sondenernährung. Anwendung für Säug-linge unter 6 Monaten nicht vorgesehen. Anwendung zur Vorbeugung der Reise-diarrhoe erst ab 12 J vorgesehen. *KI:* bei schwerkranken oder immunsup-primierten Patienten & Patienten mit zentralem Venenkatheter	Kapseln kön-nen für Kinder geöffnet wer-den und der Inhalt in Flüs-sigkeit oder Speisen ein-gerührt wer-den (nicht über 50 °C)	Fachinfo
Sorbitol (Laxanzien)	Yal® Rektal-lösung	*Dosierung:* > 6J: 6,7–13,4 g/ED (1/2–1 Klistier); Erw: 13,4–26,8 g/ED (1–2 Klistiere) *Indikation:* zur Vorbereitung diagnosti-scher und operativer Maßnahmen an Rektum/Sigma. Einleitung der Behand-lung einer Obstipation in hartnäckigen Fällen. Darf bei Kindern unter 6 Jahren nicht angewendet werden *KI:* hereditäre Fructoseintoleranz, kon-gestive Herzinsuffizienz, gleichzeitige Anwendung von Natriumpolystyrolsulfo-nat		[1]
Streptococ-cus faecalis, Escherichia coli	Pro-Symbio-flor®	*Dosierung:* Kinder: 3 × tgl 5 Tropfen, innerhalb von 2 Wochen auf 3 × tgl 10 Trpf steigern, insg 4–6 Wochen *Indikation:* Regulierung der körpereige-nen Abwehrkräfte, gastrointestinale Stö-rungen, Colon irritabile *UAW:* Meteorismus, Flatulenz, Ober-bauchbeschwerden	Keine	Fachinfo
Symbioflor 2	Symbioflor® 2 Trpf	*Dosierung:* für Kinder und Jugendliche nur begrenzte Daten verfügbar. Kinder 4–18 J: 3 × tgl 10 Tropfen, nach einer Woche Steigerung auf 3 × tgl 20 Tropfen	vor Gebrauch schütteln Einnahme während der Mahlzeiten	Fachinfo

Tab. 53.1: (fortgesetzt)

Wirkstoff:	Handelsname (Bsp.):	Dosierung, Indikation, Hinweise, UAW, KI	Einnahmehinweise:	Quellen:
		Indikation: Reizdarmsyndrom (Colon irritable). Sicherheit und Wirksamkeit bei Kindern und Jugendlichen ist bisher nicht gesichert. Anwendungsdauer von 8 Wochen empfohlen, bei gastrointestinalen Symptomen wie Flatulenz, Durchfall, Bauchschmerzen oder -beschwerden Verdünnung in Wasser möglich oder geringe Dosierung einnehmen *Interaktionen:* Antibiotika können die Escherichia coli-Bakterien hemmen und somit die Wirksamkeit dieses Arzneimittels abschwächen.		
Tacrolimus (Immunsupressiva, Calcineurin-Inhibitor)	Modigraf® Granulat, Prograf® Kapseln/ Infusionslösung, Advagraf® Hartkapseln, u. a.	*Dosierung:* Abhängig u. a. von Indikation, Alter, Begleitumständen. Anpassung der Dosis nach Spiegelkontrollen *Indikation:* Zur Prophylaxe und Behandlung von Transplantatabstoßungen nach Leber-, Nieren- oder Herztransplantation. Off-label-use zur Behandlung des Morbus Crohn/schwerer akuter steroidresistenter Colitis ulcerosa verschiedene Formulierungen können nicht 1 : 1 ausgetauscht werden! *Interaktionen:* Plasmaspiegel sinken durch CYP-Induktoren (Rifampicin, Phenytoin, Johanniskraut). Plasmaspiegel steigen durch CYP-Inhibitoren (Azol-Antimykotika, Erythromycin, Clarithromycin, Omeprazol). Kombination mit Kalium oder kaliumsparenden Diuretika ist zu vermeiden *UAW:* Tremor, Kopfschmerzen, Durchfall, Übelkeit, Nierenfunktionsstörungen, Hyperkaliämie, Hypertonie, anormale Leberfunktionstest, Anämie, Leukopenie, Thrombozytopenie	Einnahme nüchtern, (mind 1 h vor bzw 2–3 h nach der Mahlzeit)	Fachinfo

Tab. 53.1: (fortgesetzt)

Wirkstoff:	Handels-name (Bsp.):	Dosierung, Indikation, Hinweise, UAW, KI	Einnahme-hinweise:	Quellen:
(Cyclo-)Tau-rolidin, Citrat (Taurolock)	TauroLock™	*Dosierung:* Die Menge ist abhängig vom Volumen des jeweiligen Katheters. Die instillierte Menge muss vor der erneuten Benutzung des Katheters wieder aspiriert werden. **Anm.:** Das Aspirieren steht im Widerspruch zu der Empfehlung den Hickmankatheter nur antegrad zu befahren. In der Praxis ist es daher üblich die Lösung nicht abzuziehen, obwohl dies vom Hersteller anders vorgesehen ist. *Indikation:* TauroLock™ ist zur Instillation in alle zentralvenöse Zugangssysteme zugelassen. Durch den Verbleib von TauroLock™ im Katheter soll die Bildung eines bakteriellen Biofilms vermieden werden. Keine Angaben. **Anm.:** von manchen Krankenkassen wird die Kostenübernahme abgelehnt. *KI:* TauroLock™ ist bei Patienten mit bekannter Allergie gegen Citrat oder (Cyclo)-Taurolidin kontraindiziert, ferner bei Patienten, die gleichzeitig Arzneimittel einnehmen, bei denen unerwünschte Wechselwirkungen mit Citrat oder (Cyclo)-Taurolidin nachgewiesen sind.	TauroLock™ wird zwischen den Dialysen bzw. in der anwendungs-freien Zeit (Onkologie, parenterale Ernährung) in das mit Koch-salzlösung gespülte Zu-gangssystem instilliert. Da-bei sollte das Füllvolumen des Kathe-ters/Portsys-tems beachtet werden	Ge-brauchs-anwei-sung
Tocoferso-lan/Toco-pherol (Vita-min E)	Vedrop® 50 mg/ml LSE	*Dosierung:* 17 mg/kg/d = 0,34 ml/kg/d p. o. *Indikation:* Vedrop ist bei Vitamin-E-Man-gel aufgrund digestiver Malabsorption bei pädiatrischen Patienten mit kongenitaler chronischer Cholestase oder erblicher chronischer Cholestase indiziert, und zwar ab der Geburt (reife Neugeborene) bis zum Alter von 18 Jahren. Es darf nicht bei Frühgeborenen angewendet werden *UAW:* Diarrhoe	anfangs monatliche Vitamin-E-Spiegel-Kon-trollen im Plasma, spä-ter in regel-mäßigen Ab-ständen. Auch INR und Pro-thrombinzeit sollten über-wacht werden	Fachinfo

(fortgesetzt)

Wirkstoff:	Handels-name (Bsp.):	Dosierung, Indikation, Hinweise, UAW, KI	Einnahme-hinweise:	Quellen:
Trientintetra-hydrochlorid (entspricht Trientin) (Chelat-bildner)	Cuprior® 150 mg FTA	*Dosierung:* Kdr: 225–600 mg täglich (1 ½ bis 4 Filmtabletten) in 2–4 ED; Erw: 450 mg–975 mg (3 bis 6 ½ Film-tabletten) täglich, in 2–4 ED *Indikation:* zur Behandlung von Morbus Wilson bei Erwachsenen, Jugendlichen und Kindern ab 5 Jahren mit Unverträg-lichkeit gegenüber einer D-Penicillamin-Therapie *Hinweis:* Die Sicherheit und Wirksamkeit von Trientin bei Kindern unter 5 Jahren ist nicht erwiesen. Spiegelkontrollen nötig(freies Kupfer Normkonz: 100–150 µg/l im Serum). Evtl Eisensubstituition nötig, da Serumspiegel sinken (Eisen sollte dann 2 h nach Trientin eingenommen werden) *UAW:* u. a. Übelkeit, Eisenmangelanämie **Anm.:** Cave! Mögliche Übertherapie (siehe Kapitel 37)	Einnahme nüchtern mit Wasser, min-destens eine Stunde vor oder zwei Stunden nach den Mahlzei-ten und mit mindestens einer Stunde Abstand zu allen anderen Arzneimitteln, Nahrungsmit-teln oder Milch	Fachinfo
Trientindi-hydrochlorid (entspricht Trientin) (Chelat-bildner)	Cufence® 200 mg Hart-kapseln	*Dosierung:* Erwachsene: 800–1600 mg täglich, in 2–4 ED; Kinder- und Jugend-liche: 400–1000 mg täglich, in 2–4 ED *Indikation:* zur Behandlung von Morbus Wilson bei Erwachsenen, Jugendlichen und Kindern ab 5 Jahren mit Unverträg-lichkeit gegenüber einer D-Penicillamin-Therapie Hinweis: Die Sicherheit und Wirksamkeit von Trientin bei Kindern unter 5 Jahren ist nicht erwiesen. Spiegelkontrollen nötig (freies Kupfer Normkonz: 100–150 µg/l im Serum). Evtl Eisensubstitution nötig, da Serumspiegel sinken (Eisen sollte dann 2 h nach Trientin eingenommen werden) *UAW:* u. a. Übelkeit, Eisenmangelanämie **Anm.:** Cave! Mögliche Übertherapie (siehe Kapitel 37). **Flasche muss nach dem Öffnen kalt gelagert werden (2–8 °C)!**	Einnahme nüchtern mit Wasser, min-destens eine Stunde vor oder zwei Stunden nach den Mahlzei-ten und mit mindestens einer Stunde Abstand zu allen anderen Arzneimitteln, Nahrungsmit-teln oder Milch	Fachinfo

Tab. 53.1: (fortgesetzt)

Wirkstoff:	Handels-name (Bsp.):	Dosierung, Indikation, Hinweise, UAW, KI	Einnahme-hinweise:	Quellen:
Ursodesoxy-cholsäure (Gallenwegs-therapeutika)	Ursofalk® 250 mg Kps, Ursofalk® 250 mg/5 ml Susp Ursofalk® 500 mg Tbl	*Dosierung:* prim biliäre Zirrhose: initial: 12–16 mg/kg/d in 2–3ED, max 1750 mg/d; Erhaltung: 12–16 mg/kg/d in 1ED, max 1750 mg/d. Gallensteine: 10 mg/kg/d in 1 ED, max 1250 mg/d Hepatobiliäre Erkrankungen bei CF: 20–30 mg/kg/d in 2–3 ED, max 1125 mg/d *Indikation:* Zur Behandlung der primär biliären Zirrhose (PBC) bei Patienten ohne dekompensierte Leberzirrhose. Zur Auf-lösung von Cholesterin-Gallensteinen der Gallenblase. Zur Behandlung einer hepa-tobiliären Erkrankung im Zusammenhang mit zystischer Fibrose bei Kindern im Alter von 1 Monat bis unter 18 Jahren *UAW:* breiförmige Stühle und Durchfall *KI:* akute Entzündung der Gallenblase und der Gallenwege, Verschluss der Gallen-wege, häufig auftretende Gallenkoliken, röntgendichte, calcifizierte Gallensteine	Abendliche Einnahme soll vor dem Schlafen-gehen erfolgen	Fachinfo, [1]
Ustekinumab (Immun-suppressiva/Interleukin-Inhibitor)	Stelara®	*Dosierung:* 130 mg zur Therapieeinleitung i. v., nach 8 Wochen 90 mg s. c. und dann 90 mg s. c. alle 12 Wochen *Indikation:* Zur Behandlung von Colitis Ulcerosa und Morbus Crohn bei erwach-senen Patienten, die auf die konventio-nelle Therapie oder einen der TNFα-Anta-gonisten unzureichend angesprochen ha-ben oder eine Unverträglichkeit gegen eine entsprechende Behandlung aufweisen. *Hinweis:* Die Sicherheit und Wirksamkeit von Stelara zur Behandlung des Morbus Crohn oder Colitis ulcerosa bei Kindern und Jugendlichen unter 18 Jahren sind bisher noch nicht erwiesen. Es liegen keine Daten vor Bei Patienten, die bis Woche 16 nach der intravenösen Induktionsdosis oder 16 Wochen nach dem Wechsel auf eine Erhaltungsdosierung alle 8 Wochen kei-nen Hinweis auf einen therapeutischen Nutzen zeigen, soll erwogen werden, die Behandlung abzusetzen	Erstinfusion über einen Zeitraum von einer Stunde, s. c. Injektio-nen können nach einer Schulung selbst oder von einer Be-treuungsper-son durch-geführt werden	Fachinfo

Wirkstoff:	Handels-name (Bsp.):	Dosierung, Indikation, Hinweise, UAW, KI	Einnahme-hinweise:	Quellen:
		UAW: Infektion der oberen Luftwege, Nasopharyngitis, Sinusitis, Schwindel, Kopfschmerzen, Oropharyngeale Schmerzen, Diarrhoe, Übelkeit& Erbrechen, Pruritus, Rückenschmerzen, Müdigkeit, Schmerzen an der Einstichstelle		
Vedolizumab Immun-suppressiva/ Integrin-Antagonist)	Entyvio®	*Dosierung:* 300 mg zur Therapieeinleitung, nach 2 und 6 Wochen und dann alle 8 Wochen *Indikation:* Colitis Ulcerosa und Morbus Crohn bei erwachsenen Patienten, die auf die konventionelle Therapie oder einen der TNFα-Antagonisten unzureichend angesprochen haben oder eine Unverträglichkeit gegen eine entsprechende Behandlung aufweisen *Hinweis:* Die Sicherheit und Wirksamkeit von Vedolizumab bei Kindern im Alter von 0 bis 17 Jahren ist nicht erwiesen. Es liegen keine Daten vor. Die Behandlung sollte abgebrochen werden, wenn bis Woche 10 (Colitis ulcerosa) bzw Woche 14 (Morbus Crohn) keine Hinweise auf einen therapeutischen Nutzen zu beobachten sind. *UAW:* Nasopharyngitis, Bronchitis, Gastroenteritis, Kopfschmerzen, Fieber, Hypertonie, Hautausschlag, Muskelkrämpfe	Infusion über einen Zeitraum von 30 Minuten (Patient überwachen)	Fachinfo
VSL 3	Milchsäurebakterien und Bifidobakterien	*Dosierung:* 1–2 Sachets pro Tag. *Indikation:* Nahrungsergänzungsmittel **Anm.:** *off-label* Anwendung u. a. zur Behandlung/Prävention einer Pouchitis nach Ileo-analer Pouchanlage	Inhalt eines Sachets in Joghurt, Apfelsaft, Wasser oder ein anderes Kaltgetränk einrühren und sofort trinken.	vsl-3.de

Tab. 53.1: (fortgesetzt)

Wirkstoff:	Handels-name (Bsp.):	Dosierung, Indikation, Hinweise, UAW, KI	Einnahme-hinweise:	Quellen:
Zinkacetat	Wilzin® 25/50 mg	*Dosierung:* 1–6 J: 25 mg 2×/d; 6–16 J:< 57 kg: 25 mg 3×/d; > 16 J/> 57 kg: 50 mg 3×/d *Indikation:* Therapie des Morbus Wilson *Hinweis:* Beim Wechsel einer Therapie mit Chelatbildnern zu einer Therapie mit Zinkacetat sollte die Therapie mit Chelat-bildnern noch 2 bis 3 Wochen lang beibehalten und gleichzeitig gegeben werden, da dieser Zeitraum zur Induktion einer maximalen Metallothionein-Bildung und vollständigen Blockade der Kupfer-resorption mit einer Zinktherapie benötigt wird. Zwischen der Gabe des Chelatbild-ners und der Zinkacetat sollte eine Zeit-spanne von mindestens 1 h liegen *UAW:* Magenreizung *Interaktionen:* Die Zinkresorption kann durch Eisen und Kalziumersatzpräparate, Tetracycline und phosphorhaltige Verbin-dungen reduziert werden, während Zink seinerseits die Resorption von Eisen, Tetracyclinen und Fluorchinolonen verrin-gern kann **Anm.:** Cave! Mögliche Übertherapie (siehe Kapitel 37)	Einnahme nüchtern, mindestens 1 h vor oder 2–3 h nach den Mahlzei-ten, Bei Kindern, die Kapseln nicht schlu-cken können, sollten diese geöffnet und der Inhalt in einer kleinen Menge Was-ser gelöst werden (even-tuell mit Zu-cker oder Sirup gesüß-tem Wasser).	Fachinfo

Literatur

[1] Linda Jaffan-Kolb, Harald Erdmann. Pädiatrische Dosistabellen – Dosierung kinderärztlich ver-ordneter Arzneimittel. Wissenschaftliche Verlagsgesellschaft Stuttgart. 15. Auflage 2017.
[2] van Rheenen PF, Aloi M, Assa A, et al. ECCO Guideline/Consensus Paper. The Medical Manage-ment of Paediatric Crohn's Disease: an ECCO-ESPGHAN Guideline Update. J Crohns Colitis 2020 Oct 7; jjaa161.
[3] Verordnungsforum 54 der KVBW August 2020; www.kvbawue.de
[4] Strassburg CP, Beckebaum S, Geier A, et al. S2k-Leitlinie Autoimmune Lebererkrankungen; AWMF-Reg. Nr. 021-27. Z Gastroenterol 2017; 55: 1135–1226.

Stichwortverzeichnis